· 现代主治医生提高丛书 ·

超声科主治医生 500 问

（第 3 版）

主　　审：王金锐

主　　编：田家玮　任卫东

副 主 编：苏雁欣　杨敬英　赵玉珍　唐　力

编　　者（按姓氏笔画排序）：

　　王　磊　王金锐　田永梅　田家玮　任卫东

　　刘　丽　刘东惠　刘娜娜　闫玉梅　宋　丽

　　宋秀珍　李　竞　杨敬英　苏雁欣　陈　昕

　　姜双全　贲丽媛　赵玉珍　唐　力

中国协和医科大学出版社

图书在版编目（CIP）数据

超声科主治医生 500 问／田家玮，任卫东主编. —3 版. —北京：中国协和医科大学出版社，2017.5

ISBN 978-7-5679-0462-0

Ⅰ. ①超…　Ⅱ. ①田… ②任…　Ⅲ. ①超声波诊断-问题解答　Ⅳ. ①R445.1-44

中国版本图书馆 CIP 数据核字（2017）第 042380 号

现代主治医生提高丛书

超声科主治医生 500 问（第 3 版）

主　　编：田家玮　任卫东
责任编辑：吴桂梅

出版发行：中国协和医科大学出版社
　　　　　（北京市东城区东单三条 9 号　邮编 100730　电话 010 - 65260431）
网　　址：www.pumcp.com
经　　销：新华书店总店北京发行所
印　　刷：三河市龙大印装有限公司

开　　本：787×1092　　1/16
印　　张：23
字　　数：500 千字
版　　次：2017 年 6 月第 3 版
印　　次：2023 年 9 月第 3 次印刷
定　　价：60.00 元

ISBN 978-7-5679-0462-0

第 3 版前言

随着现代信息科学技术的飞速发展，超声仪器的技术不断进步，超声诊断技术的应用领域不断扩大，可谓日新月异。超声医学已经由单纯的形态学诊断发展到功能诊断；从宏观发展到微观；从辅助诊断发展到超声引导下介入诊断和治疗。

目前超声医学工作者迫切需要学习和迅速掌握并运用这些新知识、新技术。为了满足这一需求，自 1999 年始应中国协和医科大学出版社之邀，编者以问答形式编写了《超声科主治医生 400 问》，至 2005 年连续三次印刷，得到超声界的好评，特别是大量基层专业人员的使用，使本书收到了良好社会效益。此后应广大读者的要求，于 2008 年再次应中国协和医科大学出版社之邀，联合 10 余名有多年实际工作经验的一线专家，对全书进行了修订。并于 2009 年出版了《超声科主治医生 450 问（第 2 版）》，主要是针对超声诊断工作中常见问题，有针对性地进行了阐述，并尽可能做到简洁、实用，同时也尽量反映新的进展。转眼又是几年过去了，这期间无论是超声技术本身，还是我国各级医院的超声设备以及从业人员的水平，都有了长足的发展和进步。新的技术需要推广，新的项目需要开展，因此出版社和主编都认为该书应该在内容上进行补充和修订，以更好地适应新形势的需求。

本次修订在超声基础、心血管、腹部（肝、胆、胰、脾、肾）、妇产科、浅表器官、外周血管、超声介入诊断和治疗诸方面又新增加 50 问。并对已有的内容进行了再次修订，增加了新技术和知识点，从而使新版书内容更加全面、系统，涉猎面更广。在新版内容上力求编排新颖、语言简练，重点突出，好读好记，查阅方便。本书将以新的面貌成为中级超声专业人员的必备用书，也可作为超声影像医生、临床医生、研究生、本科生及进修医生不可或缺的参考书。

在新版修订过程中尽管又查阅了大量参考资料及最新研究报道，并广泛听取了读者的意见，但难免仍有疏漏和谬误。因此诚恳希望能在《超声科主治医生 500 问（第 3 版）》与广大同行见面之时得到阅读者和使用本书的专家及专业人员的指正。

田家玮

2017 年 1 月

再 版 前 言

医学超声诊断技术的发展源于20世纪40年代，自50年代初应用于临床以来获得了迅速的发展，成为医学影像领域的一门新兴学科。超声诊断仪也从最初的脉冲反射式A型超声诊断仪发展到今日的B型、M型、频谱多普勒以及彩色多普勒超声仪；超声成像从二维超声发展到实时三维超声；从经食管超声、腔内超声发展到血管内超声；在应用领域从形态诊断发展到功能成像。目前超声诊断能对人体各种脏器、组织进行探查，且手段多样，因此，已配备到诸如手术室、心导管室等众多部门，其应用范围越来越广。超声诊疗技术已成为临床诊断中必不可少的甚至是首选的方法之一。

随着现代科学技术的发展，超声技术更新的步伐越来越快，新技术、新理论、新概念以及新的应用领域层出不穷，日新月异。广大超声医学工作者迫切需要学习和迅速掌握运用这些新知识。为了满足这种需要，1999年应中国协和医科大学出版社之邀，编者以问答形式编写了这本《超声科主治医生400问》(第1版)，针对超声诊断工作中常见问题，有针对性地进行了阐述，并尽可能做到简洁、实用，同时也尽力反映新的进展。

2000年《超声科主治医生400问》(第1版)出版后，得到超声界的好评，特别是大量基层专业人员使用，收到良好效果。此后应广大读者的要求，于2000年、2004年和2005年连续三次印刷出版，但本书自2000年初版至今已近10年，这期间无论是超声技术本身，还是我国各级医院的超声设备质和量以及从业人员，都有了长足的发展和进步。因此出版社和主编都认为该书应该在内容上进行补充和修订，以适应新的需要。

2008年，编者应中国协和医科大学出版社之邀，再次联合10余名有多年实际工作经验的一线专家，对全书进行了修订。并在心血管方面（超声在先心病ASD、VSD、PDA介入封堵术中的应用）、腹部方面（超声造影在肝脏疾病诊断中的应用）、妇产科方面（胎儿畸形的产前诊断等）增加了50问，达到450问。新版书共分为十四个部分，约50万字。内容包括超声基础、小器官、心血管、腹部（肝、胆、脾、胰）、泌尿系、妇产科（胎儿畸形产前诊断）、周围血管、骨骼肌肉、胃肠道、超声造影、介入性超声等。在内容上力求编排新颖、语言简练，重点突出，查阅方便。本书为中级超声专业人员的必备用书，也可作为临床医生、影像诊断医生、本科生及进修医生的参考书。

最后，希望此次增补能给读者以更多方便。新版修订过程中尽管查阅和搜集了大量参考资料，并广泛听取了读者的意见，但仍然会有疏漏和谬误。因此诚恳欢迎阅读和使用本书的专家及专业人员批评指正。

田家玮

2009年6月

第 1 版前言

医学超声诊断技术的发展源于 20 世纪 40 年代，自 50 年代初应用于临床以来获得了迅速的发展，成为临床医学领域的一门新兴学科。超声诊断仪也从最初的脉冲反射式 A 型超声诊断仪发展到今日的 B 型、M 型、频谱多普勒以及彩色多普勒血流显像仪、三维超声等，辅助检查方法也从声学造影、经食管超声、腔内超声发展到血管内超声等多种技术。由于目前超声诊断已能对人体各种脏器、组织进行探查，且手段多样，因此，已配备到诸如手术室、心导管室等众多部门，其应用范围越来越广。超声诊断技术已成为临床诊断中必不可少的甚至是首选的方法之一。

随着现代科学技术的发展，现代超声诊断技术更新的步伐也在加快，新技术、新理论、新概念以及新的应用领域层出不穷。在这样的发展趋势下，广大超声医学工作者迫切需要学习和迅速掌握运用这些新知识，为了满足这种需要我们应中国协和医科大学出版社之邀，以问答形式编写了这本《超声科主治医生 400 问》，本书针对超声诊断工作中常见问题，有针对性地进行了阐述，尽可能做到简洁、实用。同时，我们也尽力着重反映新理论、新技术、新进展。希望本书的出版能对临床一线的超声专业人员有所帮助。本书共分为七大部分，约 40 万字。内容包括超声基础、小器官、心血管、腹部（肝、胆、脾、胰、泌尿系、子宫及附件等）、周围血管、骨骼、肌肉、胃肠和介入性超声等，并力求编排新颖、语言简练、重点突出、查阅方便。本书为中级超声专业人员的必备用书，也可作为临床医生、影像诊断医生、本科生及进修医生的参考书。

本书的策划和出版得到中国协和医科大学出版社的全力合作和支持。在编写过程中也得到了各参编单位领导的关心和支持，在这结稿付梓之时，谨此一并致谢。本书的编撰联合了国内 10 余名有多年实际工作经验的一线中青年专家，搜集和查阅了大量国内外参考文献、著作，耗费了近一年的时间，数易其稿，但由于篇幅、时间及水平所限，疏漏谬误在所难免，尚祈读者批评指正。

田家玮

2000 年 1 月

目 录

一、超声基础部分

二、小器官疾病超声诊断

三、心血管疾病超声诊断

四、肝脏系统疾病超声诊断

五、胆道系统超声诊断

六、胰腺系统疾病超声诊断

七、脾超声诊断

八、泌尿系统疾病超声诊断

九、妇产科疾病超声诊断

十、外周血管疾病超声诊断

十一、介入超声的诊断与治疗

十二、胃肠疾病超声诊断

十三、骨骼疾病超声诊断

十四、超声造影

一、超声基础部分

(((**1** • 何谓超声波？诊断用超声波是如何产生的？

人耳能够感知的声波频率范围为 20～20000Hz。低于 20Hz 者称为次声波。医用诊断超声波的范围多在 1～15MHz。

超声波是机械波，由多种能量通过换能器转变而成。医用超声波是由压电晶体（压电陶瓷等）产生。压电晶体在交变电场的作用下发生厚度的交替改变，即机械振动。其振动频率与交变电场的变化频率相同。当电场交变频率等于压电晶片的固有频率时，其电能转换为声能（电-声）效率最高，即振幅最大。

压电晶体只有两种可逆的能量转变效应。上述在交变电场的作用下，由电能转换为声能，称为逆压电效应。相反，在声波机械压力交替变化的作用下，晶体变形而表面产生正负电位交替变化，称压电效应（图1）。超声探头（换能器）中的压电晶片，在连接电极电压交替变化的作用下产生逆压电效应，成为超声发生器；而在超声波机械压力下产生压电效应，又成为超声接收器。这是超声波产生和接收的物理学原理。

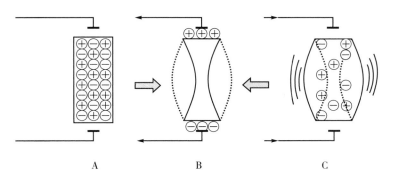

图 1　超声波发生的原理：压电晶体（A）、压电效应（B）和逆压电效应（C）

超声波物理特性及其在介质中传播的主要物理量有哪些？它们之间有何关系？

（1）频率（frequency）：质点单位时间内振动的次数称为频率（f）。

（2）周期（cycle）：波动传播一个波长的时间或一个整波长通过某一点的时间（T）。

（3）波长（wavelength）：声波在同一传播方向上，两个相邻的相位相差 2π 的质点间的距离为波长（λ）。

（4）振幅（amplitude）：振动质点离开平衡位置的最大位移称振幅或波幅（A）。

（5）声速（velocity of sound，sound velocity）：单位时间内，声波在介质中传播的距离称声速（C）。介质不同，超声波在介质中的声速也不同，但是在同一介质中，诊断频段超声波的声速可认为相同。声波在介质中的传播速度与介质的弹性系数（k）和介质密度（ρ）有关。其声速与 k 和 ρ 比值的平方根成正比，即：

$$C \approx \sqrt{\frac{k}{\rho}} \quad 或 \quad C = \sqrt{\frac{E}{\rho}}$$

式中 C 为声速；E 为杨氏模量。

根据物理学意义，C、f、T、λ 之间有下列关系：$f = 1/T$，$C = \lambda f = \lambda/T$，$\lambda = C/f$。超声波在人体软组织（包括血液、体液）中的声速约为 1540m/s；在骨与软骨中的声速约为软组织中的 2.5 倍；而在气体中的声速仅为 340m/s 左右。

近年来的研究发现，不仅离体组织与活体组织有较大的声速差别，而且使用不同的固定溶液、固定速度也常影响声速。此外，声速尚与组织温度有关。通常，非脂肪组织的声速随温度上升而增快，脂肪组织的声速随温度上升而减慢。当脂肪组织由 20℃ 升到 40℃ 时，声速可下降 15%。在进行精细的研究工作时，这些因素必须予以注意。

（6）超声能量与能量密度：当超声波在介质中传播时，声波到达之处的质点发生机械振动和位移。前者产生动能而后者产生弹性势能，动能和势能之和组成波动质点的总能量，也即超声波的能量。声波在介质中传播的过程，也是能量在介质中传递的过程。

设介质的密度为 ρ，声波传播到的质点体积原为 ΔV，其位移为 x，ΔV 将具有的动能为 Wk，产生的势能为 Wp。则：

$$Wk = Wp = \frac{1}{2}\rho A^2 \omega^2 (\Delta V) \sin^2 \omega \left(T - \frac{x}{C}\right)$$

V 具有的总能量为：

$$W = Wk + Wp = \rho A^2 \omega^2 (\Delta V) \sin^2 \omega \left(T - \frac{x}{C}\right)$$

从表达式中可以看出超声波传播过程中总能量传递方式为：①介质振动质点的动能和势能随时间同时发生周期性变化；②振动质点以获得能量又向下一质点放出（传递）能量的方式传递声波。

在超声波的传播中，表示单位体积介质中所具有的能量称为能量密度（w）。即：

$$w = \frac{\Delta w}{\Delta V} = \rho A^2 \omega^2 \sin^2 \omega \left(T - \frac{x}{C}\right)$$

由前所述可知，w 也是随时间而变化的。在一个周期中，其平均值为：

$$\overline{w} = \frac{1}{2}\rho A^2 \omega^2 \quad (J/cm^3)$$

即平均能量密度与振幅的平方、角频率的平方和介质密度成正比。因此，在能量密度一定的情况下，介质密度越小，振幅越大。

（7）声压：指声波传播时的压强与无声波传播时的静压强之差。根据声波传播的特点，声压也周期性变化于正值与负值之间，一个振动周期的声压为：

$$Pm = \rho CA\omega \quad (N/cm^2)$$

（8）声强与声强级别（分贝）：超声波在介质中传播时，单位时间内通过与传播方向垂直的单位面积的能量，称为超声强度，简称声强（I）。单位为 W/cm² 或 mW/cm²。声强与声场中的能量密度（w）和超声波传播速度（C）成正比，即：

$$I = \rho CA^2 \omega^2 / 2$$

即声强与振幅的平方、角频率的平方、介质的密度成正比。

声强可以小到每平方厘米数微瓦，也可以大到每平方厘米数千瓦。人耳对声强变化的分辨能力较差，声强每增加 10 倍，人耳主观感觉只增加 1 倍。为了解决声强很大差别在表示中的不便，在实践应用中，一般采用声强的自然对数来表示声强的级别，称其为声强级（L），单位为贝尔（B）。实际应用中以贝尔的 1/10 为单位，称为分贝（dB）。按规定以一个最低可闻声强（I0）为基准来度量实际声强，即：

$$L = 10\lg I/I0 \quad (dB)$$

人耳能感受的声强范围为 $10^{-12} \sim 1W/m^2$，即声强的级别为 0~120dB。

（9）声功率：声功率指单位时间内通过介质某一截面的声能量。单位为 J/s，即瓦特（W）。

))) 3 · 什么叫声场、扩散角?

介质中有声波存在的区域称声场。声源小、频率低的声波呈球面状传播，称为球面波，如人耳可闻的声波。声源足够大时，声波呈直线传播称为平面波。超声探头内振动晶片的直径为其振动波长的 20 倍以上，不足以形成完全的平面波，而是具有平面波和球面波的中间性质，集中在一个狭小的立体角发射，即具有指向性。直径为 D 的圆盘振子发射的超声波以距离声源 D^2/λ（λ 为波长）为界，近声源侧近似平面波，称为近场，而远声源侧近似球面波，称为远场。

在近场，因干涉而形成复杂的声场，称 Fresnel 区。近场区长度 L（mm）可从下列公式计算：

$$L = r^2/\lambda \text{ 或 } L = r^2 f/1.5 \text{（在人体软组织中）}$$

式中　r 为声源半径（mm）；f 为频率（MHz）；λ 为在该介质中波长（mm）。

例如，探头直径为 20mm 时，发射频率为 5MHz，则近场区长度约为 333.333mm。紧邻近场区后的远场，声波开始向周围空间扩散。扩散声场两侧边缘所形成的角称扩散角（θ）。扩散角与声源半径及波长有关，表达式为：

$$\sin\theta = 0.61\lambda/r$$

可见，探头孔径越大，扩散角愈小。

注意：近场和远场有严格的定义。商用仪器 Near 和 Far 调节钮所标示的只是近程和远程增益的调节，不能称其为近场和远场调节。

(((4 · 什么叫声轴、声束和束宽？

声轴（beam axis）：为声波传播方向的轴线。通常与声波发出后介质中声强或声压最大的区带一致，也即声能量密度最大的区带。

声束（beam）：指声轴周围-6dB（-50%）范围内的声场分布区。

束宽（beam width）：指声束横断面的直径。

宽声束（束宽较大）时，横向、侧向分辨力差。非聚焦的声束，横向分辨力等于或大于声源的直径，不能分辨小结构。为了增加分辨力，B 型超声仪器采用声透镜、动态电子聚焦、凹面镜片聚焦发射和接收等多种方式使声束变窄。经过聚焦的声束，称为聚焦声束。

(((5 · 弹性成像和弹性成像的原理是什么？

利用超声对组织的激励或外力对组织进行施压，提取与组织弹性有关的物理信息进行计算机处理，获得能反映组织弹性特征的图像称为弹性成像。目前使用的弹性成像仪器主要基于两种方法。一种是利用外力对组织施压，使组织发生形变（应变），同时对组织发射声波。由于组织的弹性不同，产生的应变也不同，利用组织跟踪技术提取不同的应变信息进行成像，其实质类似于心肌应变成像。另一种方法是利用超声探头发射低频高功率声波，激励组织产生切变波，由于组织弹性不同，切变波的传导速度也不同，提取其传导信息进行成像。

(((6 · 弹性成像对实性团块如何评分？

实性团块在弹性成像图上因其硬度不同可表现出绿色或蓝色，绿色代表团块硬度低，蓝色代表团块硬度高。恶性肿瘤一般硬度均较高，因此根据实性团块与周边组织渲染颜色（绿色或蓝色）所占比例不同进行评分。乳腺采取 5 分法来评价肿瘤的硬度，甲状腺采用 4 分评分法。分值越高代表硬度越高，进而对实性团块的良恶性做出一个初步的提示。一般硬度在 1~2 分是良性可能性大，4 分以上，考虑恶性的可能性大。

1 分：团块与周边组织呈均匀的绿色；

2 分：团块区绿蓝相间，以绿色为主；

3 分：团块区蓝绿相间，以蓝色为主；

4 分：团块中心为蓝色，周边为绿色晕环；

5 分：团块完全为蓝色覆盖，且病变周围少部分组织为蓝色。

(((7 · 何谓声特性阻抗差、声学界面？如何分类？

两种不同特性阻抗的介质的弹性阻抗差值称为这两种介质的声特性阻抗差。其接触面称声学界面。根据大小，分为大界面和小界面。由于多次聚焦超声束的焦区束宽 2~3mm，所以通常习惯把直径小于 2mm 的组织结构界面视为小界面。对大界面，根据其光滑程度，又可分为光滑界面和粗糙界面，前者也称镜面，后者也称非镜面。当两种介质的声特性阻抗差大于 0.1%时，入射声波即在其界面发生反射和折射。对于入射声束，界面使其发生反射、折射和/或散射。此时，界面相当于一个新的声源，称其为二次声源。

((8·· 声反射、声折射、声透射、声散射和声绕射的物理意义是什么？

（1）声反射：指声波入射到界面上时引起声波部分或全部返回的结果。反射的条件是界面线度远大于波长。反射声波的强度和方向与构成界面介质的特性阻抗、入射波声压、入射角等因素有关。构成界面的两种介质特性阻抗相差（声特性阻抗差）愈大，反射愈强。入射角等于反射角。反射的强弱以反射系数表示。反射系数等于反射波的能量与入射波的能量之比。在不考虑声能吸收的条件下，声压反射系数（R_p）为：

$$R_p = \frac{(Z_2 - Z_1)}{(Z_2 + Z_1)}$$

声强反射系数（R_i）为：

$$R_i = \left(\frac{Z_1 - Z_2}{Z_1 + Z_2}\right)^2$$

式中　Z_1、Z_2分别为构成反射界面的两种介质特性阻抗。

因为存在反射，所以透射入深层介质的声波能量减少。

（2）声折射（acoustic refraction）：指声波在通过不同传播速度的介质的传播过程中，发生空间传播方向改变的过程。

声波在大界面上的折射服从折射定律：即入射角的正弦与折射角的正弦之比，等于界面两侧介质的声速之比，即：

$$\sin\alpha / \sin\theta = C_1 / C_2$$

式中　α、θ 分别为入射角与折射角，C_1、C_2分别为第一层和第二层介质的声速。

由表达式可知，入射声波垂直于界面时，不发生折射。两种介质的声传播速度决定了折射角的大小。在 $C_1 < C_2$ 时，随着入射角的增大，折射角也增大。假设入射角达到 b 值时，折射角达到 90°，则入射声波在界面上发生全反射，无透射波进入深层介质，此时入射角 b 值称为临界角。

声波经液体入射人体皮肤，临界角为 70°~80°，入射角超过 80°则无透射声波。

（3）声透射（acoustic transmission）：指声波穿过介质界面向深层的传播过程。假定超声波垂直入射，经过三层介质，每层介质的声特征阻抗分别为 Z_1、Z_2 和 Z_3，第二层介质的厚度为 L，波长为 λ_2，那么，超声通过第二层介质后的强度透射系数（T_1）为：

$$T_1 = \frac{4Z_1 Z_3}{(Z_1 + Z_3)^2 \cdot \cos^2\theta + \left(Z_2 + \frac{Z_1 Z_3}{Z_2}\right)^2 \cdot \sin^2\theta}$$

式中 $\theta = 2\pi L/\lambda_2$，当 L 极薄时，$\theta$ 很小，$\sin\theta \approx 0$，$\cos\theta \approx 1$，所以：

$$T_1 \approx \frac{4Z_1 Z_3}{(Z_1 + Z_3)^2}$$

当 $Z_1 = Z_2$ 时，$T_1 = 1$。当中间层极薄时，声波通过的声能损失很小。超声诊断中涂布极薄的耦合剂，有利于减少声能的损失。在中间介质的厚度 L 恰好是声波半波长的整数倍时，$\theta = n\pi$，$\sin\theta \approx 0$，$\cos\theta \approx 1$，只要 $Z_1 = Z_3$，T_1 也等于 1，声能通过时损失同样很少。但是，如果中间层的 Z_3 很小，如空气，即使 L 极薄，θ 很小，由于 $\left(Z_2 + \dfrac{Z_1 Z_3}{Z_2}\right)^2$ 变化很大，T_1 必然很小。此时，声能丧失太大，难以进入第三层介质。如果中间层的 $Z_2 = Z_1 Z_3 \theta$，而且其厚度为 1/4 波长的奇数倍，即 $L = (2n+1)\lambda_2/4$，则 $\theta = (2\pi+1)\pi/2$；也即 $\sin\theta = 1$；$\cos\theta = 0$；那么由 T_1 表达式可知：

$$T_1 = \frac{4Z_1 Z_3}{\left(Z_2 + \dfrac{Z_1 Z_3}{Z_2}\right)^2} = \frac{4Z_1 Z_3}{\left(\sqrt{Z_1 Z_3} + \dfrac{Z_1 Z_3}{\sqrt{Z_1 Z_3}}\right)^2} = 1$$

由此可见，在第二和第三层之间匹配以某种能满足上述厚度和声特征阻抗要求的介质，就能使超声能量很少损失地进入第三层介质。此为超声换能器使用匹配层的原理和要求。

体内各层界面的反射带来各层组织的声特性阻抗信息，其实只是反映体内不同组织间声特性阻抗差的空间分布，并非独立的生理参量或物理量，这是超声图像诊断的特异性受到很大限制的主要原因。

人体内界面复杂，入射超声波并不都与体内多层界面垂直入射，透射波或多或少都有折射，即超声探头发出的入射超声波由浅而深地通过体内各层界面并非直线传播，然而由反射带回的信息却被超声诊断装置设定为直线构成图像。因体内各软组织之间的声速和密度相差不大，一般不致产生显著的误差，但当偶尔遇到阻抗差较大的界面时，可能出现折射伪差。

（4）声散射（acoustic scattering）：超声波在传播过程中，遇到界面大小远小于波长的微小粒子，超声波与微粒互相作用后，大部分超声能量继续向前传播，小部分能量激发微粒振动，形成新的点状声源以球面波方式向各个方向发散传播，称为散射。此时的声场，实际是探头发射后超声波声场与障碍微粒散射波声场的混合。探头可以在任何角度接收到散射波。声像图背景中的大量像素即是由散射波造成的。

人体组织内的微粒结构在超声场中发生散射，是形成脏器内部图像的另一声学基础。多普勒血流仪即是利用血液中的红细胞在声场内有较强的散射，从而获得人体血流的多普勒频移信号。

（5）声衍射（acoustic diffraction）：超声波通过界面大小与波长相近的障碍物或不连接的介质时发生散射，散射波又与入射波叠加，形成衍射，导致入射波的波前畸变，或超声波的传播方向偏离，声波绕过障碍物后，仍按直线方向传播，又称绕射。绕射使得超声波能够到达沿直线传播不能到达的区域。

《9 · 何谓声衰减？导致声衰减的主要原因有哪些？

超声波在介质中传播时，入射的声能随着传播距离的增加而减少，称为声衰减。导致声衰减的主要原因为扩散、散射和吸收。

扩散衰减指声波随着传播距离的增加，向声轴周围扩散而引起的单位面积声能量的减少，即声强减弱。

散射衰减是入射的声能发生分散，改变了传播方向，以致原超声波入射方向中的声能减少。散射衰减与频率的四次方成正比。因而高频声波衰减很快，穿透力较差。

吸收衰减主要由于介质的黏滞性在声场中产生内部摩擦、弹性迟滞、热传导和弛豫吸收等原因所致。所以在气体和液体中，吸收衰减主要由于内部摩擦和热传导造成，不存在弹性迟滞。

超声波传播中的能量衰减可以用下列公式表示：

$$Ix = I_0 e^{-2\alpha X}$$

式中　I_0 为最初的声强；Ix 为声波在经过 X 距离后的声强；α 为衰减系数，其单位是奈倍（Neper），1 奈倍 = 8.686dB/cm；e 为自然对数的底数。

超声能量吸收主要与超声频率和传播距离有关。在医学上，常用半值层来说明生物组织对声波吸收的特性。由于体内软组织的吸收衰减与频率呈近似的线性关系，即在超声诊断技术使用的频率范围内，吸收衰减系数 α 与频率 f 之比，大致是常数。若以分贝/（厘米·兆赫）[dB/(cm·MHz)] 作为单位来表示，颇为方便。

人体不同组织对入射声能的衰减不同。组织中以蛋白质对声能的衰减最大，特别是胶原蛋白与纤维组织、瘢痕组织更大。水分衰减最小，故凡含水量多的组织超声衰减减低。随着超声诊断医学的发展，人们试图通过超声衰减系数的测量来实现组织定性，但至今进展缓慢。

《10 · 何谓惠更斯原理？如何用惠更斯原理解释球面波和平面波的传播？

波动传播至介质中的一些质点时，这些质点同时以相同的相位开始振动，连接这些质点所构成的面称为波阵面或称波前。波阵面上各点的相位相同，所以波阵面是同相面。起始于振源并与波动方向一致的直线称为波线或波阵面的法线，波线垂直于波阵面。

惠更斯（Huygens）原理认为：介质中波动传播到达的各个质点被激发产生振动后，这些质点都可视为发射子波的振源，子波的包迹就是随后时刻的新波阵面。惠更斯原理于1690 年提出，是分析和描述声波传播方式的最基本原理。

球面波：指波阵面为同心圆面的波动。如波动自振源以速度 C 向所有方向传播，在 t 时刻的波阵面是以 R = Ct 为半径的球面 S。经过 Δt 时间，它的新波阵面可依惠更斯原理求得。S 面上的每一质点作为子波振源，以半径 r = CΔt 划出许多半球形子波，如图 2 所示，再做公切于各子波的包络面就得到新的波阵面 S_1，显然，S_1 就是以 R = C（t+Δt）为半径的球面。声波就是沿着球面的法线方向离心发散传播。在自由声场中，球面波某点的声压与该点至声源中心的距离成反比，离声源中心越远，质点振动的声压越小。

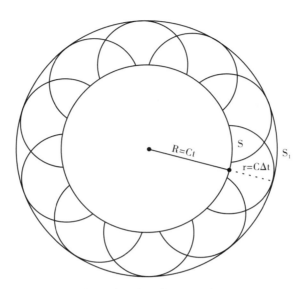

图 2　球面波形成原理示意图

平面波：平面型压电晶片产生的超声波，原始波阵面就是晶体的表面 S，若 S 上的各质点同时同向振动，经过 Δt 时间后，S 上每一质点以半径 $r=C\Delta t$ 划出许多球面的子波，作公切于子波的包络面就是新的与 S 平行的波阵面 S_a，平面波依此逐层向前传播，传播方向 A 与 S_a 垂直（图 3 A）。若 S 上的相邻质点 a、b、c、d 依次延迟 Δt 振动，则各质点的波前半径分别为 $4C\Delta t$、$3C\Delta t$、$2C\Delta t$、$C\Delta t$。子波包络面所形成的波阵面为 S_b，其传播方向为与 S_b 垂直的 B。与 S_a 相比，S_b 发生偏转，传播方向发生改变（图 3 B）。同理若 S 上的 d、c、b、a 依次延迟 Δt 振动，则形成图 3C 所示的波阵面 S_c。所以，控制激励振动源的顺序，就可以改变波阵面的方向。这就是相控阵换能器振源位置固定而能进行声束扇形扫查的原理。理想的平面波的波阵面上各点的相位与振幅都应相同。平面活塞式超声探头（换能器压电晶片）发射的超声波，在其近场区内是平面波，及至远场，平面波开始扩散。随着与声源的距离增大，平面波的扩散也逐渐严重，到达足够远时，在理论上，平面波势必也演变为球面波。

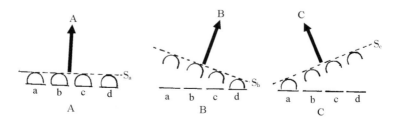

图 3　平面波形成原理示意图

11 · 何谓多普勒效应?

接收体接收到的声波频率随接收体与声源相对运动而发生改变,这一现象在 1842 年由奥地利学者 doppler 在理论上揭示了它的存在,故称之为"多普勒效应"。这种变化的频率(增量)称之为多普勒频移(f_d)。若声源的发射频率为 f_0,接收体与声源的相对运动速度为 V,介质的声传播速度为 C,由接收体接收到的频率为 f,则:

$$f_d = f - f_0 = Vf_0/C$$
$$f = f_0 + f_d = (1+V/C)f_0$$

如果被探测组织运动方向与探头发出的声束方向的夹角为 θ_1,返回的声束方向与运动方向成夹角 θ_2,则被探测组织运动速度相对于探头的运动速度应分别为 $V\cos\theta_1$ 和 $V\cos\theta_2$,于是,总频移为:

$$f_d = Vf_0\cos\theta_1/C + Vf_0\cos\theta_2/C$$
$$= \frac{Vf_0}{C}(\cos\theta_1 + \cos\theta_2)$$

因为超声多普勒检查发射和接收为同一探头,所以可认为 $\theta_1 = \theta_2$。上述公式即简化为:

$$f_d = \frac{2Vf_0}{C}\cos\theta$$

由于探头的发射频率和介质的声传播速度是恒定的,所以 doppler 频移就取决于反射或散射体的运动速度和运动方向。反射体的运动方向朝向声束方向时,f_d 为正值;反射体的运动背向声束方向时,f_d 为负值;反射体的运动方向与声束垂直时,f_d 为零;而 0° 和 -180° 时,f_d 的绝对值最大。由于超声检查常用的发射频率为 2~5MHz,而每秒血液流速通常为数厘米到数米,所以 f_d 范围在数百到数千赫兹之间,为人耳所能听到的范围。如能获得运动体的 doppler 频移并知道其方向,我们就能够计算出其运动速度:

$$V = \frac{Cf_d}{2f_0\cos\theta}$$

doppler 超声诊断仪就是以这一基本原理为基础设计的。

12 · 连续多普勒法的原理是什么?

连续多普勒法(continuous wave doppler technique,CWD)是采用探头的一个晶片连续不断地向检查目标发射超声波,并用另一晶片同时接收反射和散射的多普勒回波,称连续多普勒法。由于发射和接收都是连续的,所以接收的回声能量较脉冲波法大,灵敏度高。同时,因为不需要像脉冲多普勒法间断快速对回波处理,所以,检查目标的速度不受限制。但是,连续多普勒没有距离分辨能力,所接收的是整个声束通过径路多普勒回声的混合频谱,不能判断回声的确切部位。当声束下有两个以上运动速度不同的反射体时容易混淆,但不影响最快血流速度的显示。

13 · 脉冲多普勒法的原理是什么?

脉冲多普勒法(pulsed wave doppler technique,PWD)综合脉冲波的距离鉴别能力和多普勒技术的速度检测能力，对选定运动目标进行检查的方法，称脉冲多普勒法。如图 4 所示，探头间隔发射短脉冲超声波（f_0），每秒发射的超声短脉冲个数称脉冲重复频率（pulse recurrence frequency，PRF），通常为数千赫兹。当前一个脉冲声波发出后，以门电路电子开关控制接收其回波的时间（T）和每次接收持续的时间（t）。接收到回波并对回波频谱进行快速分析处理后，再发射下一个脉冲，如此循环工作。每一个脉冲所占时间很短（1~2 微秒）。由于接收时间（T_1、T_2、T_3）人为控制，所以，若发射脉冲后在很短时间（T_1）接收，则接收到的是近距离（D_1）的回声；若在较长的时间（T_2）接收，则接收到较远距离（D_2）的回声。人体软组织平均声速 C 可认为是不变的，所以，D 应为从发射到接收时间内声波往返的距离，即：

$$D = CT/2$$

于是，控制接收延长时间 T，就实现了目标的深度选择，故称为"时间选通"，或"距离选通"。而控制每次接收回声（收集信号）的时间 t 的长短，就实现了在声束方向上的取样长度选择。取样的横截面积取决于超声束的粗细。取样的体积称为取样容积（sample volume，SV）。

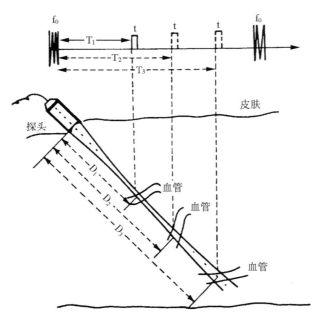

图 4　脉冲多普勒原理示意图

通过分析处理的多普勒信号包括时间、频率和每个频率的强度三个信息。在屏幕上，横坐标表示时间；纵坐标表示频率的高低，即频率幅度，多直接标注为速度；以频移零为基线，上方为正值，表示血流方向朝向探头，下方为负值，表示血流方向背向探头；频移在垂直方向上的宽度（频移宽度）表示某一时刻取样容积中红细胞速度分布的范围。频谱宽，速度范围大；频谱窄，速度范围小。把频谱内无频移信号的部分称为"窗"。层流的速度范围小，频谱窄（窗大），而湍流的速度范围很大，频谱很宽（充填）。频率信息的强度是以灰度表示的，其意义为取样容积内相同速度红细胞的多少。

《《14 · 什么是尼奎斯特极限频率？其机制是什么？

根据脉冲多普勒法原理，每次发射短脉冲后的时间间隔必须足够长，即脉冲重复频率（PRF）必须足够低，才能保证有足够的时间接收和处理回声波，否则将引起识别上的混乱。这就限制了采样的最大深度 Dmax。PRF 越高，Dmax 就越小；反之，Dmax 就越大。即：

$$D = C/2PRF$$
$$PRF = C/2D$$

为了达到不发生混叠的目的，所探查的多普勒频移 f_d 与 PRF、Dmax 和 C 之间应满足下列条件：

$$Dmax < C/2PRF$$
$$PRF > 2f_d$$

于是又决定了最大可探查速度 Vmax：

$$Vmax = PRF \cdot C/4f_0\cos\theta = C^2/8f_0 D\cos\theta$$

从上述公式可知，探查深度 D、探头使用频率 f_0 和血流与声束的夹角 θ 确定后，所允许接收的最大频移值（$f_d max$）也就确定了，将此值称为尼奎斯特（Nyquist）极限频率，即：

$$f_d max = PRF/2$$

当 $f_d max$ 大于 PRF/2 时，一方面 doppler 频谱出现混叠、折返或模糊频率伪像；另一方面，超出最大测量深度的多普勒信号回声出现在本来不应该有多普勒回声的表浅部位，这种现象称为模糊范围。

《《15 · 何谓彩色多普勒血流显像法？

彩色多普勒血流显像（color doppler flow imaging，CDFI），也称彩色血流图（color flow mapping，CFM）或彩色血流显像（color flow imaging，CFI）。使用多普勒法获取断面不同深度的脉冲多普勒信号，并用高速计算机进行快速傅立叶转换（FFT）和自相关处理，获得血流的二维剖面血流分布状态，把断面图结构和血流断面图上的流速空间分布状态以色调的变化重叠显示，实现了解剖断面和血流空间和时间分布剖面的实时二维重叠显示，即彩色多普勒血流显像，也称实时多普勒显像法或二维多普勒血流显像法。

彩色多普勒血流显示都采用国际照明委员会规定的彩色图，以红、绿、蓝三色作为基色，其他颜色则由三基色混合而成。通常把朝向探头运动产生的正向多普勒频谱规定为红色，背离探头运动产生的负向多普勒频谱规定为蓝色，而方向杂乱的湍流规定为绿色。除用颜色表示血流方向外，速度的快慢，即频移的大小用颜色的亮度来表示，称之为彩色的辉度，所以显示器上所标的彩色辉标为上红下蓝，两端亮中间暗，分别标记血流的方向和平行于探头发射声束的速度分量。

由于血流多普勒自相关处理所采用的是脉冲多普勒，所以同样具有前述脉冲多普勒的使用限制，受到探查深度、血流速度、使用探头频率的相互制约。当接收频移超过一定限度后，自相关器处理后输出的结果将出现混乱，形成彩色混叠，显示为彩色镶嵌的"马赛克"（color mosaic）图形。

16 · 频谱分析的快速傅立叶转换原理是什么？

任何一种复杂的频率，都是单一简谱频率的混合，可分解成若干单一频率，并能以正弦和余弦的数学方法表示，即：

$$F(t) = A_0/2 + A_1\cos\omega_0 t + A_2\cos_2\omega_0 t + A_3\cos_3\omega_0 t + \cdots\cdots$$
$$+ B_1\sin\omega_0 t + B_2\sin_2\omega_0 t + B_3\sin_3\omega_0 t + \cdots\cdots$$

式中 A_0 和系数 A_1、A_2、A_3……B_1、B_2、B_3……由下式决定：

$$A_0 = \frac{2}{T_0}\int_{-\frac{T_0}{2}}^{\frac{T_0}{2}} F(t) \cdot dt$$

$$An = \frac{2}{T_0}\int_{-\frac{T_0}{2}}^{\frac{T_0}{2}} F(t)\cos \cdot \omega_0 t \cdot dt$$

$$Bn = \frac{2}{T_0}\int_{-\frac{T_0}{2}}^{\frac{T_0}{2}} F(t)\sin \cdot \omega_0 t \cdot dt$$

$$\omega_0 = 2\pi f_0 = \frac{2\pi}{T_0}$$

式中 T_0 为周期；ω_0 为角频率，$F(t)$ 中的每一项 $A_1\cos\omega_0 t$……$B_1\sin\omega_0 t$……称为 $F(t)$ 的频谱，$F(t)$ 频率范围称为频谱宽度，或频带。把复杂混合频率分解的过程称为频谱分析，也即傅立叶转换（Fourier transform，FT）。

快速傅立叶转换（fast fourier transform，FFT）指根据前述 FT 原理，利用计算机对取样多普勒复杂信号进行的高速频谱分析，也称离散性傅立叶转换（discrete fourier transform，DFT），即进行时间和频率两个范围的有限数量取样值间的 FT。通过模数变换（A/D）器每隔一定时间（取样间隔 ts）交换为信号波形，只在限定的时间内（时间窗 tw）集中对被抽样的每一个值进行 FFT。

如果把包含在多普勒频移中的最大频率作为极限 Fmax，根据连续选择定理，抽样频率 fs 必须大于或等于 2Fmax，即：

$$fs = 1/ts \geq 2Fmax$$

与脉冲多普勒法中脉冲重复频率与尼奎斯特极限频率的制约关系相同。这是因为每发送一次脉冲，抽样一次，所以 fs = PRF。

FFT 的频率分解能力 fc，就取决于时间 tw 的长短。即：

$$fc = 1/tw$$

由上式可知，如果频率变化急骤，频率分解能力就会变差，不能跟踪。为了解决这一限制，必须使连续的时间窗在时间上保持互相重叠。

为了实现频率变化的跟踪，时间窗重复的部分平均运算开始的时间就必须延迟 tw/2。例如，为了分析 5kHz 的多普勒信号的频率，由 fs≥2Fmax 知，取样频率必须大于 10kHz，那么，取样间隔只能短于 1/10kMHz，即短于 100μs。如果用于 FFT 的取样点为 100 个，则时间窗的长度 tw = 100×100μs = 10ms。频率分解能力 fc = 1/10ms = 100Hz。平均运算开始时间延迟就为 10ms/2 = 5ms。

因此，多普勒信号就比即刻显示的心电图、心音图、M 型心动图在时相上延迟。使收缩时的部分频率在舒张期显示。

《《17 · 何谓自相关技术？

自相关技术是基于 Wiener-Khintchine 原理，将连续发射的声波脉冲与自体内同一部位连续返回的多普勒频谱进行比较，提取两者相位差，并进行分析，从相位差来判断血流的方向，并计算血流速度的频谱处理方法。这一过程是通过相位差检测和自相关检测完成的。

相位差检测：如图 5 所示，用同一探头发射超声波短脉冲，并接收遇到运动物体时返回的多普勒频移信号。如果相邻脉冲的间隔时间为 T，物体朝向探头的运动速度为 V，第一个脉冲波到达运动物体时所经过的距离为 L，介质的声传播速度为 C，则探头接收到返回的多普勒频移声波的时间延迟，$t_1 = 2L/C$。

如果发射的声波为一谐振波 $\cos\omega_0 t$，则回波可以表达为：

$$e_1 (t) = \cos\omega_0 (t - t_1)$$
$$或 \quad e_1 (t) = \cos (\omega_0 t - \varphi_1)$$

式中的 $\varphi_1 = \omega_0 t_1$，即因时间延迟产生的相位延迟。

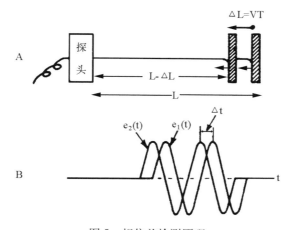

图 5　相位差检测原理

A：探头与运动物体的距离变化；B：两个相邻回波之间的相位变

同理，若第二个发射脉冲波到此运动物体时，物体已向探头移动了△L（＝Vt）的距离，则回波返回探头的时间延迟，$t_2 = 2（L-\triangle L）/C = 2L/C - 2Vt/C$。其回波可以表示为：

$$e_2（t）= \cos（\omega_0 t - \varphi_2）$$

式中 $\varphi_2 = \omega_0 t_2$，即第二个脉冲的回波的相位延迟。

两个回波相邻之间的相位差：

$$\triangle\varphi = \varphi_1 - \varphi_2$$
$$= \omega_0 t_1 - \omega_0 t_2$$
$$= \omega_0（2L/C - 2L/C + 2Vt/C）$$
$$= 2\omega_0 Vt/C$$

由上式可以看出，只要我们能检测到连续发射的相邻两个超声短脉冲波之间的相位差 $\triangle\varphi$，就可以获得血流速度的值。血流的方向与相位差的极性一致。$\triangle\varphi$ 为正值，表示朝向探头运动；$\triangle\varphi$ 为负值，表示背离探头运动。在实际应用中，一般先通过直角相移检波器（也称正交检波器）把多普勒信号转换到低频范围处理。

自相关检测：如图 6 所示，把通过低频滤波后输出的 $\cos\omega\triangle t$ 和 $\sin\omega\triangle t$ 分别再分成两路进入混合乘法器。一路直接进入，另一路经过延迟电路进入，并且使延迟时间 s 等于发射超声脉冲的间隔时间 T。设经过延迟电路的多普勒信号相位为 $\varphi_1 = \omega\triangle t_1$，直接进入的多普勒信号相位为 $\varphi_2 = \omega\triangle t_2$，因为 $T = t_1 - t_2$，所以两者的相位差 $\triangle\varphi = \varphi_1 - \varphi_2 = \omega\triangle t$。进入混合乘法器中的回路信号被进行如下运算：

$$\cos\varphi_1 \cdot \cos\varphi_2 + \sin\varphi_1 \cdot \sin\varphi_2 = \cos（\varphi_1 - \varphi_2）$$
$$\sin\varphi_1 \cdot \cos\varphi_2 - \cos\varphi_1 \cdot \sin\varphi_2 = \sin（\varphi_1 - \varphi_2）$$

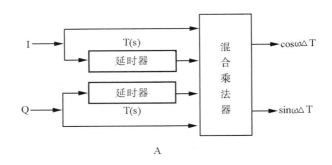

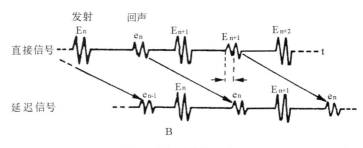

图 6　自相关检测示意图

A：自相关检测混合运算器（$I = \cos\omega\triangle T$，$Q = \sin\omega\triangle T$）；B：直接信号与延迟信号相位差示意图

其正切值 $tg\triangle\varphi = sin\varphi/cos\varphi$。利用反正切函数，可以求得相位差 $\triangle\varphi$。

根据 $\triangle\varphi = \omega\triangle t$ 及多普勒频移方程 $f_d = 2Vf_0cos\theta/C$，可获得血流速度 $V = Cf_d/2f_0cos\theta$。因为 $f_d/f_0 = \Delta\varphi/\omega_0 T$，所以 $V = C\Delta\varphi/2\omega_0 Tcos\theta$。

在检测过程中，总是把接收到的后一个多普勒频谱脉冲与它前面接收到的一个多普勒频谱脉冲组合在一起进行相关分析，所以谓之自相关技术。因为这一过程极为迅速，能在通常 FFT 处理所需的 2ms 内处理数十倍于 FFT 处理的回声，从而实现了以彩色标记的血流速度和空间分布的实时显示，即彩色多普勒血流图。

18 · 超声波测量距离（深度）的原理是什么？

振源连续地发出振动，这种振动形成的波动称为连续波。若振源做间歇振动，这种振动形成的波动称为脉冲波。如图 7 所示，设声速为 C 的介质内有两个距换能器距离分别为 X 和 Y 的两个目标 A 和 B。换能器 T 向介质内的目标发射脉冲波后，经过时间 t_1 和 t_2 接收到两个回波。声波在时间 t_1 和 t_2 内传播的距离分别为 2X 和 2Y，则：

$$X = Ct_1/2$$
$$Y = Ct_2/2$$

A 和 B 两个目标的距离为：

$$Y-X = C(t_2-t_1)/2$$

所以测知换能器发出脉冲波到接收到反射回波的时间，即可知道目标的距离。

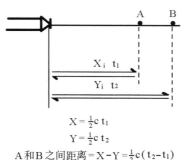

$$X = \frac{1}{2}c\,t_1$$
$$Y = \frac{1}{2}c\,t_2$$

A 和 B 之间距离 $= X-Y = \frac{1}{2}c(t_2-t_1)$

图 7　超声波测量距离原理示意图

19 · 何谓动态范围？

动态范围泛指放大器能放大最低至最高信号电压的范围。最低信号指噪声之上的信号；最高信号指放大器不被饱和的信号。阴极射线管所能显示的明暗幅度也可用动态范围描述。某种限度以下的信号不显示亮度，超过某种限度以上的信号被饱和也不再增辉。动态范围装置可在这个范围内按需要对输入信号做相应的调整。一般动态范围值用 dB 表示，超声输入范围值在 100~120dB，其中传播衰减引起的输入信号变化为 60~80dB，人体组织反射引起的输入信号变化为 40~50dB。B 超图像采用黑白显像管的亮度显示，对回声点由暗到最亮能显示的信号状态范围约为 20dB；另外线性放大电路有效动态范围也只有 30~40dB。基于上述原因，超声接收电路采用信号动态范围压缩技术，以压缩删除无效的信号，并且使较大动态范围的有用信号也以恰当的比例压缩，以获得清晰的声像图。

20 · 壁滤波器的作用是什么？

壁滤波器是用于调整脉冲波或连续波多普勒低频信号的滤过频率的装置。低频信号多数来自于壁运动信号，诸如心房壁、心室壁、血管壁、瓣膜以及腱索运动等。为了不使其干扰频谱显示，宜将其滤掉，但与此同时也将导致一些与其频率相近的低频血流信号被滤掉，因此滤过频率的选择需视检测要求而有所不同，如检测低速血流（腔静脉、肺静脉、房室瓣）可选择 200~400Hz；正常高速血流（心室流出道、半月瓣）可选择 400~800Hz；高速射流（瓣膜狭窄、反流、心内分流的射流）则以 800~1600Hz 为宜，视需要而定。

21 · 何谓灰阶及灰标？

从最暗到最亮的像素变化过程，即从白到灰到黑的过程，称为灰度。灰度的等级称为灰阶。灰阶可以被超声装置内的微处理机分为 16、32、64、128、256 级，目前多达 512 级。

监视器上显示的亮度用格数逐级递减的灰阶等级标志，称为灰标。用以直观地表示出图像中所含的所有灰阶的亮度。

22 · 什么是 γ 特性、γ 校正和 γ 校正电路？

γ 特性：指电视系统中景物的亮度和显像管重显图像的亮度之间关系的特性。以景物亮度的对数作横坐标，显像管上图像亮度的对数作纵坐标，特性曲线的斜率称为 γ。当整个图像传输过程保持良好的直线性关系时，该曲线的斜率 γ 为 1。由于显像管与摄像管的光电转换特性皆非线性，因此整个电视传输系数也是非线性的，即 γ 不等于 1。超声诊断成像系统情况也是这样，要使 γ 等于 1，就必须进行校正。

γ 校正：利用非线性的传输特性，人为地改变电视传输系统特性，以达到 γ 为需要值所做的校正。半导体二极管和三极管具有非线性特性，因此常用来组成校正电路。

γ 校正电路：能引入非线性的输出–输入特性，对阴极射线管的灰度系数有效值实行校正的电路。在超声诊断显像中常用感光胶片或其他硬拷贝材料取得永久保存的图像记录。同一图像在记录前后的亮度之间不是线性关系，因记录材料而异。故预先要对存储器中所有像素的幅度进行校正，使硬拷贝上得到正确的灰度显示。超声诊断仪中往往把操作观察用与拍照用的显示器分开，后者是经过 γ 校正的。也有的是按动拍照键时才进入 γ 校正的。

23 · 多普勒组织成像的原理和应用是什么？

多普勒组织成像（doppler tissue imaging，DTI）也称多普勒组织速度成像（tissue velocity imaging，TVI）。在超声波进入人体的传播径路中，所遇到的介质不仅有含微粒的液体，而且有运动的组织。所获得的 doppler 信息可以分为两大部分，即速度（频率）和振幅信息。血流产生的散射型 doppler 信息，其特点是频移大的 doppler 信息；组织运动产生的 doppler 信号，其特点是频率低、振幅大。此外还有低速血流产生的散射型 doppler 信息，它的频移、振幅都小。对于组织运动，常采用滤波器加以消除。消除的同时也去除了低速血流信号。DTI 的实质是检测组织运动（幅度）的信息。其技术是利用特定的逻辑电路和不同的算术方法进行幅度和频率的双重鉴别，去除血流信号，将组织运动的 doppler 信息和低速血流的 doppler 信息取出，达到显示组织运动特征的目的。

24 · 何谓 CDE？

彩色多普勒能量图（color doppler energy，CDE）又称能量多普勒超声图（power doppler ultrasonography）、能量彩色图（power color imaging）、彩色振幅成像（color amplitude imaging）等，是通过检测组织或血流散射信号的振幅，经过平方处理后进行编码显示，就可得到能量图像。能量图的优点在于：①不受声束与速度之间夹角 θ 的影响；②不产生频谱混叠（aliasing）；③对低速血流也具有较高的灵敏度。

能量图并非十全十美，因能量信息与速度方向无关，即无方向性，这对于需要了解流速方向造成困难，但有时无方向性却能抑制背景噪声反而使图像中的有用信息得到突出，对软组织运动很敏感，而易受运动组织回声的干扰。

25 · 谐频成像和声学造影的原理是什么？

声波在人体内传播过程中除发射的频率（基础频率）外，还产生另一类与发射频率成整数倍的谐振频率（倍频、组合频率等）。接收和处理这些谐频，使声像图含有更丰富的诊断信息，就发展了新的成像技术——谐频成像技术。如发射 2MHz，可接收 4MHz 的谐频回波进行成像。其优点在于周围组织背景（基频）都被消除，噪声大为下降。谐频多普勒技术，使心脏、肾脏、血管的轮廓得到显著改善。但是谐波的衰减系数要比基波大，在测量深度上受到限制。

声学造影是将与人体组织声学特性有差异的声学特征物质注入人体的特定部位，人为地扩大待查部位与周围组织间的差异，从而使超声图像更为清晰的方法。声波在造影剂中传播，其特征参数（压力、密度等）之间的关系是非线性的。产生的非线性参数为人体组织的几十倍以上，这意味着声波在造影剂中产生的倍频的幅度要比在周围介质中产生的倍频幅度高几十倍以上。利用谐波成像可以获得非常强的信号，显著提高灵敏度。

26 · 血管内血液流动的特点是什么？

（1）圆管中的黏性流体具有如下特征：

1）黏性流体的流动分为层流（也称片流）和湍流（也称紊流）两种基本形态。两者之间存在过渡状态，但过渡状态不稳定。

2）黏性流体的流动状态取决于流体的流动速度 V、黏滞系数 η、密度 ρ 及管道直径 d。

四者可综合分为一个无量纲的量，用以判断流体流动状态。这个量就是雷诺数，用 Re 表示：

$$Re = \rho Vd/\eta$$

当 Re 大于 13800 时，流动呈现湍流，称为上临界雷诺数；当 Re 小于 2320 时，流动呈现层流，称为下临界雷诺数。当 Re 间于两者时，可能为层流，也可能为湍流，呈不稳定状态。通常取下临界雷诺数作为判断层流和湍流的依据。在圆管中的流体，若其 Re 大于 2000，即可认为存在湍流。

依据 Re 公式，对于不同的流体，在管径和流速不变的情况下，黏滞度越大，密度越低，就越不容易出现湍流。而同一种流体，在管径一定的情况下，流速增高到一定值就可出现湍流。此外，流体在大管腔（如心脏）内容易出现湍流。

（2）血液为黏性流体，血管为弹性管腔。血流在血管内呈脉动流动，血管中的血液流分为三种状态。

1）层流：血液在血管中以层流状态稳定流动时，设血管的半径为 a，长度为 L，血流黏滞系数为 η，两端的压力阶差为 P_1-P_2，那么可以计算出血管内任意一点的血流速度 V，设某一点与血管中心轴的距离为 r，则该点的速度：

$$V(r) = (P_1-P_2)(a^2-r^2)/4\eta L$$

可见，速度剖面呈一抛物线。当 r=a 时，即血管壁处，V=0；当 r=0 时，中心处速度最大。

血管内平均血流速度 V 应为 Vmax 的一半，若为层流，测知最大流速，即可知其平均流速。

2）湍流：血流速度分布因横向动量交换而发生改变。平均流速 V 与最大流速 Vmax 的关系也变得复杂，而且随着雷诺数的增大，平均流速与最大流速更为接近，使 V/Vmax 也增大。通常 V=0.8Vmax。

3）涡流：在有涡流存在的部位，血流和运动无一定方向和规律。

《27· 不同血流状态的多普勒特征是什么？

（1）层流：层流时血管内血流速度梯度小，方向一致，所以多普勒声音单调而平滑（乐音）。频谱呈窄带非充填型，回声光点集中浓密，包络线光滑自然。CDFI 呈色彩单一的整齐彩色束，中心较边缘明亮。但是，由于取样区内脉动血流方向与声束夹角在连续变化，平直血管内的血流也常显示彩色亮度的均匀性变化；在弯曲血管，出现彩色过渡或消失，当血管较细，或彩色增益过大，灵敏度过高时，彩色带常比二维声像图显示的血管内径宽，此为伪像。此外，当取样面积过大，或速度范围调节过小时，可出现混叠现象，使正常层流显示为彩色镶嵌的湍流图形。调节仪器，缩小取样容积，增大速度范围，即可显示正常层流彩图。

（2）湍流：血流不仅流速快，梯度大，而且血细胞运动方向杂乱，所以多普勒声音嘈杂而粗糙（噪音）。频谱回声散乱，频带增宽呈充填型，甚至呈双向，包络线毛糙不齐。CDFI 呈较亮的彩色镶嵌图形，彩色成分较多。

（3）涡流：多普勒取样容积置于涡流部位时，多普勒声音粗糙；频谱呈现双向宽带充填型，回声光点分散；CDFI 在涡流部位呈现彩色镶嵌，彩色成分明显增多，类似湍流的彩色图形。

这里需强调检查角度、仪器调节等对多普勒频谱的严重影响，提醒检查者在分析多普勒图形时，不要忘记结合其物理学基础综合分析，以减少对图形的错误解释。

28 · 不均匀管内血流速度与压力差的关系是什么？

为了便于理解，把血管内复杂的血流三维空间流体假定为没有黏性的一维方向的稳定理想流体。在此状态下，管道内任意一处流体单位体积的动能（$\rho V^2/2$）与静压强能（P）之和相等，即：

$$P+\rho V^2/2=C$$

这一方程给出了压强和流速的关系，称为伯努利（Berroulli）方程，C 为常量。

由于血液是黏滞流体，流体中有压强损失，而且血管也不是均匀的刚性管道，所以，伯努利方程在应用于血流这种非理想流体时，必须加以修正。

设血管从不均匀管道的位置 1，经过狭窄区到达位置 2，其压强损失为 ΔP，根据能量守恒定律，则有：

$$P+\rho V_1^2/2=P+\rho V_2^2/2+\Delta P$$

式中　P_1、P_2 和 V_1、V_2 分别为血液在位置 1 和位置 2 的压强和流速。

压强损失 ΔP 多数消耗于黏滞损失 $R(\vec{V})$ 和产生血流加速的需要。可表示为：

$$\Delta P = R(\vec{V}) +\rho \int_1^2 \frac{\overrightarrow{dv}}{dt} \cdot \overrightarrow{ds}$$

式中　ρ 为流体密度；V 为速度矢量；ds 为行程积分元。

从上述公式可得到：

$$P_1-P_2 = 1/2\rho(V_2^2-V_1^2) +\rho \int_2^1 \frac{\overrightarrow{dv}}{dt} \cdot \overrightarrow{ds}+R(\vec{V})$$

因为管道中两处距离较近，如瓣口两端，加速度消耗和黏滞消耗损失极小，所以上式可以近似地表示为：

$$P_1-P_2 \approx \frac{1}{2}\rho(V_2^2-V_1^2)$$

若血流的密度 ρ 取 $1g/cm^3$，V 的单位取 m/s，经过换算，上式又可表示为：

$$P_1-P_2 \approx 4(V_2^2-V_1^2)mmHg$$

从上式可知，只要用多普勒方法测知血管中距离较近的两处血流速度，就可以方便地得到两处间的压力阶差。如果用于二尖瓣口的压力阶差，由于左房内的血流速度很低，所以可以忽略不计，因此上式可进一步简化为：

$$P_1-P_2 \approx 4V_2^2 mmHg$$

上式被称为简化的伯努利方程式，据此，可以更方便地利用多普勒技术估测二尖瓣口的压力阶差，进而估计其瓣口面积，判断狭窄程度。

注意：简化的伯努利方程式仅在 V_1 与 V_2 相比可忽略时才正确，不可乱用。

《29 · 多普勒法血流定量测定的影响因素有哪些？

（1）影响多普勒频谱的因素：多普勒血流定量测定的资料来源于多普勒频谱，任何影响多普勒频谱的因素，都会造成定量测定误差，甚至出现严重错误。所以，了解这些影响因素的基础和机制，对尽量减少测量误差，客观评价测量结果都很重要。

1）血流速度：在血管中，血流速度的分布并不一致，特别是在病变大血管中更是如此。在同一水平断面的不同部位，可有较大差别，所以取样容积应多放几个位置，取平均值。

2）血流方向：血管中的血流是一个三维空间流体，多普勒取样只能在一维方向上进行，这在对弯曲血管内的血流取样时，会造成难以察觉的严重误差，通过尽量显示血管长轴断面的平直段取样可加以克服，但是仍有较大误差。

3）血流状态：对湍流和涡流探测时，可因频谱混叠、包络线不清而造成误差。

4）取样角度：当取样角 θ 大于 30°时，较小的角度变化就可使测值发生较大变化，当 θ 角大于 60°时，很小的角度误差就会造成很大的测值变化，致使显示的频移速度出现严重误差。这在腹部血流的测定中要特别引起注意。因为多数腹部血管与声束的夹角均较大。

5）取样容积大小：对大血管用相对小的取样容积和小血管用相对大的取样容积均可引起频谱变化。

6）呼吸的影响：由于呼吸运动一方面可以引起血管（尤其是静脉）内血流速度的变化，另一方面可以使探头与目标血管的相对位置发生改变，可以导致频谱改变。在对小血管探测时，后者的影响最大，常使伴行的动静脉频谱混淆。

7）血管搏动的影响：对静脉频谱的影响较大。

8）体位影响：对静脉频谱的影响较大。

9）仪器调节：增益、能量输出、动态范围及灵敏度过小均可使部分弱回声丢失而致测值偏低；过大可能出现干扰和失真，加重伪像（如混叠、混响、镜像等）。

10）所用仪器及操作者和测量者自身技术因素的影响。

（2）血流速度测定：这是一个非常复杂的课题。必须时刻想到血流速度是在三维空间随时间而变化的矢量。多普勒频谱的实质是流速时间分布的一维谱线。有时与实际情况存在很大误差，因此频谱测量的很多值是不可靠的。

（3）压力阶差的测量：最容易出现的问题是不分场合，一律套用简化伯努利方程式。

（4）血流量测量：计算血流量的基本公式如下。

$$Q = V \cdot A \cdot \rho = VTI \cdot A \cdot \rho$$

式中　A 为血管腔横断面积；ρ 为血液密度，$\rho \approx 1g/cm^3$；VTI 为速度时间积分。

由上式可见，对于小血管，很小的直径测量误差，就可导致巨大的流量估测误差。管径越小，流速越高，则相对误差越大。

30 · 超声诊断中的常见伪像有哪些？

（1）多次反射伪像：又称"多重反射""多重回声"，是声束在靶标内垂直传播途径中遇到强反射界面，声能在界面与换能器之间多次重复反射的结果。在第一次回声之后出现与两个反射界面距离相等的第二、三等多次强度递减的回声，主要发生在声束垂直经过平薄组织结构如各种管壁、腹膜等处，尤其是与薄层气体所构成的界面上。通常，探头与反射界面越近，界面声阻抗差愈大，则重复反射次数愈多，且反射信号愈强。

多次反射伪像的有利方面是构成气体或金属等特征性声像图，便于推断反射体性质。不利方面是位于近场的多次反射可掩盖其后方的低回声小病灶或在靶目标声像图内形成假回声。干扰超声诊断和分析，甚至可导致误诊和漏诊。

克服多次反射伪像常采取以下三种方法：①适当提高仪器近场抑制，降低近场回声信号强度；②对浅部目标检查时，采用水囊或仿生块进行间接超声检查，避免目标在近场成像；③适当加压检查并改变声束投射方向和角度，一般可使多次反射减弱或消失。

（2）旁瓣伪像：旁瓣又称"侧瓣"。它是探头的声束剖面中，主瓣外的声束，围绕主瓣呈放射状分布。旁瓣所集聚的声能少于主瓣。旁瓣对声像图的影响很大，是产生声像图伪像的重要原因之一。它可产生于任何类型的探头，探头愈小，产生的旁瓣相对愈多。探头内每个晶片都可产生旁瓣。由于机械探头只有一个晶片，所以产生的旁瓣强度弱，对图像的影响小。旁瓣在人体介质中传播时，具有与主瓣完全相同的声学特性，所以，尽管其强度小，但是遇到声阻抗差较大的界面时，能够干扰甚至掩盖主瓣形成的正常回声或有价值诊断信息，使图像出现复杂的伪像，即旁瓣伪像。旁瓣伪像在使用相控阵探头时较为突出，几乎随时都可能出现。旁瓣伪像的最常见类型有三种：位置显像假象、回声强度假象和距离测量失真。

（3）镜面伪像：镜面伪像是超声束投射到表面光滑的人体强回声大界面时，犹如光投射到平面镜上一样，声波产生反射，形成虚像。显然，虚像成像所需要的时间要长于实像成像。因此，虚像总是出现在实像的远处。

镜面伪像可导致检查者对目标位置判断上的失误，如常将膈下病变误诊为膈上病变。识别镜面伪像的基本方法是改变探头角度，变化声投射方向，镜面伪像虚像将随即发生变化或消失。

（4）声束厚度伪像：探头发射的超声束具有一定厚度或称宽度，即所获得的声像图是一定厚度以内空间回声信息幅度的叠加图像。声束厚度伪像又称"部分容积伪像"，是声束厚度以内同一深度上的小目标回声信号被重叠，造成图像所显示的相互结构关系失真或混淆。例如，超声导向穿刺时，将紧贴管壁外的穿刺针显示为已经进入管腔内的假象。

（5）透镜效应伪像：人体内某些部位的组织在超声束扫查时可起声透镜的作用，使声束方向发生改变引起声像图伪像。透镜伪像的发生又与声束经过不同组织结构时引起入射声波的折射有密切关系。纠正透镜效应伪像，主要采取改变探头方向或通过探头对腹壁施加不同压力进行探查，可使透镜双像伪像消失。

（6）绕射伪像：超声束经过小界面目标时，因超声的衍射，声波将绕过该目标至其后方，继续传播引起小界面目标的声像消失或失去应有的特征造成伪像。

（7）悬浮粒子效应伪像：目标内流体中悬浮粒子的散射作用可使目标内回声弥散性增多、增强，引起检查对目标物理性质，如囊性和实性的判断失误。例如，巧克力囊肿内陈旧性积血，因悬浮粒子效应，无回声区内可出现弥漫点状回声，常误认为实质性肿瘤。

（8）多普勒信号的镜像伪像：指在多普勒基线两侧同时出现对称的频谱假象，使方向判断困难或误认为双向，影响计算流速和流量的精确度。其原因为：①多普勒声束血流方向的夹角近于90°，导致频移太小；②多普勒增益过高引起弱信号放大，噪声增大。防止方法：减小夹角，适当降低多普勒增益。

（9）交替伪像：指在多普勒频谱上信号虽单向，但可突然从基线的一侧转向另一侧，或频谱的方向与正常预期相反的假象。常见于脾门弯曲的血管、扩张的胃冠状静脉。其原因为：①呼吸或动作的影响；②血管走向发生弯曲。防止方法：可嘱咐被检查者屏气，暂停呼吸运动，同时将取样容积调小并置于血管腔的中央。

（10）管壁运动伪像：指在检查动脉时，发生并局限于收缩期起始部位，位于频谱基线上、下侧的强回声假像。其音调为独特的重击音。注意与反向血流的鉴别。后者在舒张期可持续一段时间。伪像原因为：血管管壁的运动影响。防止方法：可适当调高壁滤波频率。

（11）倒错和混错：彩色倒错表现为同一方向的血流，其颜色发生反转。混错，又名反转、多普勒错位，为频移的波峰被裁掉而移至基线的基底部的伪像。

伪像的原因：正常最大的显示频率必须小于或等于尼奎斯特极限频率，即脉冲重复频率的1/2，否则就会导致频率失真。此时检出的频移就会出现振幅、方向、色彩的伪像。此外，频移的放大倍数较大或基线的设置较高也可引起上述假象。防止方法：①注意 PRF 必须大于多普勒频移的 2 倍；②控制频移的放大倍数，不可过大；③将基线调低。

31. 何谓超声成像系统的分辨力？轴向分辨力、横向分辨力和侧向分辨力的意义是什么？

二维成像系统的分辨力指能够分辨出有一定距离的点目标的能力。通常用可分辨的两个点目标的最小距离来表示。即在声场内沿声轴或垂直于声轴逐渐移开放置在一起的两个相同的小反射界面时，显示屏上一个波峰逐渐变为两个波峰。当两个波峰刚好在其波峰高度的1/2处分开时，两点界面之间的距离即称为-6dB 的分辨率。平行于声轴方向上的分辨力，称轴向分辨力。垂直于声轴方向上的分辨率称横向分辨力。分辨力与分辨率不同，后者指每厘米距离内最大可分辨的点数或线数，与前者互为倒数。

超声成像系统空间分辨力的常用评价指标如下。

（1）轴向分辨力（axial resolution, longitudinal resolution）：轴向分辨力又称纵向分辨力、距离分辨力。脉冲反射或超声诊断仪的轴向分辨力 A_x 与超声频率（f_0）、声速（C）和换能器的品质因素 Q_m 有关。即：

$$A_x = C(1/2 + Q_m/\pi)/f_0$$

（2）横向分辨力（transverse resolution）：指可分辨与声轴相交且垂直于扫描平面的直线方向上两点间的最小距离。横向分辨力与扫描声束的宽度有关。

（3）侧向分辨力（lateral resolution）：指可分辨与声轴垂直且与扫描平面平行的直线上两点间的最小距离。侧向分辨力等于声束的侧向有效宽度。侧向分辨力实际上是扫描方向上的横向分辨力，也即垂直于探头短轴方向的分辨力。

由于单晶片机械晶扫探头与环阵探头的声束为圆柱形，横向与侧向同宽，所以无横向分辨力与侧向分辨力之分，而相控阵、线阵和凸阵探头的声束呈矩形，有横向分辨力与侧向分辨力之分。

32 · 何谓空间分辨力、对比分辨力、瞬时分辨力？

（1）空间分辨力（spatial resolution）：指成像系统分辨微细结构和血流并显示其正常解剖位置的能力。它由像素总数和声束特性决定。有的仪器可达 512×512，甚至 1024×1024。它是系统多种分辨力的综合反映。

（2）对比分辨力（contrast resolution）：指成像系统可显示相似振幅回声而不同灰阶细微差别的能力，也即显示不同组织回声细微差别的能力。它与仪器动态范围有关。

（3）瞬时分辨力（temporal resolution）：指正确显示实时血流相位的能力。与仪器的帧频率有关。

33 · 什么是超声波的生物效应？

超声波在临床上用于探测人体的生理和病理信息，但其又是一种能量形式，达到一定剂量后，在生物有机体的传播中，可能引起生物体组织的功能或器质性的改变，即超声生物效应。超声对生物体的主要作用有热效应、机械效应和空化效应等。

（1）热效应：又称温热作用。指超声通过介质传播时，在介质的微粒间和分界面上的摩擦以及介质的吸收等使超声能量转化为热能，从而引起生物体的某种变化的现象。如利用此原理开展的超声加热治疗癌症等。

（2）超声机械效应：指超声在介质中传播时，由于介质的质点振动，其位移、速度、加速度和声压等引起的各种力学效应。临床上超声理疗就是应用此原理。

（3）超声空化效应：为超声辐射到体内液体时，在一定声强下造成气泡的产生、膨胀以及崩溃的效应。按其形成和性质可分为稳定空化和瞬间空化两种类型。超声空化是一种集聚能量的现象，能引起生物体、细胞、微生物的损伤和破坏。

目前实验证实，在低声强、长辐照时间范围内，引起损伤的机制是热机制为主，当声强处于 $700 \sim 1500W/cm^2$ 的中间范围时，损伤机制主要来自机械机制。

现今临床上使用的超声剂量小于阈值安全剂量，对生物体几乎是无害的，而大于该阈值时则易产生有害的效应，引起生物体内物理及化学改变，造成生物体损伤。

34 · 三维成像的原理及基本方法是什么？

（1）三维超声成像的过程

1）信息收集：以一定方向和速度移动探头扫查或者倾斜探头扫查角度，则获得多幅二维断面图形的大量信息，即三维信息，并进行存储。

2）信息定位：每幅二维图形从各自不同的空间位置获得。要使之形成真实图形，首先必须确定每幅二维图形的空间位置，以便在重组时识别，称为信息定位。

3）信息处理：信息处理是将获得的信息经模/数（A/D）转换后，成为数（存入容积小体）和量（每个回声的强度用字长写入）的信息。

4）信息存储：立体（空间）存储器系由大量随机存储器（RAM）组成。将处理后的信息根据某个空间定位位置一一存入存储器。

5）三维重建：利用计算机对储存数据进行空间方位的重组和显示。

（2）三维信息三维重建后的显示方法

1）定轴二维图像显示：①直角相交三组垂直二维断面显示（BBC 型）：在标准显示状态下，取 X 轴及 Y 轴分别代表在人体体表放置探头时的横断面（B 型）、矢状断面（B 型）；而取 Z 轴为与体表平行的病灶等深断面（C 型）；因而，可称作 BBC 型。把三维图中的任何有关空间点（一般选在病灶的中心点）选作空间轴坐标的零点。然后，将经过此零点的三维垂直断面分别同时显示于荧光屏上；②二维断面轴移位：可利用仪器软件将各组二维断面轴移位，以细致显示病灶细节；③二维断面角旋转：利用仪器软件将各组二维断面按坐标零点旋转。

2）三维图显示：①透视图：常为压低弱小信号后的高回声信号显示，如用以显示胎儿骨骼系统；②鸟视图：或称表面观，显示感兴趣区的表面形态；③有限厚度断面图：截取三维图中某一层以显示其空间结构关系；④内视图：从空腔中某一点，向周围做环视或向前方和周围同时进行显示，多用于血管的三维成像；⑤剖视图：去除病变区一面的组织，以观察整个容积内的病变情况；⑥旋转显示：对上述三维图形做沿 X 轴或 Y 轴来回小角度旋转或连续旋转，用以两个侧面、后面、顶面或底面的全方位显示，表现各结构之间的空间关系。

3）随意轴二维型显示：在标准坐标轴的三维图形中，自由选择任意的二维图形，任意调节其轴向，在同时标示的三维示意图中清晰显示二维图的空间方位。

35 · 剪切波技术及其原理是什么？

剪切波（ElastPQ）是一种无创评估肝组织弹性的超声成像技术，该方法也称为声触诊组织量化技术。目前利用此项技术，可在常规的肝脏超声诊断工作流程中提供全新的、更多的组织结构信息。全面的肝脏组织分析软件包采用声辐射力脉冲成像技术和通过弹性模量的定量精密而复杂的高速运算，就可以得到实时肝组织硬度。

ElastPQ 技术原理：是利用调制的聚焦超声波束在生物黏弹性组织内产生声剪切波，然后用特定的电子系统采集组织内剪切波信号，由于聚焦区外辐射力迅速衰减，剪切波只局限于组织内部区域，因此可以获得感兴趣区域的低频剪切波的传播速度（WV），进而通过检测剪切波传播进行组织弹性模量估计。该技术的主要优点是可方便地利用聚焦超声波束的辐射力，在深部生物组织局部区域内产生剪切波，并且利用剪切波传播距离有限的性质，解决生物组织弹性重构边界条件的统一问题，并可近似统一不同生物组织的弹性重构方法。

参 考 文 献

［ 1 ］冯若. 超声手册. 南京：南京大学出版社，1999.

［ 2 ］Wegman AG. Priciples and Practice of echocardiography. Phiadelphia：Lea & Feblger，1994.

［ 3 ］ Rumack CM，Wilso SR，Charboneau JW. Diagnostic ultrasound，2nd ed. st. Louis：Mosby-Year Book，1998.

［ 4 ］周永昌，郭万学. 超声医学. 第 5 版. 北京：科学技术文献出版社，2007.

［ 5 ］袁光华，张武，简文豪，等. 超声诊断基础与临床检查规范. 北京：科学技术文献出版社，2005.

［ 6 ］伍于添. 超声诊断方法和设备的前沿技术. 中国超声医学杂志，2004，20 （6）：470-475.

［ 7 ］刘延玲，熊鉴然. 临床超声心动图学. 北京：科学出版社，2007.

［ 8 ］Bekeredjian R，Chen S，Grayburn PA，et al. Augmentation of cardiac protein delivery using ultrasound targeted microbubble destruction. Ultrasound Med Biol，2005，31 （5）.

［ 9 ］Feigenboum H. Echocarkiography. 6th ed. USA：Lea and Febiger，2005.

［10］Malm S，Frigstad S，Sagberg E，et al. Accurate and reproducible measurement of left ventricularvolume and ejection fraction by contrast echocardiography：a comparison with magnetic resonance inaging. J Am Coll Cardiol，2004，44.

［11］Averkiou M，Powers J，Skyba D，et al. Ultrasound contrast imaging research. Ultrasound Q，2003，19 （1）.

［12］Wiesmann M，Bergmann-Koster CU，Kreft B，et al. Renal perfusion imaging using contrast-enhanced phase-inversion ultrasound. Clin Nephrol，2004，62 （6）.

二、小器官疾病超声诊断

36 · 眼球及球周的正常解剖结构是什么？

（1）眼球：眼球近似圆形，成年人眼球前后径平均为 24mm，水平径平均为 23.5mm，垂直径平均为 23mm。眼球由眼球壁和球内容物组成。眼球壁由三层组成：外层为纤维膜，包括角膜和巩膜；中层为血管膜，包括虹膜、睫状体和脉络膜；内膜为视网膜，可分虹膜部、睫状体部和视部三部分。虹膜部和睫状体部分别附着于虹膜与睫状体内面，无感光作用，叫视网膜盲部。视部贴附在脉络膜内面，具有感光作用。视部与盲部交接处叫锯齿缘。视网膜视部由两层组成，外层为色素上皮层，内层为神经细胞层，两层之间粘连松弛，视网膜脱离就是这两层的分离。眼内容物包括房水、晶状体和玻璃体。房水位于角膜与晶状体间被虹膜分隔开的前后房内，为无回声液体。晶状体位于虹膜和玻璃体之间，呈双凸镜状，最厚处 4~5mm。正常晶状体缺乏回声，超声可显示后界面的短弧线状强回声。玻璃体位于晶状体后，为胶状物质，因无声学界面，显示为无回声暗区。

（2）视神经：是由视神经节细胞的轴突汇集而成，前方与眼底部视盘相连，后方经视神经孔入颅，交叉后止于外侧膝状体。视神经的眶内段长 25~30mm，宽 3~4mm。超声显示为 S 状无回声带。

（3）眼外肌：眼外肌共有六条，即内直肌、下直肌、外直肌、上直肌、上斜肌和下斜肌。各直肌起于眶尖部总腱环，止于眼球壁前部，均可被超声所显示。

（4）眶内脂肪：为充填在球后的脂肪体，分中央部与周缘部，分界线为四条直肌。

（5）泪器：由分泌部分的泪腺和排泄部分的泪道组成。泪腺位于眼眶外上方的泪囊窝内，正常情况下超声可以显示。泪道由泪点、泪小管、泪囊和鼻泪管组成。

37 · 眼科超声诊断方法有哪些？

随着超声诊断仪器的不断更新，目前用于眼科的超声诊断仪器种类繁多。根据临床用途，大致可分为眼科专用超声仪和多用途超声诊断仪；按显示方式，又可分为 A、B、C、

D、M 型，doppler 型及彩色多普勒血流显像（CDFI）和彩色多普勒能量显像（CDE）。就目前临床应用情况而言，常将几种显示方法联合起来应用。眼属表浅器官，超声频率的选择应大于或等于 7.5MHz，以 10~13MHz 为佳。

根据不同仪器，选择不同的探测方法。常用的探测方法有下列几种：

（1）直接法：采用消毒探头，通过无菌的耦合剂，直接接触角膜或球结膜进行扫查，操作务必轻柔，检查后涂以金霉素眼药膏，以防止擦伤感染。

（2）间接法

1）眼睑法：是常用的眼科超声法。嘱患者轻闭眼睑，涂以耦合剂，做纵、横、斜切扫查。

2）水袋法：将充满水的塑料袋前后均涂以耦合剂，然后放在轻闭的眼睑上进行扫查。此法可去除近场干扰，有利于眼球前部结构的显示。

3）探头块法：探头块是一种国外生产的橡胶类块状物，可放置在眼睑或体表上，也可安装在探头顶端。它没有一般水袋的多次反射和假象，图像质量较好。

4）软探头法：将充满耦合剂的橡皮囊套在探头顶端，可以适应眼球的形态，不易对眼球造成损伤。

5）经水法：以消毒探头通过有孔的盛有无菌生理盐水的容器来探测眼球。此法操作较为复杂，目前较少使用。

（3）运动检查法：嘱患者上、下、左、右转动眼球，观察玻璃体内异常回声的活动度，或探头稍稍加压，观察眶内肿物有无变形等。此法常与前面的几种检查方法联合应用。

（4）磁性试验：用以了解眶内异物有无磁性。先用 B 超显示异物所在，然后用电磁铁自远而近地靠近眼球，观察球内异物有无震颤现象，有震颤者为含磁性的金属异物。做此试验时应注意防止异物震颤损伤晶状体或视网膜。

（5）低头法：患者坐位，先头部正常位观察，然后取头低位再观察，用于观察眶内异常回声的活动度和毗邻关系，也可用于观察眶内有无静脉曲张。

《38 · 眶内常见肿瘤有哪些？其各自的声像图表现如何？

眼球最常见的肿瘤为视网膜母细胞瘤和脉络膜黑色素瘤，其次为脉络膜血管瘤、脉络膜转移瘤和脉络膜骨瘤。

（1）视网膜母细胞瘤：视网膜母细胞瘤多见于婴儿，约 80% 小于 3 岁，偶见于成人，双眼占 20%~30%。其典型的临床表现为患儿斜视、眼球震颤、白色瞳孔、球结膜充血、眼球突出。声像图表现为附着于视网膜的圆形、半圆形或不规则软组织回声团块，也可表现为弥漫浸润性病变，视网膜增厚呈波浪状，早期引起视网膜脱离。往往在肿瘤很小时即发生坏死液化或钙化，超声检出钙化率为 70%~80%。初期呈点状，而后形成钙斑，甚至全部肿瘤钙化，声像图表现为强回声伴声影。肿瘤内钙化是视网膜母细胞瘤的重要标志。CDFI 显示肿瘤内有与视网膜中央动、静脉相连续的血管，动脉为高速、高阻型。

（2）脉络膜黑色素瘤：脉络膜黑色素瘤是成人中最常见的眼内恶性肿瘤，在我国发病率仅次于视网膜母细胞瘤，居眼内恶性肿瘤的第二位，在脉络膜肿瘤中占 61.5%。患者往往因视野缺损就诊。声像图表现为半圆形或蘑菇形实性团块，自眼球壁突入玻璃体腔内。肿瘤前部回声高，向后渐减弱，接近眼球壁出现无回声暗区，形成所谓"挖空现象"，为脉络膜黑色素瘤的重要征象。肿瘤侵犯眼球壁时，局部眼球壁较正常回声低，称脉络膜凹陷，此为本病的另一重要征象。由于肿瘤生长在视网膜下，常常引起视网膜脱离。

（3）脉络膜血管瘤：脉络膜血管瘤为眼科少见的一种疾病，有家族遗传性。多位于眼球后极部，眼底镜下见橙红色扁平肿物，表面可不光滑。超声显示肿物呈低隆起性软组织团块，隆起度一般不超过 5mm，回声基本均匀，无脉络膜凹及声影。CDFI 显示高速低阻血流频谱，基底部可见大血管池。

（4）脉络膜转移瘤：脉络膜是以血管为主要成分的结构，是肺癌、乳癌等恶性肿瘤眼内转移的好发部位。单眼或双眼发病。超声显示肿瘤呈扁平状或半球状隆起，表面可是双弧形或波浪状，内部回声均匀或强弱不均，无声影及脉络膜凹。常伴视网膜脱离，且迅速、广泛。CDFI 示扁平低隆起为点状血流，半球型可见丰富血流。

（5）脉络膜骨瘤：脉络膜原发性骨瘤多见于女性，位于视盘一侧，边界清，呈黄白或硅白色，表面有色素沉着。超声图像呈低隆起、带状、棒状强回声，其后伴声影。CDFI 显示象牙质型骨瘤内无血流，海绵状型则有血流信号。

《39 · 超声如何对视网膜脱离与脉络膜脱离鉴别？

（1）二维鉴别点：视网膜除了在视盘周围与锯齿缘处同它的背景结构连接紧密外，其余部分只是紧紧贴在视网膜色素上皮层内面，与视网膜色素上皮层之间存在着潜在性腔隙。当视网膜发生破裂，液化的玻璃体从裂孔溢入视网膜与色素上皮层之间，造成视网膜脱离。由于解剖结构的限制，脱离的视网膜的后端连于视盘，前端连于锯齿缘。声像图显示玻璃体内异常漂浮的高回声带，呈 V 字形，顶点止于视盘，两端向前延伸，有皱褶。脉络膜脱离常常发生在眼压突然降低或长期低眼压时，脉络膜与巩膜间出现了液体积存。脉络膜脱离多位于眼前部，由于涡静脉与脉络膜在赤道部相连限制其向后发展。超声显示眼球内的鼻侧、颞侧两条弧状高回声带，呈 X 状，张力高，无皱褶，其下为无回声区，形态较固定，随眼球运动变化不大，一般不越过赤道（图 8）。

（2）彩色多普勒鉴别点：由于视网膜上分布有较粗大的视网膜中央动静脉，故彩色多普勒可在异常的膜状回声中探测到分支状血流，表现为纯红色的血流信号，随心动周期闪烁，并可记录到快速上升、缓慢下降的倒三角形血流频谱。而脉络膜虽然是一层血管膜，但其血液流动极缓慢，很难获得多普勒血流信号，即使能显示血流信号，也仅为纤细动脉信号，记录不到静脉血流信号。尽管脱离的脉络膜表面附着视网膜，但该部的血管是视网膜中央动静脉的细小分支，彩色多普勒亦不易测到血流信号。

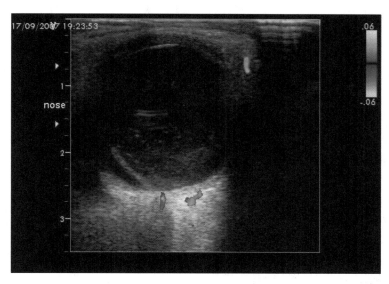

图 8　视网膜剥离（田家玮教授提供）

40 · 眼眶常见肿瘤有哪些？各自的声像图表现如何？

眼眶组织结构复杂，引起的肿瘤较为繁多，常见的肿瘤有海绵状血管瘤、泪腺混合瘤、神经鞘瘤、皮样囊肿、视神经脑膜瘤、视神经胶质瘤、泪腺恶性肿瘤、横纹肌肉瘤等。下面分别介绍其各自的声像图特点。

（1）海绵状血管瘤：海绵状血管瘤是最常见的眶内肿瘤，约占原发性眶内肿瘤的 15%，多发于 20~50 岁的成年人，进展缓慢。临床表现为渐进性突眼、视力减退、视盘萎缩或水肿、眼球运动障碍。超声表现为圆形或类圆形低回声团，边界清楚，内部回声较其他肿瘤多而强，分布大体均匀。多发生于肌肉圆锥内。CDFI 显示肿瘤内无血流。

（2）泪腺混合瘤：为泪腺上皮性肿瘤，多见于成人。临床检查见眼球前突，并向下、向内移位，泪囊窝内可触及硬性肿物，多不可移动。超声表现为眶外上方类圆形等回声团，内部回声均匀或不均匀，眼球外上壁受压内凹，CDFI 示肿瘤内有血流，但不丰富。

（3）神经鞘瘤：系发生在神经鞘细胞的良性肿瘤。可发生于第 Ⅲ、Ⅳ、Ⅵ 神经，眼神经和自主神经的神经干和分支。临床表现为进行性突眼，发生于眼神经分支者可有自发性疼痛和触痛。超声表现为圆形或类圆形低回声团，发生于较粗神经干者可见带状低回声与之相连。肿瘤内可有发生坏死液化的无回声区。CDFI 可见分支状彩色血流。

（4）皮样囊肿：发生于眶内的皮样囊肿，多位于深部的骨膜之外，声像图表现为圆形或半圆形无回声囊。如囊内包绕固状脱落物者，声像图表现为液性暗区内有实性团块；囊液内有分散的上皮脱落物及毛发等固状物者，则为多回声性肿物。肿物有明显的可压缩性。CDFI 显示其内无血流。

（5）视神经脑膜瘤：眶内脑膜瘤可起源于视神经的脑膜，眶骨骨膜和眶内软组织异位细胞，其中以视神经脑瘤多见且具有特征性。临床以中年人多见，早期视力减退，视盘水肿和眼球突出。所谓的视神经脑膜瘤四联征即视力丧失、慢性视盘水肿性萎缩、眼球突出和视神经睫状静脉怒张。声像图表现为视神经增粗或锥形、块状低回声病变与视盘相连。病变边界清楚，内部回声均匀，声衰减显著，多不能显示后界。CDFI 可见其内丰富的血流。

（6）视神经胶质瘤：为视神经胶质细胞（多为星形细胞）增生形成的良性肿瘤。多发生于儿童时期，早期即有视力减退、视盘水肿或视神经萎缩，而后眼球轴性突出。声像图表现与视神经脑膜瘤相似，但声衰减不明显，CDFI 显示其内血流不丰富，常位于肿瘤周边部。

（7）泪腺恶性肿瘤：泪腺恶性肿瘤多发生于成人，自觉眶部疼痛，眼球向内下方突出，眶外上方可触及硬性肿物，且常有触痛。声像图表现为形态不规则、边界不整齐的低回声团，声衰减显著。早期位于眶外上方，晚期侵犯全眶。CDFI 可见其内丰富的分支状血流。

（8）横纹肌肉瘤：横纹肌肉瘤是儿童时期最常见的眶内恶性肿瘤，原因不清，部分患者有外伤病史。发病急、进展快，死亡率达 60% ~ 90%。临床检查常见眼球向前下方突出，眶缘可扪及中等硬度肿物，常有一些类似炎症的表现，如眼睑水肿，球结膜充血水肿，突于眼裂之外。声像图表现为圆形、类圆形或不规则状低回声团，内部回声不均。由于有不完整的假包膜，边界常清楚。如肿瘤内有坏死液化腔，则相应部位出现暗区。病情发展较快者，眼球筋膜囊可积液，声像图为眼球外一弧形暗区。

(((41 · 眶内炎性假瘤的病理分型及声像图特点有哪些？

眶内炎性假瘤在眶内疾病中比较多见，其临床症状类似肿瘤，本质上属于炎性改变，故名炎性假瘤。本病病因不明，多认为是自身免疫性疾病。病理上大体分为三种类型：弥漫性淋巴细胞浸润型、纤维增生型和混合型。

（1）弥漫性淋巴细胞浸润型：本型大部分发生于单侧眼眶，约 1/3 病例双侧眼眶侵犯。有疼痛，结膜水肿，眼球突出，眼球运动受限等临床症状。眶缘可触及硬性肿物。对泼尼松和放射治疗效果良好。眼外肌肥大或界限不清是 CT 的特征性征象。声像图表现为圆形、椭圆形或不规则形低回声病变，部分病例可为无回声团。边界清楚，不光滑或不整齐。在急性发展期眼球壁和肿物之间有一透声间隙。可显示眼外肌肥大或边界不清。CDFI 显示肿物内有较丰富的血流。

（2）纤维增生型：本型临床多无炎症表现，眼球轻度突出或内陷，视神经继发性萎缩，眼球运动明显障碍。CT 发现全眶内弥漫性密度增高。因肿物声衰减明显，声像图只能显示纤维团块的前缘，为一不整齐的强回声带，后界常不能显示。

（3）混合型：本型为以上两种类型的过渡型。临床症状和声像图表现兼而有之。

(((42 · 眶静脉曲张的临床表现及声像图特点有哪些？

眶静脉曲张是一种具有先天因素的静脉畸形。典型的临床症状是体位性眼球突出，其他如深呼吸、咳嗽、哭、笑、擤鼻等引起静脉压增高因素，均可使眼球突出。急性眶内压增高时患者觉头痛、恶心、视物模糊等。若任其自然发展，15%患者视力丧失，视盘萎缩。X线检查可发现静脉石，CT显示锥体形或不规则状高密度病变。

声像图表现为：在眼球未突出之前为正常声像图，或球后脂肪垫较正常侧为小。当压迫颈静脉使眶内畸形静脉充血，眼球突出时，在脂肪垫强回声内可见一或多个小暗区，扭曲成团状。在暗区内可见钙化形成的斑点状强回声伴有声影。CDFI显示连续的彩色血流，脉冲多普勒为静脉频谱。

43 · 鉴别眼异物的方法有哪些？

（1）"窗"试验法：有些超声显像仪有后处理"窗"试验功能。方法是将可疑异物处的图像冻结，然后用"Wind、I"功能反复做改变灰阶试验，同时观察回声强弱变化情况。由于异物回声较眼及眶内结构回声强，故当眼及眶内结构消失后，异物仍存在。

（2）彩阶显示法：数字彩阶编码技术是近年来兴起的电子显像技术。彩阶显示可使异物与其他组织显示出不同的彩色，形成鲜明对比，一目了然。其动态范围和对比分辨力较灰阶图像明显提高。

（3）降低灵敏度法：与"窗"试验法相似，只是在没有"窗"试验法功能的情况下使用。

（4）超声磁性试验：当可疑球内为金属性异物时可用此法。先做超声扫查显示异物，固定探头，嘱患者眼球勿动。手持电磁铁将尖端指向睫状体扁平部，距离10cm处脚踏开关，同时注意异物有无移动。如有移动为阳性；如无移动，将磁头移近2～3cm，再做如上试验；如直到皮肤仍无移动，可定为阴性。

44 · 眼球破裂的声像图表现如何？

当眼球受到钝力撞击时，眼压突然增高，可引起眼球破裂。眼球破裂多发生于巩膜较薄的前部，也可发生在眼后部。声像图有如下表现。

（1）眼球壁裂隙：在正常眼球壁弧状回声上出现裂隙，常因破口出血或中间嵌有脱出的玻璃体，故裂隙中呈无回声或低回声。

（2）玻璃体积血混浊：眼受外伤后，玻璃体内可出现积血或炎性渗出物，使玻璃体混浊。在声像图上显示玻璃体内散在的点状回声或无定形的絮状回声。陈旧性积血可形成机化条索或膜状物。由于机化物收缩、牵拉可致视网膜脱离。

（3）眼内容物脱出：除很小的伤口外，一般眼球破裂均伴有不同程度的眼内容物脱出。如伤口在眼前部，可在结膜下见脱出物。眼后部脱出者，声像图可见眼球周围的强回声区中出现无或低回声区。其形状不整、边界不清，突出物可与眼球壁裂隙相连接。如眼内容物脱出量较大，常导致失明和眼球萎缩。

45 · 彩色多普勒超声在眼科疾病诊断中的应用范围有哪些？

（1）颈动脉病变：颈内动脉是大脑动脉及眼动脉供血的主要动脉，当颈动脉发生病变

（狭窄、栓塞等）时，可引起眼动脉分布的组织产生供血不足，如一过性黑矇、视力减退等症状。用彩色多普勒超声诊断仪可直接见到颈部血管壁钙化、斑块，栓塞以及狭窄程度，及有无溃疡形成。

（2）视网膜中央动静脉阻塞：视网膜中央动脉阻塞的血流动力学变化在急、慢性期表现不同。急性期彩色多普勒测不到视网膜中央动脉的红色血流及血流频谱，陈旧性视网膜中央动脉阻塞可以测到正常多普勒频谱。视网膜中央静脉阻塞在发病 3 个月以内其血流速度明显下降或消失。根据血流速度的高低，可以间接评估视力的好坏及其预后。

（3）眼部缺血性疾病：在高血压、动脉硬化、糖尿病、大动脉炎等全身疾病的基础上均会出现眼动脉、睫状动脉、视网膜中央动脉的血流速度不同程度地下降或消失，阻力指数增高。一旦由对侧代偿，眼动脉血流方向会逆转，原来红色流柱变为蓝色流柱。

（4）青光眼：单纯性青光眼的眼动、静脉及其分支的血流速度均低于正常人。慢性原发性开角型青光眼的视网膜中央动脉和眼动脉的血流速度比值均较正常人小，并与视野损害程度呈反比，比值越小视野损害越严重。在低压性青光眼中，眼动脉如视网膜中央动脉在舒张末期血流速度明显下降，阻力指数显著增高，而收缩期峰值流速无明显变化。

（5）眼及眼眶肿瘤：彩色多普勒对视网膜母细胞瘤、脉络膜黑色素瘤、血管瘤、骨瘤、转移瘤及眶内肿瘤的诊断和鉴别诊断都起重要作用，对肿瘤的疗效及预后的判断亦有一定意义。

（6）眼及眼眶血管异常：彩色多普勒对眼眶内血管畸形、海绵窦瘘、眼眶静脉曲张等疾病具有无创伤、可重复、无副作用、快速易行等优点，且有很高的诊断价值。

（7）视网膜脱离的鉴别诊断：视网膜上有较粗大的动、静脉，使用高灵敏度彩色多普勒可清晰显示脱离视网膜上的彩色血流信号，易与无血管的机化膜鉴别。

此外，彩色多普勒对一些眼底病、原始第一玻璃体永存也具有一定的诊断意义。

《《46 · 腮腺的检查方法和正常声像图是什么？

（1）检查方法：扫查腮腺时，一般不需任何准备工作，鬓角处头发过于浓密者需剃去，以使探头与皮肤充分接触。体位一般采取仰卧位、侧卧位、坐位。在检查部位涂耦合剂，放置探头进行检查。探头沿耳下的前后侧，做纵、横切面依次扫查。探头应有规律地按顺序进行移动。静态成像时，每一切面的间距尽量缩小，以不超过 5mm 为宜。实时成像时，在获得有病变的切面后，应多方位、多切面仔细扫查，以取得有代表性的、能说明问题的图像。在仔细扫查腮腺的同时，应同时对腮腺周围的毗邻结构（包括颌下腺）及对侧腮腺进行扫查，以获得更多的诊断信息。

（2）腮腺正常声像图：腮腺位于外耳道前方、咬肌后缘和下颌后窝内。形态近似三角形。腮腺被膜很薄，本身不构成明显的轮廓线，但腺体与周围组织构成的界面，使腮腺显示出清晰的界限。腺体组织回声均匀、细腻，类似于甲状腺回声。腺体组织内可见轨道样强回声，为腮腺主导管，常于横切面取得。

47 · 颌下腺结石的原因，临床表现有哪些？超声特点有哪些？

涎腺导管或腺体内形成结石并引起一系列症状及病理变化时，称为涎石病。以颌下腺涎石最为常见，腮腺次之，导管内的涎石较腮体内的涎石为多，大多以慢性炎症表现。涎石形成有局部和全身因素，与局部有关的因素有：①涎液滞留：引起滞留的原因是导管炎症后管腔缩窄、肿瘤压迫，或异物阻塞等使涎液排出受阻，停滞于导管及腺泡内，逐渐浓缩，其中的无机盐含量增加并沉积形成涎石；②细菌、异物：导管或腺体内有细菌感染或异物存在，可形成钙盐沉积的核心，围绕此核心无机盐成层状沉积，逐渐增大形成结石。全身因素如机体无机盐的新陈代谢和涎液的胶体状态对涎石的形成有密切关系，由于钙磷代谢失调，血清中的钙磷含量增加，涎液的钙磷增多即可导致无机盐沉淀形成结石。

（1）颌下腺结石的临床表现：男性多发，以青壮年多见，病程较长可达 20 余年。小涎石不阻塞导管时无任何症状，导管阻塞时可出现排唾液障碍及继发感染。表现如下：①阻塞症状：进食时，尤其在进酸性食物，相关腺体肿大和剧烈胀痛；进食后，症状逐渐缓解；②可扪及结石，触诊可有硬结、压痛；③常伴慢性炎症，有导管口充血，时有溢脓。患者往往因为颌下或口底触及硬结而就诊，易误认为是肿瘤。

（2）颌下腺结石的超声特点：二维超声表现：无感染者，涎腺大小、形态正常，实质回声均匀，腺体内探及多个或单个圆形、卵圆形或梭形的强回声，后方伴声影，此声像图往往见于钙化程度高的涎石。涎石合并感染时见涎腺增大，内可见不规则的低回声结节。

（3）长期慢性反复感染：由于腺体破坏，结缔组织增生而导致腺体缩小、变硬、回声明显不均，可见多数点状或线状强回声，腺体导管可呈不同程度扩张，导管壁增厚，回声增强。颌下腺因包膜不完整，组织疏松，炎症易扩散到邻近组织而引起颌下间隙感染，此时可见颌下软组织回声紊乱、回声明显不均，且探头加压有明显压痛，另外颌下部位可见多个肿大的淋巴结。

48 · 涎腺混合瘤的临床表现有哪些？ 声像图特点是什么？

涎腺混合瘤又称多形性腺瘤，为涎腺中发病率最高的良性肿瘤，约占涎腺肿瘤的 50%，本病中、老年发病率高，女性稍多于男性。肿物生长缓慢，除扪及肿块外，一般不伴有其他症状。发病多在一侧，也有双侧同时发病者，但为数较少。肿物一般生长不太大，直径在 2~5cm，极少数可达 20~30cm，重至数千克。肿物形态规则，多数为圆形或椭圆形，表面光滑呈结节状或分叶状。与周围组织虽无粘连，但活动度较小，仅有一定限度的活动。绝大多数的涎腺混合瘤声像图表现为形态规整的圆形、椭圆形或分叶状低回声团块，内部回声均质，部分低回声块内可见蜂窝状小分隔或网状结构。当有囊性变时，病变内出现无回声液性暗区。一般无后方增强效应和声衰减。如发现有钙化引起的强回声斑时，应警惕为恶性病变。彩色多普勒可见包绕肿块的血流信号，其收缩期峰值速度<50cm/s。

49 · 甲状腺正常声像图是什么？

甲状腺横切面扫查时，从前到后可见皮肤、皮下组织、颈前和颈侧肌群，最常见的为胸骨舌骨肌及胸骨甲状肌。外侧可见胸锁乳突肌。从皮肤起约 1cm 处可见蝶形或马蹄形的甲状腺，境界清晰，边缘规则，包膜完整。甲状腺的两个侧叶位居气管两侧，由中央的峡部相连。甲状腺的回声与肝脏回声相似或略低，其结构更加均匀、细腻。气管位于峡部后方，因其内部含有气体，故呈一弧形强回声带，后方回声渐次减弱成声影区。甲状腺两侧叶的外侧有颈总动脉和颈内静脉。动脉在内侧，搏动较强；静脉在外侧，搏动较弱，可压缩变扁。甲状腺后方有颈长肌，一般呈三角形低回声区。颈长肌前方为一小神经血管束，包括喉返神经和甲状腺上、下动脉，颈长肌和小神经血管囊常不能分开而混为一个结构。应用彩色多普勒血流图可有助于血管的鉴别。在甲状腺左叶的侧后方，可见食管回声，呈"同心圆"状，正常体形的人几乎都可见到。气管后方则为颈椎体。侧叶纵切扫查时，在颈侧肌或胸锁乳突肌与颈长肌之间可见呈头端尖、尾端钝的实质均质的甲状腺侧叶，在其后方能见到颈部血管。彩色多普勒可见甲状腺血管分布较为稀疏，呈星点状或棒状。甲状腺上动脉较甲状腺下动脉容易显示，位置表浅，走向较直。此处值得注意的是：在检查甲状腺血流状况时，每一次检查仪器的条件都应固定在一个最佳状态，不要随意变换彩色灵敏度，而造成诊断不准确。

甲状腺各径线随年龄、性别的变化而变化，为了便于记忆，下列数值可供参考：正常成人侧叶前后径、左右径均为 2cm，上下径为 4~5cm，峡部前后径小于 0.5cm，甲状腺上、下动脉直径小于 2mm，收缩期峰值速度为 22~33cm/s，平均速度为 12~22cm/s，阻力指数为 0.55~0.66。

50 · 甲状腺肿如何分型？声像图有何表现？

甲状腺肿可以分为弥漫性甲状腺肿（毒性甲状腺肿）、单纯性甲状腺肿（胶样甲状腺肿）和结节性甲状腺肿（腺瘤样甲状腺增生）三种类型。其临床与声像图表现如下。

（1）弥漫性甲状腺肿：大多数为甲状腺弥漫性增生。可伴有甲状腺功能亢进，称为毒性甲状腺肿。发病机制目前认为与原发性免疫疾患有关。临床表现有甲状腺肿大、心动过速、神经过敏、体重减轻、突眼等症状。男女之比为 1:5，好发于 20~40 岁；T_3、T_4 升高。

声像图表现：甲状腺普遍肿大，左右两侧叶对称，边缘规则，内部回声正常或稍强，均匀或不均匀，一般无结节。彩色多普勒示甲状腺实质内血流信号极为丰富，绝大多数呈弥漫性点状或分支状彩色血流分布，即甲状腺"火海征"（图 9）；少数呈局限性分布，即"海岛征"。甲状腺上、下动脉增宽，血流似喷火样，频谱多普勒为低阻的高速动脉频谱，峰值速度可大于 70cm/s。甲亢时血流速度的增加，随 T_3、T_4 的升高而加快。在治疗后，甲状腺体积缩小，甲状腺上、下动脉内径变窄，峰值流速降低，"火海征"或"海岛征"消失，T_3、T_4 降至正常范围。

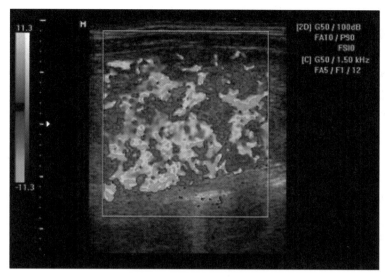

图9　甲状腺功能亢进时"火海征"（田家玮教授提供）

（2）单纯性甲状腺肿：因缺碘代偿性增生或因致甲状腺肿物质等所致的代偿性甲状腺增生，又不伴明显的功能异常。包括地方性甲状腺肿、散发性甲状腺肿以及高碘性甲状腺肿。这里主要介绍地方性甲状腺肿。

声像图表现：甲状腺外形不同程度增大，甚至较正常增大3~10倍，两侧尚对称，可压迫气管和颈部血管。早期甲状腺内部回声正常或粗糙，少数含有一至多个散在性边界模糊的低回声小结节，T_3、T_4值在正常范围内。病变继续发展，滤泡高度扩张，内部充满胶质，形成多个薄壁的液性暗区，而看不到正常甲状腺组织。甲状腺组织中常发生液化、血块机化及钙化。彩色多普勒腺体内可见散在性点状和分支状血流信号，与正常甲状腺相似，甲状腺上动脉不扩张、血流速度无增快。

（3）结节性甲状腺肿：多是在地方性甲状腺肿弥漫性肿大的基础上反复增生和不均匀的复原反应所致，形成增生结节。多个结节形成，可使甲状腺更加肿大、变形。大者可达数百克，甚至数千克以上。

声像图表现：甲状腺多为不同程度的不规则非对称性肿大，实质回声不均、粗糙。其内有多个结节，结节边界欠清晰，回声可增强或减低，结构不均匀，结节内可见强回声斑及液性暗区。结节之间可见纤维组织增生所形成的散在性点线状回声。部分结节退行性变，内部有出血、坏死、囊性变、纤维增生及钙化而有相应改变。结节周围无正常甲状腺组织，此为与腺瘤的重要鉴别点。彩色多普勒示腺体内分布增多的点状血流信号，可见粗大迂曲的分支状血管在结节间穿行或绕行，并有细小分支伸入结节内。

51 · 亚急性甲状腺炎声像图有何表现？与桥本病如何鉴别？

亚急性甲状腺炎（简称亚甲炎）又称病毒性甲状腺炎、肉芽肿性甲状腺炎等。多见于 20~60 岁女性，可能为病毒或过敏反应所致。临床发病初期有咽痛、上呼吸道症状、发热、甲状腺中度肿大和疼痛，数周后可自行缓解。实验室检查：白细胞数增加，T_3、T_4 增高，吸碘率降低，γ 球蛋白增高，血沉加快。

声像图表现：甲状腺呈对称性普遍性中度肿大，轮廓正常，包膜可增厚。根据病变范围不同，甲状腺内部回声改变可分为两种类型。①局限性回声减低型：表现为一侧或双侧甲状腺内出现一个或多个不均匀回声减低区，边缘模糊，形态不规整；②弥漫性回声减低型：表现为单侧或双侧甲状腺弥漫性回声减低。也可一侧为弥漫性改变，另一侧为局限性改变。病变区有明显压痛，患侧甲状腺与颈前肌间隙消失，弥漫性粘连和疑为囊肿的低回声带在本病的诊断中具有重要意义（图 10）。在追随观察中，部分病例可见"游走样"改变，即原低回声区减小或消失，而原正常回声处出现回声减低改变。

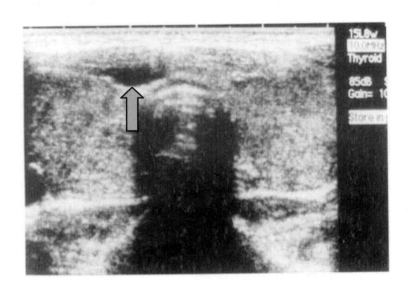

图 10　亚甲炎时甲状腺与颈前肌间出现假性囊肿

CDFI 显示病变处血流信号一般较周围正常组织略增多，但分布不均，其中回声明显减低区内血流信号分布较少。多普勒测量显示病变内的动脉血流为低速低阻血流。尽管发病早期血液中的甲状腺素水平有增高表现，但增高的程度较轻，其病变侧甲状腺上动脉血流速度与正常相比无明显增高或轻度增高。

本病弥漫型者很容易与桥本病混淆，前者病史短，临床上有明显的炎症表现，病变处压痛明显；后者病史长，炎症反应不明显，无明显压痛，甲状腺内部呈粗大网格状，峡部明显增厚（图 11），实验室检查甲状腺微粒体抗体、甲状腺球蛋白抗体阳性。

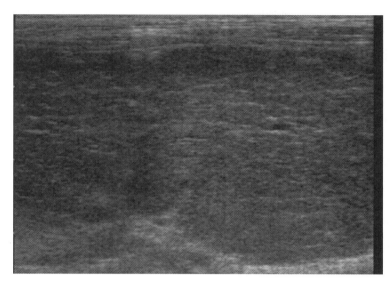

图 11　桥本病（田家玮教授提供）

《52》· 甲状腺腺瘤声像图有何表现？与结节性甲状腺肿如何鉴别？

甲状腺腺瘤在甲状腺肿瘤中最为多见，占甲状腺肿瘤的 20%～80%，以 20～40 岁女性多见。多数为单发，也可为多发。直径为 0.5～15cm 或更大。按组织学类型主要可分为下列三种。

（1）滤泡性腺瘤：包括胎儿型腺瘤、胚胎型腺瘤（小滤泡型腺瘤）、单纯性腺瘤、胶样腺瘤（大滤泡型腺瘤）以及嗜酸细胞瘤。本型多为单发椭圆形良性病变，直径以 1.5～5cm 居多，有完整包膜，切面类似正常腺组织。约半数以上可发生退行性病变，包括软化、囊性变、出血、坏死、纤维化、钙化等。

（2）乳头状腺瘤：又称囊腺瘤，极为少见，病理特点为囊性病变内有乳头样团块形成，有完整包膜，大小为数毫米至数厘米。本型有较大的恶性倾向。

（3）非典型腺瘤：占腺瘤的 2%～5%，临床经过良好。声像图表现：甲状腺无明显增大或局限性增大，瘤体呈圆形、椭圆形，边界清晰，包膜纤细、完整，内部呈低回声或高回声，囊变或出血时呈囊实混合性回声。腺瘤的边缘大多可见晕征，晕征是由于小血管围绕或周边水肿所致。当腺瘤发生退行性病变时，常在壁上形成粗钙化或弧形钙化所致的强回声斑。除非为巨大腺瘤，否则在瘤周总可见到正常甲状腺组织，乳头状腺瘤的囊壁可见乳头状或团块状突起。有 10%～25% 的腺瘤可癌变，此时内部光点分布不均，分界不明显。CDFI：腺瘤周边的声晕处可见较丰富的动静脉血流信号，呈环状分布，最窄处可见花色高速血流，内部乳头上可见少量血流分布。有相当一部分腺瘤可发展为高功能腺瘤，除病灶周围血流外，瘤体内有极丰富的血流显示。

甲状腺腺瘤与结节性甲状腺肿的主要鉴别点是：腺瘤多为单发性病变，即使多发，其数目可数，瘤体边界清楚，瘤周有声晕，可见正常甲状腺回声。若瘤体内血供极丰富，多为高功能腺瘤；结节性甲状腺肿病变多为多发性，其数目多不可数，边缘不清楚，无声晕，结节周围无正常甲状腺组织。

《53 • 甲状腺癌的超声表现是什么？如何与腺瘤鉴别？

甲状腺癌可发生于各个年龄，好发于 40～50 岁，女性较多。甲状腺癌占各种癌的 1%～3%，占甲状腺肿瘤的 4.8%～30%，儿童甲状腺单发结节中癌可达 50%。发病与颈部放疗及遗传有关，有面、颈部或上纵隔放疗史者，在成人中有 2%～9% 发生甲状腺癌，儿童可高达 97.1%。可单发或多发，甲状腺单发结节中癌发生率为 5%～35%，大于 60 岁为 50%，在多结节腺体中癌发生率很低，为 2%～4%。30% 癌可发生腺内播散和淋巴结、肺、骨等转移。

临床表现：病程短或近期肿物迅速或持续增长，质地坚硬，表面凹凸不平，随吞咽移动性差；可伴有声音嘶哑、颈部压迫症状、转移症状或颈淋巴结肿大等。原发性甲状腺癌可分为四种类型：乳头状腺癌、滤泡样腺癌、髓样腺癌和未分化癌。

声像图表现：肿块形态不规则，边界模糊，以单发为多，也可与其他甲状腺疾病共存。多无晕环和包膜。多数甲状腺癌以不均质低回声为主，囊性变者亦不少见，其囊变部分所占比例小。随着高分辨力彩色超声仪器的问世，对微小钙化的检出率大大提高，微钙化的显示对甲状腺癌的诊断有很高的特异性，文献报道为 95.3%。晚期常可伴有颈部淋巴结肿大和同侧颈内静脉栓塞以及颈动脉、气管受压（图 12）。

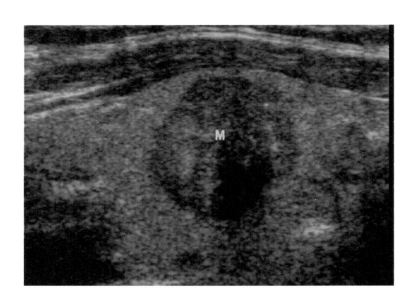

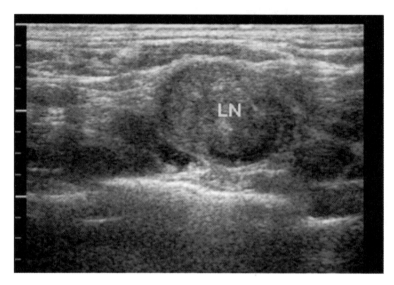

图 12　甲状腺癌并颈部淋巴结转移（田家玮教授提供）

CDFI：肿瘤内部血供丰富，边缘血流信号缺乏。但部分肿瘤边缘则有较丰富的血流信号，内部无或少许血流信号。乳头状腺癌在囊性变时，其内部乳头上有丰富的血流信号。频谱多普勒可测及癌灶内高速血流信号。

甲状腺腺癌的声像图表现是非特异性的，有时很难与腺瘤鉴别，下列特点有助于两者的鉴别：①任何新发现的或体积迅速增大的甲状腺结节，坚硬如石，固定于周围结构，并可见颈部淋巴结肿大、远处转移者，均应怀疑甲状腺癌；②甲状腺癌多为境界不清的低回声结节；腺瘤则多为包膜完整的高、等或混合回声结节，有声晕；③甲状腺癌多为 2~4mm 大小微钙化；腺瘤则多为大片状或弧形钙化。

54 · 甲状腺胶质结节形成的原因及超声表现有哪些？

（1）形成原因：相对性缺碘仍是甲状腺胶质结节主要原因，由于身体吸取的碘减少，血中甲状腺素浓度因之降低，通过神经-体液调节途径，使垂体前叶分泌多量的促甲状腺素，导致滤泡上皮增生、滤泡内胶质储存增加。常见于：①碘的缺乏或者甲状腺吸收碘的能力减弱；②妇女多胎妊娠、哺乳导致体内碘的需求增加；③由于病毒性或者细菌性感染引起；④某些药物的长期服用。

（2）超声表现：二维超声表现为囊性结节，边界清晰，有包膜，内部透声良好。一般囊性结节中会伴有强回声光点，后方可伴有彗星尾征。

CDFI 表现：囊壁上无或可见少许血流信号。

《55 · 正常甲状旁腺解剖的特征是什么？声像图表现如何？

（1）解剖：甲状旁腺是扁椭圆形的小腺体，棕黄色，质软，约小黄豆大小，长 4~6mm，宽 3~4mm，厚 1~2mm，重 30~50mg。一般有两对，偶尔有多于 4 个或少于 2 个者。它们附着于甲状腺侧叶后面的甲状腺被膜上，一对靠上，另一对靠下，偶有埋入甲状腺组织内者。上一对甲状旁腺位于甲状腺两侧叶的后上部，一般平环状软骨下缘处，比下一对甲状旁腺略大，比较容易认出。下一对甲状旁腺位于甲状腺下动脉附近，其位置变异较大，可异位于颈侧肌内、胸骨上窝、纵隔及胸骨后方等。甲状旁腺表面有一层纤维被膜，借以与甲状腺分隔。成人甲状旁腺由两种细胞组成：其一为主细胞，分泌甲状旁腺激素；其二为嗜酸性细胞，分散在主细胞之间。

（2）正常甲状旁腺声像图：正常甲状旁腺因体积较小，声像图不易显示。若使用高频探头（10~15MHz），其显示率可大大提高，表现为小黄豆大小结节，回声与甲状腺相近或略低，其周围常有纤维囊或被膜形成的致密高回声带。多数位于甲状腺侧叶背部或背外侧部，即位于甲状腺后缘与颈长肌之间，气管外侧与颈总动脉之间。约 5% 异位于胸腔上口、上纵隔或其他部位。正常甲状旁腺的大小范围为（1.2~12mm）×2mm×1mm，平均大小为 5mm×3mm×1mm。

《56 · 引起原发性甲状旁腺功能亢进症的疾病有哪些？其各自的声像图表现如何？

甲状旁腺分泌的甲状旁腺激素，有调节体内钙和磷的代谢，维持血钙相对平衡的作用。当甲状旁腺激素分泌过多时，可引起骨质脱钙，血钙增加，肾小管、心肌、肺及血管等软组织钙化。甲状旁腺功能亢进症可以分为原发性与继发性，临床以继发性多见。引起原发性甲状旁腺功能亢进症的最常见病因为甲状旁腺腺瘤，其次为甲状旁腺增生、甲状旁腺癌、甲状旁腺囊肿等。

（1）甲状旁腺腺瘤：在原发性甲状旁腺功能亢进症患者中，腺瘤占 80%~90%，95% 发生在一个腺体内，下侧多于上侧。本病通常是在出现典型的临床表现后做甲状腺检查时发现。

声像图表现：在甲状腺后缘处可见一圆形、椭圆形或不规则形低回声团，部分可位于甲状腺内。边界清楚，包膜完整而菲薄，内部回声不均质，可合并出血、坏死或囊变。患侧颈长肌肥大为甲状旁腺腺瘤的间接征象。CDFI 可示腺瘤周边有丰富的血流，呈血管环绕征，并见动脉分支进入瘤体内。

（2）甲状旁腺增生：原发性甲状旁腺功能亢进症患者中，约 10% 为甲状旁腺增生。甲状旁腺有不同程度增大，常累及 2~4 个腺体。超声表现为腺体增大，大于正常均值，呈圆形、椭圆形或不规则形，无包膜，内部回声呈高回声、低回声或稍强回声，结构均匀，无囊性变。

（3）甲状旁腺癌：少见，占原发性甲状旁腺功能亢进症患者的 1%~2%，声像图呈圆形、椭圆形或分叶状实质性团块，常侵犯包膜使边缘不清，内部回声分布不均匀，后方有声衰减，可囊性变。易发生钙化，钙化率可达 25%。腺癌体积较大，平均可达 24mm，发展快，常向周围浸润，可侵犯甲状腺、喉返神经等周围组织。

（4）甲状旁腺囊肿：少见，95%位于甲状腺背侧下缘，大小为 1~10cm，70%为非功能性囊肿，约 30%可引起甲状旁腺功能亢进症状，少部分可能为甲状旁腺腺瘤或腺癌的囊性变。声像图均表现为薄壁囊性无回声区，有后壁增强效应及侧方声影（图 13）。

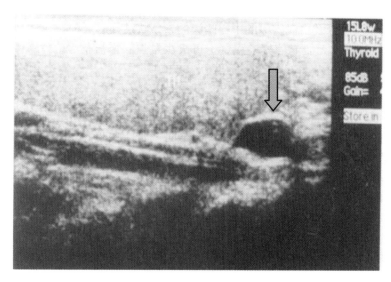

图 13　甲状旁腺囊肿

57 · 甲状舌骨囊肿形成的原因，临床表现及超声特点有哪些？

（1）形成原因：甲状腺舌骨囊肿是胚胎期的甲状舌管退化不全而形成的先天性囊肿，通常位于颈部中线、舌骨下，呈圆形，直径 2~3cm，表面光滑无压痛。检查时囊肿固定，不能向上及左右推移，但吞咽或伸舌时肿块向上移动为其特征。大而浅表的囊肿透光试验阳性，较小的囊肿可扪及一条索带连接舌骨。在青春期，由于囊内分泌物潴留或并发感染，囊肿可破溃形成瘘管，瘘管可向上延伸，紧贴舌骨前后或穿过舌骨直达盲孔，由瘘口经常排出半透明黏液，经过一段时间后，瘘管可暂时愈合而结痂，不久又因分泌物潴留而破溃，这样时发时愈，在瘘口上方可扪及一条向舌骨方向潜行的索带组织。

（2）临床表现

1）甲状舌骨囊肿：位于舌骨以上的较小囊肿可无症状，囊肿增大时才有舌内发胀、咽部异物感、发音不清，检查见舌根部有一圆形隆起。位于舌骨以下、甲状舌骨膜之前的囊肿较为多见。患者常无明显症状，检查可见颈前皮下有半圆形隆起，表面光滑质韧有弹性，与皮肤无粘连，可随吞咽上下活动。穿刺囊肿可抽出半透明或混浊、稀稠不一的液体。

2）甲状舌管瘘管：外瘘口常位于颏下与甲状软骨之间的颈前正中线上或稍偏向一侧。瘘口可有分泌物外溢，如有继发感染则有脓液外溢。从外瘘口注入美蓝，如为完全性瘘管，可见舌盲孔处有美蓝流出。经瘘口注入美蓝不仅有助于诊断，还有利用于手术中能将瘘管完全切除。

（3）超声表现二维超声表现：多为肿块呈圆形或椭圆形液性暗区，边界清晰，多为单个囊肿，具有完整包膜，囊壁较薄，少数可见薄壁分隔，其后多有增强回声。由于囊肿内容物多为黏液样或胶冻样物质，其内含有蛋白质胆固醇，故囊内容物密度稍高，常为低弱回声。病程长者或伴有感染时边界可较模糊，囊壁可毛糙增厚，液性暗区中可见数量不等的漂浮光点。伴有瘘管形成时可探及由浅入深的中心暗淡的索条状结构，与肿物或舌骨相连。

CDFI 表现：肿块内无血流信号，囊壁上可见少量点状血流信号。

58 · 乳腺正常声像图特点如何？

正常乳腺声像图由浅部至深部，依次如下。①皮肤：呈一弧形强回声带，厚 2~3mm，边界光滑、整齐；②皮下脂肪组织：为分隔状低回声带，厚度因人而异，肥胖者，其皮下脂肪层较厚，消瘦者则皮下脂肪组织较薄。有时在皮下脂肪内可见三角形强回声带，为库柏韧带。脂肪层由多数脂肪小叶构成。横切时呈椭圆形，纵切变长，与乳腺腺体间无明确的分界，有时容易将脂肪小叶误认为乳腺内占位；③再往深部为乳腺组织，由小叶和导管及分隔小叶的结缔组织构成，小叶为高回声，导管呈圆形或椭圆形暗区，二者均匀相间；④乳腺后面为浅筋膜深层，与胸大肌间为一脂肪层分隔；⑤胸大肌位于乳腺深层，为低回声结构，内有条状肌纤维；⑥肋骨位于胸大肌深层，横切时呈椭圆形低回声区，后方有声影。肋软骨在横切时为一圆形低回声团，与乳腺内团块状病变十分相似，应注意两者的鉴别。正常成年女性乳腺按其生理状态可分为：青春期、性成熟期、妊娠期、哺乳期及老年萎缩期，因各期腺体组织与脂肪组织比例不一，声像图表现不尽相同。

59 · 乳腺炎的超声特点如何？

本病多发生在哺乳期，多在产后 3~4 周发病，以初产妇多见，致病菌为金黄色葡萄球菌。发病机制为乳汁分泌不畅、淤滞而引起感染。开始时，患者有高热、寒战、乳房红肿及疼痛。炎症多位于乳腺的外下象限，局部形成硬性肿块，有压痛。继而在短期内液化形成脓肿，患侧腋窝反应性淋巴结肿大，白细胞计数增高。如治疗不当或反复感染，可形成慢性化脓性乳腺炎，炎症周围结缔组织增生、增厚，形成肿块。

声像图表现：早期，炎症区边界不清，回声增高，局部皮下组织增厚，有压痛。当脓肿形成后，可见不规则无回声区，内有均匀分布的细点状回声及后运动，亦可见大片状强回声，为分离的坏死组织碎片。慢性炎症则显示为边界不清的杂乱回声团，内部可见蜂窝状或不规则状无回声区，常可见与皮肤相连的窦道。脓肿机化后则表现为境界不清、内部回声不均的强回声团或周围有粗大的毛刺。

CDFI：炎症早期在炎症区血供较非炎症区明显丰富，且血流速度增快。当坏死液化后，坏死区无血流显示，而脓肿壁可见分支状血流。

60 · 乳腺癌的声像图表现如何？

乳腺癌是起源于乳腺导管上皮及末梢导管上皮的恶性肿瘤。其发病率位居妇女恶性肿瘤的第二位。男性也偶见发病。乳腺癌的病理类型繁多，其中代表性的乳腺癌有乳头状导管癌、髓样癌及硬癌三类，其他尚有单纯癌、腺癌、胶样癌、炎性乳癌及转移癌等。

临床表现：早期多无症状，患者常常无意中或体检普查时发现一侧乳房无痛性肿块，质硬，边界不清，多为单发，可被推动。肿块进一步生长，向周围组织浸润，并侵入筋膜或库柏韧带，肿块处皮肤凹陷、继之皮肤有橘皮样改变及乳头凹陷。部分乳腺癌可引起乳头溢液。早期乳腺癌也可侵犯同侧腋窝淋巴结及锁骨区淋巴结，晚期可转移到肝、肺、骨骼等。

声像图如下：①形态和边缘：肿瘤呈圆形、椭圆形或分叶状，往往其前后径大于横径，有肿瘤"站立"之感。肿瘤边缘不整，凹凸不平，无包膜，呈锯齿状或蟹足状，界限不清；②内部回声：大多为低回声型，其透声性取决于瘤体内的组织成分，以细胞成分为主者，超声显示透声性好，以纤维组织为主者，则透声性差；③声影：40%~60%的乳腺癌患者可显示后方声影，但某些良性病变，如纤维腺瘤也可有后方声影。因此，此征象并不是乳腺癌的特征；④非对称性乳管扩张：发生在乳管内的癌瘤可引起局限性非对称性乳管扩张，但乳管内的乳头状瘤更易引起乳管扩张。此征象只说明乳管内有病变，而不能肯定病变的性质；⑤微钙化：微钙化是指直径在 0.1~0.4mm、可以被高灵敏度的超声检测到的点状或针尖状强回声，通常不产生声影。微钙化的显示对鉴别乳腺良恶性病变具有十分重要的价值。国内的一组资料显示，微钙化对乳癌诊断的敏感性为 35.9%，特异性高达 94.23%（图 14）。

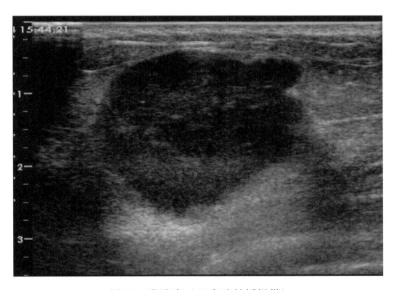

图 14　乳腺癌（田家玮教授提供）

CDFI：以往多采用肿块内"有或无"血流信号来判断肿瘤的良恶性，随着超声仪的不断改进，尤其是彩超中彩色能量图的出现，使低速血流的检出率不断提高，纤维瘤中的血流信号检出率也大大提高，降低了它在鉴别诊断中的特异性。近几年许多作者多采用肿块内血管的丰富程度来鉴别良恶性，以一个超声断面图上的血管数≥3 条为临界值，可以较好地区分乳腺肿瘤的良恶性。恶性肿瘤病灶内血管数多于良性肿瘤。恶性肿块内血管阻力指数明显降低，代表动-静脉瘘形成，对鉴别良恶性具有一定意义。但最近 Peters 等的临床研究中提出了相反的观点，恶性肿瘤的新生血管内阻力指数明显高于良性组。以 RI≥0.7 为临界值鉴别乳腺肿瘤的性质，敏感性 82%，特异性 81%。

各种类型的乳腺癌的声像图表现都有共同之处，若能将彩色多普勒与二维超声图结合起来进行综合分析，绝大部分乳腺癌都可得以诊断，但区分其病理类型十分困难。

61 · 乳腺超声检查的优点有哪些？

（1）无放射性：适合于年轻妇女，特别是妊娠、哺乳期妇女检查。

（2）鉴别肿物的性质：超声最适合于鉴别肿物的囊性与实性，特别在哺乳期的肿物，超声可以区分是积乳、乳腺炎或肿瘤。

（3）普查：利用超声检查既对患者无损伤，又方便、快捷、经济，适合于大范围的妇女乳腺检查。超声可发现直径 1cm 以下的肿瘤，有利于乳腺癌的早期诊断、早期治疗。

（4）定位准确：超声可以显示乳腺内的细微结构，可以显示皮肤、皮下组织、腺体、胸大肌及肋骨等，十分有利于肿物的定位。

（5）有利于寻找淋巴结转移：当乳腺内发现有肿块时，为了确定其良恶性，以往需探测腋窝及锁骨上有无淋巴结肿大，超声则可显示淋巴结大小及其位置。

（6）超声引导下活检：超声定位准确，对<1cm 的肿物都能获得满意的活检效果，目前已被临床广泛采用。

（7）手术定位：当乳腺内肿物很小时，外科手术有时很难找到肿物，甚至误切正常组织而将肿物保留。术前超声导引下注入亚甲蓝，使肿物染色，有利于术中迅速找到肿物。

62 · 乳房皮下脂膜炎与脂肪瘤如何鉴别？

皮下脂膜炎是一组累及皮下脂肪组织的异质性炎症性疾病，该病临床少见，病因不清，全身脂肪组织均可受累，好发于股部与小腿，亦可累及上臂，偶见于躯干和面部。若发生于乳腺皮下，则应与脂肪瘤相鉴别。

（1）首先两者均以皮下结节为特征，皮下结节大小不等，直径一般为 1~4cm，亦可大至 10cm 以上。而皮下脂膜炎以反复发作与成批出现为特征，结节消退后局部皮肤出现程度不等的凹陷和色素沉着，且常伴发热、关节痛与肌痛等全身症状；而脂肪瘤常无特殊临床症状和体征，以偶然发现常见。

（2）皮下脂膜炎超声表现：脂膜炎主要超声表现为皮下脂肪组织增厚，内部回声增强，分布不均匀，片状高回声内可伴有网格状的低回声带，无明显边界，不形成明显肿块，位置表浅，可有压缩性，CDFI 示病变区可见点状血流信号或内部未探及血流信号；若伴液化坏死可出现低回声区或圆形、片状的无回声区；如伴有钙化则可见条形或不规则的强回声光团，后方伴声影。皮下脂肪瘤超声表现：边界清晰，扁圆形或椭圆形，长轴与皮肤长轴平行，长径与厚径之比大于 2，常表现为孤立的肿块，多数有纤细的包膜，后方回声无改变或增强，探头加压时肿块可稍变形。

依据以上临床表现及超声表现可资鉴别。

63 · 正常睾丸与附睾的声像图表现如何？

正常睾丸为一卵圆形结构，约4cm×3cm×2cm大小，白膜回声清晰，为一条细狭整齐的环状高回声。睾丸内部呈中等水平回声，光点细小、密集，分布均匀，与甲状腺回声相似。睾丸实质内可见纵行的线状回声带，为睾丸纵隔，在15~60岁之间最易见到。CDFI可见睾丸动脉由睾丸门进入睾丸，放射状分布，实质内可见星点状及棒状彩色血流信号。

附睾位于睾丸后内侧，紧贴睾丸。附睾头较大，易显示，呈半圆形或新月形，顶端常可见一小乳头状突起，内部回声略低于睾丸回声。附睾尾位于睾丸下极的下方，呈新月形，包围睾丸下极，内部呈中高回声。附睾体薄，不易显示，用高频探头可显示为一薄条状结构，上连附睾头，下接附睾尾。

正常情况下，睾丸鞘膜腔内有少量液体，呈带状无回声区。当阴囊内有炎症或精索静脉曲张时，液体量可增加。

64 · 附睾炎和附睾－睾丸炎的声像图表现如何？

附睾炎是成年男性阴囊感染的最常见原因，占阴囊内所有炎症的75%。绝大多数继发于下尿路感染，血源性或创伤性感染不常见。常见的病原菌是大肠杆菌、单胞菌属和气杆菌属。继发于腮腺炎和梅毒的睾丸炎常伴有附睾炎。本病的高发年龄为40~50岁。临床主要表现为疼痛、发热、尿痛和尿失禁。

声像图表现为附睾增大、增厚，多累及附睾头，完全受侵者占50%。其内部回声多减低，结构粗糙、不均匀，为水肿或出血所致。阴囊内可形成反应性积液（图15）。

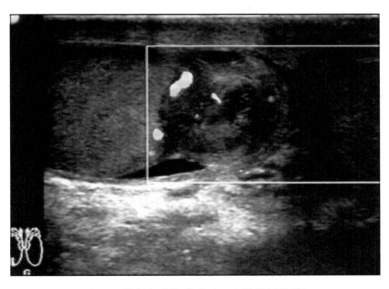

图15　附睾炎脓肿形成（王金锐教授提供）

　　附睾炎直接侵犯睾丸者，称附睾-睾丸炎，发病率可达急性附睾炎的 20%。睾丸受侵可分为局限性和弥漫性，局限性睾丸炎表现为不规则低回声区，与肿大的附睾相靠近。如不及时治疗，全睾丸都可受侵肿大，回声减低。

　　CDFI 可见炎症区血流增多，但坏死液化区无血流显示。若睾丸重度水肿压迫血管或继发性血管破裂引起睾丸血供障碍时，CDFI 很难与睾丸扭转鉴别。

65 · 睾丸梗死的声像图表现如何？

　　引起睾丸梗死的最常见原因是扭转，其次为创伤、细菌性心内膜炎、多发性结节性动脉炎、白血病、高凝血状态等。临床表现依梗死的快慢、范围及程度的不同而各异。慢性小面积梗死，患者常无自觉症状或感隐痛。急性大面积梗死时患者突然感觉一侧阴囊内睾丸持续性疼痛，并进行性加剧，放射到腹股沟及下腹部，伴有恶心、呕吐、阴囊红肿、局部压痛。声像图表现取决于梗死的时期。起初，局限性梗死者表现为局限性低回声团，多位于睾丸边缘部；弥漫性梗死者睾丸回声弥漫性减低，其大小基本保持正常。进一步发展，睾丸肿大、边界不清，梗死区因缺血坏死，其回声不均，睾丸周围出现少量液性区。晚期，坏死区被纤维组织取代或钙盐沉着，出现强回声斑，严重者睾丸萎缩变小。CDFI 或声学造影显示梗死区血流减少或消失，睾丸血流减少的程度和速度与梗死的程度有关。

66 · 睾丸肿瘤的声像图表现如何？

　　睾丸肿瘤可分为原发性与继发性两大类，原发性睾丸肿瘤又可分为生殖细胞性肿瘤和性腺基质肿瘤。生殖细胞性肿瘤占原发性睾丸肿瘤的 90%~95%，绝大多数为恶性。常见的有精原细胞瘤、胚胎癌、绒毛膜上皮癌、畸胎瘤和混合型肿瘤。仅 60% 的生殖细胞性肿瘤为单一组织学类型，其余则为两个或两个以上组织学类型。性腺基质肿瘤起源于滋养细胞或间质细胞，占睾丸肿瘤的 3%~6%，多为良性。

　　睾丸继发性肿瘤有转移瘤、淋巴肉瘤和白血病，单侧或双侧发病，为其他部位肿瘤经血行转移而来，或全身性病变局部表现。65%~94% 的患者表现为无痛性单侧睾丸肿块，少数为转移病引起的症状。

　　声像图表现：各种类型的睾丸肿瘤有一个共同特点，就是睾丸肿大，彩色血流丰富。大多数恶性肿瘤回声较睾丸实质回声低，当肿瘤出血、坏死、钙化或脂肪变时，可产生局灶性回声增高区。各型睾丸肿瘤都有其各自的声像图特点，与良性病变鉴别需综合临床资料全面分析。

　　（1）单纯精原细胞瘤：为成人最常见的单一细胞型睾丸肿瘤，占生殖细胞肿瘤的 40%~50%。发病年龄偏大，以 40~60 岁多见。8%~30% 的精原细胞瘤具有隐睾的历史。声像图呈圆形或椭圆形结节状病变，边界清楚或不清。部分病例睾丸全部受侵，睾丸增大，轮廓整齐，仍然保持睾丸形态。一般肿瘤回声较正常睾丸回声低，内部呈均匀一致性，可伴有钙化或囊变（图 16）。

　　（2）胚胎癌：发病率次于精原细胞瘤，常与其他生殖细胞肿瘤混合出现，高发年龄为青春期到 30 岁之间。内胚窦瘤或卵黄囊瘤为其婴儿形式，常在 2 岁以前发病。声像图表现

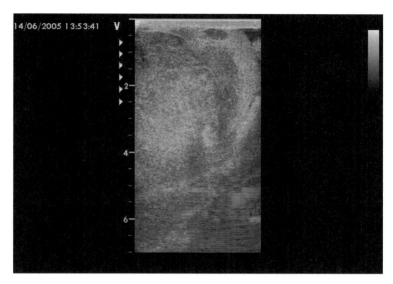

图 16　睾丸精原细胞瘤（田家玮教授提供）

为睾丸增大或无明显增大，在睾丸实质内可见边界不清的低回声团块，内部回声不均匀，常可见边界回声较低的结节状高回声。肿瘤易侵犯睾丸被膜致轮廓不整齐。易发生内脏转移。

（3）畸胎瘤：发病率为原发性睾丸肿瘤的 5%~10%，世界卫生组织将睾丸畸胎瘤分为成熟性、非成熟性和恶性畸胎瘤三种类型。声像图表现为睾丸增大，表面高低不平，呈分叶状，内部回声极不均匀，有大小不等的囊性区与实性区混杂，常有钙化或骨化等形成的强回声斑及多种组织成分形成的回声图。恶性畸胎瘤生长快，常有转移；良性者生长缓慢，无转移。

（4）绒毛膜上皮癌：为最少见的睾丸恶性肿瘤，很少单独发生，常与其他组织学类型的生殖细胞肿瘤混合存在。患者常有出血性转移的症状，如咯血、呕血等。声像图表现为由出血、坏死和钙化形成的混合回声团块。

（5）混合型生殖细胞肿瘤：为多种成分的生殖细胞肿瘤混合而成，最常见者为畸胎瘤与胚胎癌的混合。发病率约占所有生殖细胞肿瘤的 40%。声像图表现依肿瘤所含成分而定，一般呈不均质性肿块，内部可有液性无回声区或钙化形成的强回声斑。

（6）性腺基质肿瘤：占所有睾丸肿瘤的 3%~6%。主要为睾丸间质细胞瘤，有 15% 为恶性。声像图表现为边界清楚的低回声结节，内部回声均匀，肿瘤较大时内部可见出血坏死形成的囊变区。恶性者边界不清，可发生包膜破坏及远处转移。

（7）转移瘤：少见，为他处肿瘤经血行转移而来。声像图可表现为弥漫性低回声结节，亦可表现为不规则低回声团，在其他部位常可找到原发病灶。

（8）淋巴肉瘤：约 0.3% 的恶性淋巴瘤可致睾丸受累，多侵犯双侧睾丸，附睾和精囊亦常受侵。声像图表现为局限性或广泛性回声减低，其内部回声极低、均匀，罕有出血和坏死。

（9）睾丸白血病：多为继发性病变，睾丸原发性白血病罕见。25% 的慢性白血病患者可有睾丸侵犯。声像图表现为睾丸增大，内部回声弥漫性减低，与睾丸炎十分相似。

《67 · 睾丸微石症的病因、超声表现及危害有哪些？

睾丸微石症是弥散分布于睾丸曲精小管内、直径 <3mm 的众多钙化灶形成的综合征。是一种少见的疾病，无明显临床症状，多因阴囊其他疾病行超声检查时偶然发现。

（1）病因：睾丸微石症是非常少见的睾丸疾病，其病理机制尚不清楚。认为睾丸微石症发病机制主要是由于曲精小管细胞退化脱落，残余细胞碎屑聚集在曲精小管内，羟基磷灰石沉积其上导致钙质沉积，并且胶原纤维样物质聚集、包绕并形成微结石。

（2）超声表现：一个超声切面图像有 5 个或 5 个以上的微小钙化灶，钙化灶直径 1~3mm，弥散分布于睾丸实质内，多为双侧性对称分布，不伴声影。睾丸形态及体积正常，无特征性改变，其血流参数与正常血供差异无显著性。

（3）危害

1）造成不育：由于睾丸结石的位置是"曲精小管"，也就是输送精子的通道，不但会导致生育能力低下，而且会引发男性不育。

2）引发其他疾病：隐睾症、睾丸胚胎细胞瘤、睾丸炎等。

3）30% 会恶变睾丸肿瘤。

《68 · 鞘膜积液的声像图表现有哪些？如何鉴别诊断？

鞘膜积液有四种类型：①睾丸鞘膜囊内积聚的液体超过正常量而形成囊肿者，称为睾丸鞘膜积液；②精索鞘状突局限性积液，两端关闭，不与腹腔及睾丸鞘膜囊相通者，称为精索鞘膜积液；③精索鞘状突积液并与睾丸鞘膜囊相通，而上端与腹腔不通者，称为精索睾丸鞘膜积液或称婴儿型鞘膜积液；④鞘状突在出生后未闭，鞘膜内液体可流入腹腔者，称为交通性鞘膜积液。

声像图表现：阴囊内液体积聚呈囊肿样无回声区，睾丸附着于鞘膜囊的一侧，液体三面包绕睾丸，此为睾丸鞘膜积液。鞘膜囊壁薄光滑，伴有炎症者，壁增厚，偶尔鞘膜腔内可见均匀分布的细点状回声，为陈旧性出血。有时鞘膜腔内可见纤维素形成的隔，为不完整分隔。积聚的液体位于精索部位，呈囊状无回声区，而与睾丸不相关者，为精索鞘膜积液。精索鞘膜积液与睾丸鞘膜积液相通者为婴儿型鞘膜积液（图 17）。交通性鞘膜积液因交通的管道狭小，超声很难发现，声像图表现与婴儿型鞘膜积液相似，若长期站立后积液量增多，卧位后减少，或用手挤压阴囊后积液量减少为交通性鞘膜积液。当交通的管道较大时，腹腔内容物可经此进入阴囊，此为先天性腹股沟疝。

睾丸鞘膜积液内若有隔形成时，应与阴囊淋巴管瘤鉴别。前者分隔不完整，分隔数量少；而后者可见多数分隔形成的囊状无回声区，各个囊的内部回声不一致，CDFI 显示囊壁上有分支状血流信号。

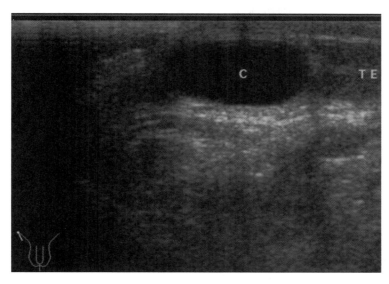

图 17   婴儿型鞘膜积液（王金锐教授提供）

69 · 如何应用彩色多普勒诊断阴茎血管疾病？

阴茎血管疾病为引起阳痿的诸多原因之首，约占 37.5%，包括各种原因引起的动脉供血不足（如动脉粥样硬化、糖尿病、高血压、外伤等）、静脉功能不全（如外伤、静脉结构异常、老年人静脉退化等）或动静脉混合病变。其中以动脉供血不足最常见，为静脉功能不全的两倍。

此外，阴茎深动脉调节功能障碍或静脉广泛阻塞，则是部分异常勃起的主要原因。前者动脉无节制地持续灌流，血流量过多。常因损伤后海绵体内动脉撕裂所致，起病慢，不疼痛；后者静脉回流受阻，使动脉灌注阻力显著增高，患者疼痛。

（1）阴茎动脉供血不足：海绵体内注射罂粟碱 30mg 后，阴茎深动脉内径增加不明显，小于 0.7mm。收缩期血流峰值速度减小，多数人认为小于 25cm/s，应视为异常；25 ~ 34cm/s 则可疑为动脉功能不全。病变远端加速时间延长，有报道若大于或等于 110ms 对动脉原因性阳痿的预期值达到 92%。

（2）阴茎静脉功能不全：在正常情况下，阴茎勃起时只有阴茎海绵体窦出口的引导静脉自动关闭，只允许动脉血流注入而不允许窦隙腔内的血流流出，使白膜内的海绵体迅速充血膨胀，白膜张力显著增加，内部压力急剧上升，直至达到阻塞压，阴茎充分勃起。若引导静脉不能关闭，后窦隙腔与其他静脉有异常交通，即发生静脉漏，尽管动脉血流增加，也不足以使阴茎勃起或不能维持勃起。海绵体内注药后，阴茎深动脉多普勒频谱显示收缩期血流正常而出现舒张期连续血流信号，舒张末期血流速度>5cm/s，RI 明显下降，若 RI 低于 0.8 即提示存在静脉漏。同时，阴茎背静脉内可能出现速度高于用药前的持续血流信号。

（3）动静脉混合病变：若海绵体内注入罂粟碱后，阴茎深静脉收缩期血流速度低于正常并有明显高于正常的舒张期持续血流信号，加之阴茎背静脉内出现异常血流，提示有动静脉混合疾病。

（4）阴茎异常勃起：对于阴茎异常勃起的诊断主要应判断是动脉性（非缺血性）或静脉阻塞性（缺血性）。若能在异常勃起的阴茎内发现阴茎深动脉内径明显增大，有持续高速低阻血流信号，血流显著增加，即可诊断为动脉性（非缺血性或高灌注性）异常勃起。若阴茎深动脉多普勒频谱显示阻力增加，而静脉内不能显示血流信号，提示静脉回流受阻。小静脉广泛阻塞者，超声不易检出，若阴茎背深静脉血栓形成，彩色多普勒可以发现病变部位。

70 · 囊性淋巴管瘤超声表现有哪些？有何超声诊断价值？

（1）二维超声表现：囊性淋巴管瘤常为椭圆形或扁圆形囊性肿块，有的可呈分叶状或不规则形，内多有高回声分隔，有包膜，囊壁薄，瘤体常较大，与周围组织分界清楚，一般不浸润肌层。囊内为均匀的液性暗区，部分可见暗区内点状及絮状沉积物，囊壁增厚，此时多伴有囊内出血或感染。部分囊实混合性肿块表现为囊内较多分隔和高低不等的实性回声，病理学证实为淋巴管瘤中混杂有血管瘤组织，称之为淋巴血管瘤，肿块较大者再对周围组织产生推挤压迫。如压迫颈部血管、肠管等。

（2）彩色多普勒超声：囊性淋巴管瘤内部及周边常无血流信号，也可在囊壁及分隔上见点状及短条状血流信号。

囊性淋巴管瘤发生于颈部及颌面部者，根据声像图表现结合患者年龄等，多不难鉴别，当囊内出现点状及絮状沉积物或囊实性肿块者，有时需与颈部其他实质性病变伴有液化坏死或囊性变相鉴别，比如脂肪瘤和纤维瘤。发生在腹股沟处的囊性淋巴管瘤应与精索鞘膜积液和腹股沟斜疝加以区别。

（3）超声诊断价值：超声检查可以发现病变，明确病变的范围，根据内部是否有实质性回声和分隔情况判断是否混杂有血管瘤组织，是否合并出血或感染，对颈部大血管是否有压迫，是否与周围组织有粘连等，从而给临床选择手术方案提供重要的影像学资料。多数囊性淋巴管瘤位置浅表，成像不受其他组织干扰。超声显示囊性病变有其独特的优越性，应用高频超声能清楚地显示病变的内部结构，结合年龄及发病部位等临床特点，具有准确性高、简便迅速、无创伤、无痛苦等优点，可作为本病首选检查方法。由于淋巴管瘤常术后复发，超声也是术后随访的主要手段。

71 · 颈部淋巴结结核超声有何表现？如何与相关疾病鉴别？

（1）声像图表现

1）急性炎症型（或称结节型）：颈部可见多个增大的淋巴结，回声减低，皮质不均匀增宽。髓质回声消失或变形、移位，淋巴门偏离中心，形态呈椭圆形或类圆形，多普勒检测增大的淋巴结血流信号丰富。

2）干酪坏死型（或称浸润型）：淋巴结体积增大或串珠状分布相互融合成块，表浅淋巴结可与皮肤粘连，内部回声极低，且常不规则，髓质回声消失，多普勒检测血流信号较前减少，内部低回声处未见血流，低回声周边可见少许血流。

3）寒性脓肿型：皮下淋巴结显著增大，边缘模糊与周围组织分界不清，形态不规则，内部回声杂乱不均，可呈明显不规则的无回声或低回声，边缘呈"虫蚀"状，往往为囊实混合性回声，也可是混合的淋巴结形成一多房性囊状肿块，病灶与皮肤紧贴。病程继续进展可穿破周围软组织而形成窦道，可探及皮肤相同的窦道口，显示其宽度及长度。多普勒检测淋巴结中心部无血流信号，边缘未形成脓肿部分血流可增多。

4）愈合钙化型：淋巴结已缩小，形态呈长椭圆形或菱形，边缘较模糊，内部为低回声，部分病例可见粗大强回声钙化斑，多普勒检测其内未见血流信号。

（2）颈部淋巴结结核与其他淋巴结疾病鉴别诊断

1）单纯淋巴结炎：反应性淋巴结炎表现为淋巴结增大，形态规则，皮质增宽，皮髓质分界欠清，淋巴结之间无融合现象。当淋巴结形成脓肿时，淋巴结内呈低回声或无回声，脓肿黏稠时无回声内有散在点状、絮状稍强回声。多普勒检测淋巴结内血流信号明显增多，血流走向尚规则，血流速度增高。

2）恶性淋巴瘤：结节型淋巴结结核与恶性淋巴瘤二维图上难以鉴别，但恶性淋巴瘤常常是全身多个部位的淋巴结均增大，不单是颈部。另外恶性淋巴瘤血流信号非常丰富，充满整个淋巴结。

3）淋巴结转移瘤：转移瘤淋巴结肿大，质地坚硬而无压痛，推之固定不移。超声显示淋巴结为圆形，淋巴结中无高回声的淋巴门，内部常因组织坏死、液化而呈囊性，也常见钙化，淋巴结之间可相互融合。

参 考 文 献

［1］李治安. 临床超声影像学. 北京：人民卫生出版社，2003.

［2］周永昌，郭万学. 超声医学. 第4版. 北京：科学技术文献出版社，2003.

［3］XU Ping, WANG Wen-ping, OIN Qianmiao, et al. Influencing factors and diagnostic value in breast tumors of color Doppler flow imaging. Chinese Journal of Medical Imaging Technology, 2006,（02）:3.

［4］Yilmaz E, Lebe B, Usal C, et al. Mammographic and sonographic findings in the diagnosis of idiopathic granulomatous mastitis. Eur Radiol, 2001,（11）:2236-2240.

［5］Zhao G, Xu HS. The diagnosis and analysis of 72 cases with NLM. J Surg Concepts Pract（Chinese）, 2001,（6）:55-56.

［6］Cong SZ, Wu LS, Chen Q, et al. Value of ultrasonography in differen-tiating benign and malignant breast tumors. Chin J Med Ultrasonigr（Elect Vers）（Chinese）, 2006, 3:3（4）.

［7］张蒂荣，鲁树坤，王双双，等. 甲状腺肿块的彩色多普勒血流频谱形态与病理对照研究. 中国超声医学杂志，2004，（4）.

［8］丛淑珍，徐辉雄，吴丽桑，等. 超声探测甲状腺结节内钙化的临床意义. 中国超声医学杂志，2004，（4）.

三、心血管疾病超声诊断

72 · 何为心脏超声探测窗？常用的探测窗有哪几个部位？

指进行超声心动图（ultrasonic cardiogram，UCG）探查时，需要选择某些特定的体表或体内部位，尽可能避开胸骨、肋骨、肺组织等，使超声波能直接透入到心脏，获得较真实的、清晰的超声图像，这些特定的部位称为探测窗，亦可称为透声窗。

常用的探测窗（图 18）如下：①胸骨左旁区：一般指胸骨左缘 2~5 肋间，声束自右上方向左下方半弧形扫查；②心尖区：一般位于心尖搏动处，声束指向左上方或右上方扫查；

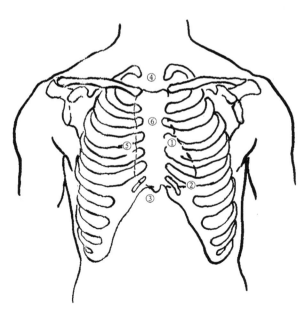

图 18　心脏超声探测窗的体表位置示意图

注：①胸骨左旁区；②心尖区；③剑下区；④胸骨上窝区；⑤胸骨右旁区；⑥食管内区

③剑下区：指剑突下方，声束指向左上方扫查；④胸骨上窝区：指胸骨上窝，声束向左侧、右侧、后方弧形扫查；⑤胸骨右旁区：指胸骨右缘 2~5 肋间，声束垂直或左右滑动扫查；⑥食管内区：探头在食管内分上、中、下段三个部位进行探测。

《73· M 型分区、测量及临床诊断意义是什么？

M（motion）型超声心动图采用辉度调制式，属一维超声。以亮度反映回声强弱来显示心动周期中一条线（声束线）上心脏结构活动规律，加以时间扫描显示时间、距离、幅度及反射光点强弱的时间-位置活动曲线。M 型的主要特征是具有观察心室壁和瓣膜运动等微细变化的能力，在进行测量时，心时相准确，其测量值准确。尽管二维和彩色多普勒超声问世多年，M 型超声仍不能被完全取代。

（1）目前 M 型分为六区（图 19）：M 型通常在二维切面图指导下完成的，在左心室长轴切面可获得 1~4 区的 M 型曲线。

1）心尖波群（1 区）：将取样线移至乳头肌水平，由上而下依次显示为：胸壁（CW）、右心室前壁（RVAW）、一部分右心室（RV）、室间隔（IVS）、左心室（LV）、乳头肌（PM）和左心室后壁（LVPW）。正常人室间隔左心室面曲线收缩期向后运动，舒张期向前运动，与左心室后壁呈逆向运动，与右心室前壁呈同向运动。

2）心室波群（2a 区）：将取样线移至腱索水平，由上而下依次显示为：胸壁（CW）、右心室前壁（RVAW）、右心室（RV）、室间隔（IVS）、左心室（LV）、腱索（CT）和左心室后壁（LVPW）。此区为心室内径探测区。

3）二尖瓣波群（2b 区及 3 区）：2b 将取样线移至二尖瓣前后叶水平，由上而下依次显示为：胸壁（CW）、右心室前壁（RVAW）、右心室（RV）、室间隔（IVS）、左心室流出道（LVOT）、二尖瓣前叶（AMV）、二尖瓣后叶（PMV）和左心室后壁（LVPW）。此区作为测定右心室腔和二尖瓣开放的部位。特点：前后叶呈镜像，收缩期前后叶曲线合为一条缓慢向前运动的段。3 区将取样线移至二尖瓣前叶体部水平，由上而下依次显示为：胸壁（CW）、右心室前壁（RVAW）、右心室（RV）、室间隔（IVS）、左心室流出道（LVOT）、二尖瓣前叶（AMV）、左心房（LA）和左心房后壁（LAPW）。此区二尖瓣前叶曲线呈双峰，是波幅最高、最活跃的曲线，为观察二尖瓣病变最理想的探测区。

4）心底波群（4 区）：将取样线移至主动脉根部主动脉瓣关闭线水平，由上而下依次显示为：胸壁（CW）、右心室前壁（RVAW）、右心室流出道（RVOT）、主动脉前壁（AOAW）、主动脉右冠瓣（RCC）和无冠瓣（NCC）、主动脉后壁（AOPW）、左心房（LA）、左心房后壁（LAPW）。特点：主动脉呈两条明亮、波浪形的同步运动曲线，两线收缩期向前、舒张期向后运动，多数人可见到重搏波。在主动脉曲线间见一六边形结构，为主动脉瓣活动曲线，收缩期开放，右冠瓣、无冠瓣分别靠向主动脉前、后壁，舒张期关闭呈一条线状，居中。曲线分开处为开点（K 点），相当于主动脉瓣开放；曲线闭合处称关点（G 点），相当于主动脉瓣关闭。

5）三尖瓣波群（5 区）：在剑突下四腔心切面将取样线移至三尖瓣前叶侧，依次显示为：胸壁（CW）、右心室前壁（RVAW）、右心室（RV）、三尖瓣前叶（ATV）、右心房

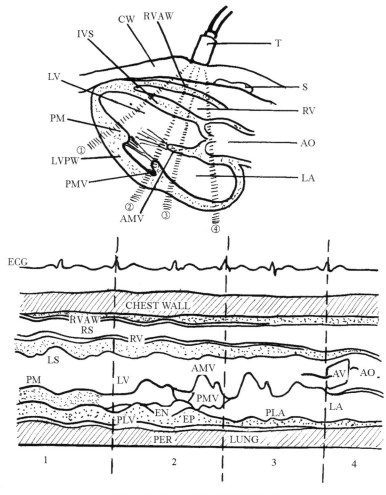

图 19　M 型 1~4 区示意图及命名

注：T=探头，CW=胸壁，RVAW=右心室前壁，IVS=室间隔，LV=左心室，RV=右心室，PM=乳头肌，LVPW=左心室后壁，AO=主动脉，LA=左心房，AMV=二尖瓣前叶，PMV=二尖瓣后叶

（RA）、房间隔（IAS）、左心房（LA）、左心房后壁（LAPW）。特点：三尖瓣前叶活动幅度大，亦呈双峰状，类似二尖瓣前叶活动曲线的波形，而上方无室间隔回声，且距胸壁较近。

6）肺动脉瓣波群（6区）：在胸骨旁大血管短轴切面将取样线置于肺动脉左瓣处，依次显示为：胸壁（CW）、右心室前壁（RVAW）、右心室流出道（RVOT）、肺动脉瓣（PV）、房肺结构或肺动脉主干（MPA）。肺动脉瓣曲线特点：收缩期开放向后方先有一小凹陷，称 a 波（a 凹），舒张期呈一斜行向下的线状。

（2）M 型常用的测量方法：本书介绍的是美国超声心动图学会（American Society of

Echocardiography，ASE）推荐的方法，目前较公认，原则是在舒张末期进行测量，详见图 20。

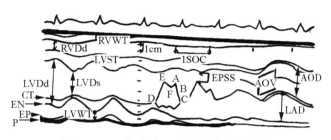

图 20　ASE 推荐的 M 型测量方法示意图

注：RVWT＝右心室壁厚度，RVDd＝右心室舒张末内径，LVDd＝左心室舒张末内径，LVDs＝左心室收缩末内径，CT＝腱索，EN＝心内膜，EP＝心外膜，IVST＝室间隔厚度，LVWT＝左室后壁厚度，EPSS＝E 点至室间隔的距离，AOV＝主动脉瓣，AOD＝主动脉内径，LAD＝左心房内径

（3）M 型的临床诊断意义：① 1 区主要用于观察室间隔、左心室后壁心尖段的厚度和运动情况，对诊断冠心病、高血压心脏病、心尖肥厚型心肌病、心包积液等有帮助；② 2 区主要用于测量左心室内径，左心室壁厚度、运动幅度，观察二尖瓣前后叶的厚度、运动情况，对诊断二尖瓣狭窄、二尖瓣脱垂、扩张型心肌病、冠心病、肥厚型心肌病、左心房黏液瘤和心包积液等有意义；③ 3 区主要用于右心室内径和右心室流出道的测量，可观察二尖瓣前叶的运动，对诊断二尖瓣狭窄、左心室流出道狭窄、连枷样主动脉瓣、肥厚型心肌病、左心房黏液瘤等有帮助；④ 4 区主要用于测量主动脉内径、左心房内径，观察主动脉弹性、主动脉瓣活动情况及左心房内异常回声，对诊断主动脉瘤、主动脉瓣狭窄、赘生物、主动脉根部缩窄、左心房血栓、左心房黏液瘤等有意义；⑤ 5 区在无切面超声时主要用于观察三尖瓣前叶情况及右心房内径的测量，现已少用或不用；⑥ 6 区主要用于判定是否存在肺动脉高压并粗略估计其程度，现已少用或不用。

74. 测量心脏的常用二维切面有哪些？测量时参照点（腔内结构）各是什么？

首先阐明二维超声心动图的测量正常值目前无公认的数据，国内外公认的心脏大血管的测量仍依赖于 M 型超声心动图。故以下介绍的方法和正常值仅供参考。方法见示意图 21。

（1）胸骨旁左心室长轴切面：①主动脉内径：在主动脉瓣环或主动脉窦上部测量，舒张期内径为 21～35mm；②左心房内径：于左心房中上部相当于投影主动脉窦膨大处上方测量，收缩末期最大前后径为 25～35mm，于二尖瓣环连线之中点偏下至左心房顶部测量收缩末期最大上下径为 31～55mm；③左心室内径：于二尖瓣前后叶近瓣尖处测量最大前后径，舒张末期内径为 37～53mm，收缩末期内径为 23～36mm。于腱索水平测量舒张末期内径为

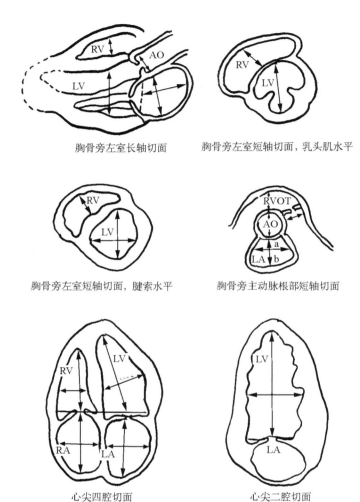

胸骨旁左室长轴切面   胸骨旁左室短轴切面，乳头肌水平

胸骨旁左室短轴切面，腱索水平   胸骨旁主动脉根部短轴切面

心尖四腔切面   心尖二腔切面

图 21   不同切面图像各室腔及大血管测量方法示意图

37~51mm，收缩末期内径为 23～36 mm；④二尖瓣环：收缩末期最大内径为 21～34mm；⑤二尖瓣口直径：指舒张期二尖瓣前后叶开放时，前后叶瓣尖的间距，正常值为大于 2.0cm；⑥右心室内径：于腱索水平测量舒张末期内径，正常为小于 20mm；⑦右心室前壁厚径：正常为 2~5mm。

（2）大血管短轴切面（以下均为舒张末期径）：①右心室流出道：于圆形主动脉前壁 12 点附近至右室流出道心内膜面的垂直距离，正常为 19～22mm；②肺动脉内径：于肺动脉瓣环水平测量左右径，正常为 11～22mm；③主肺动脉内径：于肺动脉分叉处偏下方测量左右径，正常为 15～25mm；④左肺动脉近端内径：于肺动脉分叉处偏左下方测量左肺动脉左右径，正常为 10～14mm；⑤右肺动脉近端内径：于肺动脉分叉处偏右下方测量右肺动脉左右径，正常为 8~16mm。

（3）四腔心切面（心尖部）

1）左心房内径（均为收缩末期径）：①上下径：由二尖瓣环连线中点至房顶部测量，为 31~51mm；②左右径：在二尖瓣环连线至房顶部连线的 1/2 处测量，为 25~44 mm；③二尖瓣环的左右径：前叶至后叶瓣根部处测量，为 19~31mm。

2）右心房内径（均为收缩末期径）：①上下径：由三尖瓣根部连线中点至房顶部作纵向测量，为 34~49mm；②左右径：在上下径中点处测量，为 29~45mm；③三尖瓣环的左右径：前叶至隔叶瓣根部处测量，为 17~28mm。

3）下腔静脉内径（呼气末）：于剑下四腔心切面测量。近端：于下腔静脉开口于右心房处，为 12~23mm；远端：于左肝静脉汇合之前，为 11~25mm。

（4）胸骨旁左心室短轴二尖瓣水平切面：二尖瓣口面积在舒张期二尖瓣开放最大时测量，为 $4.0~6.0cm^2$。

75 · 左心室长轴切面能显示哪些结构？其临床意义是什么？

心脏的长轴是指心尖部与心底部中央之间的连线，与身体长轴呈 45°夹角。长轴切面是指声束纵切心脏，与前胸壁垂直，平行于心脏长轴。图像的方位：扇尖为前胸壁，扇弧为心脏后部，右为头侧，左为足侧。

探头的位置：探头置于胸骨左缘 2~5 肋间，距胸骨 1~3cm 处，声束与受检者右胸锁关节与左乳头连线平行，沿心脏长轴扫查。

正常情况下：①主动脉前壁与室间隔相延续，主动脉后壁与二尖瓣前叶相延续，主动脉前后壁回声较强，呈平行运动。主动脉瓣右冠瓣、无冠瓣（本切面只能看见两个瓣叶）收缩期开放分别贴向主动脉前壁和后壁，舒张期关闭呈一线状，平行于主动脉腔中间；②二尖瓣前后叶舒张期开放，分别朝向室间隔侧和左心室后壁侧运动，前叶长，活动幅度大；后叶短，活动幅度小。收缩期瓣叶关闭呈合指状，并通过腱索与乳头肌相连；③室间隔及左心室后壁收缩期呈向心性相对运动，舒张期向相反方向运动，右心室前壁运动方向与室间隔方向一致。

于左心房室环处出现圆形无回声区，突向左房侧，随心壁而动，转换探头方向仍无变形，应认作是扩大的冠状静脉窦。于左心房室沟后下方常出现一圆形无回声区，转变声束方向可将其拉成条形，有动脉搏动，此为降主动脉的一部分。

该切面的临床意义有：①判断右心室壁厚度、活动状态和右心室大小；②测定主动脉根部内径、壁厚度、运动状态，有无主动脉扩张、动脉壁夹层和瓣上狭窄；③观察主动脉瓣、二尖瓣开放与关闭状态，瓣叶厚度、弹性及回声强度。判断瓣膜有无狭窄、撕裂、脱垂及赘生物，瓣膜及腱索发育异常；④观察心内结构连续关系，判断有无连续异常或连续中断；⑤评价左心室壁和室间隔厚度、运动情况及收缩期室壁增厚率，判断有无节段性运动异常；⑥评价左心房、左心室大小及心脏的排空功能，观察心内有无异常回声如血栓、肿物、隔膜；⑦估计冠状静脉窦大小及原因的鉴别。

注意：①左心室长轴切面所显示的心室段仅为心室体部，心尖无法显示完整，若在此切面显示出一完整的心尖时，应认为是"假心尖"，可能是左心室的中壁；②于左房室沟部出现一增强的实质性团块或条形物，突入左房侧，随心壁运动而动，改变声束方向，形状稍有变化，但不消失，可认作是房室沟处组织折叠所致，无病理意义；③主动脉瓣附着处后方的动脉壁称为主动脉窦，正常时即可稍向外膨出（分别向不同方向），壁较薄而光滑，当膨出超过 8mm 时才视为异常。

《76 · 主动脉根部短轴能显示哪些结构？

心脏的短轴是指与长轴呈直角相交的另一条轴线，与身体长轴成 45° 夹角。短轴切面指声束横断心脏，与前胸壁和长轴垂直。

探头位置：探头置于胸骨左缘 2~3 肋间，声束平面与左肩、右肋弓连线平行。显示的结构如图 22。

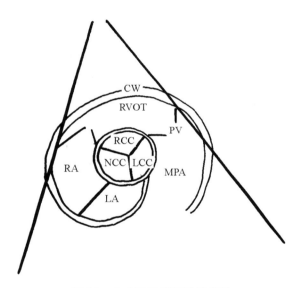

图 22　主动脉根部短轴示意图

注：CW = 胸壁，RVOT = 右心室流出道，PV = 肺动脉瓣，RA = 右心房，RCC = 右冠瓣，LCC = 左冠瓣，LA = 左心房，NCC = 无冠瓣，MPA = 主肺动脉

该切面的临床意义有：①评价主动脉根部与肺动脉的相对位置及两者间有无异常通道；②评价主动脉根部病理改变（扩张、夹层、狭窄）；主动脉窦病理改变（窦瘤、破裂）；左、右冠状动脉主干的病变（狭窄、动脉瘤、粥样硬化斑块）；③评价主动脉瓣病理改变（狭窄、关闭不全、撕裂、赘生物）及累及程度；确定瓣叶数目和附着位置；④判断右心室壁厚度、右心室流出道和肺动脉及其分支有无狭窄和扩张；确定三尖瓣和肺动脉瓣位置和病变（狭窄、关闭不全、赘生物）；⑤评价左、右心房大小，心房内有无异常隔膜、肿块及血栓，房、室间隔病变。

注意：①标准大血管短轴切面，其右侧肺动脉左瓣下为回声增强的房肺结构（房肺沟），其下方可见一弯角状无回声区与左心房相延续，即为左心耳，是左心房易形成血栓之处；②在大血管短轴切面，稍旋转探头可于主动脉左冠状窦壁显示左冠状动脉主干的开口，并向左上方走行，房肺结构中出现的两条平行等宽的带状回声，长度为1.0～1.5cm，再适度微调角度甚至可显示左主干分叉及左前降支和左旋支。将探头向右上方倾斜可显示右冠状窦中部有右冠状动脉主干的开口，向右上方走行于较薄的结缔组织中，长度为1.0～2.0cm，但显示率较低；③主动脉右上方有三尖瓣隔瓣附着，正常位置相当于时钟10～11点附近，瓣叶较前叶小，若隔瓣附着点右移至11点30～12点30时应考虑先天性三尖瓣下移畸形；④标准大血管短轴时，将探头稍顺时针转动，即可显示肺动脉主干及其分支，靠近左心房侧的分支为右肺动脉，靠近外侧壁者为左肺动脉。应注意肺动脉分叉偏左与分叉后方的圆形降主动脉之间有无异常通道，有即为动脉导管未闭；⑤大血管短轴切面时，声束垂直向后方扫查，可显示左心室流出道短轴切面，近圆形的流出道内主动脉瓣完全消失或仅剩一个瓣叶，于前壁（室间隔）中央处可显示一小三角样凸起，突向右心室流出道，此结构为室上嵴回声，借此可区分室间隔缺损的部位及分型。

77·什么是频谱多普勒超声？其频谱分析能说明什么？

频谱多普勒超声主要用于显示一维方向上的血流信息，包括脉冲式多普勒和连续式多普勒，目前公认其是血流动力学定量分析中的首选手段。频谱多普勒超声基于多普勒效应这一物理现象，是由奥地利学者1842年首先发现，当声源与接收器的位置在均匀介质中发生相对运动时，接收器所接收的声波频率不同于声源发射的声波频率，若接收器向着声源方向运动，则收到的频率增加，反之亦然，故在物理学上将这种频率增减现象称为多普勒效应。这种相对运动所产生的声频差值称为多普勒频移。

在用多普勒超声进行检查时，每当探头发射脉冲波时，声源是静止的探头，接收器是流动的红细胞；当红细胞发射脉冲波时，则声源变成流动的红细胞，接收器则变成静止的探头了。其必要条件是声源与接收器之间必须发生相对运动，多普勒频移与血流速度呈正比。

频谱多普勒信号可表达振幅、频率和时间三者之间的相互关系，频谱实际上是多普勒信号的三维显示。脉冲式多普勒和连续式多普勒各自有其特点，介绍如下。

（1）脉冲式多普勒：其发射与接收的超声波均为间断脉冲式，显示声束上某一深度的血流速度、方向和性质。优点：有距离分辨能力，可定点测定心血管内某一小块区域（取样线）的瞬时血流频谱，因此可定位异常血流，并可鉴别正常和异常血流。缺点：易受尼奎斯特频率的影响，若流速超过最大显示频率，则在频谱上出现频谱混叠现象，因此不能定量测定高速血流。

（2）连续式多普勒：其发射与接收的超声波均为连续性，是整个声束通道上全部血流信号的总和。优点：速度分辨率强，其频谱可反映高速血流的速度，而不受尼奎斯特频率的影响。缺点：无距离选通性能，缺乏距离分辨力，声束所经的途径各点信息重叠，被探头同时接收，从而使得输出信号无法定位。

频谱分析包括：①频移时相：即收缩期、舒张期或全心动周期，以频谱的横坐标（X轴）的数值代表时间，单位为秒；②频移幅值：以频谱的纵坐标（Y轴）的数值代表血流速度的大小，单位为 kHz 或 cm/s 和 m/s，测定血流速度，包括最大流速、平均流速、加速度和减速度；计算跨瓣压差；测定加速度时间、减速度时间、射血前期、射血时间及压力降半时间；③频移方向：以频谱的基线为准，基线上方频移为正值（正向），表示血流方向朝向探头；基线下方频移为负值（负向），表示血流方向背离探头；④频谱辉度：以亮度表示，反映取样容积或探查声束内具有相同流速的红细胞相对数量的多少。速度相同的红细胞数量越多，散射信号强度越大，频谱辉度也就越亮，反之，辉度弱（暗）；⑤频谱的离散度：以频谱在垂直方向上的宽度表示，指某一瞬间取样容积或探查声束内红细胞速度分布范围的大小。红细胞速度分布范围大，则频谱宽，反之，频谱窄。频谱宽度是识别血流动力学改变的重要因素。

层流显示频谱窄，光点密集，频谱包络较光滑，血流频谱和基线之间常呈现空窗；湍流显示频谱宽，光点疏散，频谱包络毛糙，血流频谱和基线之间为充填状；涡流时，因红细胞运动呈多方向性，因而其特征为双向湍流频谱。

由以上几项分析得出以下四项异常具有临床意义。①血流速度异常：指所测流速高于或低于正常范围；②血流时相异常：指血流的持续时间长于或短于正常范围；③血流性质异常：指血流由正常的层流变为湍流；④血流途径异常：指血流出现在不应出现的通道，如间隔缺损、异常通道及反流等。

78 · 取样线与血流方向夹角应控制在多少度内？为什么？

多普勒角度，即取样线与血流方向的夹角 θ，其大小直接影响血流速度的测定，心脏检查时，θ 应小于 20°，血管检查时，θ 应控制在 45°~60°。

多普勒显示要求尽可能地使声束平行于血流束，如果 θ 增加，测量的准确性就会显著的降低，频谱中会出现较多的低频信号。如果声束与血流的 θ 接近 90°，则多普勒信号为零，可出现正负双向的血流频谱，此系由于血流中不同的流速成分造成的。若调整角度使之尽可能平行于血流时，则会出现单向血流频谱，才能测得所需的最大的血流速度。

79 · 正常人心腔内频谱多普勒特征是什么？正常值是多少？

正常人心腔内血流频谱特征及正常值见表 1。

表 1　正常人心腔内血流频谱特征及正常值

探测部位	常用切面	取样部位	频谱形态	频移方向	频移时相	血流速度（m/s）	
						儿童	成人
二尖瓣口	心尖四腔心、二腔心及左室轴	二尖瓣下	双峰窄带	正向	舒张期	0.80~1.30 平均1.00	0.60~1.30 平均0.90

续　表

探测部位	常用切面	取样部位	频谱形态	频移方向	频移时相	血流速度（m/s）	
						儿童	成人
三尖瓣口	心尖四腔心、五腔心、胸骨旁四腔心，大动脉短轴，右心室流入道长轴	三尖瓣下	双峰窄带	正向	舒张期	0.50~0.80 平均0.60	0.30~0.70 平均0.50
主动脉瓣	心尖五腔心或左室长轴、胸骨上窝升主动脉长轴	主动脉瓣上	单峰窄带	负向	收缩期	1.20~1.80 平均1.30	0.90~1.70 平均1.35
肺动脉瓣	胸骨旁大血管短轴、右心室流出道长轴	肺动脉瓣上	单峰窄带	负向	收缩期	0.50~1.05 平均0.76	0.50~1.00 平均0.75
左心室流出道	心尖五腔心、心尖左室长轴	主动脉瓣环（AV下、LVOT内）	单峰窄带	负向	收缩期	0.70~1.20 平均1.00	0.70~1.10 平均0.90
右心室流出道	胸骨旁大血管短轴、右心室流出道长轴	肺动脉瓣环（PV下、RVOT内）	单峰窄带	负向	收缩期	0.50~1.05 平均0.76	0.60~0.90 平均0.75
下腔静脉	剑下四腔心或下腔静脉长轴、胸骨旁右心室流出道长轴	右心房下腔静脉入口处或管腔中央	双峰窄带	负向或正向	双期		0.28~0.80 平均0.51
上腔静脉	胸骨旁上腔静脉长轴、剑下心房两腔或四腔心	右心房上腔静脉入口处或管腔中央	双峰窄带	负向或正向	双期	0.28~0.80 平均0.51	
左心房	心尖四腔心、二腔心及左室轴	二尖瓣环上	双峰窄带	正向	舒张期	0.40~0.80 平均0.58	>0.50
右心房	心尖四腔心、剑下四腔心、右心室流入道长轴	三尖瓣环上	双峰窄带	正向	舒张期	0.38~0.74 平均0.47	
降主动脉	胸骨上窝主动脉弓长轴	主动脉弓与降主动脉交界处	单峰窄带	负向	收缩期	0.70~1.60 平均1.02	
肺静脉	心尖四腔心、剑下四腔心、左心室长轴、大血管短轴	左心房肺静脉入口处	双峰窄带	正向或负向	双期		0.40~0.60 平均0.51

80. 彩色多普勒的应用扩展了超声心动图在临床上的哪些应用？

彩色多普勒血流显像可直接观察整幅切面图上各处血流的分布状态，既直观又省时间。可观察血流束出现的部位、数目、形状及途径，血流束出现的时相及持续时间。彩色多普勒的临床应用如下。

（1）判断血流方向，红色表示朝向探头的正向血流，蓝色表示背离探头的负向血流。

（2）显示血流速度状态和类型（层流、湍流、涡流、旋流）。以红蓝两色明暗不同的辉度级来表示频移的大小（即速度快慢），流速越快，则色彩越鲜亮，流速越慢，则色彩越暗淡。以绿色代表紊乱血流，紊乱较轻者，绿色暗淡；紊乱较重者，绿色鲜亮。并根据电视三原色的原理，正向血流如有紊乱者，接近黄色，负向血流如有紊乱者，接近青色，由此可根据颜色的类别与辉度来确定血流方向、有无血流紊乱及其程度。

（3）可短时间内捕捉到异常血流，观察到各瓣口、房室腔、大血管及心内间隔有无异常血流。分析判断异常血流束与二维超声心动图结构异常的关系，大大提高了工作效率，提高了正确诊断率，尤其对极小的室间隔缺损及动脉导管未闭，当各房室腔无明显变化时，单纯二维超声易漏诊，还可检出多发的房、室间隔缺损。而且，彩色多普勒可观察异常血流束的形态、走行方向，测定异常血流束的面积、周径、长度、宽度及流量大小，作半定量评价。对判定各瓣口的反流有绝对优势，不仅可以定性，而且可以确定反流的范围和程度，此点优于有创伤性的心血管造影技术。

81. 风湿性二尖瓣狭窄的病理生理改变是什么？晚期超声心动图改变有哪些？

正常瓣膜质地柔软，二尖瓣口面积为 $4 \sim 6cm^2$，静息状态下，通过瓣口的血流量为 $5L/min$，当瓣口面积小于 $2.0cm^2$ 时，出现轻度的二尖瓣狭窄血流动力学改变，这时，左心房与左心室之间的压差轻度增高，以便血流由心房注入心室，临床上有症状表现。严重的机械性循环障碍，大都发生在瓣口面积 $1.0cm^2$ 以下，左心房与左心室间的压差须增加至 $20mmHg$，即在左心室舒张压正常时，左心房压须增加至 $25mmHg$，才能维持静息状态下正常的心排出量。

二尖瓣狭窄使舒张期左心室血流灌注受限，导致左心房压力升高，左心房扩张；左心房压力升高，导致肺静脉回流受阻，肺静脉压和肺毛细血管压也同时升高，肺静脉和肺毛细血管扩张及淤血，导致肺淤血，肺水肿，肺小动脉反射性痉挛，肺循环阻力升高；当肺循环血容量长期超过代偿时，肺动脉压逐渐升高，右心室负荷加重，右心肥厚，后期可导致右心室扩大，最终导致右心衰。由于二尖瓣狭窄，左心室充盈受限，故左心室一般无明显扩大，仅在合并二尖瓣关闭不全时，导致左心室容量负荷过重者，左心室才有扩大。

二尖瓣狭窄时，左心房向左心室排血受阻，引起左心房代偿性扩张，导致各种房性心律失常，特别是房颤，后者约占二尖瓣狭窄的50%，在严重二尖瓣狭窄的患者中，房颤可诱发肺水肿，左心房增大和房颤使心脏收缩功能紊乱，血流缓慢，左心房心内膜粗糙，血流淤滞，久而久之，血流沉积在左心房壁上形成血栓。血栓最常见于左心耳，血栓脱落可导致脑、肾、脾、肢体等部位栓塞。当血栓充满左心房或位于肺静脉开口附近时，引起肺静脉回流受阻，严重时，可引起肺水肿、晕厥或猝死。

晚期二尖瓣狭窄的超声心动图表现有：①二尖瓣前后叶从瓣尖至瓣体均明显增厚，反光强，粘连，纤维化，钙化，呈不规则的团块状强回声，前瓣活动明显减低，无圆顶状运动。相当于病理上的漏斗形狭窄，其瓣口面积相应明显减小。腱索粘连、缩短、增粗，乳头肌肥厚（图23）；②左心房、右心室明显扩大，主肺动脉明显增宽，肺动脉高压形成，肺静脉在左心房入口处明显扩张；③频谱图形呈宽带型，即频谱幅度明显增高，宽度明显增大，内部充填，E峰与A峰相连；④彩色多普勒见舒张期通过二尖瓣口的血流束明显变窄，显示五彩镶嵌的射流。左心房侧出现血流会聚图即彩色由红色转换为蓝色。

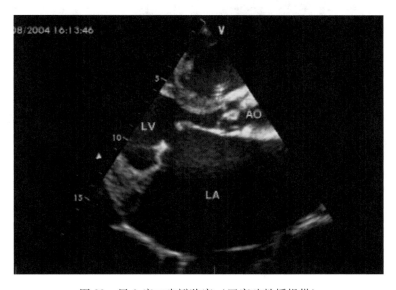

图23 风心病二尖瓣狭窄（田家玮教授提供）

二尖瓣狭窄的并发症的超声所见：①心房颤动：M型E-E间距频发不等，A峰消失（图24）；②左房血栓：在二维超声表现为轮廓清晰的回声团，形状不规则，边界不规整，基底部较宽与左心房或左心耳壁紧密相连，一般无活动性，随房壁而动，少数也可有活动性，血栓内回声强度可不均匀，若有钙化，可有强回声存在。

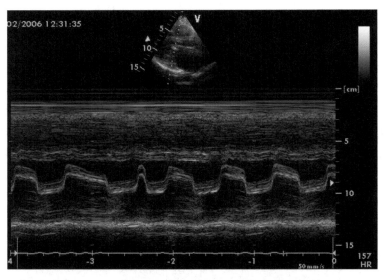

图 24　M 型二尖瓣呈城墙样改变（田家玮教授提供）

82 · 定量评价二尖瓣狭窄程度的方法和根据是什么？

目前有五种方法：

（1）根据瓣口面积的大小判断：瓣口越小，病情越重，正常人为 $4.0 \sim 6.0 cm^2$（表 2）。

表 2　二尖瓣狭窄程度与面积的关系

狭窄程度	瓣口面积（cm^2）
最轻度	≥2.5
轻度	2.0~2.4
轻至中度	1.5~1.9
中度	1.0~1.4
重度	0.5~0.9
最重度	<0.5

（2）根据二尖瓣血流频谱的压力减半时间（pressure half time，PHT）判断：PHT 越长，狭窄程度越重，正常人<60ms（表 3）。

表 3　压力减半时间与狭窄程度的关系

狭窄程度	PTH（ms）
轻度	100
中度	200
重度	>300

（3）根据 M 型二尖瓣 EF 斜率判断：EF 斜率越慢，狭窄程度越重，正常人 70～160mm/s（表 4）。

表 4　M 型 EF 斜率与狭窄程度的关系

狭窄程度	EF 斜率（mm/s）
轻度	35～55
中度	10～35
重度	<10

（4）根据二尖瓣口跨瓣压差（ΔP）判断：测值越大，狭窄程度越重，正常人：ΔP = 1mmHg（表 5）。

表 5　二尖瓣口跨瓣压差与狭窄程度的关系

狭窄程度	ΔP（mmHg）
轻度	5～10
中度	10～20
重度	>20

（5）根据 A/E 峰比值判断：比值越大，狭窄程度越重。仅供参考（表 6）。

表 6　二尖瓣频峰 A/E 比值与狭窄程度的关系

狭窄程度	A/E 峰比值
轻度	>0.70
中度	1.0
重度	>1.0

值得说明的是，A 峰受心率及心律的影响，心率太快（100 次/分以上），A 峰不显示。房颤时，A 峰消失。代偿功能失调时，A/E 峰比值与瓣口狭窄程度也不呈线性关系。

83 · 二尖瓣关闭不全的病因有哪些？其形态改变有哪些？

二尖瓣结构由瓣环、瓣叶、腱索及乳头肌组成，这些结构的任何异常均可导致二尖瓣关闭不全。

（1）瓣叶异常：①慢性风湿性心脏病、单纯二尖瓣关闭不全患者，男性多于女性（约为 3:2），半数患者常合并二尖瓣狭窄。风湿性心内膜炎引起瓣膜组织产生的瘢痕和挛缩，致使二尖瓣关闭不全。主要的病理改变为瓣叶增厚，纤维化，钙化，缩短，瓣叶及交界部粘连、融合；②系统性红斑狼疮可损害二尖瓣叶；③心脏穿透性或非穿透性创伤；④感染性心内膜炎愈合期二尖瓣叶回缩；⑤心肌疾病所致的瓣叶穿孔、撕裂、脱垂或空间位置异常与比例失调等，均可引起二尖瓣关闭不全。

（2）瓣环异常：①扩张：正常人二尖瓣环男性为 102mm，女性为 90mm，收缩期左心室收缩引起瓣环回缩，这一回缩对二尖瓣关闭有重要意义。心肌病，特别是扩张型心肌病导致瓣环扩张，引起二尖瓣关闭不全，但继发于瓣环扩张的二尖瓣关闭不全的形态学改变，较原发于瓣膜损害者程度轻；②钙化：是发生在老年人的一种退行性病变，50 岁以上开始出现，女性多于男性，比例为 2:1，青年人亦可发病。二尖瓣环钙化与钙代谢异常有关，亦可能与瓣环组织异常，如马方综合征、风心病等有关。由于钙盐沉积在二尖瓣环及后瓣与相邻的左心室后壁之间，形成无定形的块状沉着及部分钙化，并可有非特异性炎症浸润，导致瓣环僵硬、缩小。若瓣叶基底部钙化，则使瓣叶活动受限，腱索受牵拉，收缩期瓣环不能缩小，产生二尖瓣关闭不全。

（3）腱索异常：腱索断裂是急性重症二尖瓣关闭不全最常见的原因。自发性断裂常为先天性异常及 50 岁以上老年人，以后瓣多见。继发性断裂可见于外伤、感染性心内膜炎、风湿热、心肌梗死及黏液瘤等，前、后瓣均可见。在许多病例中，只是机械性的劳损，而不存在上述引起腱索断裂的原因。特发性断裂通常存在乳头肌的病理性纤维化。腱索断裂也可由于左心室急性扩张引起。无论何种原因，根据腱索断裂的数目及断裂发生的次数，二尖瓣关闭不全可分为轻、中或重度，急性、亚急性或慢性。

（4）乳头肌异常：左心室乳头肌病变通常引起二尖瓣关闭不全，主要原因为冠心病、乳头肌功能不全，亦可由于严重贫血、休克导致乳头肌缺血、坏死等使收缩功能发生障碍，使腱索失去牵拉作用，导致二尖瓣关闭不全。其他原因可有先天性单乳头肌等罕见的先天性疾病。

（5）二尖瓣脱垂：二尖瓣脱垂是指收缩中、晚期或全收缩期二尖瓣某一个或两个瓣叶向左心房膨出的综合征。原发性瓣叶脱垂主要是由于二尖瓣黏液样变性，如马方综合征是家族性二尖瓣脱垂，均由于二尖瓣瓣叶过长、瓣叶面积过大，收缩期在左心室压力作用下，瓣叶膨胀、肥厚，过大的瓣叶折叠并向左心房脱入（图 25、图 26）。只要使二尖瓣叶、瓣环、腱索、乳头肌及心室壁任何部位发生异常或心室大小、功能及几何形状发生改变均可导致瓣叶脱垂，如冠心病、肥厚型心肌病、大量心包积液、风湿性心脏病及结缔组织病等。

有 30% 不明原因，健康成人中约 10% 发生脱垂，女性多于男性。

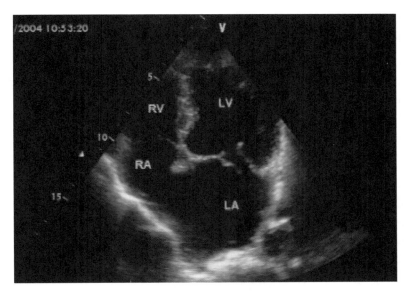

图 25　二尖瓣前叶脱垂（田家玮教授提供）

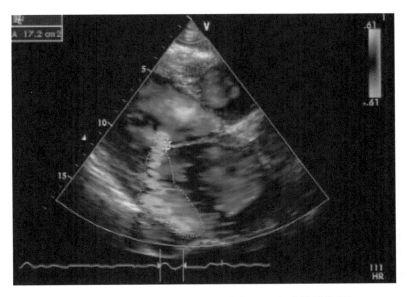

图 26　二尖瓣反流沿左心房后壁走行（田家玮教授提供）

84 · 为什么说彩色多普勒能半定量或定量评价二尖瓣反流程度?

定量评价二尖瓣反流对临床具有重要价值。彩色多普勒血流显像能直接显示二尖瓣血流束的轮廓和面积,已被用来半定量和定量评价二尖瓣反流。早在 1986 年 Miyatake 等人提出了简易的应用彩色多普勒半定量评价二尖瓣反流的方法。根据二尖瓣反流束的面积大小将二尖瓣反流分为 4 级:轻度反流,二尖瓣反流束彩色面积$<1.5cm^2$;中度反流,$1.5 \sim 3.0cm^2$;中-重度反流,$3.0 \sim 4.5cm^2$;重度反流,大于 $4.5cm^2$。但该方法没有考虑左心房面积因素的影响。

1987 年 Helmcke 等人分别采用胸骨旁左室长轴切面、短轴切面、心尖四腔或两腔心切面测量二尖瓣反流彩色面积,并计算反流束面积占该切面左心房面积的百分数值,用来半定量评价二尖瓣反流程度。当彩色反流束面积占左心房面积 20% 以下时,为轻度反流;20%~40% 为中度反流;大于 40% 为重度反流。其结果与造影检查相关良好。但当左心房面积增大时,该方法的应用受到一定限制。

1989 年 Spain 等人建议应用另一种测量二尖瓣反流束面积的方法。当反流束面积 $<4.0cm^2$ 时,为轻度反流;$4.0cm^2 <$ 反流束面积 $< 8.0cm^2$,为中度反流;反流束面积 $> 8.0cm^2$ 时为重度反流。该方法测量结果大于 $8.0cm^2$ 对重度二尖瓣反流的诊断敏感性为 82%,特异性为 94%~100%;小于 $4.0cm^2$ 对于轻度二尖瓣反流的敏感性为 85%~100%,特异性为 60%~74%。同时用反流束面积与左心房面积比值大于 40% 诊断重度二尖瓣反流的敏感性为 73%,特异性为 92%;比值小于 20% 对轻度二尖瓣反流的敏感性为 65%,特异性为 93%。

20 世纪 90 年代以来多用血流会聚方法定量评价二尖瓣反流。它的基本原理为当血流通过一个较小孔时,会聚加快,距孔中心相等点的速度相同,这些等速的点组成一个半球面。当会聚的速度超过 Niquist 极限时,发生色彩反转,形成混叠界面(或称为红/蓝界面)。该界面距孔中心处的距离为会聚半径(r)。这样通过公式可计算出瞬时反流率(F,ml/s):

$$F = 2\pi r^2 \times Va$$

式中 r 为会聚半径(cm),Va 为混叠截面速度,其速度一般设置在 34~69cm/s 之间,平均为(52.6 ± 5.6)cm/s,或反流峰速度在(11.5 ± 2.2)cm/s。继而,每搏反流率(RSV,ml)可通过公式计算出来:

$$RSV = 2\pi r^2 \ Va \times VTIcw/Vp$$

式中 VTIcw 为连续波采样的反流频谱时间速度积分(cm·s),Vp 为反流峰速度(cm/s)。应用该公式时,需在一定范围内调整 Nyquist 极限,如调整到高值,则会聚半径减小;如调整到低值,则会聚半径增大。调整到会聚界面清晰,半径较大时为宜。

85 · 超声如何评价主动脉瓣狭窄程度?

(1)根据瓣口面积、瓣叶开放直径、跨瓣压差(△P)、血流峰值速度判断:主动脉瓣狭窄(AS)程度,两种以上数据综合判断可靠性较大(表 7)。

表7 主动脉瓣狭窄严重程度的超声心动图评估

狭窄程度	瓣口面积（cm²）	瓣叶开放直径（mm）	跨瓣压差（mmHg）	血流峰值速度（m/s）
轻度	1.0~1.5	14.9（9~20）	5~30	2.0
中度	0.75~1.0	9.9（4~15）	30~60	3.0
重度	<0.75	4.5（0~11）	>60	>4.0

（2）根据狭窄血流频谱延续区域判断：轻度时湍流局限于升主动脉近端；中度时湍流局限于主动脉弓；重度时湍流可达降主动脉。

（3）根据频谱血流速度特征判断：轻度时峰值速度出现早，到收缩后期又变为低速，频谱图形的顶峰呈斜坡状；重度时峰值速度出现晚，但血流的高速度持续到收缩末期，频谱图形的顶峰圆钝。

（4）轻度 AS 者左室壁厚度变化不明显；中度 AS 以上者室间隔及左室后壁会出现不同程度的肥厚，狭窄越重，肥厚越明显。

《《86 · 超声如何评价主动脉瓣反流程度？

（1）根据以下三种方法综合判定反流程度：①根据彩色多普勒反流长度（ARL）；②反流起始宽度与左心室流出道宽度比值（JH/LVOH）；③反流束面积与左心室流出道面积比值（JSAA/LVOA）（表8）。

表8 彩色多普勒评估主动脉瓣反流程度

反流程度	ARL	JH/LVOH（%）	JSAA/LVOA（%）
轻度（Ⅰ度）	主动脉瓣下至二尖瓣尖	1~24	<4
中度（Ⅱ度）	达乳头肌水平	25~44	4~24
重度（Ⅲ度）	达心尖部	47~64	25~59
极重度（Ⅳ度）	充满左室	≥65	≥60

（2）根据左心室流出道反流指数（LVOTRI）判断：在胸骨旁左心室长轴测量左心室流出道的反流血流分布范围，即长（L）及高（H）的范围，在左心室二尖瓣口短轴切面测量反流血流在左心室流出道分布的宽度（W），公式：$LVOTRI = L \times H \times W$。轻度为 4.60±2.66；中度为 11.69±3.29；重度为 32.35±21.08。

（3）根据瓣口反流指数（VRI）判断：VRI=反流主动脉瓣面积（RAVA）/主动脉瓣口面积（AVOA）。轻度为 0.20±0.13，中度为 0.16±0.06，重度为 0.32±0.07。RAVA 除以体表面积（BSA，m²），即 RAVA/BSA 也与反流程度有关。轻度为（0.37±0.25）cm²/m²；中度为（1.18±0.42）cm²/m²；重度为（2.38±0.79）cm²/m²。

《87 - 超声如何评价联合瓣膜病？

联合瓣膜病是指同时累及两个或两个以上瓣膜的疾病，也称多瓣膜病。最常见的病因为慢性风湿性心瓣膜病，由于多个瓣膜病变共存，并不表现为单一瓣膜病变的简单相加，而是相互影响，相互制约，所以对联合瓣膜病的超声诊断就是把各种瓣膜病变的超声所见综合分析判断。当一个病变瓣膜发生血流动力学改变时，影响第二个病变瓣膜的血流动力学。常见的联合瓣膜病的组合如下。

（1）二尖瓣狭窄（MS）合并主动脉瓣反流（AR）：这是一组最常见的联合瓣膜病，当MS 较严重时，左心室灌注减少，心搏量减低，可使 AR 量减少，多普勒超声心动图容易低估 AR 程度，这时如治疗仅解除 MS，使左心室充盈得以恢复，左室射血增加，则 AR 量将反而增加。因此，对这一类患者进行多普勒定量诊断时，要考虑这一因素。

（2）主动脉瓣狭窄（AS）合并二尖瓣反流（MR）：由于左心房压力较低，当 AS 时，如合并二尖瓣关闭不全，AS 使左心室压力增高，血液将由高压的左心室射入左心房，MR量增多。而由于血液大量返回左心房，使主动脉血流量减少，主动脉瓣跨瓣压差降低，可能低估 AS 程度，有时甚至掩盖 AS。这时结合二维超声心动图有助于估计主动脉瓣病变程度。

（3）二尖瓣狭窄（MS）合并 AS：MS 导致的左心室搏血量减低可使主动脉瓣跨瓣压差减小，从而低估 AS 程度。如治疗仅解除 MS，而对 AS 不做处理，治疗后将因 AS 导致左心室收缩期负荷增加，造成急性肺水肿。

当联合瓣膜病以一种或两种病变为主，第三种病变较轻时，应注意全面检查，以防遗漏。对瓣口狭窄的喷射性湍流及瓣口关闭不全的反流，彩色多普勒频谱有很高的特异性，应强调其诊断价值。在风心病患者的超声检查时，如二维超声或 M 型超声发现瓣膜回声、房室结构有异常的特征或无明显的异常表现，都应用彩色多普勒在各个瓣口做常规检查。即使无器质性的瓣膜病变，但由于房室扩张，也可能存在相对性反流，需全面检查。

（4）三尖瓣狭窄（TS）合并 MS：TS 常与 MS 同时存在，此时 TS 对肺是一种保护，TS使右心排出量减低，肺循环血量减少，可减轻 MS 所致的肺淤血和肺高压，但二者并存时，临床上常因只注意 MS 而将 TS 忽略。

《88 - 什么是人工瓣膜？其种类及主要类型有哪些？理想的人工瓣膜应具有的特征是什么？

用于替代严重受损瓣膜的人工制造的具有瓣膜功能的器具称为人工瓣膜（prosthesis）。目前人工瓣膜已广泛应用于临床，成为治疗重症瓣膜疾病的主要手段。人工瓣膜有两大类，即机械瓣膜和生物瓣膜。机械瓣膜主要由特制的金属构成，临床应用较多的有三种类型：第一种是球瓣（ball-cage valve），瓣叶是金属球，其外有金属罩，多为三个金属柱，其中Starr-Edwards 球瓣最常见，另外还有 Smeloff-Cutter 球瓣。球瓣属于早期应用的机械瓣膜，现在只有少数患者有此类瓣膜；第二种是斜碟瓣（tilting disk valve），由单一的金属瓣（呈碟状）和金属支架组成，包括 Bjork-Shiley 瓣、Medtronic-Hall 瓣、Omniscience 瓣及 Sorin

Monocast 瓣等。斜碟瓣国内目前应用较多；第三种是两叶瓣（bileaflet valve），瓣叶由对称的两个半圆形金属盘组成，包括 St. Jude 瓣、CarboMedics 瓣和 SorinBi Carbon 瓣。两叶瓣是目前临床应用较广泛的机械人工瓣膜。

一般来说，机械瓣膜的优点是寿命长、型号多，特别是 St. Jude 瓣适用于主动脉根部内径较小或左心室腔较小的患者。它的缺点是血栓形成和栓塞的发病率较高，可引起溶血，抗凝后引起出血及瓣周裂。因此，选择机械瓣膜的多为年轻患者，无出血性病变，易于抗凝和随访观察。与此相比，生物瓣膜的优点是与机械瓣膜相比有较低的溶血和瓣周裂的发生率。它主要的缺点是瓣膜易老化，寿命相对短，不适合年轻患者。另外，小型号的生物瓣膜易发生梗阻现象。

与正常自然瓣膜相比，所有的人工瓣膜在血流动力学方面都是异常的。理想的人工瓣膜具有以下 6 个特征：①具有良好的血流动力学，开放充分，无梗阻；②不形成血栓；③不磨损，不变形；④不引起明显的血液成分改变；⑤易于植入；⑥对患者不产生精神和生理上的影响。

到目前为止，虽然已应用的人工瓣膜种类已有数十种之多，但所有的人工瓣膜或多或少地未能满足上述条件。其中一些在经过一段临床应用后，由于效果不理想已逐渐被淘汰。新的理想的人工瓣膜正在研制之中。

((89 · 应用超声心动图如何评价人工瓣膜功能？

由于人工瓣膜的种类不同，型号各异，可安置在心脏的不同瓣位，不同类型的机械瓣膜有其固有的血流动力学特征，因而在评价人工瓣膜时应先了解患者所安置的人工瓣膜的种类、型号及安置位置。这样就能有针对性地评价人工瓣膜的功能。如果患者对自己的人工瓣膜情况不了解，则应根据超声心动图的特征确定人工瓣膜的情况，比如是机械瓣膜，还是生物瓣膜；是斜碟瓣，还是两叶瓣。一般情况下系统的评价应包括切面、M 型、多普勒超声心动图和彩色血流显像。有条件时还应选用经食管超声心动图。一般来说，超声评价人工瓣膜功能主要内容包括：①人工瓣膜结构；②人工瓣膜血流动力学；③人工瓣膜异常。

（1）人工瓣膜结构：切面超声心动图是评价人工瓣膜结构的主要方法。具体测量项目主要有：①判定人工瓣膜位置是二尖瓣位，还是主动脉瓣位或两个瓣位；种类是机械瓣膜还是生物瓣膜；②判定人工瓣膜的大小，测量最大瓣膜的内径和外径；③判定人工瓣膜的形态及结构。机械瓣膜形态结构差异较大。球瓣回声呈强回声，随心动周期沿血流方向移动。斜碟瓣瓣叶为单一的金属盘，当声束通过时表现为一强回声线，开放时与瓣环成角 $60° \sim 70°$。两叶瓣瓣叶由两个对称的半圆形金属盘构成。开放时与瓣环成平行的两条强回声线，构成三个通道；④机械瓣膜瓣环及瓣叶回声均为强回声，易识别，其表面光滑，无附加回声，但在其后方可见到金属回声造成的声影。生物瓣膜形态及结构与自然瓣相近。M 型超声能探测到瓣叶的活动曲线，斜碟瓣为单强回声线，两叶瓣为双强回声线。

（2）人工瓣膜血流动力学：主要应用多普勒超声心动图，包括频谱多普勒和彩色多普勒血流显像。频谱多普勒检查的内容包括：①跨瓣峰值血流速度；②平均血流速度；③峰值压差；④平均压差；⑤瓣或瓣周反流。彩色多普勒血流显像直观显示人工瓣膜的开放血流和瓣或瓣周反流。机械瓣膜中球瓣开放血流弥散；斜碟瓣可显示大口和小口两束血流；两叶瓣显示平行的三束血流。由于人工瓣膜的自身特点，跨瓣血流速度均高于自体瓣膜，因而血流束呈多色相间特点。

（3）人工瓣膜异常

1）机械瓣膜：①血栓形成或赘生物附着：附加回声可能在瓣叶、瓣环或瓣架表面，若严重时可阻塞瓣口，影响瓣膜功能；②瓣环撕裂：在瓣环周围有明显的间隙，常造成瓣体的摆动和严重的瓣周反流；③瓣叶开放不充分或开放过度：由于机械障碍或血栓形成可造成瓣叶的活动受限或过度活动。

2）生物瓣膜：①瓣叶粘连，开放不充分；②瓣环撕裂或变形；③瓣叶撕裂，连枷现象；④瓣叶钙化，纤维化；⑤血栓形成或赘生物附着。

90 · 为什么人工瓣膜置换术后的第一次超声检查尤为重要？

在工作中我们常会遇到这样一个现象，患者在行瓣膜置换术后来复查，让医生来评价换的瓣膜怎么样。每个医生都会按常规检查切面超声、频谱多普勒和彩色血流显像及心功能等内容。检查结束后，患者又会询问他的瓣膜与以前比较有什么变化。如果有术前的超声检查结果，只需对比一下各项指标和参数，就会给患者一个满意的答复。

评价人工瓣膜相对来说是比较困难的。来诊患者可能对置换在体内的瓣膜情况一无所知，你必须自己检查并证实人工瓣膜的种类和型号。如果细心的患者对自己的人工瓣膜有所了解，你会节省时间。由于机械人工瓣膜的形态、结构、大小及血流动力学差异较大，应有针对性地检测和评价。比如斜碟瓣的瓣叶开放成角 60°~70°，两个瓣开放时瓣叶平行。同时应注意瓣叶的开放方向，因为每个患者的瓣叶开放朝向可能不同，例如单叶瓣的大口可能朝向左心室流出道，也可能朝向左心室后壁，二叶瓣开放时瓣叶可能朝向声束或背离声束运动，也可能其运动方向与声束方向成 90°。

另外人工瓣膜的血流动力学也随着人工瓣膜的类型、大小不同而有较大差异。同时，心率、血压等全身条件也可能引起人工瓣膜的血流动力学改变。

因此，人工瓣膜的超声评价受个体差异的影响极大，术后人工瓣膜第一次系统的超声心动图评价是十分重要的，它是随访换瓣患者的基础。许多人工瓣膜的功能是否异常只有在对比基础的超声心动图之后才能得到正确判断。

91 · 在 MVA＝220/PHT 式中，PHT 代表什么？其如何测量？

在对二尖瓣狭窄的患者进行超声心动图检查时，当伴有二尖瓣反流时，我们通常采用经验公式 MVA＝220/PHT，计算狭窄的二尖瓣瓣口面积，式中 PHT 代表压差减半时间，即舒张早期左心房与左心室之间的最大压差值下降到一半时所需要的时间。其与二尖瓣狭窄的程度成反比，也说明当压差减半时间（PHT）大于 220ms 时，二尖瓣瓣口面积（MVA）通常小于 1cm^2。

（1）PHT 的测量

1）压差计算法：即测量舒张早期最大瞬时压差点 E 峰与这一压差下降 1/2 时的压差点

0.7E 峰（按伯努利方程推算得知）之间的时间。

2）斜率测量法：从二尖瓣舒张期血流频谱图中测量出 E 波的高度、每秒所占的长度及 E 波的斜率即可。

$$PHT = 300×H×tan\alpha×L$$

式中 H 代表频谱 VE 点的高度，L 代表频谱横坐标中 1 秒钟所占的长度，α 代表 E 波下降的斜率。

（2）PHT 正常值<90ms。

（3）PHT 的局限性

1）由于二尖瓣瓣口面积与 PHT 呈反比关系，所以二者之间是曲线相关。这说明同样的 PHT 测量误差，在瓣口狭窄程度较轻时所造成的瓣口面积测量误差较大，即狭窄程度越重，准确性越高；狭窄程度越轻，准确性越低。

2）重复性差：由于是人工测量，尤其是 α 角的测量出入大。

3）该公式 MVA＝220/PHT 中，220 是经验常数，并不是一个固定的值。

总而言之，通过测量 PHT，计算狭窄的二尖瓣瓣口面积，准确程度较高，特别是它不受二尖瓣反流及运动试验的影响而被广泛使用。

92 · 扩张型心肌病的二维和 M 型的超声特征是什么？

扩张型心肌病（dilated cardiomyopathy）是一种原因未明的心脏疾病，病变的主要特点为心肌广泛性变性、坏死，心肌收缩力减弱，心腔扩大呈普大型，主要累及左心室，部分病例右心室或左、右心室同时受累，心腔内可有附壁血栓形成。房室环可有继发性扩大，伴房室瓣关闭不全。由于心脏排血量减低，心腔残余血量增加，舒张末期压力升高，长期肺淤血导致肺循环阻力增加，继而引起肺动脉高压，最终产生顽固性心力衰竭。

二维及 M 型超声特征如下：

（1）心腔扩张是诊断本病的必要条件。全心腔均有不同程度扩张，尤以左心室为明显，内径多在 60~80mm，甚至 80mm 以上。由于左心室明显扩张，室间隔的位置向前膨出。左心室后壁则向后膨出，整个心室近似球形。可选用左心室长轴、短轴及四腔心切面观察。左心房扩张一般也较明显，其原因除了心肌本身因素外，也与左心室舒张压增高及二尖瓣反流有关。由于右心房、右心室心肌本身受累并不严重，又受到左心系统的压迫，故增大不甚明显，或虽内径明显增加，但与左心室的比例仍然较小。

除了主要累及左心室的扩张型心肌病外，尚有一种主要累及右心室的心肌病。主要表现为右心室容量负荷过重，即右心室内径明显增加，室壁运动幅度略强，而左心室扩张不明显，这种疾病一般称为 Uhl 病。

（2）由于左心室后壁向后扩张，使二尖瓣及其附属装置后移，故 M 型上显示二尖瓣前叶 E 峰至室间隔垂直距离增大，左心室流出道增宽，二尖瓣 E 峰和 A 峰变窄，EC 幅度、EF 斜率减慢，CD 段平坦，二尖瓣曲线呈"钻石样"低矮的菱形曲线。由于左心室扩张，乳头肌位置向上向后移位，舒张期二尖瓣开放不充分，处于半开半闭的位置。由于心搏量减少，经过各瓣口的血流量亦减少，二尖瓣活动幅度减低，但二尖瓣本身无病变，前后叶仍呈反向运动，与扩大的室腔形成"大心腔、小瓣口"样改变（图27）。

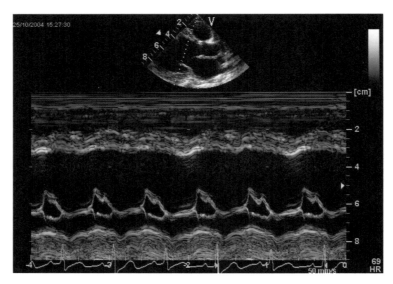

图 27   扩张型心肌病（田家玮教授提供）

（3）室间隔与左心室后壁厚度正常、变薄或略增厚。

（4）左心室收缩功能降低，表现为室间隔、左心室壁向心收缩弥漫性减弱，收缩幅度低平，收缩期增厚百分比下降，M 型超声显示室壁运动搏幅多小于 5mm。左心室射血分数及内径缩短分数均降低，射血前期与射血时间的比例延长。近来有报道说，扩张型心肌病若合并严重的二尖瓣反流也可能引起室间隔运动幅度增加。少数病例如有局限瘢痕形成，表现为局限性室壁运动减低。

（5）主动脉内径正常或偏细，主动脉壁运动幅度减低，由于左心室收缩功能下降，心排血量减少，主动脉瓣收缩期开放幅度减小。

（6）由于心腔扩大，房室瓣环扩张，导致相对性瓣口反流，反流程度一般为轻、中度，以二、三尖瓣口为著，主动脉瓣口少见，且与心腔扩张程度有关。

（7）合并症：①左心室附壁血栓形成：多数发生在心尖部，形状不规则，边界较清晰，回声不等，基底部较宽，可随心搏有较轻的自主运动；②少量心包积液：由于心衰所致。

需另外指出的是，局限性心肌病表现为局部室壁运动减弱，内膜及心肌回声正常，心腔扩大不显著，运动时相无错位。

93 · 扩张型心肌病各瓣口的多普勒异常表现是什么？

（1）频谱多普勒超声表现

1）各瓣口血流速度减低：由于心腔扩大，心肌收缩力减弱，各腔室间压差减低，而 $\Delta P = 4V^2$，因此通过瓣口的血流速度减低，心房、心室内的血流速度亦减低，脉冲多普勒可探及一个低速的过瓣血流。主动脉瓣频谱的加速支上升缓慢，流速积分也减低，血流速度减低较明显，一般在 1.0m/s 以下；而肺动脉压力升高，肺动脉血流频谱的加速支上升加快，峰值前移，形成"匕首状"，血流加速时间（AT）及射血时间（ET）缩短，射血前期 PEP 延长，AT/ET 比值缩短，PEP/ET 比值增大；二尖瓣频谱可呈单峰，是由于左心室充盈时间延迟，心室充盈时间缩短，左心室舒张末压增高。

2）二尖瓣血流频谱 A 峰>E 峰：由于心肌变性、坏死、纤维化使心室舒张功能受限，顺应性减低，舒张早期血流速度减低，心房收缩期血流速度加快，A/E>1。在病变晚期，由于二尖瓣反流及左心室舒张末压升高等因素的影响，心房收缩期血流速度亦明显减低，这时 E 峰又可能大于 A 峰，出现假性正常。

3）各瓣口探及反流频谱：由于心腔扩大，瓣环扩张，各瓣膜多有相对关闭不全，在房室瓣口及心房内可探及收缩期反流频谱，部分病例于半月瓣口及流出道内可探及舒张期反流频谱。由于反流的速度多超过脉冲多普勒的尼奎斯特极限，需用连续多普勒方能记录完整的反流频谱。

（2）彩色多普勒血流显像

1）各心腔内血流显色暗淡或不显色，血流显色仅出现在房室瓣口和心室流出道内。由于流速低，过瓣血流色彩单一，暗淡，分布范围较小。

2）各瓣口出现相对性的轻、中度反流，于左心房、右心房内及左、右心室流出道内可见蓝色或红色为主的反流束，反流束较细窄，反流方向多指向腔室的中央。以二尖瓣、三尖瓣口为著，主动脉瓣口少见。

94 · 肥厚型心肌病超声诊断要点是什么？

肥厚型心肌病（hypertrophic cardiomyopathy），根据左心室流出道有无阻塞分为梗阻性、非梗阻性和隐匿性心肌病。梗阻性肥厚型心肌病由于二尖瓣或腱索延长及虹吸作用向前移动，导致左心室流出道狭窄或梗阻；隐匿性肥厚型心肌病一般情况下无左心室流出道受阻，仅在药物或其他因素影响下才出现阻塞现象；非梗阻性肥厚型心肌病除室壁增厚外，无左心室流出道梗阻。

超声诊断要点如下。

（1）二维和 M 型超声心动图

1）肥厚型心肌病按肥厚的部位可分为：①室间隔中上部肥厚型：此型最多见，为非对称性肥厚，表现为室间隔基部肥厚，突入左心室流出道，致其狭窄、梗阻（图 28）；②心尖肥厚型：表现为室间隔下 1/3 明显肥厚，多伴有心尖部左心室后壁增厚，心尖部心腔狭小，呈铲形，严重者心尖部闭塞；③前侧壁肥厚型：室间隔增厚不明显，左心室前壁及外侧壁连接处增厚；④左心室后壁肥厚型：左心室后壁明显增厚，可同时有室间隔低位肥厚；⑤均匀肥厚型：室间隔及左心室后壁均增厚；⑥右心室流出道狭窄型：表现为室间隔前上部肥厚，肥厚的心肌突向右心室流出道，导致其狭窄，左心室无明显变形，此型少见。后 5 型均无左心室流出道梗阻。

正常情况下，室间隔厚度与左心室后壁厚度之比约为 0.95，肥厚型心肌病的室间隔呈

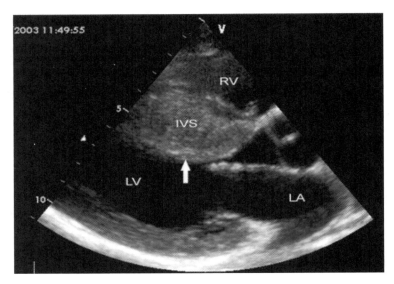

图 28   肥厚型梗阻性心肌病（田家玮教授提供）

瘤样或纺锤样增厚，一般在 19～30mm，甚至更厚，室间隔厚度与左心室后壁厚度之比大于 1.3，一般在 1.5 以上，而继发性左心室肥厚，其比值在 0.98 左右。

2）肥厚的心肌呈毛玻璃样或粗糙斑点状强回声，这可能与心肌内异常荧光物质沉积有关，失去正常纤细而平行排列的心肌纹理特征。

3）M 型超声见二尖瓣收缩期前向运动，呈 SAM 征，表现为二尖瓣曲线 CD 段向室间隔呈弓背样隆起的驼峰样改变波形，与室间隔完全接触者为完全梗阻，未完全接触者为不全梗阻，此为梗阻性肥厚型心肌病特征性表现。

4）主动脉瓣收缩中期提前关闭现象：在有流出道梗阻的患者中，由于流出道压差的存在，血流在左心室流出道受阻，收缩早期主动脉瓣开放正常，收缩中期提前关闭，收缩晚期再次开放，收缩末期再次关闭，使右冠瓣活动曲线呈"M"形，无冠瓣则呈"W"形。

5）左心室流出道狭窄：正常左心室流出道内径为 26～40mm，梗阻性肥厚型心肌病左心室流出道内径多小于 20mm，非梗阻性肥厚型心肌病左心室流出道内径多在 20～25mm。

梗阻性肥厚型心肌病时，左心室流出道可在 C 点测内径 1，SAM 最高点测内径 2，左心室流出道内径 =（内径 1+内径 2）/2。

6）左心房不同程度增大：由于心室硬度增加，左心室顺应性减低，左心房灌注阻力增强，导致左心房内径增大。肥厚的心肌多向心室内突入，导致心室腔变小，形态异常，失代偿期左心室则扩大。

7）由于心肌细胞排列紊乱，肥厚的心肌收缩运动减弱，M 型超声显示肥厚的室壁运动搏幅减低，室壁增厚率减低，而正常心肌运动幅度正常或代偿性增强，致使总体收缩功能增强，射血分数、左心室内径缩短分数增加。由于舒张功能减退，表现为左心室舒张期顺应性下降，左心室充盈受限，M 型超声见二尖瓣曲线 EF 斜率减慢，E 峰常与室间隔相撞。

（2）频谱多普勒超声心动图

1）左心室流出道流速加快，左心室流出道内可记录到收缩期负向的射流信号，梗阻性肥厚型心肌病为高速充填状射流频谱，左心室流出道狭窄越重，流速越快，频谱形态呈逐渐上升型，收缩晚期血流速度达到最高，呈"匕首"样。根据伯努利方程计算，若左心室与流出道之间压差>30mmHg 时，提示有左心室流出道梗阻（图 29）。

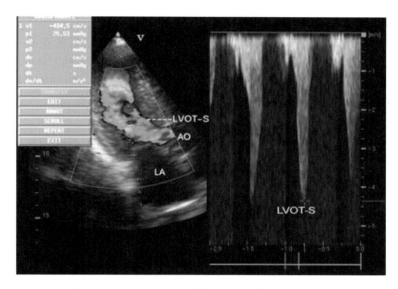

图 29　DCM 左心室流出道梗阻（田家玮教授提供）

2）二尖瓣舒张期血流频谱 A 峰可大于 E 峰，E 峰流速积分和充盈分数减低，左心室顺应性减低。

3）主动脉瓣口血流频谱呈双峰波形，主动脉瓣口血流速度正常或轻度升高；流速在收缩早期迅速上升后又迅速下降，至收缩中期再次缓慢上升，再缓慢下降，第二峰明显小于第一峰。

4）在左心房内可探及二尖瓣反流的频谱，由于二尖瓣前叶前移及心肌肥厚引起乳头肌位置改变，导致二尖瓣反流。

（3）彩色多普勒血流显像：正常左心室流出道内血流为纯红色或纯蓝色血流束，左心室流出道梗阻时，左心室流出道血流流速加快，出现混叠，流出道血流呈五色花彩状。依肥厚的部位不同，彩色血流束的起源也不同，并沿左心室流出道向主动脉瓣口及瓣上延伸，在升主动脉内射流信号明显减弱。狭窄越重，色彩混叠越严重，彩色血流最窄的部位即为梗阻部位。合并二尖瓣反流时，左心房内出现以蓝色为主的多色镶嵌反流束，反流方向多指向左心房后壁。

95. 为什么说 M 型 SAM 征阳性不是肥厚型心肌病（梗阻性）所特有？

SAM 现象产生的机制可能是：①左心室流出道狭窄，血流速度加快，流出道相对负压，吸引二尖瓣前叶及腱索前向运动，即 Venturi 效应；②由于肥厚的室间隔收缩运动减弱，左心室后壁代偿性运动增强，后基部的有力收缩迫使二尖瓣前叶进入血液几乎排空的左心室流出道；③由于乳头肌排列紊乱，当心脏收缩时，肥厚的室间隔挤压绷紧的腱索，使腱索后移，而二尖瓣前叶上翘前移。

SAM 现象不仅为肥厚型心肌病提供了一条重要的诊断依据，也为左心室流出道梗阻的机制提供了一种解释方法，在非梗阻性心肌病，不存在或仅有轻微的 SAM。而梗阻性心肌病，其 SAM 贴靠室间隔。二尖瓣前叶与室间隔接触的时间越长，流出道梗阻就越严重。

除了二尖瓣前叶外，二尖瓣后叶、腱索都可发生收缩期向前移位。二尖瓣的 SAM 往往可引起左心室流出道梗阻，而腱索的 SAM 则不引起梗阻。

SAM 虽然与梗阻有关，但在某些病例二尖瓣前叶与室间隔接触时间较长，仍无血流动力学的梗阻。其原因可能是瓣叶与室间隔的不完全性接触所致，同时无 SAM 现象也不能排除流出道梗阻，由于超声束仅能显示左心室流出道的一部分，某一区域的室间隔与二尖瓣的不均匀性接触难以显示。

鉴于上述原因，SAM 现象并不是肥厚型心肌病所特有的，SAM 还可见于许多无肥厚型心肌病的患者，如主动脉瓣关闭不全、主动脉瓣狭窄、D 型大动脉转位、低血容量状态、二尖瓣脱垂、淀粉样心肌病、甲状腺功能降低、心包积液、高血压等。不过在这些情况下，SAM 程度很轻，一般不与室间隔相接触。如果假性 SAM 是由于左心室后壁向上运动造成的，则二尖瓣前叶的运动速度低于左心室后壁的运动速度。

96. 肥厚型心肌病与高血压、主动脉瓣狭窄及心肌肿瘤所致的心肌肥厚如何鉴别？

心肌肥厚并非肥厚型心肌病所特有，临床上一些其他疾病，如高血压、主动脉瓣狭窄、心肌肿瘤等亦可有心肌肥厚，有时也呈非对称性增厚，需结合病史及其他特征性超声改变加以鉴别。

（1）肥厚型梗阻性心肌病的心肌肥厚为非对称性的，室间隔厚度与左心室后壁厚度之比>1.3，一般在 1.5 以上，而继发性左心室肥厚，其比值为 0.98。肥厚的心肌回声增强、不均匀，呈斑点状、毛玻璃样改变。肥厚的心肌运动幅度及收缩期增厚率减低，二尖瓣 CD 段 SAM 现象（+），主动脉瓣收缩中期半关闭现象（+）。可有左心房扩大，代偿期左心室腔缩小，失代偿期则扩大。左心室流出道变窄，梗阻性心肌病可探及收缩期高速射流，彩色多普勒可见 LVOT 内五彩射流束，狭窄越重，色彩混叠越严重。另外临床要除外高血压的病史。左心室流出道内未见膜样狭窄，主动脉瓣正常。

（2）高血压所致的心肌肥厚，首先具有血压高的病史，由于血压持续升高，左心后负荷增加，心室作功增加，导致心肌肥厚。左心室呈向心性对称性肥厚，室间隔与左心室后壁均增厚，多为均匀性增厚，也可有轻度非对称性，即室间隔增厚较为明显，但室间隔与左心室后壁厚度之比一般小于1.3。左心房扩大，左心室内径早期正常，晚期扩大。M型超声显示室间隔与左心室后壁运动搏幅增高。晚期时，心室离心性肥大时，各室壁的搏幅则有所减低，左心室流出道不狭窄。合并房室瓣或半月瓣反流时，彩色多普勒可探及反流束。

（3）主动脉瓣狭窄可为先天性主动脉瓣畸形、老年性退化性病变及风湿性瓣膜病变，最主要的病变特点是主动脉瓣叶增厚，变形，回声增强，失去正常开放时的三角形，关闭时的"Y"字形。主动脉瓣开放受限，面积变小。彩色多普勒示主动脉瓣上收缩期充满五彩镶嵌湍流束，频谱多普勒于瓣上可记录到频带增宽的内部充填的高速的湍流频谱，一般在2.0m/s以上。主动脉瓣狭窄使左心室射血阻力增加，左心室压力负荷增加使室壁代偿性增厚，多呈对称性肥厚，其肥厚程度与瓣口狭窄成正比。

（4）心肌肿瘤主要表现为心肌内异常强回声团块致使心肌某壁段异常增厚。正常心肌回声弱而均匀，内外膜光滑连续，回声略高于心肌。良性肿瘤的特征是心肌纹理排列规律，回声强而较均匀，呈圆形或椭圆形。心内、外膜回声仍保持连续完整。肿瘤边缘清晰，可推挤心内膜向心腔内弧形凸出。多见于心肌横纹肌瘤，肿物周边及其内一般无血流信号。恶性肿瘤的特征是心肌排列紊乱、分布不均匀，致心肌厚度不均，强回声中常伴有大小不等的出血或坏死的回声减低区。心内、外膜回声与肿瘤回声联系紧密或出现中断。肿瘤边缘不清，可向邻近组织浸润性生长。M型超声示心肌肿瘤时无论是收缩期还是舒张期，肿瘤区局部运动明显减弱或消失。肿物其内及周边时可见动脉为主的血流信号。累及心外膜可出现心包积液（多为血性）。

二维超声可显示心脏肿瘤的形态、大小、部位及回声特征，基本可以对由于肿瘤的占位性病变所致的心肌肥厚做出判断。

97 · 肥厚型心肌病的超声心动图特点与病理变化有何关系？

肥厚型心肌病的超声心动图的主要特点是室间隔、心尖部或左心室游离壁呈非对称性肥厚，心肌肥厚段回声多而杂，有如凹凸不平的毛玻璃状，其间掺杂着大小不一、亮度不等的斑点状回声群，与组织学的心肌结构异常纤维化及心肌内异常荧光物质沉积有关。而非肥厚段回声反射纤细，无上述现象。Maron和Robert对肥厚型心肌病以及其他原因所致的肥大心脏和正常心脏心肌组织进行心肌纤维结构紊乱的分布及其半定量比较研究，证实了以肥厚型心肌病心肌纤维结构紊乱检出率为最高，与另两组有差异，因此对确诊肥厚型心肌病有重大意义。

肥厚型心肌病的尸检心脏及心脏活检的病理有如下特点。

（1）大体所见：心脏重量明显增加，心尖圆钝，外形呈球形，室间隔、心尖部或左心室游离壁明显增厚，IVS/LVPW>1.3，一般在1.5以上，肥厚的心肌切面质地粗糙，灰白色条纹交织，乳头肌增粗，心内膜增厚。

（2）光镜下所见：心肌细胞异常肥大、核大浓染、形态怪异。左心室各壁肌束走行紊乱，心肌纤维肥大、粗细不等。心内膜增厚，纤维化。结缔组织增厚，有的冠状动脉分支管壁增厚。

（3）电镜下所见：细胞核变大，奇形怪状，核膜的皱褶和迂回增加，并有深度凹陷，可见核内包涵物，核内小管。胞质内细胞器突入核膜，溶酶体增多，线粒体嵴融合、呈微细管泡样，甚至空泡化。心肌细胞变性，肌原纤维排列紊乱、溶解，肌节破坏，可见细胞断裂缺损。

UCG 作为一种无创检测手段，广泛应用于肥厚型心肌病的临床诊断，具有良好的特异性和敏感性，尤其是结合其病理改变，能更为准确地提供肥厚型心肌病诊断的依据，是研究肥厚型心肌病形态学特征的首选方法。

98 · 限制型心肌病在超声心动图上的表现及其鉴别？

（1）切面及 M 型超声心动图表现：①心内膜弥漫性增厚，回声明显增强，厚度可达 5~10mm，有钙化点，心内膜下心肌也有回声增强。有时可见附壁血栓；②室壁对称性肥厚，M 型超声显示室壁运动幅度和收缩期增厚率均明显减低。二尖瓣 EF 斜率减慢；③心室腔明显缩小，心尖部心室腔多闭塞，形成长径缩短而短径相对伸长的僵硬变形的异常心腔。仅有右心室改变者为右心型，仅有左心室改变者为左心型；双室均改变者为双室型；④心房内径增大，系由于心室收缩、舒张功能受限，回心血量减少，心排血量下降，心室舒张末压升高。房室瓣增厚，变形，回声增强，腱索粘连，缩短，致使房室瓣关闭不全，一般以三尖瓣多见；⑤可有少量至中量心包积液，但心包无增厚现象；⑥下腔静脉与肝静脉内径增宽，内径随呼吸变化较小。

（2）频谱多普勒超声心动图：①三尖瓣口血流频谱形态失常，E 峰降低，A 峰升高，EF 斜率减慢；②舒张中期二、三尖瓣反流，由于舒张中期心室压急剧上升，超过了心房压，而这时二、三尖瓣未及时完全关闭，部分血液从心室反流回心房。在舒张期心房内可探及反流频谱，这是限制型心肌病的一个重要特征；③收缩期二、三尖瓣反流，由于二、三尖瓣增厚，纤维化、变形等，致使二、三尖瓣关闭不全，收缩期心房内可探及反流频谱；④肝静脉血流随呼吸变异：吸气时，肝静脉血流频谱收缩期血流速度明显减低，或呈负向，心房收缩期负向血流明显增加。

（3）彩色多普勒血流显像：①心房、心室内彩色血流显色暗淡；②左、右心房内舒张中期可见彩色反流束，由于舒张期房室间压差较小，反流速度不快，反流束多为蓝色；③左、右心房内收缩期可见蓝色为主的多色反流束。

（4）鉴别诊断：限制型心肌病的临床症状及血流动力学改变与缩窄性心包炎类似，但缩窄性心包炎有心包增厚和局限性心包积液，而无室壁增厚和心内膜回声增强。心内膜心肌活检是诊断该病的可靠标准。

99 · 心内膜弹力纤维增生症的超声诊断标准是什么？

心内膜弹力纤维增生症（简称心弹）系一种小儿原发性心肌病，亦称原发性心内膜弹力纤维增生症。其病理改变为心内膜弹力纤维和胶原纤维增生，心内膜增厚。以左心室改变为著，乳头肌、腱索、二尖瓣和主动脉瓣均可受累。临床表现为心脏扩大、反复发生的心力衰竭。根据左心室大小又分为两型：①左心室球形扩大型，最常见，约占95%；②缩窄型：左心室腔正常或缩小，此型少见，主要见于新生儿。

（1）切面及 M 型超声心动图：①左心室腔球形扩大，室间隔膨向右心室侧；②左心房轻、中度扩大；③左心室心内膜呈不规则或弥漫性增厚（>2mm），回声增强。乳头肌和腱索亦增厚、回声强；④二尖瓣开放相对小，E 峰至室间隔距离明显增大，左心室呈"大心腔、小开口"；⑤室间隔及左心室后壁弥漫性运动减低；⑥左心室收缩功能明显减低。

（2）频谱及彩色多普勒血流显像：①左、右心房近房室瓣处可探及收缩期负向反流束；②二尖瓣频谱 A 峰>E 峰，系由于左心室舒张末期压力增高所致；③一般均伴有二尖瓣反流，表现为左心房内收缩期见源于二尖瓣口的蓝色反流束，范围较小。系因瓣环扩张，瓣口相对反流或继发于腱索粘连增厚。

本病的诊断要密切结合病史（婴幼儿、反复肺感染、心衰），根据超声特点可以做出正确诊断。既往的观点是该病患儿最多只能生存 2 年左右，随着科技的进步，已有治愈的病例报道。

100 · 心肌致密化不全的病理变化及超声心动图特点是什么？

（1）病理变化：心肌致密化不全（NVM）病变最常累及左心室，亦可同时累及右心室，极少数只累及右心室。病变多位于心尖部、心室侧壁和室间隔，心底部极少累及。心室壁呈现两层结构，外层为较薄的发育不良心肌，由致密化心肌组成；内层为过度肥大的肌小梁组成的心内膜带、较厚，由非致密化心肌组成，表现为无数突出于心室腔的肌小梁和深陷的小梁隐窝，小梁隐窝深达心室壁外 1/3，并与心室腔相交通。可伴或不伴心室腔的扩大，冠状动脉仍为正常分布，心脏表面一般无异常。但有报告认为 NVM 可合并房间隔瘤和室间隔瘤，甚至左室室壁瘤。采用心内膜活检、活组织检查或尸检等方法进行 NVM 的病理组织学检查，发现其特点为不同程度的心内膜下纤维化、纤维弹性组织变性、心肌纤维化、心肌结构破坏、心肌肥大、心肌疤痕和炎症现象。心力衰竭、心律失常和血栓形成是 NVM 的主要病理生理特征。

超声心动图对诊断 NVM 有重要价值，不仅能显示 NVM 心肌结构的异常特征，而且可显示非小梁化区域的心肌结构与功能，还可同时诊断并存的心脏畸形。

（2）超声心动图特点：①二维超声于心室腔内可探及大量突出的肌小梁和深陷的小梁间隐窝，突起的肌小梁呈较规则的锯齿状改变，主要分布于左心室心尖部及前侧壁，可波及心室壁中段，但一般不累及基底段心室壁；②横切面可见心室内部轮廓呈蜂窝状改变。病变区域心室壁外层的心肌明显变薄，呈中低回声；而内层强回声的心肌疏松增厚，肌小梁组织丰富；③致密化心肌和非致密化心肌厚度比值>2。

CDFI 显示小梁间隙内可见血液充盈、流速减低并与心室腔相通。受累心室不同程度扩大，室壁运动减低。

三维超声和心腔超声造影可清晰显示心腔与心内膜边界，而造影剂可完全充盈肌小梁隐窝，有利于提高 NVM 诊断的准确性。

101 · 继发性心肌病的常见病因及主要超声要点有哪些?

继发性心肌病或特异性心肌病指原因明确或伴有其他系统疾病的心肌疾病。其常见的病因有:①感染性疾病:如病毒性、细菌性、立克次体及原虫性心肌炎;②代谢性疾病:如甲亢、甲减、肾上腺皮质功能减退、血色病、黏多糖病、钾代谢紊乱、镁缺乏和营养障碍性疾病、贫血、脚气病及淀粉样变等;③全身性疾病:如系统性红斑狼疮、结节性多动脉炎、类风湿关节炎、硬皮病、皮肌炎、白血病及肉芽肿病等;④家族遗传性疾病:如假性肥大性肌营养不良、营养失调肌紧张性痉挛症及遗传性共济失调等;⑤过敏反应与毒性反应:磺胺类、青霉素、异丙肾上腺素、阿霉素及放射性损伤等;⑥未分类的心肌病:Fiedler 心肌炎、酒精性心肌病、围产期心肌病等。克山病为地方性心肌病,具有独特的流行病学,有生物地球化学病因和生物病因两大类。

大多数继发性心肌病有左心室扩张和因心肌局部病变引起的心律失常或传导障碍。其临床症状与各自的原发病因有关。严重者超声改变与扩张型心肌病类似,表现为全心扩大,左心尤为明显,二尖瓣开放幅度减小,室壁运动弥漫性或局限性减低,可伴有二、三尖瓣轻-中度反流。左心功能减低。一般轻、中度的继发性心肌病仅表现左心室不同程度扩大,左心室壁运动弥漫性减弱或节段性运动异常。有的类似非梗阻性肥厚型心肌病或限制型心肌病者,在超声上有相应的表现,需密切结合病史、流行病学特征、血清学检测、冠状动脉造影、心内膜活检等辅助检查诊断。

102 · 冠状动脉分支及主要供血区域有哪些?

心脏的供血是靠由主动脉根部发出的左、右冠状动脉。其中,左冠状动脉分出两个主支:其一为前降支,沿前室间沟行至心尖,主要供应左心室前壁中下部、室间隔的前 2/3、二尖瓣前外组乳头肌和左心房;其二为左旋支,走行于左心耳下方抵达左心室后面,主要供应左心房、左心室前壁上部、左心室外侧壁、心脏膈面的左半部或全部及二尖瓣后内乳头肌。右冠状动脉沿冠状沟右行至心脏后面作为后降支沿后室间沟下行至心尖供应右心室、室间隔后 1/3 和心脏膈面的右侧或者全部。这些冠状动脉主支走行过程中还不断地发出许多细小的分支,分布在心脏的多个部位。

103 · 左心室节段划分方法有哪些?

左心室壁的节段划分有许多种类型,如:9 分法、16 分法、20 分法等,目前采用的方法是被美国超声学会承认并推荐应用的 16 分法,而 9 分法、20 分法都因为过于粗糙和过于繁杂而很少采用。

16 分法是用左心室的 3 个长轴切面(左心室长轴切面、心尖四腔心切面、心尖二腔心切面)和 3 个短轴切面(左心室短轴二尖瓣水平、乳头肌水平和心尖水平)划分的。其中左心室长轴切面显示:底前间隔、中前间隔,底后壁、中后壁;心尖四腔心切面显示:底间隔、中间隔、心尖间隔,底侧壁、中侧壁、心尖侧壁;心尖二腔心切面显示:底下壁、中下壁、心尖下壁、底前壁、中前壁、心尖前壁；二尖瓣口水平的左心室短轴切面显示：底前间隔、底间隔、底下壁、底后壁、底侧壁、底前壁；乳头肌水平切面显示：中前间隔、中间隔、中下壁、中后壁、中侧壁、中前壁；心尖水平切面显示：心尖间隔、心尖下壁、心尖侧壁、心尖前壁。并且 16 节段中的任一节段均可在两个不同切面上显示出来。长轴、短轴互相重叠，互相补充。

104· 如何判定室壁节段运动异常？其主要的技术问题是什么？

冠状动脉狭窄后，常引起相应节段心肌的运动异常，尤其是在心肌梗死之后。因此，左心室心肌局部节段运动异常是超声心动图反映冠状动脉缺血部位、范围和程度较特异的指标。从早期 M 型超声心动图开始，围绕定性和定量评价左心室心肌的节段运动异常，国内外学者做了大量的研究工作，并建立了相应的评价指标，在临床应用中得到了广泛认可和普及。近年来，由于计算机技术的飞速发展，超声诊断仪具备更清晰的图像显示和更准确的计算功能，使得准确定量分析心肌缺血的程度成为可能。

目前，判定左心室壁节段运动异常方法较多，并且有许多新技术正在临床应用和开发之中，但较为简便、实用的方法有：①收缩期室壁增厚异常，即收缩期局部心内膜与心外膜的间距；②收缩期室壁向心运动异常，即局部心肌的心内膜向心运动幅度。

（1）收缩期室壁增厚异常：收缩期室壁增厚率的变化是反映心肌缺血比较特异的指标。通常室壁增厚率在 M 型超声心动图上完成。收缩期室间隔的厚度减去舒张期室间隔的厚度，再除以舒张期厚度，乘以 100%，即为室间隔的收缩期增厚率，用 ΔT 表示，这样 $\Delta T = [(IVSTS-IVSTd)/IVSTd] \times 100\%$。同样左心室后壁的增厚率 $\Delta T = [(PWS-PWd)/PWd] \times 100\%$。正常室间隔和左心室后壁收缩期增厚率均>30%。

心肌缺血时其收缩期增厚率明显减低。在心肌梗死时，心肌在收缩期不但增厚率减低，而且有时出现收缩期变薄，局部左心室壁的厚度在舒张期明显大于收缩期厚度。

（2）收缩期室壁向心运动异常：临床上判断收缩期室壁向心运动异常多以目测和幅度测量相结合，进行定性和半定量诊断。

1）目测定性分析：①运动正常：收缩期心内膜向心运动幅度>5mm，室壁增厚率>30%；②运动减弱：收缩期心内膜向心运动幅度在 2~4mm 之间，或较正常室壁减弱50%~70%，多见于不同程度的心肌缺血；③运动消失：收缩期心内膜向心运动幅度<2mm，多见于急性心肌梗死区及陈旧心肌梗死瘢痕区；④矛盾运动或反常运动：收缩期室壁向外运动，见于急性梗死坏死处及室壁瘤膨出区；⑤运动增强：比正常节段运动增强，见于急性心肌梗死时的未受累心肌。

2）目测半定量分析：采用室壁运动积分法。

（3）彩色室壁运动（color kinesis，CK）技术：该技术是在声学定量基础上新发展的一种超声组织定征方法，此项技术基于背向散射原理，应用心内膜自动边缘检测功能，识别血液与组织的界面——以像素表示，实时显示心动周期不同时相心内膜的位移，并辅以不同的彩色进行编码，实时、动态评价左心室整体及局部功能。CK 有三种不同的研究室壁运动的方式：①SYSTOLE（收缩）；②CONTRACT（特定的收缩）；③EXPAND（舒张）。

在判定左心室壁运动异常时，一个重要技术问题就是要在 M 型或切面图上清晰地显示心内膜和心外膜，获得一个高质量的图像需要综合因素的处理，包括：①选择合适频率的探头；②有条件可选择能改善图像质量的新技术，如二次谐波成像技术；③依据受检者的透声情况适当调节总增益，时间增益补偿或侧向增益补偿；④选择理想的探测窗和心内膜完整的切面；⑤调整患者的体位；⑥控制呼吸对图像质量的影响。

105 • 什么是室壁运动积分指数，其意义何在？

根据不同的室壁运动状态分别用数字表示：①1 分：室壁运动正常；②2 分：室壁运动减弱；③3 分：室壁运动消失；④4 分：室壁矛盾运动；⑤5 分：出现室壁瘤；⑥6 分：室壁运动消失伴室壁心肌瘢痕；⑦7 分：室壁矛盾运动伴室壁心肌瘢痕。如果节段显示不清，用 0 分表示。将各节段的室壁运动得分总和，再除以节段数，称之为室壁运动积分指数。室壁运动积分指数为 1 时表示心肌运动正常。指数>1 为异常，指数越大，表示心肌运动异常的部位越多，程度越重。在计算室壁运动积分指数时，6 分和 7 分的室壁运动积分仍为 3分、4分。6 分、7 分要表示的是这些节段不仅有运动消失或矛盾运动，而且还有瘢痕。

尽管临床实践已证实了室壁运动积分法的准确性和敏感性，得到了广泛应用，但单纯用这种方法作为判断心肌缺血的标准会有一定的限制性。因为任一节段的运动都受到其相邻节段运动的影响。例如，室壁某节段出现矛盾运动，其邻近节段的心肌由于受其影响，尽管本身的组织正常，也会出现运动减弱，反之亦然。运动增强节段的心肌可牵拉缺血心肌一起运动，掩盖了该处的心肌缺血。总的来说，单独用室壁运动积分的判定方法常引起高估。

106 • 什么是抑顿心肌、冬眠心肌，二者有何本质区别？

正常状态下心肌的需氧量和供氧量维持在一个动态的平衡过程中。不论是供氧减少，还是需氧量增加，心肌的供氧与需氧的失衡将导致两种结果：①在心肌不可逆性受损之前，供氧与需氧平衡恢复；②持续的缺血引起心肌不可逆性受损和功能障碍。但近年来有学者提出了两个新的概念，即冬眠心肌和抑顿心肌（hibernating and stunning myocardium）。它们分别代表两种具有特征性的心肌缺血状态。可能这两种心肌缺血状态是一种保护性机制，可限制心肌缺血或坏死的程度。

冬眠心肌是指由于长期慢性心肌缺血，心肌仍然是存活的，只表现为功能障碍。这种缺血状态可持续数月或数年，直到心肌供血恢复后，冬眠心肌可"复苏"，仍具有收缩功能。

抑顿心肌是指在一个极短暂的严重心肌缺血之后，心肌并没有出现坏死，也没有心肌的结构和化学变化，但却出现收缩功能的障碍。这种功能障碍可持续数小时、数天，甚至数周，最终可自行恢复。

近年来的研究表明施加正性肌力药物可改善冬眠心肌或抑顿心肌的功能。许多报道已证实负荷试验可鉴别存活心肌，尤其是冬眠心肌，这样可预测哪些患者适合做血管再通术，恢复冬眠心肌的收缩功能。Afridi 等人报道多巴酚丁胺负荷超声心动图评价单个节段恢复的敏感性为74%，特异性为73%，单个患者收缩功能恢复的敏感性为90%，特异性为60%。

107 · 什么是负荷超声心动图，其临床意义是什么？

负荷超声心动图是指在给予心肌足以引起心肌缺血的一定负荷条件下所进行的超声心动图检查，用于判断和评价心肌缺血的诊断方法。它主要用于诊断非负荷状态下无心肌缺血表现的冠状动脉供血不足和判断梗死心肌的活力。

目前负荷超声心动图中应用的诱发心肌缺血的负荷种类较多，如运动负荷、药物负荷、起搏负荷、冷加压负荷等。运动负荷采用平板踏车、立位踏车和平卧位踏车。药物负荷多选用多巴酚丁胺和双嘧达莫（潘生丁）。起搏负荷的位置可选择在食管、心房或心室。运动负荷是应用比较广泛的方法之一，主要用于诊断冠心病，尤其是隐匿性冠心病和评价已诊断的冠心病的程度。根据美国 Mayo Clinic 的报告结果，负荷超声诊断冠脉狭窄>50%的敏感性为88%，特异性为72%，阴性预测值为60%，阳性预测值为93%，准确性为88%。

药物负荷超声所应用的药物主要包括双嘧达莫（潘生丁）、腺苷和多巴酚丁胺。前两种药物对评价冠心病很有价值，但它们禁用于有症状的脑血管患者和有气管痉挛病史的患者。近年来，多巴酚丁胺负荷超声心动图已成为一种可行的、准确地评价已知的和可疑的冠心病的检查手段。多巴酚丁胺静脉内注入后通过增加心率和心肌收缩力而使心肌耗氧量增加，此时局部心肌需要相应的冠状动脉血流量的增加。如果有明显的冠状动脉供血不足，局部心肌出现缺血，表现为局部室壁的运动异常，这种异常能被切面超声心动图准确、可靠地检测出来。多巴酚丁胺的初始剂量为 $5\mu g/(kg \cdot min)$，最大剂量可用至 $50\mu g/(kg \cdot min)$。阿托品（1ml/10ml）用于需要增加心率的患者。在需要拮抗多巴酚丁胺的副作用时，应用短效的 β-受体阻断剂。同时准备舌下含服的硝酸甘油和治疗室性心律失常的利多卡因。在发生多巴酚丁胺溢出血管意外时，应用酚妥拉明防止和减轻组织损伤，同时转移静脉通道。图像分析主要判断有无室壁的节段性运动异常，包括异常节段的部位、数量、程度。节段分析多采用美国超声心动图学会推荐的 16 节段法。在注入多巴酚丁胺的过程中出现室壁的运动增强是正常的。不能出现运动增强，或出现运动减弱、消失，矛盾运动分别代表不同程度的心肌缺血。8 位国外作者的 568 例多巴酚丁胺负荷超声心动图检查结果表明该方法的敏感性为89%，特异性为80%，准确性为87%。静息状态下运动减弱或消失的节段在多巴酚丁胺的注入过程中没有变化代表了不同的梗死组织。如果节段厚度正常，代表非穿壁性心肌梗死。如果节段变薄或强回声反射代表穿壁性心肌梗死和瘢痕。已有的室壁运动异常在检查中程度加重代表了梗死区域的心肌仍有缺血。运动明显减弱或消失的节段在低剂量多巴酚丁胺的注入过程中有明显改善表明了在梗死区已有存活的心肌。

负荷超声的主要限制有：①高度依赖操作者。操作者必须是一个有经验的、熟练的医生或技师，他能迅速获取高质量的运动状态下的一些超声心动图，能准确地分析和判断所获取的超声心动图；②副作用：胸痛和心悸，无症状的心律失常；③受检患者透声条件包括过度肥胖、慢性阻塞性肺疾患、胸廓畸形等。这些少部分患者由于透声条件较差，不能清楚、完整地显示心内膜，而无法完成负荷超声心动图。

108 心梗后并发症有哪些？梗死区扩张、室壁瘤形成及假性室壁瘤在超声心动图上有何不同，如何鉴别？

在急性心肌梗死过渡到陈旧心肌梗死过程中，超声心动图是能连续、实时观察心脏结构及功能改变的主要方法。也是评价急性心肌梗死后各种并发症的临床主要辅助检查手段。心肌梗死后的并发症主要如下。

（1）梗死区伸展和扩张：从定义上讲梗死区伸展是指梗死区以外的缺血心肌受累，结果使室壁运动指数上升。梗死区扩张是指梗死区局部变薄，向外膨出，出现功能异常。梗死区扩张增加了梗死节段的长度，是室壁瘤形成的基础条件之一，常表明室壁心肌坏死的心肌数量较多。

（2）局部室壁瘤形成：室壁瘤的形成多发生在大面积梗死基础之上，由于心肌坏死数量较多，室壁变薄明显，易形成梗死区扩张。局部变薄心肌的矛盾运动是室壁瘤形成的一个基础条件。此种情况下，变薄的心肌收缩期向外突出，舒张期略呈向心运动，一般幅度较小。心尖部是最易发生室壁瘤的部位，其他部位也可发生，如左心室中前壁、下壁、后壁等，但较少见。心尖部的室壁瘤可位于间隔侧并突向右心室侧，也可位于前侧壁，突向左前侧（图30）。

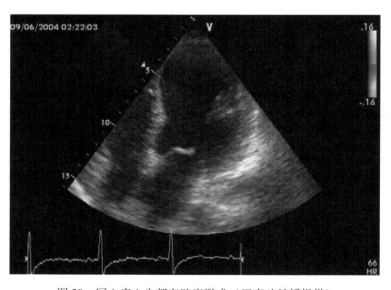

图 30　冠心病心尖部室壁瘤形成（田家玮教授提供）

（3）左心室附壁血栓：血栓通常附着在变薄、呈瘤样扩张、有矛盾运动的梗死心肌上。大多数的血栓出现于面积较广的前壁心肌梗死，常位于心尖部，或位于室壁瘤内。血栓多呈不规则形，基底较宽，一般游离在左心室腔内，有一定的活动度。位于室壁瘤内的血栓活动度较低。其回声强度与心肌组织相似，或略强于心肌回声。

（4）假性室壁瘤：急性心肌梗死时，如坏死的心肌数量较多，可引起左心室游离壁的破裂，血液将流入心包腔内。局限在心包腔内的血液形成了假性室壁瘤。其外壁由心包膜和血栓组成，而不是室壁瘤时的肌肉组织。

（5）室间隔缺损：当梗死的室间隔破裂时，产生继发性室间隔缺损。这种并发症需紧急外科治疗，因而快速明确诊断是十分重要的。超声心动图是诊断继发性室间隔缺损的理想方法。在切面图像上，通常能直接显示室间隔缺损的部位、大小。

（6）二尖瓣反流：二尖瓣反流是心肌梗死后的并发症之一。心肌梗死累及腱索、乳头肌，导致其功能异常，出现二尖瓣关闭不全，或二尖瓣脱垂。完全腱索断裂者可见瓣叶及断裂的腱索在收缩期完全进入左心房内。

（7）梗死心肌纤维化：可出现在陈旧梗死心肌处，是坏死心肌瘢痕化的结果。主要表现为心肌的回声增强，常伴有运动消失。

有些时候室壁瘤常需要与假性室壁瘤和梗死区扩张进行鉴别。室壁瘤本身是由于变薄的心肌向外膨出所致，其瘤壁由心肌构成，一般瘤径较宽，深度较小。而假性室壁瘤是由于心肌破裂造成的心包积血和局限包裹，一般颈小、体大，频谱及彩色多普勒血流显像可检出往返于瘤颈处的双向低速血流。梗死区扩张是指变薄的心肌整体膨大，无局限膨出，一般表现为多节段室壁运动消失，多无矛盾运动。

109　什么是 ABD、CK 技术？它们为什么能反映室壁节段运动异常？

心内膜自动边缘检测（automatic border detection，ABD）技术能够自动检测出心脏内部的血液与组织分界，提供实时的心腔面积、容积及每一心动周期的射血分数，是一种迅速、准确、客观地测定心功能的方法。ABD 技术的基本原理是在声学图像处理中把原始声波中的血液与组织以数字化形式区分开来。超声扫描线上的每一个回波信号由血液变成组织时，计算机都将其标定为血液与组织的临界点，然后把所有临界点连接起来，就自动地显示出血液与组织的边界。在确定感兴趣的区域后，便可实时地进行面积、容积及其变化率的计算，并在显示屏上以曲线的形式连续显示出来。ABD 技术可测量的参数包括：舒缩末期面积、体积、面积变化率和体积变化率；峰值充盈率及排空率；峰值充盈时间等。该技术主要用于临床实时动态心功能监测。

彩色室壁运动（color kinesis，CK）分析技术是 ABD 技术的延伸。它是将同一心动周期不同时相的心内膜运动轨迹以彩色编码的形式显示于二维灰阶切面图上，它可直观地显示心内膜在心动周期不同时相的运动幅度、运动方向，进而评价室壁收缩及舒张功能。CK 有三种不同的研究室壁运动的方式：①SYSTOLE（收缩）；②CONTRACT（特定的收缩）；③EXPAND（舒张）。SYSTOLE 方式主要用来观察左心室的收缩过程。当血液样品变为组织样品时，就会检出一次收缩。CONTRACT 方式实际上是一种选择性的 SYSTOLE，它需要设定 ECG 的 R 波后 CK 的起始点和持续时间。EXPAND 方式显示左心室的舒张过程。当组织样品变为血液样品时，便完成了一次舒张过程。

目前判定左心室壁节段运动异常的方法较多，传统上对于室壁运动的评价是建立在肉眼观察的基础上的，对收缩期室壁增厚异常和收缩期室壁向心运动异常做出判断，即目测定性分析和目测半定量分析，这种观察是主观的，依赖于操作者的经验，且不能检测出功能上一些细微变化。而对于室壁运动的定量评价，以前虽做过一些研究，但都需逐帧跟踪心内膜，脱机进行人工分析，费时且结果未达到一致标准，不易在临床上常规应用。CK 技术则能较为客观地评价心内膜运动。收缩期，心肌收缩使左心室腔变小，血液组织界面由外向内运动，将收缩期每一帧图像中的这种界面新位移均标以不同程度的橙色→黄色→绿色→浅蓝色，并加以叠加显示在收缩末期最后一帧图像中。舒张期，血液组织界面由内向外运动，深蓝色表示舒张开始，然后逐帧的由不同程度的蓝色→绿色→橙黄色进行彩阶转换，并叠加显示于舒张末期最后一帧图像中。由此，收缩末期、舒张末期图像中的多层彩带即反映心内膜由收缩早期至舒张晚期的时间运动过程。在这种图像显示中，同一色彩表示收缩期（或舒张期）同一时相位移，而色彩的宽度则代表该时相中心内膜的位移幅度。因此，CK 技术能从空间和时间两方面定量分析收缩期（或舒张期）局部和整体室壁运动。

110· 如何评价心包积液量？如何与其他疾病鉴别？

正常的心包腔内有少量起润滑作用的液体，一般不超过 50ml，绝大多数不易显示，少数可局限在左房室环处，较窄，舒张期液性暗区宽度在 2~3mm；在疾病状态下，心包腔内的液体量较多，但由于心脏形状并不规则，心包积液的分布也不均匀，所以精确地计量心包积液是不可能的，只能采用粗略的方法，分为少、中、大量积液，供临床参考。

（1）少量心包积液：心包腔内的暗区较局限，多在左房室环后方和高位左心室后壁后方，较窄，为 5~8mm，液体量少于 100ml。

（2）中量心包积液：除上述部位外，液性暗区可出现在右心室前壁前方、右心室下壁下方及心尖处，宽度 10~15mm，一般无明显的右心室前壁波动及心脏受压，液体量 100~500ml。

（3）大量心包积液：液性暗区包绕整个心脏，心脏在液体内有明显摆动和不同程度的受压变小，M 型有荡击波征，液体量多大于 500ml。

鉴别诊断：①心包脂肪：局限在右心室前壁前方的较低回声，动态观察无变化；②胸腔积液：心包周围的液性暗区与胸腔的液性暗区相通。

111· 缩窄性心包炎在超声心动图上的特征表现有哪些？

心包不规则增厚、回声增强，多以房室交界处最为显著，厚度多大于 3mm，有僵硬感，不随心脏一起运动，当伴有包裹性积液时，心包与心脏分离，呈"蛋壳样"改变。心室内径正常或偏小，心房内径可有不同程度的增大，心脏的局部或整体活动受限，室壁舒张受限尤其明显。当左、右房室环受累挛缩时，左、右心室的充盈受阻，二尖瓣、三尖瓣的血流速度加快，上升支与下降支陡峭，充盈时间明显缩短。左室壁受累时表现为左心室壁的舒张期顿抑样改变，室壁的运动减弱。心室腔的形态随心脏受压的部位和程度不同而改变。同时还伴有上腔静脉、肝静脉的频谱异常。

112 高血压患者心脏在超声检查中的改变是什么？

高血压性心脏病简称高心病，是我国常见的心脏病，是指由于高血压所引起的心脏功能与器质性的损害。

（1）二维和 M 型超声心动图：①左心室呈向心性肥厚，各室壁多为均匀性增厚，也可有轻度非对称性即室间隔增厚较为明显，但室间隔与左心室后壁厚度之比一般小于 1.3；②代偿期室壁运动幅度增加，M 型示室间隔与左心室后壁搏幅增高；但在失代偿期，心室离心性肥大时，各室壁的搏幅减低，主动脉搏幅亦减低；③左心房内径不同程度增大，左心室内径多正常，由于高血压导致心脏受损的首先是舒张功能，左心房回流阻力增高，所以左心房多有不同程度的扩大，但左心室内径多正常。只是在病变晚期发生心衰时，才出现左心室扩大。老年性高血压可见主动脉内径增宽，M 型运动曲线示振幅减低，重搏波低平或消失；④功能代偿期，左心室舒张末期容积、每搏出量及每分排血量均在正常范围。心肌收缩功能如射血分数（EF）及短轴缩短率（ΔD）均增大；功能失代偿期，左心室舒张末期容积增大，心脏排血量下降，左心室收缩与舒张功能均减低。

（2）频谱多普勒：①二尖瓣频谱形态失常，A 峰>E 峰。由于心室肌肥厚，心室顺应性减低，使得舒张早期血流速度减低，E 峰加速时间延长，E 峰减速度减低，而心房收缩期血流速度则代偿增加；②合并房室瓣或半月瓣关闭不全时，可在房室瓣上或半月瓣下录得收缩期或舒张期反流频谱。

（3）彩色多普勒血流显像：合并房室瓣或半月瓣关闭不全时，分别于房室瓣心房面或半月瓣下流出道内显示五彩反流束。合并心衰时，二尖瓣口及主动脉瓣口血流色泽暗淡。

（4）超声心动图通过对心脏结构和功能的检查，可反映不同时期高血压的客观指标。①高血压 Ⅰ 期：左心房轻扩大，可有室间隔、左心室后壁及主动脉搏幅增强，左心室无肥厚及扩大。左心功能正常或舒张功能轻微损害，如二尖瓣频谱 A 峰>E 峰；②高血压 Ⅱ 期：室间隔及左心室后壁增厚，心肌重量增加，左心房明显扩大。室壁运动正常或增强，射血分数、短轴缩短率及心排血量正常或增加，舒张功能进一步损害；③高血压 Ⅲ 期：左心室肥厚，心肌重量明显增加（≥215g），并有心肌回声增强。左心室扩大，严重时全心扩大。室壁运动减弱，射血分数、短轴缩短率及心排血量降低，二尖瓣 E 峰及 A 峰均减低，E/A 比值可接近正常，可出现假性正常化征象。

高心病的超声心动图表现无特异性。室壁肥厚是高心病主要的超声特征，而许多疾病均可引起室壁肥厚。超声心动图检查目的在于排除其他可以引起肥厚的疾病，为临床提供高心病的诊断依据，并对其病程进展做出客观的评价。

113 肺心病超声诊断包括哪些内容？

慢性肺源性心脏病，简称肺心病，是老年性多发病。

（1）切面与 M 型超声心动图

1）右心房、右心室不同程度扩大，右心室流出道增宽，肺动脉显著扩张，左心系统内径正常或缩小。

2）肺动脉主干增宽，右肺动脉>18mm，提示有肺动脉高压。

3）右心室前壁增厚，搏幅早期增强，晚期减弱，室间隔亦增厚，M 型示室间隔与左心室后壁呈同向运动。

4）中晚期形成肺动脉高压，表现为：①PEP/ET 比值增加，当比值大于 0.35 时，提示肺动脉高压。由于肺动脉瓣开放延迟，以致右室射血前期（PEP）延长，射血期（ET）缩短，肺动脉瓣舒张期关闭时，突向右心室流出道；②M 型示肺动脉瓣后叶 a 波减低或消失，当 a 波小于 2mm 时，提示肺动脉高压，肺动脉瓣 CD 段形态异常，出现扑动或切面，呈"W"形收缩中期半关闭及"V"形提前关闭征象。

5）三尖瓣前叶活动曲线异常，三尖瓣前叶 E 峰高，DE 上升速度与 EF 下降速度均增快，而 A 峰低小或消失。

6）二尖瓣前叶活动曲线异常，肺心病患者由于右心室负荷过重，继发左心室几何形态改变，左心室顺应性下降和左心室舒张末期充盈速度减慢，造成二尖瓣前叶 A 峰和 E 峰幅度低，EF 下降缓慢或 A＝E 峰或 A 峰显示不清，M 型呈现"假性二尖瓣狭窄"的声像图。

（2）频谱多普勒

1）脉冲多普勒：肺动脉瓣口流速常较低，多在 0.6m/s 以内，严重肺动脉高压时，收缩期肺动脉瓣血流频谱呈"W"形改变，加速时间缩短，峰值前移，射血时间缩短。右心失代偿时，血流速度减慢。

2）连续多普勒：合并三尖瓣、肺动脉瓣关闭不全时，多普勒于三尖瓣上、肺动脉瓣下探及收缩期、舒张期流速较高的湍流频谱。

3）估测肺动脉压力：可通过三尖瓣及肺动脉瓣最大反流速度的测量，计算肺动脉收缩压和舒张压。公式为：肺动脉收缩压（mmHg）＝ΔP＋右心房压（ΔP 为三尖瓣最大反流压差；右心房压：当右心房内径正常时为 5mmHg，轻至中度增大时为 8～10mmHg，重度增大时为 15mmHg）；肺动脉舒张压（mmHg）＝ΔP＋6（ΔP 为肺动脉瓣舒张末期最大反流压差；"6"代表右心室舒张末期压力）。当肺动脉收缩压≥30mmHg，即可诊断为肺动脉高压。

（3）彩色多普勒

1）收缩期肺动脉血流呈暗蓝色，有时甚至难以显色。

2）合并肺动脉瓣及三尖瓣反流时，肺动脉瓣下及三尖瓣上显示五彩反流束。

超声心动图诊断要点如下。

（1）主要条件：①右心室流出道内径≥30mm；②右心室舒张末期内径≥20mm；③右心室前壁厚度≥5mm，或有搏幅增强者；④左心室/右心室<2（舒张末期）；⑤右肺动脉≥18mm 或肺动脉主干≥22mm；⑥右心室流出道/左心房>1.4；⑦出现肺动脉高压征象（a 波低平或<2mm，有收缩中期关闭征等）。

（2）参考条件：①室间隔厚度≥12mm，搏幅<5mm，或呈矛盾运动征象；②右心房内径≥25mm（M 型剑下区探查）；③三尖瓣前叶曲线 DE、EF 速度增快，E 峰呈高尖型或有 AC 间期延长者；④二尖瓣曲线幅度低，CE<18mm，CD 段上升缓慢，呈水平位，或 EF 下降速度减慢<90mm/s。

凡有胸廓疾病的患者，具有上述两项条件（其中必须具有一项主要条件）者，均可提示为慢性肺心病。

114· 引起感染性心内膜炎的常见疾病有哪些？

感染性心内膜炎主要是细菌、真菌（少见）、立克次体（更少见）等通过血液循环直接侵入瓣膜、心内膜，或先天性心脏病受异常高速血流冲击的心内膜、动脉壁等处而引起的疾病。虽然抗生素已普遍使用，但其发病率无明显下降，可能与病原的变迁、长期静脉插管、未经消毒的针管静脉注射成瘾毒品、心脏手术、感染、分娩等因素有关。

感染性心内膜炎一般分为急性和亚急性两种。急性心内膜炎常累及正常瓣膜，常由金黄色葡萄球菌或链球菌等毒力强的细菌引起，起病急、短、重，以主动脉瓣多见，其次为二尖瓣。亚急性心内膜炎多继发于异常的瓣膜或有先天畸形的心脏。常为毒力较低的细菌引起，起病缓慢，病程较长，受累瓣膜最常见的为主动脉瓣，其次为二尖瓣、肺动脉瓣、三尖瓣，也可多个瓣膜同时受累。在后天获得性疾病中，左心系统较右心系统更易受累。以风湿性心瓣膜病最为常见，多见于二尖瓣或主动脉瓣轻中度关闭不全者，严重的二尖瓣狭窄伴心房颤动或心力衰竭者较少发生，也可见于特发性肥厚型主动脉瓣下狭窄和二尖瓣脱垂等。老年患者中退行性疾病的增加如主动脉粥样硬化，伴有或不伴有二叶主动脉瓣，二尖瓣环钙化，心肌梗死后血栓形成，心房血栓和室壁瘤，糖尿病等使自然瓣膜发生炎性改变。肝硬化或免疫抑制药物使用过多者发病率也较高，少数病例发病前心脏无异常。先天性心脏病中肺动脉瓣和三尖瓣受累的概率远大于主动脉瓣、二尖瓣，以 Fallot 四联症、小的室间隔缺损和动脉导管未闭、主动脉窦瘤破裂等多见，单纯主、肺动脉瓣狭窄或较大室间隔缺损者较少发生。

血流在某些心脏瓣膜病损或心内结构异常处形成压力阶差，引起湍流和射流，使低压腔室近异常血流流出处局部内膜损伤和赘生物形成，因而二尖瓣上的赘生物多位于瓣叶的左心房面，主动脉瓣上者多位于心室面，室缺者多位于面对缺口的右心室壁上及右心室流出道，动脉导管未闭者多位于肺动脉外侧壁上。

正常情况下，血流内致病菌很快被机体清除，当心内膜病损或存在血栓时，其表面粗糙，易滞留细菌，形成赘生物，并进一步播散。部分患者发病前曾有手术、器械检查或感染史。牙科手术尤其是拔牙，尿道、胃肠道或妇科器械检查，静脉补充营养插管，腹膜或血液透析，心脏手术，人工瓣膜植入，起搏器安装术后等常出现暂时性菌血症。心内膜损伤后内层胶原暴露，血细胞、血小板和纤维蛋白逐渐沉积，形成无菌性血小板纤维蛋白血栓，反复暂时性菌血症会使机体产生特异的凝集抗体，当致病原量少或毒力较弱时，凝集抗体反而会促使其集聚，增强黏附和入侵能力，导致本病的发生。

115· 感染性心内膜炎的超声诊断主要依据是什么？注意与什么病变区别？

超声心动图是无创性诊断感染性心内膜炎赘生物形成的可靠方法，同时还能诊断其并发症，如瓣周脓肿、人工瓣膜的瓣周漏、瓣叶穿孔和心脏内瘘道等。

瓣膜赘生物形成是感染性心内膜炎最突出的特征之一。二维超声对其检出率较高，一般在 60%~80%，M 型较局限，经食管超声心动图（transesophageal echocardiography，TEE）检出率明显增多，甚至可达 100%，尤其是对人工瓣膜的赘生物检出。常用的切面有左心室长轴切面、四腔心切面、二腔心切面、大血管短轴切面及左心室短轴切面。

（1）赘生物的直接征象：①赘生物呈团块状、息肉状或绒毛絮状中等强度回声，直接附着于瓣膜上、室壁上、室间隔残端上、动脉壁上或有蒂相连。随血流飘摆于心腔内或大动脉内。极少数的赘生物由于纤维化或钙化，活动度明显减低，甚至消失；②赘生物有"外来植入物感"，多突出于心脏正常结构的轮廓之外；③早期出现的赘生物回声较弱，比较均匀，陈旧的或有钙化的赘生物回声较强，后方可伴声影，赘生物的形态在不同切面或不同的时期差异较大；④赘生物可单发或多发，可同时出现在两个以上瓣膜，也可一处出现多个赘生物；⑤赘生物大小不等，大的直径为 20~30mm，小的直径为 1~2mm，边缘多模糊，呈蓬草样或毛刺状改变，内部回声多不均匀；⑥TEE 检查人工瓣膜赘生物可避开金属声影的影响，直接显示左心房侧的赘生物。

（2）赘生物的间接征象：①各房室腔大小会发生相应的变化，如二尖瓣和主动脉瓣赘生物或连枷样运动，会产生左心室、左心房的扩大；三尖瓣和肺动脉瓣赘生物或连枷样运动，会产生右心室、右心房的扩大；②房室瓣口高流量引起的 M 型二、三尖瓣曲线陡直、高振幅。室间隔及左心室后壁运动幅度增强；③可观察到原发病的相应超声改变，如风心病者增厚的瓣膜、脱垂的瓣膜、连枷的瓣膜，先心病的室间隔缺损，动脉导管未闭，窦瘤破裂的裂口，手术后的人工瓣膜，修补的补片等。

（3）频谱多普勒和彩色多普勒征象：①主动脉瓣赘生物形成时，左心室流出道内可录及全舒张期高速湍流频谱；彩色则于左心室流出道内出现蓝（红）色为主的花彩反流束，右冠瓣受损为主者，反流束沿二尖瓣前叶走行，无冠瓣受损为主者，反流束沿室间隔走行；②二尖瓣赘生物形成时，左心房内瓣口附近可录及收缩期负向高速湍流频谱；彩色则于左心房内收缩期出现源于二尖瓣口的蓝色花彩反流束，依程度不同，反流范围不同。前叶受累者，反流束沿左心房后壁走行，后叶受累者，反流束沿左心房前壁走行；③三尖瓣赘生物形成时，反流特点基本同于二尖瓣；④肺动脉瓣赘生物形成时，右心室流出道内可见反流束，表现基本同于主动脉瓣；⑤室间隔缺损赘生物形成时，于室缺右心室面可录及收缩期高速湍流频谱；彩色则显示室间隔残端收缩期出现杂乱的红色为主的花彩血流；⑥动脉导管未闭时，赘生物多发生在肺动脉外侧壁上，严重者可充满管腔，频谱此时较难正确评价。彩色可见动脉壁上的赘生物处无血流充盈。肺动脉主干内收缩期出现杂乱的花彩血流，完全堵塞者主干内无血流信号通过。

（4）经食管超声所见：经食管超声可以清晰显示各瓣口及各心腔内的赘生物，最小可检出 1mm 的赘生物，不仅可以确定部位，还可以确定数目、大小及与周围组织的关系等。尤其是检出人工瓣膜上的赘生物更有独到之处。

感染性心内膜炎需注意与以下病变相鉴别：

（1）瓣叶严重纤维化、钙化团块：回声可与赘生物相似，但如后者未钙化，回声则不甚强，边缘较毛糙。此外，瓣叶严重纤维化、钙化团块，通常运动受限，是区别于后者的主要表现。

（2）连枷样瓣叶：自发性腱索断裂，急性心肌梗死乳头肌断裂也可出现连枷样瓣叶，但均无异常团块附着。后者如断裂的乳头肌较小时，注意勿误认为赘生物，断裂的乳头肌均连于腱索，形态较特殊，且有心梗病史。

（3）与风心病相鉴别：①风心病患者，若瓣膜增厚，纤维化、钙化程度很轻，也无相应的心脏及大血管扩张，瓣膜反流则属轻度；感染性心内膜炎患者，除外赘生物因素，瓣膜也属轻度改变，但反流程度为中度或中度以上；②风心病患者临床表现的严重程度与超声心动图上瓣膜的病变程度密切相关，若感染性心内膜炎患者临床表现较重，而瓣膜的病变则较轻；③风心病患者，二尖瓣增厚，纤维化、钙化等征象从瓣尖开始，而感染性心内膜炎一般只在瓣体中部以及近瓣环处有轻度增厚和运动僵硬现象。

（4）陈旧性赘生物主要需与小的心腔内黏液瘤和小的血栓进行鉴别。黏液瘤的特点是较均匀，边界清晰，活动幅度一般都较大；小的血栓一般回声低，活动度小，随心壁活动而动。询问病史是相当重要的。

116. 主动脉夹层动脉瘤超声特征是什么？DeBakey 分型有哪些？

主动脉夹层动脉瘤是由于主动脉内膜断裂，血液流入管壁夹层，形成血肿并扩大，管壁分离为两层，血肿可向两侧扩展，管壁继续剥离，向近心端可侵及主动脉瓣，亦可向远侧端扩展，累及主动脉弓及降主动脉，乃至腹主动脉。

DeBakey 根据夹层破裂的部位及范围分为三型：①Ⅰ型：夹层血肿起于升主动脉、波及主动脉弓及降主动脉；②Ⅱ型：夹层血肿局限于主动脉瓣上升主动脉段；③Ⅲ型：夹层血肿起源于左锁骨下动脉起源处，延伸至降主动脉。Ⅰ型和Ⅱ型的治疗方案相似，故外科学者称为 A 型近端夹层动脉瘤，Ⅲ型称为 B 型远端夹层动脉瘤。

（1）切面及 M 型超声心动图：由于夹层动脉瘤发生的部位不同，应采用多部位探查，胸骨左缘探查升主动脉长轴、短轴切面，左房室沟后上方可显示胸段降主动脉长轴切面；胸骨上窝探查主动脉弓及其分支；剑突下及上腹部探查腹主动脉，直至髂动脉；TEE 探查胸主动脉全程及升主动脉远端。①主动脉根部及升主动脉明显增宽，大于 40mm，马方综合征者则呈瘤样扩张，大于 50mm；②主动脉内膜呈分离的回声带，飘摆于主动脉腔内，将主动脉分成真腔、假腔。沿主动脉长轴方向可发现夹层的起止部位及剥离形态；③若内膜大片撕裂则在管腔内显示纤细的低回声带，一端与管壁相连，另一端游离。于主动脉瓣上 2.0~3.0cm 处多数可显示内膜连续中断，残端随血流摆动，此处即内膜破裂口，需注意寻找破口的数目及大小；④假腔内出现片状及不规则形低回声或较强回声附壁，为血栓形成的结果；⑤当累及主动脉根部时致瓣环扩大，可见主动脉瓣对合错位，瓣叶运动幅度大，左心室明显扩大。

（2）频谱多普勒超声心动图：①于主动脉夹层破裂口处可探及高速双期湍流频谱；②真腔内收缩期血流速度较快，假腔内靠近管壁可探及低速的双期湍流信号。当假腔内正处在血栓形成前或已形成血栓时，假腔内血流速度极慢或无血流信号；③当合并主动脉瓣关闭不全时，于左心室流出道内探及舒张期反流频谱。

（3）彩色多普勒血流显像：①收缩期真腔内血流鲜艳，充盈佳，红色为主，假腔内基本不充盈，舒张期假腔内出现较多暗淡的蓝色血流，充盈较差；②假腔内形成血栓时，假腔内无血流充盈；③主动脉夹层破裂口处见多色花彩血流束，由真腔进入假腔，为双期往返状，从而可确定破口位置；④当二维超声破口显示不清时彩色血流显像有助于定位：a. 收缩早期升主动脉与夹层内同时出现血流，说明破口在升主动脉近端；b. 收缩早期真腔内充盈，之后夹层内出现血流，说明破口在升主动脉远端；c. 夹层内同时出现界限分明的红蓝两种血流，可能破口就在两色血流之间。

（4）经食管超声心动图：TEE 弥补了经胸探查主动脉弓降部显示不清、胸主动脉段暴露不全的缺点，可清晰显示主动脉全程，明确内膜剥离的范围、程度、破裂口的位置、大小及真、假腔的鉴别，有无血栓等。

117· 什么是马方综合征，其引起的主动脉改变有哪些？

马方综合征（Marfan syndrome）为全身结缔组织疾病，是一种常染色体显性遗传疾病，表现为骨骼系统（肢体过长、蜘蛛状指、脊柱后侧曲及漏斗胸）、眼部（晶体异位、网脱或近视）及心血管系统异常。心血管系统主要表现为主动脉根部中层弹力组织明显断裂、消失，中层囊性坏死、平滑肌破坏和胶原纤维增生。主动脉根部明显扩张，壁变薄形成升主动脉瘤，呈梭形或囊状动脉瘤样损害。如内膜断裂，使管壁分为两层，形成夹层动脉瘤。二尖瓣、主动脉瓣可发生黏液样变性，导致瓣膜脱垂→关闭不全，使左心室容量负荷过重→左心扩大。

马方综合征引起的主动脉改变，其超声表现：

（1）主动脉根部内径增宽，三个窦明显扩张，向外膨出，主动脉壁变薄形成升主动脉瘤，内径>42mm，常可达 60~100mm。无冠窦可压迫左心房使其变形。

（2）动脉瘤多累及瓣环使其扩大，最常见的还是主动脉瓣发生黏液样变性，瓣叶变薄、过长、松弛，导致瓣膜脱垂，继而发生主动脉瓣反流。二维超声可直观显示某个主动脉瓣叶脱垂及其深度，短轴见舒张期瓣膜关闭不全。M 型显示瓣开放幅度增大，关闭时呈双线样回声。彩色多普勒可确定反流程度。

（3）二尖瓣关闭不全，当形成二尖瓣环扩张或发生二尖瓣脱垂时，可出现不同程度的反流，导致左心房扩大。二维超声可显示瓣叶收缩期脱向左心房侧，彩色多普勒可显示二尖瓣反流束的大小、方向。

（4）由于存在瓣叶反流，左心室会有不同程度的扩大，严重者发生左心衰竭。

（5）主动脉内膜断裂，血液流入管壁夹层，形成夹层动脉瘤，血肿可继续扩大，内膜破裂口可扩大、撕裂，游离后可脱离。超声下呈飘带样飘摆于主动脉腔内，严重者可舒张期摆入左心室流出道。

118· 主动脉窦瘤形成及破裂的原因，其血流动力学变化特点是什么？

主动脉窦瘤（ruptured aneurysm of aortic sinus，RAAS）又称瓦氏窦瘤，发病率占全部先

心病的 1.4%～3.6%。主动脉窦呈瘤样扩张，窦壁变薄称为主动脉窦瘤。可分为先天性和后天性两种，大多数属于先天性畸形。由于胚胎时期主动脉窦壁先天性发育薄弱，中层弹力纤维发育不良，与主动脉瓣纤维环融合不全，其薄弱部长期承受主动脉高压血流的冲击，囊内压愈来愈大，囊壁变薄，形成囊状瘤体突向某心腔，在某种外因下可导致窦瘤破裂、穿孔。后天性窦瘤多由于主动脉中层囊样坏死、动脉硬化、感染性心内膜炎、风湿、梅毒等引起，开始窦瘤为一盲袋，随压力增高越来越大，在某种外力作用下可发生破裂，部分患者无明显诱因自行破裂。

主动脉窦瘤多发生在右冠状动脉窦（67.2%），其次为无冠状动脉窦（25.2%）和左冠状动脉窦（7.6%）。右冠窦瘤最易破入右心室，亦有破入右心房、室间隔或肺动脉者；无冠窦瘤多破入右心房，亦有破入右心室、左心房、左心室者；左冠窦瘤罕见，多破入右心房、左心房、左心室内。窦瘤多呈锥形，底部大，为内口，0.5～1.2cm，顶部小，为外口，0.3～1.5cm，瘤体长短不一，一般为 1～2cm，瘤壁菲薄，少数可有增厚、钙化。先天性者常见合并其他畸形，如室间隔缺损、主动脉瓣关闭不全及脱垂。

窦瘤未破裂时，通常无血流动力学改变。窦瘤破裂后根据其破裂部位不同造成血流动力学障碍，破裂导致主动脉血分流至右心室或右心房。收缩期、舒张期均有高压血自左向右连续性分流。其血流动力学改变的程度取决于破裂口的直径、分流速度及破口两端的压差。破口小，分流量小；破口大，则分流量大。急性大量分流者病情急进性加重，亚急性或破口小者则进程缓慢。

（1）窦瘤破入右心室→右心室容量负荷过重→肺循环血量增加，导致右心室、右心房扩大，肺动脉压力升高，引起右心衰竭。由于肺循环血量增加，肺静脉回流至左心房，左心室血流量增多，导致左心室负荷加重。

（2）窦瘤突向右心室流出道，挤压后者可致狭窄，致肺循环血量增加，左心容量负荷过重。

（3）窦瘤破入右心房则同时有右心房、室容量负荷过重，可导致右心衰竭。

（4）窦瘤破入左心房，使左心室容量负荷过重，引起左心衰竭。

（5）窦瘤破入心包，可立即引起心包填塞而致死亡，体循环血量减少，脉压增大。

（6）窦瘤破入室间隔，血液将室间隔分离成两层，最终形成囊状，早期各心室腔无明显变化。

（7）窦瘤常伴有主动脉瓣不同程度的反流。

119 单纯主动脉瘤的部位及声像图特点是什么？

单纯主动脉瘤主要是主动脉中层弹力纤维破坏，高压力的血流长期冲击，致管壁薄弱处局限性显著扩张或膨胀。多为动脉硬化所致，少数因梅毒、先天性缺陷、外伤及真菌感染引起，最常见的部位为升主动脉，也可发生在主动脉弓降部近端。腹主动脉瘤几乎均由动脉硬化所致，多发生在肾动脉水平以下。

（1）升主动脉瘤的超声所见：主动脉根部或升主动脉呈一边缘整齐的梭形扩张，前后径超过 50mm，瘤壁与正常段动脉壁相连，前后壁多呈同向运动。升主动脉瘤者收缩期主动脉近端内红色血流较鲜艳，动脉瘤内及远端血流较暗淡。当升主动脉瘤合并主动脉瓣反流时，左心室流出道内可探及舒张期湍流频谱。左心室流出道内见源于主动脉瓣口的蓝色花彩血流束。

（2）主动脉弓降部瘤的超声所见：多为囊状，大的动脉瘤前后壁可呈逆向运动，可累及主动脉弓三大分支，易合并血栓，多于瘤后壁出现低回声（新鲜血栓）、较强的光带状回声（机化血栓），形状不规则，厚薄不均。经胸超声胸段主动脉显示不清晰，经食管超声心动图可清晰显示动脉瘤的长度、宽度、腔内有无血栓形成，内径一般超过 35mm。主动脉弓降部瘤于瘤内可探及双向的涡流。主动脉瘤内伴血栓形成时，收缩期见狭窄而不规则的腔内充满五色花彩血流，血栓处无血流充盈。

（3）腹主动脉瘤的超声所见：于剑突下至脐附近可探及异常增宽的管腔，有搏动现象，内径 30～40mm，一般呈梭形，瘤壁与正常腹主动脉壁相延续，又称真性动脉瘤。短轴切面见呈椭圆形膨出或一侧膨出明显，管壁变薄。腹主动脉瘤内可探及红蓝两色相间的涡流信号，频谱表现：于一侧探及正向，另一侧探及负向的低速湍流。

（4）假性动脉瘤的超声所见：假性动脉瘤，常由外伤或术后伤口龇开引起。动脉瘤壁由动脉周围组织与机化的血块构成，于破口处可探及高速收缩期湍流频谱。假性动脉瘤内及破口处可见鲜艳花彩血流通过，远端血流色彩暗淡。

120 · 左心房黏液瘤超声表现有哪些？如何鉴别？

左心房黏液瘤是原发性良性肿瘤，超声检查可以确定肿瘤的大小、形状、数量、位置、活动度及蒂的长短，在临床上可以手术根治，故超声确诊有重要的意义。

（1）二维及 M 型超声表现：①收缩期左心房内见云雾状回声光团，边界整齐，随心动周期往返于左心房与二尖瓣口之间，舒张期突入二尖瓣口，收缩期回到左心房内。若瘤体较小，蒂长，则瘤体进入左心室或左心室流出道（图 31、图 32）；②瘤体形态呈圆形、椭圆形、不规则形，内部回声均匀，呈点状回声，回声强度中等，中央有液化时，可见小的散在的无回声区。瘤体大小不等，形态多变，收缩期在左心房内呈圆形，舒张期移向二尖瓣口或进入左心室，形态发生改变；③左心房黏液瘤 75% 以上借助蒂附着在房间隔卵圆窝处，蒂回声强，致密，整个黏液瘤与心房附着面小，游离面大；④左心房黏液瘤体积大小不一，巨大黏液瘤可占满左心房的 2/3 以上，小的直径仅为 4mm 左右；⑤蒂特别长者，黏液瘤活动度大，收缩期瘤体退回到左心房，舒张期进入二尖瓣口及左心室腔，造成二尖瓣口部分堵塞，形成机械性狭窄；⑥左心房持续性扩大，随之肺动脉扩张，右心扩大；⑦M型超声可见在心室波群区舒张期二尖瓣前叶后方出现异常云雾状回声区，收缩期消失。二尖瓣 DE 曲线早期出现无回声间隙，长短不一。瘤位置低、蒂长者间隙小，位置高、体积小、蒂短者则间隙大。心底波群区收缩期左心房内出现云雾状回声区，舒张期消失，呈间断出现。

（2）频谱多普勒超声表现：在二尖瓣口下可探及舒张期正向宽带充填的湍流频谱，其形态与二尖瓣狭窄频谱相似。合并二尖瓣反流时，左心房内可探及收缩期负向频谱信号，反流量小，频谱灰度暗淡。若合并肺动脉高压时，于右心房和右心室流出道内可分别记录

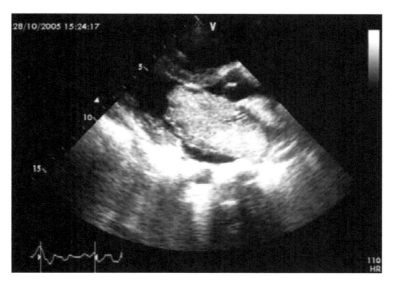

图 31　左心室长轴左心房黏液瘤（田家玮教授提供）

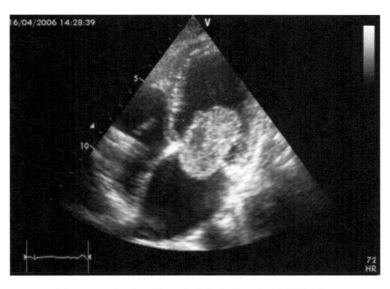

图 32　四腔心切面左心房黏液瘤（田家玮教授提供）

到三尖瓣反流和肺动脉瓣反流信号。

（3）彩色多普勒血流显像：①舒张早期二尖瓣开放，左心房血液流向房室瓣口，显示为明亮的红色血流束，在一较短的时间间隔后，当左心房黏液瘤脱入二尖瓣口时，血流带消失，在黏液瘤与房室环之间，出现细窄的射流束，持续到二尖瓣关闭。利用彩色多普勒图像，清晰显示二尖瓣开放与射流束之间的时间间隔，相当于二尖瓣开放的 DE 段；②由于射流束血流速度较高，因而显示为红色鲜艳血流或花彩血流；③射流束起自房室瓣环与瘤体之间的间隙中，走行于二尖瓣叶与瘤体之间，并射入左心室，在左心室内形成五色花彩血流；④心房内收缩期可出现蓝色反流束，分布范围较局限，但并非每个患者都合并二尖瓣反流；⑤瘤体在二尖瓣口往返，产生频移信号，显示为与瘤体灰阶回声重叠的舒张期红色和收缩期蓝色的色彩。

鉴别诊断：

（1）与左心房内血栓鉴别：①黏液瘤活动度大，具有明显的规律性；血栓大多无自主活动，而是随房壁而动；②黏液瘤有蒂附着于房间隔卵圆窝附近，瘤体大部分游离在心腔内；而血栓多在左心房壁或左心耳处附着，基底宽，游离面较小；③黏液瘤形状以圆形、椭圆形居多，呈浓密团块回声反射，边缘规整，可变性强；血栓形状不规则，多层状回声反射，边缘也不规整；④黏液瘤内部回声较均匀，回声强度中等；血栓回声不均匀，可有强回声混杂；⑤黏液瘤无风湿活动史，左心房血栓多有风湿性二尖瓣病的病史。

（2）与二尖瓣狭窄鉴别：两者均可引起二尖瓣血流受阻，临床表现与体征相类似：①二维超声可直接显示黏液瘤大小、活动情况，亦可直接观察瓣膜厚度，测量狭窄的面积；②M 型显示不同，二尖瓣狭窄时，二尖瓣曲线呈城墙样改变，前后叶同向运动；黏液瘤时，二尖瓣曲线也呈城墙样改变，但前后叶反向运动；③频谱多普勒两者的射流束不同，二尖瓣狭窄为单条射流束，起源于房室瓣口，为心室流入道中央型射流；而黏液瘤为多条射流束，起源于房室瓣环，为心室流入道边缘型射流；④彩色多普勒血流显像：黏液瘤时，红色鲜艳血流走行于二尖瓣叶与黏液瘤之间，二尖瓣狭窄时，红色鲜艳血流走行于狭窄的二尖瓣口。

（3）与心房内恶性肿瘤或癌栓鉴别：①黏液瘤活动度大，有蒂；心房内恶性肿瘤多不活动，或固定不动，无蒂，基底宽；②黏液瘤呈不规则的分叶状，可随血流快慢而产生形态学变异；恶性肿瘤形状稳定，从不变形；③黏液瘤向腔内生长，境界清晰；恶性肿瘤常呈浸润性生长，长入到房壁中，与房壁分界不清；④转移性漂浮的癌栓多发生于右心房，回声一般都较强，随心房内血流移动可有轻度移动，无规律性运动，较少堵塞房室瓣口。

121 · 纵隔肿瘤如何定位？

纵隔肿瘤指原发于纵隔内的肿瘤，其中良性多见。纵隔简单地分为前纵隔、中纵隔和后纵隔。以气管和心脏为界，其前方为前纵隔，后方为后纵隔，气管和心脏所在位置为中纵隔。由于心脏位于中纵隔，其邻近的纵隔组织出现肿瘤后常对其压迫或浸润。心脏的位置、心内结构及血流因此而发生变化。常见的前纵隔肿瘤有胸腺瘤、畸胎瘤、胸骨后甲状腺瘤和淋巴瘤等。中纵隔肿瘤有淋巴瘤、支气管囊肿、心包囊肿。后纵隔肿瘤常为神经源性肿瘤。

随着超声仪器的不断改进及在临床上的广泛应用，目前超声学检查已成为继 X 线、CT 和磁共振之后诊断纵隔肿瘤的又一影像学方法。它能准确定位诊断纵隔肿瘤和评价纵隔肿瘤的回声性质，三维几何大小，以及纵隔肿瘤与邻近器官的相互关系，如是否对心脏有压迫，并使之转位，或是否累及到心底大血管和心包膜等。

纵隔肿瘤的超声定位主要依据肿瘤占据纵隔的位置。不同纵隔肿瘤回声位置各异，可位于前、中、后纵隔区域。前纵隔肿瘤回声位于胸骨后、心脏及大血管前方。中纵隔肿瘤的回声常包绕心脏及大血管结构，后纵隔肿瘤位于心脏及胸主动脉的后方。小的肿瘤位置比较局限，而较大的肿瘤可占据两个以上的纵隔区域。根据纵隔肿瘤的位置及范围选择胸骨旁常规标准切面及非标准切面，如前、中纵隔肿瘤可选择左心室长轴切面、主动脉根部短轴切面、右心室长轴切面及胸骨右缘切面。后纵隔肿瘤可选择心尖四腔、五腔切面，经食管超声切面等。纵隔肿瘤在切面超声图像上的直接表现为心脏及大血管旁有附加回声，形态多不规整，多数回声为实质性弱回声，回声可强弱不等，或呈部分液性暗区。通过探头在体表沿胸骨左、右缘自上而下的移动，可从整体上对肿瘤的轮廓进行判定。同时可测量其前后径、左右径及上下径判定肿瘤的大小。纵隔肿瘤压迫心脏及大血管时，后者位置发生改变，累及心包膜时出现心包积液。频谱多普勒和彩色多普勒血流显像有助于判定心脏及大血管的血流情况及肿瘤回声内的血流是否丰富。如前、中纵隔的较大肿瘤可压迫肺动脉并使之狭窄，引起局部血流速度加快和血流紊乱。

122. 超声观察人工起搏器的哪些内容？人工起搏器的并发症有哪些？

超声观察人工起搏器可选择胸骨旁心尖四腔切面，剑下四腔切面，心尖短轴切面和胸骨旁右缘上腔静脉长轴切面。超声检查内容主要包括起搏器电极、导线、三尖瓣反流情况及心脏各腔室大小及各瓣口反流。

由于起搏器种类较多，检查时应有针对性。如 VVI 型起搏器，为单极，一条导线，电极固定在右心室心尖处心内膜下。DDD 型起搏器为双极，两条导线。心室电极固定在右心室心尖处心内膜下，心房电极固定在右心耳心内膜下。

电极为金属强回声，无中空。直径 2mm 左右，位于右心室心尖处，或右心耳处，无活动度。导线亦为金属强回声，与电极相连，两条线样强回声之间为中空无回声区，系导线内金属丝为螺旋状、似弹簧样所致。导线表面光滑。多切面追踪显示电极、导线的位置和走行过程。

由于导线通过三尖瓣口进入右心室，部分人可有轻度三尖瓣反流。

人工起搏器并发症：①电极脱位：是心内膜电极早期最多见并发症。由于电极未能很好地固定在心内膜下，超声检查可见电极松动，或游离于心室腔，甚至可回至右心房或上腔静脉；②导线打结：较少见，导线打结的位置多在右心室腔，导线回声非线样，呈结节状；③心肌穿孔：较常见的严重并发症之一，多见于导管较硬、电极较细时，或心肌梗死安装心内膜电极时。超声检查可见电极尖端进入心包腔内，并有少量心包积血；④血栓形成：为心内膜导管电极起搏早期并发症，较少见。较大的血栓可引起肺梗死或三尖瓣口部分阻塞。

123 · 心脏声学造影的定义及造影的方法有哪些？

（1）心脏声学造影：又称对比超声心动图，心脏超声造影或造影超声心动图。是一种经外周静脉或心导管注入声学造影剂，通过造影剂显影部位、时间、顺序、流动方向、时相，判断心腔内有无分流与反流的检查技术。

声学造影是一种行之有效的简单方法，尤其是对右向左分流的疾病，已在临床广泛使用多年，自彩色多普勒应用于临床以来，声学造影技术使用频率明显减少，大部分被取代，但对右向左分流及不典型房间隔缺损、左上腔静脉残留等疾病，声学造影法仍不失为一种好方法。

（2）造影的原理：一般由周围静脉注射含有（或发生）微气泡的造影剂，由于气体与血液的声阻抗不同，微小气泡与血液产生的界面，形成数目众多的点状强回声，随血液循环而移行于各心腔及大动脉。超声下根据路径不同在不该出现的房室腔显示出造影剂点状、云雾状（气泡）回声，从而判定心内分流的水平、方向及程度。造影剂随后在肺部交换排除。国内常用的造影剂有过氧化氢溶液（双氧水）；碳酸氢钠+盐酸；碳酸氢钠+维生素 C；碳酸氢钠+醋酸。

（3）造影方法

1）外周静脉注入造影剂法：亦称右心造影，于上、下肢表浅静脉注射，造影剂显影顺序依次为：上腔或下腔静脉→右心房→右心室→肺动脉主干及其分支，微气泡在肺内经肺毛细血管滤过排出体外而不进入肺静脉系统，从而达到右心造影的目的。

患者取仰卧位，必要时左侧卧位，一般取左肘正中静脉，严格消毒后行静脉穿刺，用生理盐水或 5% 葡萄糖作引导，当确认针头在血管腔内时，另一操作者将所需切面显示清楚时，旋转三通管或快速更换注射器，将造影剂快速推入，然后再用盐水或葡萄糖快速推送造影剂完全到达右心腔，之后缓慢维持静推，以备需要时再次注射造影剂之用。

右心房、右心室腔顺序显影后，在右向左或左向右分流不明显时，可嘱患者做瓦氏（Valsalva）动作（即捏鼻、闭嘴、屏气动作），目的是促进回心血量增加，增加右心腔压力，使原来不易显现的分流显现出来。当认为造影效果满意后，拔出针头。

2）心导管注入造影剂法：亦称左心造影。

①左心导管：根据不同的目的，可将导管插至不同部位（如主动脉根部、左心室、左心房等）推入造影剂，局部显影，若于冠状动脉注射，可使心肌显影。也可观察主动脉瓣、二尖瓣反流。

②右心导管肺小动脉嵌顿注入造影剂：由静脉插漂浮导管至肺小动脉，嵌顿后先用生理盐水冲洗嵌顿区血流，再注入 3% 双氧水 0.5~1.0ml，使双氧水以液态通过肺毛细血管网，进入肺静脉，经血细胞内过氧化氢酶催化，释放氧气进入左心房、左心室和主动脉，达到左心造影的目的。

124 · 心脏声学造影的适应证、禁忌证及注意事项有哪些？

右心造影适应证：①对各种发绀型先天性心脏病，可确定有无右向左分流及其分流水平，如：法洛（Fallot）四联症，法洛三联症，三尖瓣闭锁，房、室间隔缺损等；②对非发绀型先天性心脏病左向右分流者，可观察右心系统有无负性造影区出现；③观察异位引流：永存左上腔静脉引流入冠状静脉窦时，于左肘静脉注射造影剂，扩张的冠状静脉窦首先显影，继而右心房、右心室显像。而肺静脉异位引流入冠状静脉窦时，则扩张的冠状静脉窦不显影；④右心室流出道及肺动脉瓣狭窄时，右心室流出道梗阻，可见右心室内造影剂排泄缓慢，并往返流动呈旋涡状；⑤有主动脉骑跨、肺动脉显示欠清或出现双环影时，确认主动脉，肺动脉关系；⑥三尖瓣关闭不全时，可见收缩期造影剂逆流入右心房，造影剂反复往返于右心房与右心室；严重时可于收缩期下腔静脉及肝静脉内出现造影剂；⑦右心负荷过重者可确定右心室前壁轮廓，以确定有无增厚及腔室扩大，亦可判断室间隔有无增厚；⑧对怀疑有肥厚型心肌病患者，可确定室间隔右心室面界限，以助诊断；⑨测定臂-心循环时间（正常人约为10秒），可了解心脏功能状态，心衰患者多超过15秒。

左心造影适应证：①检测心内有无左向右分流；②观察有无二尖瓣、主动脉瓣反流；③心肌声学造影。

临床应用价值：①右心造影方法简便，患者痛苦少，在显示右向左分流时，其敏感性甚至优于彩色多普勒；②在不典型房间隔缺损及左上腔静脉残留患者诊断上亦优于彩超。

禁忌证：①重症发绀者，肺动脉重度狭窄伴心内分流量较大者；②重症心力衰竭者；③重症贫血者；④有血栓栓塞病史者；⑤先心病合并冠心病心绞痛及心肌梗死者；⑥凡有明显酸中毒、全身缺氧和重症肺气肿者，应不用或慎用二氧化碳族造影剂。

注意事项：①注意检查药物，禁忌应用含有杂质或变质的药物；②注射速度宜快（1~2秒内注射完毕）；③再次注射时间间隔应在5分钟以上，以避免药物蓄积作用；④注射次数不宜过多，一般在5次以内；⑤注意观察患者有无不良反应，如感不适应立即停止注射；⑥检查完毕后患者宜休息10分钟后再离开。

125· 什么叫负性造影区？

负性造影区是指注射造影剂后右侧心腔显影充盈良好，在分流部位的右侧心腔内浓密的造影剂被无造影剂的血液冲击形成的"充盈缺损"。

例如正常人在周围静脉注射造影剂后，在四腔心切面右心房充满造影剂，特别在房间隔周围造影剂自上而下，能勾画出房间隔右缘完整的轮廓。而在房间隔缺损左向右分流时，由于左心房压力大于右心房，无造影剂的左心房血大量涌入右心房，故在右心房近房间隔处，出现一块无造影剂的区域，此片无造影区，即称"负性造影区"，呈半圆形或囊袋状。此时加做瓦氏动作，有时可见少量造影剂出现在左心侧。

在动脉导管未闭时，在降主动脉起始端与肺动脉之间有异常分流，理论上也应在肺动脉腔出现负性造影区，但因分流量较小，动脉导管较细，在实时情况下难以捕捉，若采用录像后一帧一帧慢放，用心电图指示心动周期，在收缩期亦可发现负性造影区。而室间隔缺损时，收缩期在缺损的右心室面出现小囊袋状负性造影区，说明存在室水平左向右分流。但因右心室流出道血流速度较快，分流血流很快被混合，负性造影区相对较难观察到。

126· 常见的房间隔缺损有哪几种类型？

常见的房缺有四种类型：

（1）卵圆孔未闭：一般不引起两心房间分流，但在肺动脉或右心室高压时可使右心房压力超过左心房而出现右向左分流。

（2）继发孔型缺损：一般位于心房间隔的中部，其下缘有间隔组织与二尖瓣、三尖瓣瓣环分开，其形态多为椭圆形和圆形，直径一般在 2~4cm 之间。

（3）原发孔型缺损：位于房间隔下部，一般较大，其下缘为心室间隔的上部，二、三尖瓣依附处，常伴有二尖瓣叶裂口，导致二尖瓣反流。该型又称为部分心内膜垫缺损。

（4）静脉窦型：又称为高位房缺。缺损位于心房间隔的上部，恰在上腔静脉开口之下，或上腔静脉骑跨之上，常伴有右肺静脉畸形引流入右心房。

此外，如果房间隔完全缺失，则称为单心房。如果兼有上述两种以上的缺损，则称为混合型。

127· 房间隔缺损超声诊断的要点是什么？

（1）切面及 M 型超声图像

1）直接征象：房间隔局部回声失落。回声失落处的房间隔断端可有回声增强、增宽，在心尖四腔切面图上，这种水平增强的回声现象称"T"征。"T"征并不是出现在所有的房间隔缺损患者，它的可靠性有一定限度。回声失落部位取决于房缺的类型。确切的切面图上的回声失落也能帮助确定房间隔缺损的类型。以心尖四腔为例，继发孔房缺位于心房间隔的中部，其下部与二尖瓣及三尖瓣环之间有间隔组织分开；原发孔房缺位于房间隔的下部，在图像上表现为房间隔的下 1/3 或 1/4 回声失落，其下端为十字交叉处，上端为房间隔的断端。静脉窦型缺损的回声失落位于房间隔的上部，其上端为心房壁，下端为房间隔断端。回声失落的大小有较大的个体差异，一般在 2~4cm 之间。通常切面图测量回声失落值低于实际房间隔缺损值。回声失落的大小在收缩和舒张期有所不同，一般收缩期的值大于舒张期的值。

2）间接征象：右心室、右心房扩大，室间隔形态及运动异常，三尖瓣、肺动脉瓣运动活跃和肺动脉内径增宽。

（2）频谱多普勒超声心动图

1）房间隔缺损处分流频谱：在没有肺动脉压力增高的情况下，脉冲波式多普勒检查所获得的房间隔缺损处左向右分流频谱的特点是：速度通常在 0.8~1.2m/s 之间，出现在全心动周期，可有 2 个、3 个或多个波峰，常见的 3 个峰分别出现在收缩期、舒张早期和心房收缩期。频谱的边缘不光滑，在峰顶呈毛刺样，性质为湍流。有时频谱近基线处出现中空改变。如从心前区探查，频谱在基线之上。当肺动脉压力增高后，两心房间压差变小，分流速度可低于 0.8m/s。在重度肺高压时，右心房内压力超过了左心房压力，可导致右向左分流，这时可探及反向、低速的右向左分流频谱。

2）间接血流频谱改变：在房间隔缺损较大、分流量较多时，右心容量负荷明显增加，使三尖瓣口血流速度明显加快，可达 1m/s 以上。肺动脉瓣口血流速度亦明显加快，通常速度在 1.2~1.5m/s。如果相对肺动脉瓣狭窄明显，肺动脉瓣口血流速度可达 1.8~2m/s。

（3）彩色多普勒血流显像：在一个清晰的切面图上，彩色血流显像能准确显示通过回声失落处的过隔血流束。房水平左向右分流时，红色血流经缺损处从左心房进入右心房，直达三尖瓣口；右向左分流时，分流束为蓝色低速血流，自右心房进入左心房。过隔血流束的宽度取决于房间隔缺损的大小。过隔血流束的位置取决于房间隔缺损的解剖类型。原发孔房缺的红色血流束位置低，通常由于缺损较大，分流速度较低，红色血流束较宽，亮度略增加。继发孔性房间隔缺损，过隔血流束位于房间隔中部。如果缺损小，分流速度较快，在缺损处出现彩色湍流，或多色镶嵌色彩，血流束的亮度明显增大。如果缺损大，分流速度较低，过隔血流束可不出现多色镶嵌色彩，仅表现为亮度增加的红色血流束。腔静脉型房间隔缺损位置最高，过隔血流束起源于左心房顶部，经过缺损处后沿右心房至三尖瓣口，进入右心室。此过隔血流束常与上腔静脉或下腔静脉血流混淆，需仔细鉴别。

128 诊断房间隔缺损时应注意哪些问题？

为了准确评价房间隔缺损的存在、位置、大小等，多超声切面的系统检查是十分必要的。由于房间隔解剖方位与超声束近于平行，应适当调整探头角度，以清晰完整显示房间隔。正常的房间隔在切面图上显示为一连续完整的间隔结构，在卵圆窝处较薄，回声比较弱，抑制增益可使该处回声消失，产生假性回声失落。因此在房间隔中部出现可疑回声失落时，可调节增益及时间增益补偿系统，充分显示卵圆窝处的细线样回声。如仍不能显示回声连续，则认为有回声失落。

临床工作中使我们首先考虑有房间隔缺损往往通过上面提到的间接征象，但这些间接征象都是非特异性的指标，许多其他疾病如肺心病、风心病等都可以出现类似的征象。房缺的间接征象主要取决于房缺时左向右分流量的大小，分流量小则可不出现右心室、右心房增大等间接征象；分流量较大时，间接征象出现的较早，也较典型。房间隔缺损较大，分流量较多的情况下，肺动脉瓣口血流速度会明显加快，易与先天性肺动脉瓣狭窄相混淆。这时可以将脉冲多普勒取样容积首先置于右心室流出道内，然后逐渐移行至肺动脉瓣口，如果跨瓣的血流速度明显加快，跨瓣压差明显增加，血流状态由右心室流出道内的层流变为湍流，则为肺动脉瓣狭窄，否则为房间隔缺损较大分流导致的相对性肺动脉瓣狭窄，速度一般不超过 2m/s。原发孔房间隔缺损常合并二尖瓣前叶裂，导致不同程度的二尖瓣反流。所以应将多切面的直接或间接征象，频谱及彩色多普勒互相联系起来诊断房间隔缺损。

卵圆孔未闭一般不引起两心房间分流，但在肺动脉或右心室压力升高时可使右心房压力超过左心房而出现右向左分流。单纯卵圆孔未闭在临床上无血流动力学意义，一般无需手术治疗。

有时上腔静脉的血流速度很快，尤其是儿童患者，常引起右心房内湍流，易与腔静脉型房缺相混淆。腔静脉血流起源于右心房的上部或下部，易受呼吸影响，吸气时血流速度加快，呼气时血流速度减低。频谱中可见心房收缩后负向的波形。彩色血流显像能显示两者不同的起源和走行。房间隔缺损的彩色分流信号源自房间隔左侧，即左心房。而腔静脉血流则源自房间隔的右侧，即腔静脉入口。并且通过调整声束角度，可以显示房间隔右侧近圆形的腔静脉管壁，彩色血流由此而来。经食管超声可用来诊断经胸超声不能确定的腔静脉型房间隔缺损。

房间隔缺损常单独存在，有时与其他畸形合并存在。如合并二尖瓣病变，此时又称鲁登巴赫综合征（Lutembacher syndrome）。目前所指的鲁登巴赫综合征是源于 Goldfarb 和 Gueron 的广义的新概念。是指凡有心房水平除原发孔房间隔缺损处的左向右分流（包括继发孔房间隔缺损，卵圆孔未闭，部分肺静脉异位引流），合并二尖瓣及其装置病变者，均属此类病。二尖瓣的病变可为先天性，亦可为后天性二尖瓣病变，包括狭窄、脱垂、腱索和乳头肌功能障碍等。其他的合并畸形有三房心、三尖瓣闭锁、法洛三联症、肺静脉畸形引流及大动脉转位等。

对那些由于二维图像质量不理想的患者，或经胸超声心动图不能确诊的患者，可选择地应用经食管超声心动图。经食管超声心动图检查时，探头位于心房后方，调节声束垂直于房间隔，可清晰显示房间隔及邻近结构。结合频谱及彩色多普勒，能更准确地诊断房间隔缺损。

129· 心内膜垫缺损的完全型与部分型有什么不同？其鉴别要点有哪些？

心内膜垫缺损指一组房室间隔发育不全，同时伴有不同程度的房室瓣发育异常的复合性先天性畸形，使心腔之间相互交通，引起血流动力学紊乱。其发病率占先天性心脏病的4.2%。常合并肺动脉瓣狭窄、继发孔房间隔缺损、单心房、大动脉转位等。

心内膜垫缺损的分型尚不统一，多数学者将其分为两类：部分型和完全型心内膜垫缺损。部分型心内膜垫缺损为单纯原发孔房间隔缺损或原发孔房间隔缺损伴有房室瓣叶不同程度断裂，二尖瓣前叶和三尖瓣隔瓣均直接附着在室间隔上，瓣下没有室间隔缺损。完全型心内膜垫缺损指房间隔下部的原发孔型缺损和室间隔膜部缺损连成一个共同大缺损，左右房室环相互沟通。二、三尖瓣瓣叶均缺裂，正常的二、三尖瓣被共同房室环的前瓣叶和后瓣叶所替代。前瓣叶可部分或完全分裂成两个组成部分，或融合成为整片的共同前瓣叶。前一种情况最多见，前瓣叶裂口边缘通过许多细短的腱索将二、三尖瓣附着于室间隔断端的上缘及两侧（Ⅰ型）。少数附着于右室异常的乳头肌（Ⅱ型）。共同前瓣叶与室间隔及心室壁之间没有腱索相连，悬浮于室间隔缺损的上方（Ⅲ型），亦较多见。

完全型心内膜垫缺损超声图像主要表现：取心尖四腔和胸骨旁四腔切面。收缩期正常十字交叉结构部分消失，房间隔下部及室间隔上部均有明显的回声失落，房室共瓣位于两者之间。前共瓣叶可分为两部分，也可融合为一回声增强的膜样结构，悬浮于室间隔缺损的上方。舒张期，前共瓣分别向两侧开放，房间隔缺损与室间隔缺损连成一较大的缺损，十字交叉完全消失。此时，房与房、室与室、房与室之间血流互有沟通。房间隔下部缺损与室间隔上部缺损连成一体，房室瓣发育异常是本病的主要特点。

完全心内膜垫缺损与部分型内膜垫缺损的鉴别要点：判定有无室间隔缺损，如果有，为完全型心内膜垫缺损，否则为原发孔房间隔缺损。另外前者多见于婴幼儿，后者成人亦不少见。

130. 三房心的真性左心房与副左心房的定义是什么？如何分型？其主要的超声心动图特征有哪些？

三房心为少见的先天性心脏畸形，1968 年 Church 首次描述此病。统计约占先心病的 0.1%。

三房心（cor triatriatum）是指左房内出现异常隔膜样结构将左心房分为两个房腔，与肺静脉相通的为副房腔，与二尖瓣和左心室相通者为真房腔。大部分在纤维膜的中央有一个或多个小孔，与真性左心房相通，少部分无孔者须合并有房间隔缺损。

（1）分型

1）Lueffer 等学者的分型详见图 33。

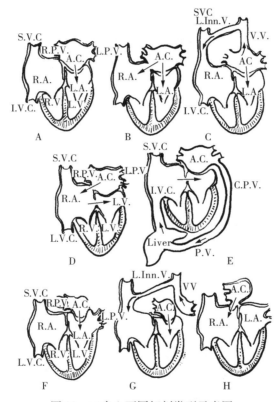

图 33　三房心不同解剖类型示意图

注：AC＝副左心房，LPV＝左肺静脉，LA＝左心房，RPV＝右肺静脉，VV＝垂直静脉，LV＝左心室，LInnV＝左无名静脉，SVC＝上腔静脉，RA＝右心房，IVC＝下腔静脉，RV＝右心室
A 型：纤维膜上有小孔，副左心房与真性左心房相通，不伴有房间隔缺损。
B 型：纤维膜上有小孔，副左心房与真性左心房相通，伴有房间隔缺损。
C 型：纤维膜上有小孔，副左心房与真性左心房相通，并与垂直静脉相通，进入左无名静脉至上腔静脉，回流至右心房，不伴有房间隔缺损。
D 型：纤维膜上无小孔，副左心房与右心房相通，伴有房间隔缺损。
E 型：纤维膜上无小孔，副左心房通过一分支静脉与下腔静脉相通，进入右心房，伴有房间隔缺损。
F 型：纤维膜上有小孔，副左心房与真性左心房及右肺静脉相通，而左肺静脉与真性左心房相通，不伴有房间隔缺损。
G 型：纤维膜上有小孔，副左心房与真性左心房及右肺静脉相通，而左肺静脉通过垂直静脉，进入左无名静脉至上腔静脉，回流至右心房，不伴有房间隔缺损。
H 型：副左心房与右肺静脉相通，直接回流至右心房，而左肺静脉与真性左心房相通，不伴有房间隔缺损。

2）Gibson 根据房间隔有无与右心房交通分为三型。A 型：房间隔完整；B 型：上部心房与右心房交通；C 型：下部心房与右心房交通。

3）国内朱晓东概括临床上各种类型，根据肺静脉引流情况分为两型。部分进入附加心房，部分进入固有心房者称为部分型；肺静脉全部引流入附加心房则称为完全型。

（2）主要超声心动图的特征

1）二维超声特点：三房心的判定主要在切面超声心动图上完成，胸骨旁左心室长轴切面、心尖部四腔心切面、或剑下四腔切面均可检出。①左心房内隔膜的回声，于上述切面图上均可显示为线样强回声，将左心房分为上、下两部分，上部分为副左心房，与肺静脉相连，下部分为左心房（又称固有心房）。膜性结构上可有回声失落处，回声失落多为单个、多个、或筛孔状。回声失落处可大可小，一般位于中央，少数位于边缘，此回声失落处即为真假左心房相通的缺口；②伴有或不伴有房间隔缺损：如果探测不到副左心房与真左心房之间的交通应重点观察房间隔的连续性。如有房间隔缺损，应确定缺损是位于右心房与副左心房之间，还是位于右心房与真性左心房之间，或同时存在；③肺静脉回流部位：于四腔心位或左心室长轴切面可以观察四条肺静脉均回流到副左心房者为完全型。亦可见两条肺静脉回流到真性左心房，两条或一条肺静脉异位回流到右心房者为部分型。

2）频谱多普勒超声心动图：①于四腔心切面将取样容积置于纤维性结构的缺损口处，可以测得以舒张期为主的高速湍流频谱，最高血流速度>2m/s。二尖瓣口血流受其影响流速加快，表现频带明显加宽，边缘锯齿状；②如有房间隔缺损存在，可以测得房水平分流的频谱。

3）彩色多普勒血流显像：彩色血流于两个房腔的信号有显著差别，收缩期副房内血流显示暗淡，而真房腔内由于隔膜口处出现射流束，射流束进入此腔产生明显的血流紊乱，使真房腔血流显色亮度显著增高，二者成鲜明对比。在合并有房间隔缺损时彩色血流显像能显示房水平的分流束；如存在两个缺口，隔膜无孔者，可见副房水平的分流为左向右的红色过隔血流，真房水平（低位）则为右向左的五色过隔血流。

131. 超声上室间隔缺损分几种类型？哪些类型比较常见？

室间隔缺损是新生儿期最常见的先天性心脏病，在成人中其发病率仅次于房间隔缺损和动脉导管未闭。胚胎发育过程中，室间隔由三部分发育融合形成，第一部分是心尖部形成的室间隔，第二部分是漏斗部形成的圆锥间隔，第三部分是心内膜垫形成的膜部间隔。任一部分的发育异常皆可导致单纯的室间隔局部缺损；如两个部分以上的发育异常则引起较大的室间隔缺损，如法洛四联症。

室间隔缺损的病理分型有多种，从右心室面观，室间隔由四部分组成：①膜部；②入口部，从三尖瓣环到三尖瓣叶附着处；③出口部，肺动脉瓣下或漏斗部；④小梁化的肌部室间隔，从入口部的下端至心尖和向上到光滑的出口部下端。

Ⅰ型（膜周部）：也称为膜部或嵴下型室缺。是外科手术和尸检中最常见的室间隔缺损，占80%，以膜部为中心，可扩展到入口部、出口部和肌部。

Ⅱ型（出口部）：占5%~7%，位于肺动脉瓣下方。也称为嵴上型、漏斗部或肺动脉瓣下型室缺。

Ⅲ型（入口部）：占 5%~8%，位于膜周部室缺的后下方。也称为隔瓣后型或房室共道型室缺。

Ⅳ型（肌部）：占 5%~20%。又可细分为：①中央型；②心尖型；③边缘型；④筛孔型。

132 · 室间隔缺损超声诊断要点有哪些?

（1）切面及 M 型超声心动图

1）直接征象：室间隔局部回声失落。回声失落的断端可有回声增强，也可没有回声增强，取决于断端是否有纤维成分。有时肌部室缺的回声失落不明显，有赖于彩色多普勒血流显像。回声失落的部位较广，取决于室间隔缺损的类型。根据不同类型的室缺选择相应的切面。如膜部室间隔缺损可选择左心室长轴切面，左心室流出道短轴切面，胸骨旁四腔切面，心尖五腔、四腔切面。在这些切面图上均可显示室间隔膜部有回声失落。极小的回声失落小于 2mm 时，回声失落不明显。回声失落的大小差异较大，小的 1~2mm，大的 3cm 以上，一般单纯性室缺多在 10mm 以下。回声失落的大小受心动周期影响，一般舒张期的测值大于收缩期的测值。

2）间接征象：左心室容量负荷过重、肺动脉扩张等。小的缺损早期不引起这些征象，中等以上的缺损由于左向右分流量多，常出现左心室、左心房增大。如果小的缺损未治愈，晚期也可出现明显的左心增大和右心增大。长期的左心容量负荷过重可导致肺动脉压升高，肺动脉扩张。

（2）频谱多普勒超声心动图：在没有肺动脉高压时，单纯室间隔缺损的频谱为全收缩期、单峰、高速（4m/s 以上）的正向湍流频谱，常伴有粗糙的杂音。连续式多普勒显示湍流的最大速度和频谱形态。肺动脉压力增高以后，左向右分流的速度与肺动脉高压成反比。随着肺动脉压力的逐渐增高，左向右的分流速度逐渐减低。当肺动脉高压到一定程度，右心室压力超过左心室压力时，出现右向左分流。收缩期仍为左向右分流。舒张期，主要是舒张早期表现为右向左分流。但此时由于室水平的压差较小，双向分流的速度一般在 1m/s 左右，由于分流的时间较短，所以分流的频谱多较窄。有时室缺的异常分流影响到肺动脉瓣口的血流形态。出口部的室缺距肺动脉瓣口较近，在收缩期其分流到肺动脉瓣口时仍为湍流状态，使肺动脉的血流频谱增宽，速度加快。

（3）彩色多普勒血流显像：彩色血流显像能在切面图上直接显示室间隔缺损的左向右分流，或右向左分流。同时显示异常分流束的部位、走行、性质，有助于脉冲波多普勒及连续波多普勒的取样。在主动脉根部短轴切面，室间隔膜部缺损的彩色分流束起源于膜部回声失落处。有时小的缺损在切面图上回声失落处不清晰，彩色分流束的检出有助于确定异常血流的部位，在此基础上进行频谱多普勒的取样。膜部缺损彩色分流束的起始部位一般较高，其宽度近似缺损的大小，彩色分流束进入右心室后，宽度明显增加，呈典型的多色镶嵌色彩，随心动周期流入右心室流出道。此时，多色镶嵌色彩基本消失，代之以较亮的蓝色血流。出口部室缺的彩色分流束位于主动脉根部短轴切面 12 点~1 点位置，收缩期进入右心室流出道后，立即由下向上进入主肺动脉，常引起肺动脉血流紊乱。此型的特点是彩色分流束局限于右心室流出道内。肌部室缺的彩色分流束位置较低，其位置、大小、数量变异较大，有的小室缺切面图上不易显示出回声失落，因此，彩色血流显像在诊断此型室缺中意义较大。入口部型室缺的彩色分流束于收缩期可分别进入右心室及右心房，一般多进入右心室。进入右心室的彩色分流束与膜部室缺的相似。进入右心房的彩色分流束起源于十字交叉处，指向右上，在右心房内引起血流紊乱。分流量较大的室缺常引起肺动脉高压，当右心室压力超过左心室压力时，出现右向左分流，此时的过隔分流束转暗，流动性较差。

133 · 诊断室间隔缺损时应注意哪些问题?

由于室间隔缺损的部位比较分散，检查时应多切面、多方位系统检查，否则小的室缺尤其是肌部室缺容易漏诊。肌部室缺属于低位室间隔缺损，检查切面有左心室各短轴、左心室长轴、心尖四腔及五腔切面。通常，室间隔缺损真正的回声失落在多切面均能显示，如果回声失落仅局限在某一特定切面的某一部分，其他切面在此部位均无回声失落，可考虑假阳性的可能。有时肌部室缺的回声失落不明显，有赖于彩色多普勒血流显像。

有时可见室间隔膜部呈瘤样突向右室侧，位于三尖瓣隔瓣下方，其顶端可有回声失落，可无回声失落，如无则称之为室间隔膜部瘤，现认为是室间隔缺损自然闭合的结果。

主动脉窦瘤破裂，尤其是右冠窦瘤可破入到右心室流出道、右心室腔及右心房内，导致这些部位产生明显的湍流，易与室间隔缺损相混淆。窦瘤破裂时，切面图显示瘤壁的破口及破裂的窦瘤下缘在主动脉瓣上方，而室缺断端上缘在主动脉瓣环下方。频谱及彩色多普勒均显示通过瘤壁破口处的高速、全心动周期湍流频谱，分流束呈多色镶嵌。

出口部型室缺需要与右心室流出道狭窄所致的右心室流出道内收缩期湍流频谱相鉴别。切面图上能显示右心室流出道内径明显减小，右心室壁肥厚。湍流起源位置在流出道狭窄处，以负向频谱为主。另外，出口部室缺回声失落较小，紧贴肺动脉瓣下，在主动脉短轴的 1 点钟位置，勿将其左向右分流误认为肺动脉瓣反流。

室间隔缺损可以单独存在，也可同时有两个缺损。有时与其他畸形合并存在，尤其是较大室间隔缺损。如房间隔缺损，法洛四联症，右心室双出口，大动脉转位等。

134 · 左室右房通道的部位及超声心动图特点有哪些?

（1）部位：先天性心脏病左室右房通道（LVRAC）是一种少见复杂畸形，是室间隔缺损的一种特殊类型。LVRAC 根据缺损部位及其与三尖瓣环的关系，分为三种类型：即三尖瓣环上型、三尖瓣环型和三尖瓣环下型。缺损分别位于膜部间隔心房部、膜部间隔中央部、膜部间隔心室部，其左室血流分别分流入右房、或同时流入右房、右室，其中三尖瓣环上型为单纯左室右房通道。其他两种类型既有左室右房通道，又同时合并室间隔缺损。

（2）超声表现

1）心尖四腔心或五腔心切面显示膜部间隔回声失落、右房内通过隔瓣体部或根部偏心性右斜血流束是诊断左室右房通道的可靠依据。三尖瓣隔瓣之上膜部间隔心房部回声中断，并见一股蓝色为主的彩色血流束从左室经中断处分流入右房，血流束呈偏心性右斜，并能测得收缩期高速度负向湍流，此为三尖瓣环上型即单纯 LVRAC，其房室瓣通常无畸形，缺损小，和主动脉瓣环相连。由于房室瓣未受影响，又同时涉及到左室和右房，这类畸形的归类至今尚未完全统一。

2）三尖瓣环与三尖瓣前叶、隔叶连续性中断并涉及膜部间隔的中央部，血流束从左室经膜部间隔三尖瓣环隔瓣侧同时分流入右房和右室，进入右房血流能测得收缩期高速度负向湍流，为三尖瓣环型 LVRAC。

3）三尖瓣环下方膜部间隔心室部及三尖瓣前、隔叶上可见回声失落区。血流束从左室经膜部间隔心室部分流入右室，同时，部分分流血流通过三尖瓣隔叶上的缺损孔进入右房，并在右房内测得收缩期高速度负向湍流为三尖瓣下型 LVRAC，往往合并三尖瓣前叶、隔叶裂。

135 · 何谓动脉导管未闭？如何分型？

动脉导管未闭是一种常见的非发绀型先天性心脏病，其发病率占先天性心脏病的 20%。动脉导管系胎儿期维持血液循环的重要生理通道，出生后会自动闭合，闭合分为两个阶段，一般出生后 15~20 小时闭合者称为功能性闭合，2~10 周闭合者称为解剖闭合。95%~99% 的导管于出生后一年内闭合，如一年后导管仍未闭合者称为动脉导管未闭，导管的直径差异很大，大多数为 0.5~1.0cm，长度可以在 0.5~3.0cm 之间，以 0.6~1.0cm 最多见。

动脉导管未闭病理分型，常分为四型：①管型：导管的内径均匀一致，长 3~30mm，宽 5~15mm；②漏斗型：主动脉端导管的内径大于肺动脉端，状似漏斗；③窗型：导管短而宽，主动脉与肺动脉紧贴在一起；④瘤型：导管扩张呈瘤形。

136 · 动脉导管未闭超声诊断的要点是什么？如何鉴别？

（1）切面及 M 型超声心动图

直接征象：

1）于主动脉根部短轴切面可显示：左右肺动脉分叉处或左肺动脉与降主动脉之间相通，可显示导管的形态、粗细及长度。一般分为四型：①管型：肺动脉端的口径等于降主动脉端的口径，一般内径 5~15mm，其内径粗细均匀一致，长 3~30mm；②漏斗型：主动脉端导管的内径通常大于肺动脉端，即降主动脉端宽，逐渐变细，至肺动脉端明显变细，状似漏斗状；③窗型：导管短而宽，主动脉与肺动脉紧贴在一起，仅中间段有回声失落，一般均宽于 1.0cm 以上；④瘤型：导管呈瘤样扩张或瘤形。

2）胸骨上窝探查见主动脉弓峡部与右肺动脉间有相通。超声所测动脉导管的直径为内径，即前壁内膜至后壁内膜，因此常小于手术测值。术前准确判定导管的粗细、类型，是指导术中是否采用体外循环的关键。

间接征象：

1）左心腔变化：细小导管左心室可正常或轻度扩大，粗大导管左心室明显扩大，左心房扩大，伴二尖瓣反流。主要由于左心室左心房扩大后二尖瓣环扩大所引起二尖瓣相对关闭不全所致。

2）肺动脉增宽：肺动脉扩张的程度取决于导管的粗细或左向右分流量的大小。导管细、分流量小的导管仅引起轻微的肺动脉扩张；导管粗分流量大的导管可导致肺动脉及右肺动脉显著增宽，主肺动脉内径常超过 30mm，有时可达 50mm 以上。同时主肺动脉及肺动脉瓣环搏动明显增强，肺动脉瓣环扩张可导致肺动脉瓣相对反流。

3）主动脉内径增宽，搏动幅度增大。

（2）频谱多普勒超声心动图

1）肺动脉压正常时：于肺动脉内动脉导管开口处可探及收缩期和舒张期连续性的正向湍流频谱，流速超过 1.5m/s。

2）高动力型肺动脉高压时：舒张期血流时间缩短，或可能只有收缩期正向湍流频谱。

3）阻力型肺动脉高压时：高动力型肺动脉高压的进一步发展引起肺小动脉器质性改变，肺动脉压力及阻力均增高所致，左向右分流减少，产生正负双向或右向左分流的负向湍流频谱。

（3）彩色多普勒血流显像

1）左向右分流者在收缩与舒张期均可见在主肺动脉分叉与降主动脉之间有异常的以红色为主的五色花彩血流通过。多数患者分流束进入主肺动脉后沿其左侧壁逆行至肺动脉瓣，然后折回，与肺动脉血流混合成蓝色花彩血流束，沿肺动脉右侧下行。

2）双向分流者：在主动脉、肺动脉收缩压相等或肺动脉收缩压大于主动脉收缩压，而主动脉舒张压大于肺动脉舒张压时，则收缩期分流束为蓝色，而舒张期分流束仍为红色。

3）右向左分流者：无论在收缩期还是舒张期肺动脉压均大于主动脉压，所以超声表现仅有蓝色花彩血流自主肺动脉流向降主动脉，此为高压导管，手术危险性极大。

（4）鉴别诊断

1）肺动脉瓣狭窄（PS）：二者主要鉴别点在于 PS 时，肺动脉瓣增厚、反光强，开放受限。异常血流仅出现在收缩期，频谱为收缩期负向高速射流。而动脉导管未闭（PDA）时频谱为双期连续性正向湍流，彩色多普勒 PS 时肺动脉内收缩期五色花彩血流，舒张期无血流信号。

2）主肺动脉间隔缺损，主要鉴别在于缺损的部位，主肺动脉间隔缺损时，缺损口位于两动脉主干之间，肺动脉瓣上 1cm 处，呈圆形或椭圆形，直径 0.2~2.0cm，频谱为双期负向连续性。诊断此病时要严格注意在常规切面图像上易产生主肺间隔缺损的假象。

3）冠状动脉肺动脉瘘：冠状动脉的瘘口多位于主肺动脉中部的侧壁上，彩色血流显像能显示异常的双期血流起源于此。但在左或右冠状动脉正常走行处应见到扩张的冠状动脉。

137· 主动脉瓣口狭窄有几种类型？常见的是哪种？

主动脉瓣口狭窄的发病率占先天性心血管畸形的 2%~5%，男性多见。根据主动脉狭窄的部位不同可分为三型：①主动脉瓣狭窄；②主动脉瓣下狭窄；③主动脉瓣上狭窄。

最常见的是主动脉瓣狭窄，占先天性主动脉狭窄的 60%~70%。主要是瓣膜发育畸形，异常的瓣膜可呈单瓣、双瓣、三瓣或四瓣，瓣嵴粘连致瓣口狭小。而主动脉瓣环多发育正常，瓣上可呈窄后扩张。

（1）三个瓣叶狭窄占30%，瓣膜中央部分向主动脉隆起呈拱顶状，瓣口狭小位于中心或偏离中心。

（2）二叶畸形，为主动脉瓣瓣膜发育畸形最常见的，占60%～70%。二叶畸形又有多种形态，根据文献报道可概括为三型：

Ⅰ型：横裂式，由前后两个瓣叶构成，两瓣叶可以对称或不对称，对称者舒张期二瓣叶对合线呈水平位居中；不对称者对合线偏离中心，靠近主动脉前壁或后壁。

Ⅱ型：纵裂式，由左右两个瓣叶构成，两瓣叶可以对称或不对称，对称者舒张期二瓣叶对合线呈垂直状居中；不对称者对合线偏离中心，偏左或偏右。

Ⅲ型：斜裂式，两瓣叶分别由左前瓣叶和右后瓣叶或右前瓣叶和左后瓣叶构成，二瓣叶舒张期对合线呈斜形。

（3）单瓣畸形或四瓣叶畸形较少见。

138. 主动脉瓣下狭窄与主动脉瓣狭窄超声图像及血流动力学有哪些改变？

主动脉瓣下狭窄：

（1）切面及M型超声心动图

直接征象：①隔膜型：于左心室长轴及五腔心可见主动脉瓣下0.5～1.5cm处，有一细线状回声，凸向腔内，不随血流运动，线状回声中心部位回声失落处为隔膜的中心孔；②纤维肌性狭窄型：于上述切面见左心室流出道前壁局限性偏心状增厚致左心室流出道狭窄。

间接征象：①左心室壁弥漫性肥厚，乳头肌亦显著肥厚致左心腔狭小；②右心腔内径可正常或偏小；③M型：主动脉根部曲线可见主动脉瓣开放时出现细震颤，可伴有收缩中期瓣叶半关闭状态，主动脉瓣正常或增厚及回声增强。

（2）频谱多普勒超声心动图：将取样容积置于左室流出道狭窄部位的远端即主动脉瓣下，可测及收缩期高速充填频谱，计算跨瓣压差可判断狭窄的程度。

（3）彩色多普勒血流显像：于左心室长轴及五腔心切面可见收缩期左心室流出道隔膜处及其上方蓝色为主的多色镶嵌血流束，主动脉瓣上亦可见花彩血流。

主动脉瓣狭窄：

（1）切面及M型超声心动图

直接征象：左心室长轴、大动脉短轴及五腔心切面可见主动脉瓣增厚。若单瓣叶时于收缩期可见如圆顶帐篷样突向主动脉腔，舒张期突向左心室流出道。如二叶畸形或四叶畸形时主要采用大动脉短轴切面可清晰显示主动脉瓣的数目并可测量面积。横裂式二叶畸形时，收缩期二叶开放呈"鱼口状"，舒张期关闭时二叶呈"一"字形，瓣叶大小如不对称，关闭线可偏心状。如纵裂式二叶畸形时，收缩期二叶向左右开放，关闭时呈"I"字形，四叶式畸形时开放无特征，但关闭时瓣叶呈"X"形。M型：于心底波群可见主动脉瓣曲线增粗、增强、毛糙、关闭线可居中或偏心，主动脉瓣口间距一般小于16mm，或小于主动脉内径的 1/2 可考虑狭窄。

间接征象：①左心室壁向心性肥厚，伴有主动脉瓣关闭不全时继发左心室扩大；②升主动脉可见窄后扩张。

（2）频谱多普勒超声心动图：取样容积置于主动脉瓣上，可以测得收缩期高速射流频谱，最高流速可达 4~5m/s，并可用跨瓣压差来估计狭窄的程度。

（3）彩色多普勒血流显像：于心尖五腔切面及左心室长轴切面显示收缩期主动脉瓣口有先细窄后增宽的蓝色花彩血流束射向升主动脉。

139. 主动脉瓣上狭窄的超声有什么特点？为什么有时伴有冠状动脉扩张及走行迂曲？

主动脉瓣上狭窄指主动脉窦上缘以上的狭窄，常为局限性。与主动脉发育不全有关。多合并智力发育迟缓，特殊面容（前额宽、眼距大、鼻孔朝天、颧骨及下颌突出，牙齿发育不全）、骨质硬化、高血钙等。心脏常合并主动脉瓣二瓣化畸形，由于引起全身变化而称为 Wiliams syndrome 综合征。病理上分为三型：①隔膜型；②升主动脉弥漫性狭窄，管壁多增厚；③沙漏状狭窄（较多见）。

（1）二维超声心动图：①左心室长轴、四腔心切面显示主动脉窦上方出现两条线状回声分别起自前、后壁，中部连续中断为隔膜型；于主动脉瓣上方见肌性回声（实为主动脉峰）对称或非对称性突入腔内，致其狭窄者为沙漏型；左心室长轴、四腔心及胸骨上窝探查见升主动脉、主动脉弓呈弥漫性明显变细，呈索条状者为弥漫型；②隔膜型和沙漏型多伴窄后扩张；③左心室壁出现不同程度的对称性肥厚；④大血管短轴切面常可显示左、右冠状动脉扩张、走行迂曲，内径>5mm。

（2）频谱及彩色多普勒血流显像：①置 SV 于狭窄口上方可探及收缩期高速射流频谱；②伴主动脉畸形、反流者于左心室流出道内可探及舒张期反流速及频谱；③弥漫型于主动脉弓及升主动脉内收缩期均可探及高速射流频谱；④前两型彩色显示于狭窄口处可见细窄的五色花彩血流束射入升主动脉；弥漫型则于索条状狭窄段内收缩期充满五色花彩血流；⑤伴有主动脉瓣反流者于左心室流出道内出现花彩血流束。

为什么会伴发冠状动脉扩张、迂曲，系由本病的血流动力学决定的。由于主动脉局限性狭窄，左心血排出受阻，狭窄段以下内压增高，而冠状动脉起源于主动脉窦，窦部内压增高冠脉内压自然随之而增高，久而久之形成冠状动脉的迂曲扩张，冠状静脉窦扩大。

140. 冠状动脉异常主要包括哪几种类型？

自从选择性冠状动脉造影技术应用于临床以来，有关先天性冠状动脉畸形的报告逐渐增多。根据文献报道，先天性冠状动脉畸形可大致分为四类：

（1）冠状动脉起源异常，包括副冠状动脉起源异常：①冠状动脉起源于肺动脉，最常见，占先天性心脏病的 0.25%~0.46%。细分为：左冠状动脉起源于肺动脉，右冠状动脉起源于肺动脉，双冠状动脉起源于肺动脉，副冠状动脉起源于肺动脉和回旋支起源于肺动脉；②高位开口；③多开口；④前降支起源异常；⑤回旋支起源异常；⑥近端开口缺失/单开口于主动脉窦；⑦冠状动脉起源主动脉后窦；⑧起源于心室的附加冠状动脉；⑨近端冠状动脉发育不良。

（2）冠状动脉终止异常，或冠状动脉静脉瘘，是指冠状动脉与心腔或管腔间存在异常交通的短路。

（3）行径或分布异常，主要合并在某些先天性复杂心脏病中，如各种大血管转位、各种动脉共干、法洛四联症等。

（4）冠状动脉瘤，在 Daond 报告的 89 例冠状动脉瘤中，先天性冠状动脉瘤约占 15%。

141 · 冠状动脉瘘定义是什么？如何分型？超声有哪些改变？

冠状动脉瘘又称为冠状动静脉瘘，是指冠状动脉与心腔或管腔间存在异常交通，占先天性心脏病的 0.25%~0.4%。根据先天性冠状动脉瘘所累及的冠状动脉又可分为右冠状动脉瘘、左冠状动脉瘘和双冠状动脉瘘等。其中右冠状动脉瘘最常见，左冠状动脉瘘次之，双冠状动脉瘘较少见。与冠状动脉交通的心腔和管腔有右心室、右心房、肺动脉、左心房、左心室。其中与右心室交通者最常见，其次为右心房，包括冠状静脉窦、上腔静脉，再次为肺动脉。与左心房，左心室交通者较少。

冠状动脉瘘的超声所见如下：

（1）切面超声图像：取胸骨旁左心室长轴切面，主动脉根部短轴切面，心尖部四腔切面或五腔切面。

受累的冠状动脉扩张，其起始部更明显。动脉管壁多光滑、平直，也可有局限性膨出呈瘤样改变。管壁较薄，似静脉壁回声。瘘管一般较长，走行有迂曲改变，如瘘管较短，可无迂曲改变。调整切面可连续显示受累冠状动脉的走行。瘘口一般为其终端，单个瘘口多见，直径 2~5mm，瘘口周边有回声较强的纤维组织。继发的腔室径改变包括右心轻度扩大、冠状静脉窦扩张、上腔静脉扩张等，取决于瘘口的部位、瘘管的长度及左向右分流量的多少。

（2）频谱和彩色多普勒血流图像：彩色血流显像直观显示扩张的冠状动脉内的血流及瘘口处的高速分流。其色彩取决于冠状动脉的走行及瘘口部位。右冠状动脉瘘入右心室时，冠状动脉内血流及瘘口分流束多显示为红色，瘘口处以红色为主的相间色彩。右冠状动脉瘘入右心房时，右冠状动脉的近心端显示为红色，其远心端血流呈蓝色。瘘口处为以蓝色为主的相间色彩。右冠状动脉瘘入肺动脉时，引起主肺动脉内舒张期湍流，以蓝色为主的相间色彩。

脉冲多普勒可检测扩张的冠状动脉内的血流及瘘口处的分流束。当瘘入右心系统时，取样容积设置在冠状动脉内或瘘口处，可记录到从舒张期至收缩期，以舒张期为主的连续左向右分流信号。瘘口处的血流速度明显加快。当瘘入左心室时，可记录舒张期的分流频谱。连续多普勒主要用于检测瘘口处的高速分流频谱，一般在 3~4m/s。

142 · 川崎病在超声心动图上的特征表现是什么？

川崎病又称为皮肤黏膜淋巴结综合征，多见于男童，其中 80% 患者年龄在 5 岁以下，其病理改变之一就是血管炎性病变，主要累积左、右冠状动脉，致使血管壁变薄，局部扩张，呈瘤样改变或狭窄、甚至闭塞，从而引起一系列心脏病改变，在超声心动图上的特征表现主要是：左或右冠状动脉管壁变薄、内膜不光滑、内径增宽、呈囊状或纺锤状的瘤样扩张，内径多在 4.0mm 以上，或冠状动脉内径与主动脉根部内径之比>0.3。川崎病研究会判定 5 岁以下儿童的冠状动脉扩张的标准为：冠状动脉内径>3mm，或某段冠状动脉内径是其相邻段动脉内径的 1.5 倍以上。其次，该病还可出现左心腔增大，心包少量积液，二、三尖瓣轻度反流。若伴有左心功能不全时，可有室壁运动幅度减低；若合并心肌梗死，可有室壁变薄、运动消失。

143 · 如何判断肺动脉瓣狭窄程度？

肺动脉瓣狭窄时，由于肺动脉瓣口面积明显减小，导致右心室内收缩压明显增高，右心室与肺动脉之间压差明显增加，其增加与肺动脉瓣狭窄程度呈正比。因此，通过测量右心室与肺动脉之间的压差大小和测量右心室收缩压大小可定量评价肺动脉瓣狭窄程度。

（1）测量右心室与肺动脉间压差：尽管肺动脉瓣口两端的压差不仅取决于肺动脉瓣口的大小，还受到心率、心律和瓣口血流量等因素的影响。但这种通过连续多普勒测量的收缩期瓣口的峰值压差仍能较准确地定量评价肺动脉瓣狭窄的程度。测量时应尽可能将连续多普勒取样线与肺动脉瓣口血流方向一致，因为肺动脉瓣狭窄瓣口血流常呈偏心流动，多朝向肺动脉外侧壁。测量公式为简化的伯努利方程，即峰值压差 $= 4V^2$，V 为连续多普勒测得的最大血流速度。例如，测得的肺动脉瓣血流峰值速度为 4m/s，则跨瓣压差约为 64mmHg。临床上常根据跨瓣压差的大小定量评价肺动脉瓣狭窄的程度，跨瓣压差小于 40mmHg 时，为轻度肺动脉瓣狭窄；压差在 40～80mmHg 之间时为中度狭窄；大于 80mmHg 为重度狭窄。

（2）测量右心室收缩压：当肺动脉瓣狭窄伴有三尖瓣反流时，可以通过简化的伯努利方程间接估测右心室收缩压，即右心室收缩压 $= 4V^2$，V 为连续多普勒测得的三尖瓣最大反流速度，10 为右心房压（常数）。例如，当测得的三尖瓣反流速度为 5m/s 时，则右心室收缩压约为 110mmHg。根据右心室收缩压可间接评价肺动脉瓣狭窄程度。右心室收缩压小于 75mmHg 时为轻度肺动脉瓣狭窄；75～100mmHg 为中度狭窄；大于 100mmHg 为重度狭窄。

这两种方法虽然在计算上有一定的不准确性，造成一定程度上的高估或低估，但作为一种无创性的定量评估方法，仍是临床工作可以接受并常规应用的。

144 · 何为肺动脉闭锁合并室间隔缺损？

肺动脉闭锁伴室间隔缺损是一种发绀型复杂先天性心脏病，比较少见，占先心病的 1%～2%。未经手术治疗的患者可自然存活较长时间。

肺动脉闭锁伴室间隔缺损的病理解剖主要为肺动脉与心室连续中断，有两个心室和室间隔缺损。肺动脉与主动脉之间有沟通，肺血来源可通过未闭的动脉导管、侧支循环血管和支气管动脉等。肺动脉与心室连续中断的解剖方式又有不同，其中包括右心室漏斗部闭锁、肺动脉瓣闭锁、肺动脉干部闭锁、肺动脉干部整体闭锁伴左右肺动脉汇合和肺动脉干部闭锁左右肺动脉不汇合。此病多数患者的房室位置及连接异常，也可有心脏其他结构的关系异常，如内脏心房异常、房室连接异常、心室大动脉连接异常和心室襻异常。

肺动脉闭锁伴室间隔缺损的血流动力学为左右心室的输出血均进入主动脉，或为混合血。肺循环的血来自主动脉或支气管动脉。发绀的程度可取决于体循环到肺循环的分流量。多数患者动脉导管较细，或来自支气管动脉，发绀较重。少数患者动脉导管较粗，发绀较轻。

常见的肺动脉闭锁伴室间隔缺损的超声表现为肺动脉闭锁，闭锁部位可位于右心室漏斗部、肺动脉瓣或肺动脉干。室间隔缺损一般较大。主动脉可骑跨其上，骑跨率常大于50%，但主动脉仍与二尖瓣前叶连接。左右心室壁肥厚，右心室、右心房扩大。左心室腔正常或略小。频谱及彩色多普勒显示右心室血与左心室血一起进入主动脉。在左右肺动脉汇合处可探及到主动脉至肺动脉的动脉导管未闭分流束。

145 · 为什么肺动脉瓣狭窄合并动脉导管未闭容易漏诊？

肺动脉瓣狭窄和动脉导管未闭都是比较常见的先天性心脏病。两者在超声心动图上均可引起主肺动脉增宽和主肺动脉内旋流。当两者同时存在时易引起漏诊。如果是重度肺动脉瓣狭窄合并小动脉导管未闭，由于小动脉导管未闭的分流量比较小，易混在肺动脉瓣狭窄的涡流中，不易识别，同样如果一个较大的动脉导管未闭合并较轻的肺动脉瓣狭窄也易使后者漏诊。

两者的鉴别主要依据其各自的病理解剖和血流动力学特点。肺动脉狭窄主要的超声表现为肺动脉瓣的增厚、粘连、开放受限，多数患者的肺动脉瓣开口呈偏心状，多朝向肺动脉外侧壁。彩色多普勒血流显像能观察到肺动脉瓣口的会聚现象，彩色血流束沿肺动脉外侧壁向分叉部走行，在分叉部折返向上，沿肺动脉内侧壁向肺动脉瓣口方向走行，形成主肺动脉内的旋流。频谱多普勒显示高速血流起始于瓣口，以收缩期为主。舒张期有低速湍流频谱。动脉导管未闭患者的主要超声表现为降主动脉与主肺动脉间有管状沟通。彩色多普勒血流显像可见高速湍流束起始于降主动脉，并有降主动脉内的会聚现象。湍流束多沿肺动脉外侧壁向瓣口方向走行，到达瓣口处后折返，沿肺动脉内侧壁向肺动脉分叉处走行，形成主肺动脉内的旋流。可见其湍流束走行方向与肺动脉瓣狭窄的湍流束走行方向相反。连续多普勒可探及动脉导管未闭的特征性双期连续高速频谱，舒张期速度一般在 3~4.5m/s，收缩期可达 5~5.5m/s，其血流方向朝向肺动脉瓣口，而肺动脉瓣狭窄的血流方向主要朝向肺动脉分叉，两者方向相反。

当两者同时存在时超声表现主要取决于哪种病变占优势。肺动脉瓣狭窄为主时，其湍流易掩盖动脉导管未闭的湍流，在彩色多普勒血流显像时不易分辨。但后者在降主动脉内有彩色会聚现象，同时仔细探查时，能检测到双期连续的导管分流频谱。动脉导管未闭为主时，诊断肺动脉瓣狭窄重点在肺动脉瓣的形态改变和跨瓣压差的存在。

146 · 什么是 Ebstein 畸形？其超声特征表现及诊断标准是什么？

Ebstein 畸形于 1866 年由 Ebstein 首先报告，是一种比较少见的先天性心脏病，占先天性心脏病的 0.5%~1%。主要的病理改变是三尖瓣下移，部分或全部三尖瓣瓣叶不在正常位置，而下移至右心室体内壁，使右心腔减小。由于三尖瓣下移把右心室分为两部分：三尖瓣环至下移的三尖瓣为房化右心室，下移的三尖瓣至漏斗部为功能右心室。三尖瓣下移越严重，功能右心室越萎缩，内腔越小。Ebstein 畸形伴有房间隔缺损（ASD）或卵圆孔未闭时，压力较高的右心房血液经缺损孔处流入左心房，使其血氧饱和度降低，故患者有明显的发绀，如无缺损时患者可只有右心容量负荷过重而不出现发绀。

病理可分为三型：①轻型：三尖瓣三个瓣叶发育较好，仅有隔瓣和后瓣下移 20~30mm；②中间型：三尖瓣隔瓣发育不全或缺如，前瓣和后瓣常融合在一起，形成一个大的瓣体。隔瓣和后瓣下移的最低处在心尖，前瓣亦有部分下移；③重型：瓣膜畸形严重，瓣下装置缺如或发育不全，三尖瓣下移到肺动脉瓣下 20mm。

超声特征表现及诊断标准如下：

（1）切面及 M 型超声心动图：①左心室长轴切面，可见左心房、左心室大小正常，右心室前后径增大，右心房巨大。右心室内极易显示三尖瓣活动，室间隔活动幅度增大；②四腔心切面：在心尖四腔心可以观测三尖瓣下移程度，正常人三尖瓣隔瓣在室间隔附着点比二尖瓣前叶附着点低 0.6~1.2cm，在此切面上可以观察到增大变形的三尖瓣及附着于室间隔或右心室壁上的位置、下移程度，还可以观察到右心室、房化右心室及固有右心房三个部分的界限、大小及相互移行关系。如伴有 ASD，四腔心切面上可见房间隔回声连续中断现象；③三尖瓣曲线：在 M 型超声心动图上比较特异的改变就是三尖瓣曲线极易显示，而且与二尖瓣曲线同时显示，但收缩期三尖瓣关闭时间较二尖瓣迟延，迟延时间多在 65ms 以上。三尖瓣活动幅度增大，开放速度加快，EF 斜率明显减慢；④室间隔及左心室后壁出现同向运动。主要原因由于三尖瓣下移畸形，伴有严重的三尖瓣关闭不全，出现右心容量负荷过重所致。

（2）频谱多普勒超声心动图：①心尖四腔心切面于三尖瓣口右心室侧可探及舒张期正向湍流，频带较宽、幅度较大。于三尖瓣口右心房侧探及收缩期负向湍流频谱为合并存在的三尖瓣反流；②合并 ASD 时，于缺损的左心房侧探及房水平右向左分流频谱，或在房间隔缺损右心房侧探及房水平左向右分流频谱。

（3）彩色多普勒血流显像：①收缩期三尖瓣口右心房侧可见蓝色为主的五色花彩反流束，测量反流面积以此判定反流的程度；②功能右心室较正常时显色暗淡；③房水平可见房间隔缺损口附近的过隔血流，一般以蓝色为主。

147. 法洛四联症的基本病变有哪些？血流动力学改变主要取决于什么？

法洛四联症是一组先天性心血管复合畸形，在儿童时期占发绀型先天性心脏病的 75% 左右。1888 年，法国人 Fallot 提出其病理解剖包括：主动脉骑跨、高位室间隔缺损、右心室流出道狭窄和右心室肥厚。是年长儿中最常见的发绀型先天性心脏病。

在四种复合畸形中，右心室流出道梗阻是本病最主要的病变，梗阻可发生在右心室血入肺的任何部位，如漏斗部、瓣膜、瓣环、右心室腔内和肺动脉及其分支，这些部位的狭窄可以单独存在亦可合并存在，大多数均有漏斗部狭窄。

血流动力学改变主要取决于肺动脉狭窄的程度。

（1）右心室流出道堵塞轻时，右心室射血阻力增高不明显，心室水平仍以左向右分流为主，血氧饱和度可无明显减低，临床发绀不明显。

（2）右心室流出道堵塞重，梗阻部位多时，右心室排血明显受阻，血流很难进入肺动脉，肺循环量明显减少，左向右的分流不占优势地位。在收缩期右心室的一部分血流与左心室血流同时向增宽的主动脉根部喷射，而后进入体循环，此时因主动脉的血流内混有未经氧合的右心室血液，血氧饱和度降低，故出现发绀，其程度如何，决定于肺动脉狭窄的程度及肺动脉内血流量多少等因素，肺血越少，心室右向左分流量越大，发绀越重。

（3）肺动脉闭锁（假性动脉干时）肺血来源于动脉导管未闭或支气管侧支动脉，心室水平为右向左分流。

148· 法洛四联症的超声心动图特征是什么？

（1）二维及 M 型超声心动图：二维超声心动图可以直接发现法洛四联症复合畸形中的每一解剖改变。

1）左心室长轴切面，可见主动脉内径增宽，位置前移，室间隔缺损一般较大（1.0~2.5cm），最明显的改变是主动脉前壁与室间隔连续中断，两个残端不在一个平面上，形成主动脉骑跨。

骑跨率一般在<30%为轻度，>75%为重度，二者之间为中度。可测量右心室前壁厚度，正常人<5mm，法洛四联症患者明显增厚。

$$骑跨率＝主动脉前壁与室间隔的距离，主动脉根部前后径×100\%$$

2）左心室流出道短轴切面可显示室间隔缺损部位，大多数为嵴下型，少数为肺动脉干下型。

3）观察右心室流出道狭窄，肺动脉瓣狭窄，瓣环狭窄，肺动脉主干狭窄，左右肺动脉狭窄及其程度。

4）M 型显示，正常人心前区滑行扫查时，可见主动脉前壁与室间隔相连续，无中断现象，而法洛四联症时存在室间隔缺损及主动脉前移，故声束由主动脉波群向二尖瓣波群移行时出现连续中断现象，形成特异的主动脉骑跨征。

5）主动脉根部明显增宽，肺动脉主干狭窄，程度越重，主动脉主干越宽，活动幅度越大。

（2）频谱多普勒超声心动图

1）左心室长轴切面上，将取样容积置于室间隔的缺损处频谱特征是在一个心动周期内可见收缩期向上，舒张期向下的双向湍流。

2）在心底短轴切面上，将取样容积置于右心室流出道依次向肺动脉瓣、肺动脉主干以及左右肺动脉处滑行。当有右心室流出道狭窄时，于右心室流出道处可记录到全收缩期向下的高速射流信号，流速可高达 4m/s 以上，形似"匕首状"。当肺动脉瓣狭窄，主干狭窄时在相应的部位探及高速负向射流信号，频谱呈对称的"三角形"。

（3）彩色多普勒血流显像

1）左心室长轴切面：于收缩期可见一束红色血流信号，由左心室流出道进入主动脉，同时可见一束蓝色的血流信号由右心室侧经过室间隔缺损处进入主动脉。由于室间隔缺损较大，右向左分流的血流束为层流，故呈单纯的蓝色。

2）五腔心切面可见收缩期左、右心室两股蓝色血流共同汇入主动脉。

3）大动脉短轴切面可见右心室流出道内五色花彩血流束射向肺动脉。当右心室流出道狭窄严重时，肺动脉内血流较少，甚至无血流显示。当无右心室流出道狭窄，仅有肺动脉瓣狭窄时，可见五色花彩血流束起自肺动脉瓣口处。

（4）鉴别诊断：主动脉骑跨并非法洛四联症患者所独有，需注意和右心室双出口、永存动脉干、大动脉转位等其他复合畸形进行鉴别。

149· 何为法洛三联症？其超声心动图的特点是什么？

法洛三联症是比较少见的发绀型先天性心脏病，占先心病的 6.3%。其主要特征为：肺动脉瓣狭窄、房间隔缺损多为继发孔缺损（包括卵圆孔未闭）及右心室肥厚。法洛三联症中肺动脉瓣狭窄多为三叶瓣狭窄，也可有二叶瓣、四叶瓣及单叶瓣狭窄，并常继发右心室流出道狭窄。肺动脉主干可有窄后扩张。

超声心动图的特点：

（1）切面及 M 型超声心动图切面：①左心室长轴切面：右心室前后径增大，右心房扩大，右心室前壁增厚，左心室一般偏小，左心房变化不大；②右心室扩大，由于肺动脉瓣狭窄，右心室压力负荷加重，右心室代偿性扩张，表现为右心室前后径增大。四腔心切面可见房间隔连续中断，多为继发孔缺损，包括卵圆孔未闭。缺损口的大小为 1.0～3.5cm。当缺损口检出困难时，可以采用声学造影或经食管超声心动图确定；③大动脉短轴切面：一般患者肺动脉瓣显示有一定困难。患者采取左侧卧位，可见肺动脉瓣增厚，回声增强，收缩期瓣叶开放受限，呈穹隆状凸向肺动脉，肺动脉主干可见窄后扩张，左右肺动脉亦可扩张，少数患者可同时伴有右心室流出道狭窄；④M 型示室间隔与左心室后壁呈同向运动。

（2）频谱多普勒超声心动图：①大动脉短轴切面探查：将取样容积置于肺动脉瓣口可探及收缩期高速充填射流频谱，流速一般 2.5～5.0m/s，通过跨瓣压差可估测狭窄的程度。合并右心室流出道狭窄时，右心室流出道内可探及收缩期射流频谱；②四腔心切面探查于心房水平可探及分流频谱，流速较低。分流方向取决于肺动脉狭窄的程度，多为右向左分流，少数为左向右分流。

（3）彩色多普勒血流显像：①大动脉短轴切面：肺动脉瓣口狭窄时于瓣口处可见血流在经过狭窄的瓣口时，血流变细形成中心为红色的以蓝色为主明亮的射流束，射流束在肺动脉内形成多色镶嵌的湍流信号，可延续至左右肺动脉，右心室流出道狭窄时可见右心室流出道内多色镶嵌的射流束；②四腔心切面：房水平右向左分流时，可出现较暗淡的蓝色过隔血流，极少数房水平呈左向右分流，表现为红色的过隔血流。

（4）鉴别诊断：①要与单纯重度肺动脉瓣狭窄进行鉴别，因右心压力高，故声学造影可准确定性，肺动脉瓣狭窄者房水平无分流；②单纯较大房间隔缺损合并艾森曼格综合征时，需与法洛三联症进行鉴别，前者虽有房间隔缺损，但肺动脉瓣及主干均无狭窄，肺动脉瓣口血液频谱正常；③法洛四联症重度肺动脉瓣狭窄发绀严重者在临床上需与法洛三联症鉴别，但超声上鉴别相对容易，因前者有主动脉骑跨和室间隔缺损。

150 · 法洛四联症和右心室双出口的鉴别要点是什么？

法洛四联症和右心室双出口在临床上、解剖上和血流动力学方面存在部分相似之处，因而在超声心动图上有时需要仔细探查和分析才能做出正确诊断。

相似之处：两种均可有发绀，较大的室间隔缺损；一条大动脉起始于右心室，同时另一条大动脉部分起始于右心室；右心室壁肥厚或肺动脉狭窄等，因而在超声诊断时易引起混淆。

但两者又有本质上的不同：①从病理解剖上讲，右心室双出口属于大动脉转位类，是一种较特殊的大动脉转位。它具有大动脉转位的特点，即主动脉和肺动脉的位置异常。主动脉多位于肺动脉的前方，两者多并行走行，失去正常肺动脉包绕主动脉现象。而法洛四联症患者的主动脉、肺动脉关系基本正常，即主动脉位于肺动脉的右后方，肺动脉主干包绕主动脉短轴；②右心室双出口患者的两条大动脉完全或几乎完全起始于右心室，法洛四联症患者的主动脉骑跨率一般在75%以下；③右心室双出口可伴有或不伴有肺动脉狭窄，法洛四联症则必有肺动脉瓣口狭窄，包括右心室流出道、肺动脉瓣狭窄或肺动脉干发育不良；④右心室双出口患者的右心室壁肥厚的同时，右心室腔常扩大。法洛四联症一般右心室壁肥厚较右心室腔扩大更明显；⑤右心室双出口时主动脉瓣下圆锥组织消失，法洛四联症可见二尖瓣前叶与主动脉之间的正常纤维连接；⑥右心室双出口发绀的程度取决于室间隔位于主动脉瓣下或肺动脉瓣下，位于前者较轻，位于后者较重。法洛四联症发绀程度取决于右心室流出道梗阻的程度。另外，从发病率上看，法洛四联症是发绀型先心病中最常见的，而右心室双出口是一种少见的发绀先心病。

一般说两者的鉴别并不困难，但右心室双出口主动脉位于后方且合并肺动脉狭窄时，与主动脉骑跨率较大的法洛四联症鉴别的确有一定困难。此时应主要参考以上鉴别点之①、②、④点。

151 · 右室双腔心的超声心动图特点有哪些？

右室双腔心以往又称右室异常肌束、分隔右心室成三室心，是由于胚胎发育时期原始心球并入右室的过程中发生缺陷。或由于小梁间隔缘发出的某些隔—壁束特别突出、肥厚和从间隔上隆起，形成一条或多条异常肥厚的肌束，起自三尖瓣环附近的室上嵴，斜行向下跨越体部心室腔，分别止于右室前壁和前乳头肌根部室间隔上，将右心室腔分为近侧的低压腔和远侧的高压腔。病理解剖学上分为两种类型：肌隔型和肌束型。绝大多数病例合并室间隔缺损，尚可合并肺动脉瓣狭窄，或主动脉瓣膜或瓣下狭窄等心脏畸形。

超声表现：

（1）M 型超声心动图：可显示右心室肥大、室间隔及右心室前壁肥厚，有时可显示右心室异常肌束回声。

（2）二维超声心动图：①右心室腔内异常肌束。于胸骨旁大血管短轴及右心室流出道长轴、剑下右心室流出道长轴切面，可显示异常粗大的肥厚肌束起自室间隔中部，止于流出道的右心室壁，有时可见肌束中部回声中断，将右心室分为近心腔和远心腔两部分；②近心端心腔扩大，室壁肥厚，远心端心腔及室壁正常或增厚，如果未合并室间隔缺损，则右心室扩张、肥厚非常显著；③多伴有室间隔缺损，室间隔多位于膜周部，与近心腔相通。

（3）CDFI：①彩色多普勒：胸骨旁大血管短轴及右心室流出道长轴切面显示肌束梗阻部位收缩期以红色为主的五彩血流束，交通口处狭窄。梗阻严重且伴有室间隔缺损者，可显示室水平收缩期右向左，以蓝色为主的五彩血流束或双向分流；②频谱多普勒：脉冲多普勒取样容积置于狭窄口前，可记录到低速收缩期血流频谱，其特征为峰值后移，血流加速时间延长；脉冲多普勒取样容积置于狭窄口后，收缩期血流可突然加快，表现为频谱失真。应用连续多普勒可记录到一高速血流频谱，用过测量其速度可计算高压腔与低压腔的压力差；③伴有室间隔缺损者可检测其血流方向和流速，了解室水平分流方向，并估计右心室高压力。

152 · 何为心脏解剖的三节段分析？

在诊断复杂先心病时，需要明确心脏各部位解剖相互关系，它是做出正确超声诊断的前提。Van Pragh 等提出的心脏解剖三节段分析法被广泛应用超声诊断复杂先天性心血管畸形，因而，具有临床使用价值。三节段分析的核心内容为三个节段（内脏心房位，心室祥，大动脉关系）和两个连接（心房-心室连接和心室-大动脉连接）。

（1）心房、心室和大动脉三个节段

1）内脏心房位可分为三类：①正位：内脏位置正常，右心房位于右侧，左心房位于左侧；②反位：内脏反位或肝脏大部位于左侧，脾、胃大部位于右侧，降主动脉位于脊柱的右前方，下腔静脉位于脊柱的左前方。右心房位于左侧，左心房位于右侧；③不定位：在解剖上不能确定心房及内脏的位置，常伴有先天性无脾或多脾。

2）心室祥可分为两类：①右心室位于左心室的右侧，称之为右祥；②右心室位于左心室的左侧，称之为左祥。

3）大动脉连接和关系：正常心脏形态学左室发出主动脉，右心室发出肺动脉，肺动脉位于左前，主动脉位于右后，左位主动脉弓和降主动脉。当有房室连接异常或大血管转位时，大血管可从相反的心室发出。主动脉根部有左右冠状动脉开口，向上移行为主动脉弓，其上有颈动脉等发出。肺动脉根部无冠状动脉开口，向后下走行后分为左、右肺动脉，分叉明显。

（2）标记心脏解剖关系的常用符号及其意义

1）心房与内脏位置的三个类型：S-心房与内脏正常位；I-心房与内脏反位；A-心房与内脏不定位。

2）心室祥类型：D-心室右祥；L-心室左祥。

3）大血管关系：S-大血管位置关系正常；D-大血管右转位；L-大血管左转位；I-大血管反位。

153. 在大动脉转位等复杂先心病畸形中，如何辨认主动脉、肺动脉、左心室及右心室？

在大动脉转位等复杂的先心病中，心脏各部位的解剖变异较大，心房、心室及大动脉之间的正常连接发生改变，所以必须掌握好各房、室及大动脉的结构特点，以分别对其做出正确判定。

（1）主动脉：该大动脉根部有冠状动脉发出，走行后弯曲呈弓状，并有头臂动脉发出，无动脉分叉出现；其多与右心室同侧，正常发自左心室，完全转位时发自右心室。若两条大血管平行排列，前者多为主动脉。

（2）肺动脉：该大动脉根部无冠状动脉发出，跟踪其长轴切面可显示动脉有分叉，即分为左、右肺动脉，其多与左心室同侧，若两条大血管平行走行，后者多为肺动脉。

（3）左心室：由于房室瓣（二、三尖瓣）与心室的位置关系恒定，故与二尖瓣相连的心室为左心室。心尖四腔心切面显示为椭圆形，短轴切面显示为圆形，腔内有两组乳头肌，均附着在心室的游离壁上，两组腱索较细，内膜面较光滑。

（4）右心室：是与三尖瓣相连的心室。心尖四腔心切面显示室腔为三角形，短轴切面显示为月牙形，腔内有三组乳头肌，腱索较粗大，并有两组乳头肌附着在室间隔上，内膜面粗糙，其内有节制索回声。

此外，若左右心室其一为残余腔，可根据位置判定。位于前上方的常为残余右室；位于后下方的常为残余左室；若患者临床表现存在发绀时，一粗一细两条动脉中，细的一条多为肺动脉。

154. 完全型大动脉转位的超声特征是什么？其与矫正型大动脉转位有什么本质的不同？

完全型大动脉转位与矫正型大动脉转位都属于大动脉转位畸形，但两者的病理解剖及病理生理学有很大差异。完全型大动脉转位解剖上主动脉起始于右心室，肺动脉起始于左心室。如果无病理性体、肺循环之间的沟通例如房缺、室缺、动脉导管未闭等，血液分别在体肺循环内无效循环，患者将无法生存。即使有这些沟通，患者也极少生存到成人。矫正型大动脉转位是在原始心管弯曲向左的基础上出现主肺动脉错位，这样由于心室的错位使大动脉错位的血流动力学得以矫正，即腔静脉血回流入右心房，经二尖瓣、左心室后由肺动脉进入肺循环。肺静脉血进入左心房，经三尖瓣、右心室后由主动脉进入体循环。矫正型大动脉转位如不伴有其他畸形，如房缺、室缺等，可无症状。如合并其他畸形，则有相应的改变。与完全型大动脉转位不同，矫正型大动脉转位多生存至成年。

完全型大动脉转位的超声图像表现包括：①主动脉在前，完全起始于右心室，内径较宽；②肺动脉在后，完全起始于左心室，内径较窄，常伴有肺动脉瓣狭窄；③二尖瓣前叶与主动脉后壁连续消失，与肺动脉后壁呈连续状态；④大动脉短轴显示主动脉位于肺动脉右前或左前方；⑤心房心室关系多正常，左心房经二尖瓣与左心室相连，右心房经三尖瓣与右心室相连；⑥显示卵圆孔未闭，室间隔缺损，房间隔缺损，动脉导管未闭单独或两者同时并存，缺损一般较大；⑦冠状动脉起源和走行可正常或异常；⑧右心室腔明显扩大，右心室壁肥厚，右心房增大，左房室腔相对变小。

155. 三尖瓣闭锁的病理分型、血流动力学及超声心动图特点有哪些？

（1）病理分型：三尖瓣闭锁通常包括以下几种畸形：①三尖瓣闭锁，无右心房右心室间的交通；②房间隔缺损或卵圆孔未闭；③室间隔缺损或动脉导管未闭。

三尖瓣闭锁的右心房与右心室连接类型有 5 种：①肌肉型占 76%～84%，在右心房的底部为肌肉，在靠近侧壁有一小的陷窝，直接横跨于左心室而与右心室无连接；②隔膜型占 8%～12%，右心房与右心室之间为一闭锁的隔膜；③瓣膜型占 6%，右心房与右心室连接处有一开放的瓣膜，但在其下方有隔膜和肌肉将右心房与右心室完全隔开，形成闭锁；④Ebstein 畸形型约占 6%，右心房与右心室间形成闭锁的三尖瓣；⑤心内膜垫缺损型约占 2%，右心房到右心室的共同房室瓣闭锁。

（2）血流动力学：三尖瓣闭锁患者体循环静脉回流血液不能直接汇入右心室腔，右心房的血液只能通过心房间交通到达左心房，左心房就成为体、肺循环静脉血混合的心腔。混合血通过较正常为大的二尖瓣口进入左心室，而后经过正常连接的主动脉瓣口和主动脉离开左心室。因此，所有的患者均有不同程度的动脉血氧饱和度降低，其降低程度取决于肺血流阻塞的轻重。若肺部血流正常或增多，肺静脉回心血量正常或增多，则动脉血氧饱和度仅较正常稍低，临床上可无发绀或轻度发绀。若肺部血流减少，肺静脉回心血量减少，则动脉血氧饱和度明显降低，70% 出现低氧血症，临床上有明显发绀。如房间隔缺损小，右到左分流受限，生后即出现严重体静脉高压和右心衰竭。

（3）超声表现

二维超声心动图：①左心室长轴、四腔心切面显示左心房、左心室增大，二尖瓣叶及其活动幅度增大。在原有三尖瓣部位未能探及瓣叶及其启闭活动，而是被纤维隔膜或肌性带回声替代；②多切面显示房间隔及室间隔回声中断；③多切面显示右心室发育不良，甚至仅为一裂隙，发育不良的右心室通过室间隔缺损与左心室相；④可合并大动脉转位，肺动脉狭窄甚至闭锁等。

CDFI：①右心房与右心室间无红色血流通过，二尖瓣口血流宽阔明亮；②心房水平的右向左蓝色过隔血流；③心室水平左向右分流的红色过隔血流；④伴有右心室流出道或肺动脉瓣狭窄时，其内收缩期充满蓝色为主的五彩镶嵌血流。

频谱多普勒超声心动图：伴有肺动脉口狭窄时，应用连续多普勒超声可于肺动脉内探测到收缩期负向高速湍流频谱，根据血流速度可以判定其狭窄程度。

156. 什么是肺静脉畸形引流？其血流动力学改变如何？

肺静脉畸形引流是指部分或全部肺静脉未直接与左心房相连而与体静脉或右心房相连接，是一种少见的发绀型先心病，发病率约占先心病的 5.8%，分为完全型和部分型。在部分型肺静脉畸形引流中，常见的类型主要有：右肺静脉连接到上腔静脉，入右心房，或右肺静脉直接开口于右心房；左肺静脉经垂直静脉、左无名静脉入右心房，或左肺静脉经冠状静脉窦入右心房。多合并房间隔缺损。

在完全型肺静脉畸形引流中，依据引流部位的不同，又分为心上型、心内型、心下型和混合型。为维持患者生存，必须有房间隔缺损存在。

（1）心上型：四条肺静脉在左心房后汇合成一共同静脉腔，经垂直静脉、左无名静脉入右上腔静脉、入右心房。此型最常见。

（2）心内型：肺静脉总干（即共同肺静脉腔）与冠状静脉窦相连，开口于右心房。

（3）心下型：肺静脉总干下行穿过膈肌与下腔静脉或门静脉相连，回流到右心房。

（4）两侧肺静脉分别通过不同部位引流至右心房。此型最少见。

其血流动力学改变：在胚胎发育早期，肺静脉开口于原始心房的左后壁，在此形成一共同肺静脉腔。随着胚胎的发育，共同肺静脉腔扩大并融合为左心房的一部分，如果这一发育过程出现异常，使共同肺静脉腔与左心房部分或完全分离，使肺静脉血部分或全部流入右心房，形成部分型或完全型肺静脉畸形引流（在后者若生存必须有房间隔缺损存在），使大量肺静脉血进入右心房，导致右心血流量增加，出现右心房、右心室扩大，肺动脉内径增宽等右心容量负荷过重表现。部分型不伴房间隔缺损者一般无发绀；而完全型由于动、静混合血经房间隔缺损入左心房再进行体循环，故患者早期会出现发绀。

157 肺静脉畸形引流超声诊断特征是什么？

肺静脉畸形引流是指四条肺静脉中的某一支、或某几支、或全部未与左心房直接相连而与体静脉或右心房相连，分为完全型和部分型。由于正常的左心室长轴切面和心尖四腔心切面仅能显示三条肺静脉，可见彩超对肺静脉畸形引流的诊断较为困难，尤其是部分型更劣于 X 线造影法，所以必须进行多个切面、多个部位检查。

（1）二维切面超声特征

1）完全型：左心房壁回声完整，肺静脉开口于左心房的正常三条肺静脉征象消失；多切面转动探头于左心房后方见一异常粗大的管状无回声，此为共同静脉干；心上型胸骨上窝探及上腔静脉、无名静脉增宽；心内型冠状静脉窦扩张；心下型可见增粗的下腔静脉或门静脉。

2）部分型：心尖四腔心切面或右心两腔心切面多在右心房顶部显示 1~2 条管状结构直接进入右心房或骑跨在房间隔缺损之上，左心房壁仍可见 1~2 支肺静脉开口；引流到上腔静脉者，可见上腔静脉扩张；右心房内冠状静脉窦扩张者左心房内多无左肺静脉开口。

3）共同特征：右心房、右心室增大，室间隔甚至参与右心收缩；伴有房间隔缺损、室间隔缺损，少数部分型可无房间隔缺损；肺动脉扩张。

（2）彩色频谱多普勒特征

1）完全型：左心房内无肺静脉血流回流的彩色信号，于左心房后共同静脉干内充满彩色血流，有时可见由此流入右心房的红色血流束，脉冲多普勒于共同静脉干内探及双期连续静脉血流频谱，方向朝向心底部；胸骨上窝切面，心上型显示垂直静脉内红色血流进入左无名静脉再汇入上腔静脉，脉冲多普勒于垂直静脉内探及连续正向静脉血流频谱，朝向左无名静脉，并见上腔静脉血流速度增快，频谱呈负向；剑下切面，心内型显示肺静脉总干在右心房内（冠状静脉窦）开口处以红色为主的连续血流，脉冲多普勒显示静脉频谱流速较高，呈连续性，S 峰、D 峰分不清；心下型则表现为增粗的下腔静脉内彩色血流色彩明亮、充填，脉冲多普勒探及宽频、较高速度的连续静脉血流频谱。此外，还可以显示房、室间隔缺损的彩色过隔血流及高速正向湍流频谱。

2）部分型：心脏各切面均显示一支或一侧肺静脉彩色血流进入左心房内，并于右心房顶部见右肺静脉彩色血流直接进入右心房；依据畸形引流的类型不同，还可显示扩张的上腔静脉或下腔静脉内彩色血流充填色彩明亮；以及房、室间隔缺损的彩色过隔血流和较高速度的正向湍流频谱。

158· 何为艾森曼格综合征？

艾森曼格（Eisenmenger）综合征可分为狭义和广义两个含义。狭义的艾森曼格综合征是指一种复杂的先天性心脏血管畸形，该畸形病理解剖为室间隔缺损、主动脉骑跨、右心室肥大和正常或扩大的肺动脉。它与法洛四联症的病理解剖相似，唯一不同的是无肺动脉狭窄。广义的艾森曼格综合征是指非发绀型的左向右分流性畸形，如房间隔缺损、室间隔缺损、动脉导管未闭、伴有显著肺动脉高压，导致右向左分流而临床上出现了发绀的表现。

左向右分流性畸形中，室间隔缺损伴发肺动脉高压的发病率最高。室间隔缺损的部位多在膜部和膜周部，一般较大。发绀的出现一般较法洛四联症晚，在 6 岁以后。其病理生理为较大量的室水平左向右分流致使肺循环血流量显著增多，肺动脉、左心室和右心室均增大，同时肺循环压力逐渐增加，肺动脉压力明显升高。当肺动脉压力超过了左心室压力后，使原来左向右分流转变成右向左分流，出现发绀。约 10% 的动脉导管未闭伴有肺动脉高压，当压力超过了主动脉压力后，出现右向左分流和发绀。伴有肺动脉高压的动脉导管往往很大，分流量较多，肺小动脉可能有闭塞性改变。房间隔缺损伴肺动脉高压者缺损较大，多见于原发孔房缺。但由于肺高压致使房水平出现右向左分流常需要一个缓慢过程，因此，右向左分流一般多出现在 20 岁以后。

超声心动图诊断艾森曼格综合征主要依据先心病的心血管解剖畸形伴有肺动脉高压导致的右向左分流。频谱多普勒和彩色多普勒血流显像均能探测和显示出缺损或未闭的动脉导管有右向左分流。一般来说右向左分流速度较低，很少超过 2m/s，多在 1m/s 以内。有时可见到以右向左为主的双向分流。当有三尖瓣反流时，可通过简化的伯努利公式间接估测出肺动脉的收缩压。

159· 何为肺动-静脉瘘？其诊断依据是什么？

肺动-静脉瘘是一种少见的先天性动-静脉畸形，指肺内动脉与静脉直接交通。极个别由于后天性外伤、结核、转移癌造成。由于动静脉瘘是一种低阻力的右向左分流，因此不影响肺动脉压。本病常见于青年人。临床表现为劳力性呼吸困难、心悸。伴有不同程度的发绀、杵状指。查体：心界不大，在相应的体表部位可闻及连续性血管杂音呈持续性粗糙的嗡嗡声，呼气时或舒张期减弱。化验出现红细胞增多症。其病理及血流动力学改变为肺内一支或多支动脉分支未经毛细血管网而直接与相应的肺静脉分支相通，可分为瘤型、弥漫型两种。引起相应的血流动力学改变是肺内非氧合血直接进入肺静脉参与体循环，形成一种心外的右向左分流，所以临床上会出现相应的症状和表现。

本病的诊断方法有 X 线平片、肺血管造影和超声心动图。目前认为特异性方法是肺血管造影，可直接显示肺内动静脉瘘的所在及其范围，既可定部位又可定类型。X 线平片也会有很大帮助，于肺下部出现圆形阴影，有粗糙纹理与肺门相连。超声对本病的诊断亦有较大帮助，根据声学造影可以定性诊断。下面介绍一下超声诊断依据。

（1）二维超声及彩色多普勒血流显像：①各心腔大小正常，心内结构正常，无心内分流。若肺内分流量大者可出现左心房、左心室扩大；②肺静脉内径增粗。

（2）声学造影：是诊断本病的首选且较可靠的方法，可确定有无右向左分流。①从静脉注入造影剂后，右心房、室顺序显影后，隔 3~5 个心动周期后（正常人不超过 1 个心动周期）左心房及左心室内才出现少量造影剂光点，但光点的大小及回声强度较右心内者弱。心内房、室水平均无分流；②肺静脉内出现浓密的造影剂，并有注入左心房的流向。当肺动脉与右肺静脉交通时，右肺静脉内造影剂浓密；当肺动脉与左肺静脉交通时，左肺静脉内造影剂浓密。因此声学造影可确定心外右向左分流。结合临床体征可提示诊断。本病的根治疗法为外科手术切除病变部位。

160 · 何为经食管超声心动图检查？其优缺点有哪些？

经食管超声心动图（transesophageal echocardiography，TEE）是近年来逐渐在临床上应用的特殊超声检查方法。经食管超声探头类似胃镜，只是在其顶端为侧向超声晶片。它必须与主机相连。事实上，经食管超声心动图是对经胸超声心动图的补充，经胸超声从外向内检查心脏，经食管超声则是从内向外检查心脏，经胸超声的近场区域是经食管超声的远场，而经胸超声的远场是经食管超声的近场。例如心房位于经胸超声的远场，但在经食管超声中位于近场。

20 世纪 70 年代中期经食管超声与 M 型超声心动图结合首次用于临床检查，但由于 M 型超声心动图的限制未能使经食管超声广泛用于临床。20 世纪 80 年代中期，随着二维相控阵技术和多普勒技术的应用，经食管超声的临床应用逐渐增加。近年来随着经食管探头的不断改进，经食管超声检查越来越广泛地应用于心血管疾病的临床检查。同时也扩展到诊断食管癌、纵隔肿瘤等。

最早应用的是单平面探头，探头内只有单个晶片，不能转动，只能检查水平切面或成像。检查时需操作者旋转或提送探头，在临床应用上有一定限制。双平面探头是在此基础上增加一个晶片，完成纵向切面成像，与水平切面相垂直。多平面探头或称全平面探头是目前最新式探头，其晶片可做 180°旋转，可完成连续不同角度的切面成像。经食管超声探头的频率多在 5.0~6.5MHz。

经食管超声探头位于食管内，紧邻心脏及大血管，没有肺、胸骨、胸壁结构的干扰，且探头频率较高，分辨力较好，因而其超声图像质量极高，并能准确显示较小病变。在诊断心房血栓（尤其是左心耳血栓），赘生物形成，复杂先心病，人工瓣膜功能，主动脉疾病

（如夹层动脉瘤），纵隔肿瘤等方面，其准确率相对高于经胸超声，同时也大大地扩展了超声心动图的临床应用。

经食管超声检查属介入性诊断方法，因而在检查过程中有出现意外的可能性，这些意外情况包括由于神经反射引起的室性心律失常，甚至猝死和食管穿孔等。因此在检查前及检查中应高度警惕。由于食管超声探头位于食管之内，切面的采集不如经胸超声全面。体表下的结构处于其远场，图像质量不如经胸超声。另外，经食管超声探头价格较贵，操作需有经验的和手法好的专业人员，在普及上有一定的限制。

161 · 经食管超声检查的适应证和禁忌证？

经食管超声的应用大大扩展了超声心动图的应用领域。为门诊患者、住院患者、急重症患者、手术中患者提供了许多经胸超声无法提供的有价值的心血管疾病的诊断、手术和心肺功能评价。

（1）经食管超声的适应证

1）经胸超声图像不清楚的患者：包括肥胖、肺气肿、胸廓畸形、肋间隙狭窄、胸膜炎等患者。

2）先天性心脏病：包括二叶主动脉瓣畸形、静脉窦型房间隔缺损、肺静脉畸形引流、房室瓣畸形、房间隔瘤等。

3）左心耳或左心房血栓：可定性诊断左心耳或左心房血栓的位置、形态、数目、大小、活动度、有无钙化或纤维化。

4）主动脉疾病：包括主动脉夹层动脉瘤、动脉瘤、动脉斑块、动脉内附壁血栓等。

5）人工瓣膜：由于目前人工瓣膜多为金属结构，经胸超声检查位于瓣后方的结构易受超声条件影响，检查受到限制。应用经食管超声可评价人工瓣膜功能及其并发症。

6）心内及心旁肿瘤，包括纵隔肿瘤。

7）感染性心内膜炎及其赘生物，其赘生物的检出率明显高于经胸检查，并能检出感染性心内膜炎在心脏及大血管部位的并发症。

8）评价自体瓣膜疾病。

9）ICU 患者的心功能评价。

10）术中评价手术效果及检测心肺功能。

11）应用负荷超声心动图。

12）应用三维结构重建。

（2）经食管超声的禁忌证

1）食管疾病患者：包括食管癌、食管溃疡、食管狭窄、食管静脉曲张、食管憩室等。但近年来经食管超声也可用于评价食管癌。

2）急性上呼吸道感染。

3）严重心肺功能障碍。

4）局部麻醉药物过敏者。

162 经食管超声心动图的常用切面有哪些？

经食管超声切面主要是以双平面探头为基础建立起来的，尽管目前多平面探头的应用扩展了切面的范围，但双平面探头建立起来的标准切面仍然是目前经食管超声检查所采用的。在此基础上多平面探头增加了水平切面与纵切面之间的过渡切面。

与经胸超声切面不同，由于探头位于心脏的后方，声束由后向前传播，在切面图像上心房位于图像的近场，右心室壁及右心室流出道位于图像的远场。初学者对这样颠倒的图像需要适应一段时间。

双平面经食管超声的切面图像包括：

（1）心脏心底系列切面（探头距门齿距离 25~30cm）

水平切面：①主动脉根部短轴切面，近似胸主动脉根部短轴切面，主要显示主动脉瓣、主动脉窦、右心室流出道、房间隔等结构；②冠状动脉长轴切面，主要显示左冠状动脉及左前降支近段、左旋支近段和右冠状动脉近段；③左心耳切面，显示左心耳、左心房、左上肺静脉等结构；④升主动脉和上腔静脉短轴切面，显示升主动脉和上腔静脉的管壁及管腔；⑤肺静脉切面，显示左上、左下肺静脉；⑥主肺动脉切面。

纵切面：①左心室流入道和左上肺静脉切面，显示二尖瓣和左上肺静脉；②右心室流出道和主肺动脉长轴切面；③升主动脉长轴切面；④上腔静脉和房间隔长轴切面，显示上腔静脉入右心房段和房间隔；⑤右上肺静脉长轴切面。

（2）食管中段系列切面（探头距门齿约 30cm）

水平切面：①四腔切面，显示左心室，左心房，右心室，右心房，二尖瓣、三尖瓣及房室间隔；②五腔心切面，在四腔心切面基础上同时显示主动脉；③右心室流入道及冠状静脉窦切面。

纵切面：①左心室二腔切面，显示左心房，左心室，二尖瓣及左心室前壁、下壁；②左心室二腔、左心耳切面。

（3）经胃系列切面（探头距门齿距离 35~40cm）

水平切面：①左心室短轴二尖瓣口水平切面；②左心室短轴乳头肌水平切面。

纵切面：①经胃左心室二腔切面，显示左心室、左心房和二尖瓣；②经胃左心室长轴切面，显示左心室、左心房和主动脉。

（4）主动脉弓和升主动脉

水平切面：①胸主动脉短轴切面，显示胸主动脉横断面结构；②主动脉弓长轴切面，显示主动脉弓纵切面结构。

纵切面：①胸主动脉长轴切面，显示胸主动脉纵切面结构；②主动脉弓短轴切面。

163 三维超声心动图的重建方法及用途是什么？

自 20 世纪 80 年代初 Nanda 和 Matsumoto 等开始研制心脏三维超声重建（亦称三维超声心动图）以来，由于计算机技术的发展，本技术有了长足的发展，目前已进入临床应用阶段。

早期的三维超声心动图采用立体几何构成法或表达轮廓提取法，主要是重建左心室心外膜和心内膜，均有其局限性。体元模型法（Voxel）是一种新技术，它可对组织结构及血流信息进行重组，是目前最具临床应用价值的方法之一。

心脏三维重建需要四个基本步骤：①图像采集；②图像后处理；③三维重建、再现；④功能计算。

图像采集是最关键的一步，采样方式有：①机械驱动扫查，即利用机械臂由计算机控制步进马达带动探头作空间定位器；②自由扫查，指用声学定位或磁场空间定位进行自由扫查；③一体化三维探头，目前已有国外公司推出三维电子相控阵探头及相应的电子学系统。后者不用移动即可获得多幅二维图像数据，可实时获取心脏三维图像。目前用于心脏重建主要是采集组织灰阶图像信息用于组织结构的重建；静态的三维重建已经能采集血流的彩色多普勒显像或多普勒能量图信息用于血管结构及血流的三维重建。探测部位有胸骨旁探查、心尖部探查和经食管内探查。

图像后处理是用计算机对一系列分立的二维图像进行数据重组、样条插值等处理，并对相邻切面之间的空隙进行像素插补、弥合，使之平滑，形成一个三维立体的数据库。

三维重建是根据已建立的数据库把有限个平行轴切面依次进行排列，围绕边界采取若干个点，再把点用直线连接，然后在计算机显示器上再现三维立体图形。可对立体图像进行任意高度和方向的显示，还可以旋转动态显示。早期是用轮廓显示，包括网格化成像和薄壳型成像法，后者以灰阶图形式显示。自体元模型三维重建技术出现以来即采用总体显示法，可显示组织结构的所有灰阶信息。

临床用途：①网格化和薄壳型显示主要用于显示左心室或其他心腔的立体几何形变化，显示某心腔是否扩大、室壁瘤形成与否、室壁运动是否协调。而自体元模型法除此之外，还可显示心腔内的变化，比如心脏瓣膜三维超声可显示出瓣叶脱垂或穿孔情况；间隔缺损的立体椭圆形缺损口；心内膜垫缺损的分型；心内肿瘤；主动脉窦瘤形成及是否破裂等等，目前术中实时三维超声心动图已进入临床应用阶段。三维超声在保留二维图像所有信息同时，能提供形象直观的立体图像，更有利于疾病的定性、定位；②计算心功能：三维超声能准确地测定心功能（包括左心室容量及其他参数）已被公认。许多国内外学者都作了这方面的研究，且与左室造影作过对比。它无须假设心腔的立体形态，而是根据真实的心腔形态进行重建后测定的。

目前三维超声心动图仍存在着一些待完善之处：①仍较费时；专用探头较昂贵；②二维图像质量优劣将直接影响三维重建的效果，因此二维图像要求高；③对心腔及大血管内血流的三维重建已初步临床应用。我们相信随着三维成像技术的改进及不断深入的研究，三维超声心动图必将成为超声诊断领域的重要组成部分，发挥更大作用。

164· 胎儿超声心动图的临床意义是什么？适应证有哪些？

用超声法检测胎儿心血管疾病称为胎儿超声心动图。

（1）临床意义

1）检出心内畸形如室间隔缺损、单心房、单心室、房室管畸形、法洛四联症、三尖瓣下移畸形、三尖瓣闭锁、右心室双出口、左心发育不全等。

2）检出大血管畸形，如永存动脉干、大动脉转位、主动脉缩窄、肺动脉狭窄等。

3）检出心包积液、心脏肿瘤等。

4）检出胎儿心律失常，并协助判定房性期前收缩、室性期前收缩、传导阻滞、心房扑动等。可指导宫内用药、观察疗效。

5）检出与心脏畸形同时存在的其他心外畸形。

如在妊娠8~24周检出胎儿心脏异常，可行中期引产，大大减轻家长的精神、经济负担，有利于优生优育。

（2）检查适应证

1）胎儿患有其他器官畸形：脑积水、脐膨出、食管闭锁、肾发育不全、宫内发育迟缓、膈疝等。

2）胎儿心律失常：心动过缓（<100次/分）、心动过速（>200次/分）、心律不齐。

3）胎儿非免疫性水肿。

4）胎儿大小异常、羊水过多或过少，多胎妊娠等。

5）胎儿染色体异常：如18-三体综合征、13-三倍体综合征、唐氏综合征等。

6）母亲患有糖尿病。

7）妊娠早期患风疹、弓形虫感染、流感、腮腺炎等病毒感染者。

8）母亲患有结缔组织病。

9）母亲患有同种免疫病。

10）母亲患苯丙酮尿症。

11）妊娠早期服用某些药物，如抗惊厥药、氧化锂、镇痛药等。

12）高龄初孕妇：指35岁以上者。

13）母亲饮酒较多者。

14）母亲患有先心病家族史，发病率为3%~5%。

15）既往有流产、死胎史、妊娠期阴道流血、早产倾向者。

165· 胎儿超声心动图的图像特点是什么？

（1）胎儿心脏超声图像与出生后的不同之处

1）胎儿心尖上翘，由于胎儿肝脏较大，心脏呈横位。

2）右心室和左心室大小相等，右心室位置朝前。

3）较易显示正常开放的卵圆孔瓣和动脉导管。

4）可在一个切面显示升主动脉、主动脉弓及降主动脉全程。

5）胎儿肺内充满液体，因无空气所以超声下显示为低或无回声。

（2）胎儿超声心动图的几个常用切面

1）四腔心切面：靠近脊柱的心房为左心房，同时左心房内可见卵圆孔瓣飘浮；左右心室的鉴别靠观察房室瓣的位置，三尖瓣隔瓣附着点更接近于心尖即右心室。双房大小近似，双室大小近似。

2）左心室长轴切面：与出生后基本一致，心尖向左，心底为右侧。左心房仍较靠近脊柱。

3）五腔心切面：与出生后相同，此切面可显示室间隔缺损、主动脉骑跨。

4）大血管短轴切面：与出生后基本相同，圆形主动脉位于右侧，条形肺动脉位于左前方。同时见肺动脉发育较主动脉稍粗大。

5）主动脉弓及降主动脉切面：此为胎儿特有切面，可显示升主动脉、主动脉弓及其三条头臂干和胸主动脉，全貌呈"拐杖状"。

6）动脉导管切面：亦为胎儿特有切面，在主动脉全程切面的基础上，稍旋转探头，即可见到动脉导管，动脉导管与右肺动脉呈直角关系。

（3）M 型胎儿超声心动图常用波群

1）心底波群：将取样线置于心底侧，显示的为右心室流出道、主动脉、左心房，和出生后雷同。本波群可测量主动脉和左心房的大小。

2）心室波群：在左心室长轴和四腔心切面均可用取样线采得心室波群曲线。可左心室、右心室、室间隔及二、三尖瓣同时显示，在出生后无法采得。在本波群可测量心室及室壁的大小和厚度，根据 E 峰判定有无胎儿心律不齐。

（4）频谱多普勒特点

1）胎儿二尖瓣频谱 E 峰小于 A 峰，和出生后正常人正相反。由于被动充盈的 E 峰较主动的心房收缩形成的 A 峰小。至妊娠末期可变为 E 峰大于 A 峰。

2）主动脉血流速度较肺动脉为快。

3）胎儿各瓣口血流速度正常值：

最大流速：三尖瓣口：51.95 ± 19.4mm/s；二尖瓣口：48.89 ± 20.8mm/s。

平均速度：三尖瓣口：13.5 ± 6.0cm/s；二尖瓣口：12.5 ± 5.2cm/s；肺动脉瓣口：17.2 ± 8.0cm/s；主动脉瓣口：18.0 ± 8.6cm/s。

（5）彩色多普勒血流显像

1）在四腔心和双房切面可见卵圆孔处呈持续性红色或蓝色过隔血流（R-L 分流），收缩期更鲜艳。

2）二、三尖瓣口舒张期血流颜色一致，主动脉和肺动脉内收缩期血流颜色一致，于主动脉右侧有时同时见右肺动脉的血流显示。

胎儿心内血流正常是较暗淡的红蓝两种血流，如出现鲜艳的花彩血流有利于查明畸形所在。

166· 左心室收缩功能指标有哪些？

（1）M 型超声心动图指标：M 型超声心动图可提供许多心功能指标，也只有多项指标综合判断，才能更准确地反映心功能状态。常用的有：

1）左心室后壁运动幅度（PWE）、增厚率（ΔT%）及收缩速度：正常值分别为：$0.9 \sim 1.4$cm、>30%、>3cm/s。

2）室间隔运动幅度（IVSE）、增厚率（ΔIVST%）及收缩速度：正常值分别为：

0.4～0.8cm、>30%、1.5～2.5cm/s。

　　3）左心室短轴缩短率（ΔD%）：正常值为 30% 左右。

　　4）平均周径缩短速度（MVCF）：正常值为 1.3 周/秒。

　　5）左心室内径变化平均速度（DV）：正常值为（4.0±0.5）cm/s。

　　6）二尖瓣 E 点至室间隔收缩最高点垂直距离（EPSS）：正常值为 2～7mm。

　　7）二尖瓣前叶幅度与左心室舒张径比例（CE/D）：正常值为 0.56±0.04。

　　8）主动脉搏动幅度（AOE）及主动脉后壁收缩速度（AWV）：正常值各为 1.34cm 和（5.31±0.92）cm/s。

　　（2）收缩时间间隔（STI）

　　1）射血前期（PEP）：ECG 的 Q 波至 M 型超声心动图主动脉瓣开放点或多普勒主动脉瓣收缩期频谱起始的间期。正常值：（95.7±11.4）ms。

　　2）射血期（LVET）：正常值：（304.9±16.1）ms。

　　3）PEP/LVET：正常值：0.31±0.04 或 0.35±0.04（Weissler 标准）；0.44～0.52 为左心室收缩功能轻度受损；0.53～0.60 为左心室收缩功能中度受损；>0.60 为左心室收缩功能严重受损。

　　4）等容收缩期（ICT）：正常值为（34±11.9）ms。

　　（3）综合指标：主要包括：心肌每搏做功指数（NI）、室壁应力及力相关分析等。

　　（4）二维超声心动图

　　1）肉眼评定室壁运动法：包括运动正常、低动力状态、无动力状态、高动力状态和运动失调等。

　　2）计算机心内膜连续追踪及运动幅度分析法。

　　3）局部室壁运动状态三维显示。

　　（5）超声多普勒分析

　　1）心脏体积血流测量，可简便迅速地提供心排出量、心搏指标、心排血指数。

　　2）主动脉血流量的测量。

　　3）主动脉血流频谱分析，包括收缩期最大速度、加速时间、平均及最大加速度和流速积分（VTI），正常值分别为：

　　最大速度：成人：1.35（1.0～1.7）m/s；儿童：1.5（1.2～1.8）m/s。

　　加速时间：58（52～65）ms。

　　平均加速度：9.55（7.4～13.2）m/s。

　　最大加速度：20（14～26）m/s^2。

　　收缩期流速积分：15.7（12.6～22.5）cm。

167 · 左心室舒张功能指标包括哪些？

　　左心室舒张包括等容舒张期和充盈期两个时相。后者还分为快速充盈期、缓慢充盈期和左心房收缩期；它是一个涉及多种因素的复杂的生理过程，目前尚无一个公认的全面评价左心室舒张功能的指标。

（1）在等容舒张期，影响左心室舒张功能的主要因素是左心室心肌的松弛性，能定量地反映该性能的指标主要有：左心室压力最大下降速率（$-dp/dt_{max}$）和左心室松弛时间常数（T），其正常值分别为：

$-dp/dt_{max}$：$(243\pm34.8)\sim(389\pm100)$ kPa/s $[(1825\pm261)\sim(2922\pm750)$ mmHg/s $]$。

常数 T：<40ms。

条件：需要二尖瓣反流的存在。

（2）在左心室充盈期的指标中，目前尚无直接测量左心室心肌松弛性和僵硬度的指标，仅能反映左心室舒张的充盈变化，测量时应尽量排除心脏负荷状态、心率和心肌收缩力的影响，常用的指标有：

1）左心室等容舒张时间（IVRT）：是指从主动脉瓣关闭至二尖瓣开放所需的时间。正常值：40 岁以下为（69 ± 12）ms，40 岁以上为（76 ± 13）ms。

2）二尖瓣血流舒张早期最大流速（EV）：正常值：（0.86 ± 0.16）m/s。

3）二尖瓣血流左心房收缩最大流速（AV）：正常值：（0.56 ± 0.13）m/s。

4）E 波与 A 波流速比值（EV/AV）：正常值：1.6 ± 0.5。

5）E 波流速积分与 A 波流速积分的比值（EVI/AVI）：正常值：>2.0。

6）E 波减速时间（EDT）：是指 E 波减速支所占据的时间。正常值：（199 ± 32）ms。

7）快速充盈分数（RFI）：是指 E 波最大流速与舒张期平均流速的比值。正常值：>2.0。

8）A 波最大流速至左心室流出道逆转 A 波速度之间的时间（A-Ar）：正常值：>45ms。

9）心房收缩期肺静脉血流反流速度（AR）：正常值：<0.2m/s。

一般认为：左心室松弛性减退时，IVRT 延长，EV 减低，EDT 延长，A 波升高，EV/AV<1，A-Ar 间期正常或轻度缩短，AR 轻度增大；左心室僵硬度增高时，IVRT 缩短，EV 增大，EDT 缩短，AV 减小，EV/AV>2，A-Ar 间期明显缩短，AR 增高；左心室松弛性减低合并僵硬度增高时，IVRT 正常或延长，EV 与 AV 正常或减低，EV/AV 正常，EDT 正常，A-Ar 间期缩短，AR 显著增高。

此外，M 型超声中的 MVEF（mm/s）、左心室心肌重量等，也均能反映左心室的舒张功能，这里就不加以赘述。

168 · 心血管压力指标有哪些？

（1）右心房压：右心房收缩压为 4~6mmHg，舒张压-2±2mmHg，平均压 2~4mmHg。

（2）右心室压：右心室收缩压为 15~30mmHg，舒张压 2~5mmHg。

（3）肺动脉压：肺动脉收缩压为 15 ~ 30mmHg，舒张压 5 ~ 10mmHg，平均压 10 ~ 20mmHg。

（4）左心房压：左心房平均压为 5~10mmHg。

（5）左心室压：左心室收缩压 80 ~ 130mmHg，舒张压 5 ~ 10mmHg，平均压 70 ~ 95mmHg。

（6）主动脉压：主动脉收缩压 80～130mmHg，舒张压 60～90mmHg，平均压 70～95mmHg。

（7）上腔静脉压：平均压为 3～6mmHg。

（8）下腔静脉压：平均压为 5～7mmHg。

169 常用的测量左心室容积的公式有哪些？

（1）M 型超声心动图

1）容量计算法

椭圆体法：假设左心室为椭圆体，则其容量 V＝4/3π（L/2）（D_1/2）（D_2/2）。

假设 D_1＝D_2＝D；L＝2D；D＝短轴直径；L＝长轴直径。

则 V＝4/3π（2D/2）（D/2）（D/2）＝π/3D^3＝1.047D^3。

立方体法：π/3 接近 1，则 V＝D^3。

Teichhoiz 校正公式：

$$V = 7.0D^3 / (2.4+D)$$

Fortuin 方程（与造影相关）：

$$V_d = 59D_d - 153$$
$$V_s = 47D_s - 120$$
$$SV = V_d - V_s$$

Meyer 方程（用于小儿，<15 岁）：

$$V = -19.12 + 14.58D + 0.62D^3$$

Givson 回归方程：

$$V_d = \pi/6 (1.14D_d + 4.18) \times D_d^2$$
$$V_s = \pi/6 (0.98D_s + 5.9) \times D_s^2$$

2）二尖瓣流量计算法（条件是二尖瓣血流量与主动脉瓣血流量相等）

房室环幅度计算法：

$$SV = 87.5 + 10.4 (D_d \times \Delta L - 8.9) \quad 或$$
$$SV = \pi/6 [2D_d^3 - (2D_d - \Delta L) D_s^3]$$

Rasmussen 方程：

$$SV = \left[\frac{E-E'(mm)}{HR(次/分)} + PR(s) \right] \times 100 + \frac{2DE(mm/s)}{HR}$$

式中 E-E'为二尖瓣前、后叶最大距离（舒张早期）；HR 为心率；PR 为心电图 P-R 间期；DE 为二尖瓣前叶舒张早期开放速度。

3）主动脉血流量计算法（条件是主动脉瓣无反流）

主动脉根部运动简易计算法：

$$SV = 6.4 \times AA_{mm}$$

式中 AA_{mm} 为主动脉根部运动幅度。

根据主动脉瓣开放幅度与根部运动综合判断法：

$$SV = AVO \times ET \times 100 + AA$$

AVO（主动脉瓣开放幅度）=（主动脉瓣最初开放幅度+最终开放幅度)/2。

4）根据主动脉瓣及二尖瓣血流的综合因素计算法

Corya 方程：

$$SV = 122 - 0.7HR - [50 + (22 - 1.8AA_{mm} + 0.026EFmm/s)/HR]$$

方程（与心导管 Fick 法相关，r = 0.90）

Q(流量)= V(流速)×A(瓣口或管口面积)

$$A_0SV = V \times A \times LVET$$

式中 A_0 为主动脉；LVET 为左心室射血时间。

$$SV = \pi[A_0D(cm)/2]^2 \times BC \text{ 斜率}(cm/s) \times LVVET(s)$$

式中 A_0D 为主动脉内径；BC 斜率为二尖瓣关闭速度，表示主动脉血流速度。

（2）二维超声心动图计算法

1）单平面法

面积长度法（条件是包括心尖在内的长轴)：

$$V = 8A^2/3\pi L = 0.85A^2/L$$

式中 A 为左室腔断面面积；L 为左心室长轴。

椭圆公式法（条件是包括心尖在内的长轴)：

$$V = \pi/6 \times L \times D^2$$

2）双平面法

圆柱-圆锥体法：

$$V = A_mL/2 + A_m/3 \times L/2$$
$$V = 2/3A_m \times L$$

式中 A_m 为二尖瓣水平的短轴面积；L：长轴内径。

圆柱-半椭圆体法：

$$V = A_mL/2 + 2/3A_mL/2 = 5/6A_m \times L$$

圆柱体法：

$$V = A_m \times L$$

椭圆体直径法：$V = \pi/6D_1D_2L$

椭圆体面积长度法：$V = \pi/6L(4A_m/\pi D)(4A_i/\pi L)$

式中 A_m，A_i 分别为二尖瓣水平、心尖水平的短轴面积。

3）三平面法（圆柱-截头圆锥-圆锥体法）

$$V = A_mL/3 + (A_m + A_p)/2 \times L/3 + 1/3A_p \times L/3$$
$$= (A_m + A_p/18) \times L$$

式中 A_m 为二尖瓣水平短轴面积；A_p 为心尖水平短轴面积；L 为左心室长轴内径。

4）Simpson 方程

$$V = \pi/4H\Sigma_0 D_1 \times D_2 \text{ 或}$$
$$V = (A_1 + A_2 + A_3)h + A_4h/2 + \pi h^3/6$$

式中 H（高度）等于心室长轴除以片段数。

170· 测量左心室心肌重量的公式有哪些？

（1）Murray 法

$$LVMW = [(Dd+WT)^3 - Dd^3] \times 1.05$$

（2）Bennett 法

$$LVMW = [(Dd+2WT)^3 - Dd^3] \times 1.05$$

（3）吉冈春记法

$$LVMW = [(Dd+IVST+WT)^3 - Dd^3] \times 1.05$$

Dd 为左心室舒张末期内径；WT 为左心室后壁舒张末期厚度；IVST 为室间隔舒张末期厚度。

（4）Devereux 等根据尸检与超声心动图对照资料，得出用超声心动图计算心肌解剖重量公式：

左心室心肌解剖重量 $= 1.04 [(Dd+WT+IVST)^3 - Dd^3] - 14g$

正常值：Murray 法：70~80g；Bennett 法：（145±38）g；吉冈春记法：（130±35）g。

171· 在先心病时如何用分流速度间接估测肺动脉压力？

正常肺动脉收缩压为 15~30mmHg，舒张压 5~10mmHg，平均压 10~20mmHg。肺动脉压力的测量包括肺动脉收缩压和舒张压。

在无右心室流出道梗阻及肺动脉狭窄时，肺动脉收缩压等于右心室收缩压。存在室水平分流如室间隔缺损时，左右心室的压力阶差 $\Delta P = LVSP - RVSP$（LVSP：左心室收缩压；RVSP：右心室收缩压），在左心室流出道正常时，左心室收缩压可用肱动脉收缩压（BASP）替代，这样 $RVSP = BASP - \Delta P$。应用简化的伯努利方程计算最大压力阶差，即左右室之间的压力阶差 $\Delta P = 4V^2$，V 为连续多普勒测得的收缩期室水平左向右最大分流速度。例如，测得的室水平左向右分流的峰速为 4.5m/s，肱动脉压力为 110mmHg，则 $RVSP = 110 - 4 \times 4.5^2 = 29mmHg$，即肺动脉收缩压为 29mmHg。应当注意的是室间隔缺损合并重度肺动脉高压出现双向分流，以右向左分流为主或右向左分流时，右心室收缩压与左心室收缩压几乎相等，甚至高于左心室收缩压，应用分流速度间接估测肺动脉收缩压已无意义。

存在大动脉水平分流时如动脉导管未闭，动脉导管两端的收缩期压差 $\Delta Ps = AOSP - PASP$（AOSP：主动脉收缩压；PASP：肺动脉收缩压）。在无左心室流出道狭窄时，AOSP 与肱动脉收缩压（BASP）相近，可替代主动脉压力，这样肺动脉收缩压 $PASP = BASP - \Delta Ps$。应用简化的伯努利方程 $\Delta Ps = 4V^2$，即收缩期导管左向右最大分流速度计算动脉导管两端的收缩期压差。例如，测得导管血流收缩期峰速为 5.0m/s，测得的肱动脉收缩压为 120mmHg，则肺动脉收缩压为 $120 - 4 \times 5.0^2 = 20mmHg$。同理动脉导管两端的舒张期压差 $\Delta Pd = BADP - PADP$（BADP：肱动脉舒张压；PADP：肺动脉舒张压），即 $PADP = BADP - \Delta Pd$。例如，测得的导管血流舒张期峰速为 4m/s，肱动脉舒张压为 80mmHg，则肺动脉舒张压为 $80 - 4 \times 4.0^2 = 16mmHg$。

无论利用室水平分流还是大动脉水平分流计算肺动脉收缩压，当肺动脉收缩压显著升高使左向右分流速度明显减低<1.5m/s 时，以分流方法计算肺动脉收缩压，有可能低估肺动脉收缩压。

172 如何应用连续公式测量心血流量？

心腔大血管血流量的测定在计算心排出量，分析心功能方面至关重要。在多普勒超声心动图进入临床以前，心排出量的计算主要采用 M 型和二维超声计算心腔容积的方法。自从多普勒超声应用临床以来，由于它能够直接检测出心腔大血管血流的流速，计算其体积血流，从而可更迅速准确地测定每搏出量和心排出量。成为定量评价心功能的重要手段。心腔大血管血流量的测定同时也为计算心瓣膜反流量、心内缺损所致的分流量奠定了基础。

连续性方程的原理为在无瓣膜反流和心内分流的情况下，经过二尖瓣口的血流量应等于经过主动脉瓣口的血流量。连续方程的计算公式为：$MVA \times DVI = AOA \times SVI$。式中 MVA 为二尖瓣口面积（$cm^2$），AOA 为主动脉瓣环面积（$cm^2$），SVI 为脉冲或连续多普勒方法测量流经主动脉环的收缩期流速积分，DVI 为脉冲或连续多普勒方法测量流经二尖瓣口的舒张期流速积分。心腔大血管血流量的测定即根据连续方程的原理，即如果已知一正常瓣口的面积和血流速度积分，就可以求出正常瓣口的血流量，每搏量 $SV = A \times VTI$，式中 A 代表瓣口面积，VTI 代表收缩期或舒张期流经瓣口血流的血流速度积分。心腔大血管血流量的测定，主要用于主动脉、肺动脉和二尖瓣口的血流量。

（1）主动脉血流测量

1）计算主动脉瓣口面积：于舒张末期测得的主动脉根部直径代入截面积公式：$A = \pi/4 \times D_{AO}^2$。$D_{AO}$ 可以是测量主动脉根部的一个直径，即 $D_{AO} = (D_1 + D_2)/2$。

2）计算血流速度积分：目前所使用的多普勒超声心动图仪都带有计算机计算软件，可直接计算血流速度积分。方法是用电子测量游标将主动脉血流频谱沿灰阶轮廓描记下来即可。

3）计算血流量：$SV = A \times VTI = \pi/4 \times D_{AO}^2 \times VTI$

心排出量（CO）$= A \times VTI \times HR$

（2）肺动脉血流量：肺动脉血流量的计算与主动脉血流量的计算公式相同。目前多数多普勒超声仪均可由所测得直径直接给出所要瓣环面积，使计算更趋简便。

（3）二尖瓣血流量

1）二尖瓣口面积的测量：二尖瓣口面积在整个舒张期变化较大。因此常规测量二尖瓣口面积必须加以矫正。计算二尖瓣口面积的很多方法，主要有以下几种：假定二尖瓣环为圆形：于左心室长轴切面和心尖四腔切面分别测量二尖瓣开放最大时瓣环直径，将两个瓣环直径相加除以 2，即 $A = \pi \times (D_1 + D_2)^2$。

假定二尖瓣口是椭圆形：根据椭圆形面积公式，由左心室长轴切面测得舒张期二尖瓣根部直径，作为短轴距（D_1）。心尖四腔切面同样测舒张期二尖瓣根部直径，作为长轴距（D_2）。代入公式：$A = \pi \times D_1 \times D_2$。

2）二尖瓣口血流速度积分计算：脉冲式多普勒取样容积置于二尖瓣的什么位置，应视所选计算二尖瓣口面积公式而定。如选用二尖瓣口面积公式，取样容积应置于相应的二尖瓣口部位。如选用二尖瓣环面积公式，取样容积应置于相应的二尖瓣环部位。其血流速度积分通过描画二尖瓣舒张期血流频谱灰阶包络线，直接由多普勒超声仪相关软件给出。

3）二尖瓣血流量计算：

$$SV = A \times VTI$$
$$CO = SV \times HR$$

通过各瓣口血流量的测定，可以推广用于计算瓣口反流量和心内缺损所致的分流量。在进行这些定量测定时，首先要了解其血流动力学改变及各瓣口在此时所代表的真正含义，以及利用瓣口血流量计算某一瓣口反流量或心内分流所必须具备的条件。例如计算室间隔缺损室水平左向右分流量，主动脉瓣口血流量代表了体循环血流量，肺动脉瓣口血流量代表肺循环血流量。计算某一瓣口反流量时，通常要求是在不合并其他瓣口反流或严重狭窄的条件下进行。

连续方程的公式可以用来计算出狭窄瓣口的面积，但必须无瓣膜反流。在二尖瓣狭窄合并反流的患者，由于反流量的影响，通过其他瓣口的血流量都将低于舒张期二尖瓣口的血流量，连续方程的方法不再适用。

173 · 何为 DTI？

多普勒组织成像（doppler tissue imaging，DTI）是一种新近开发的无创性室壁运动分析技术。与传统彩色多普勒不同，DTI 是运用低频滤波器摒弃来自心腔血流的高频（10～100cm/s）低振幅多普勒信号，提取来自运动心肌的低频（<10cm/s）高振幅多普勒频移信号，将其输送到来自相关系统和速度计算单元进行彩色编码，通过数模转换器以二维、M型和脉冲多普勒形式显示。由于心肌组织运动速度未超过脉冲重复频率所决定的尼奎斯特极限频率，因而不会出现色彩倒错现象。DTI 有三种显示方式：速度图、加速度图和能量图。常用的方式为速度图，它利用心肌运动的速度信息编码成一种彩色图，如同高速血流表示方式一样，用色彩来表示室壁运动方向和速度变化，朝向探头运动以红色显示，背离探头以蓝色显示。色彩的亮暗则代表速度的高低。正常心肌收缩时，室壁呈向心运动，不同部位的室壁运动在收缩期和舒张期色彩的变化均有一定的规律性，如左心室长轴切面收缩期室间隔背离探头运动，呈蓝色，左心室后壁朝向探头运动，呈红色。舒张期两者运动方向相反，分别呈红色和蓝色。同血流多普勒一样，DTI 技术也存在声束角度的影响，对左心室侧壁、下壁显示效果差，不能全面反映室壁运动状况。而近期开展起来的能量显示方式则可避免这一限制，使上述部位的运动情况得以显示。

目前研究结果发现，心室壁运动速度在不同部位、心动周期不同时相是不同的，即左心室后壁运动速度大于室间隔，心内膜运动速度快于心外膜。舒张期运动速度大于收缩期，且表现为时间速度关系，在收缩早、中、晚期和舒张早、中、晚期也是不均一的，体现了压力容积对心室壁的作用。

DTI 技术在临床和实验研究初步应用于以下几个方面：①DTI 技术通过检测节段心肌运动速度、方向判断室壁运动异常来诊断冠心病，特别是结合负荷超声心动图和心肌声学造影可识别抑顿心肌、冬眠心肌，判断心肌活力；②DTI 技术可显示室壁运动的先后顺序，使其可对部分心律失常进行分析，判断异位起搏点的位置；③DTI 技术通过对心肌运动速度和速度变化率的测定，可评价心室收缩舒张功能。

174 · 心肌声学造影的应用前景有哪些？

心肌声学造影（myocardial contrast echocardiography，MCE）是近年来迅速发展起来的新技术。现用的方法是经周围静脉注入造影剂，使其穿过肺毛细血管进入左心，并随冠脉循环灌注至心肌组织的微小血管内，通过增强背向散射信号，使心肌视频灰度增加，从而了解心肌血流灌注及冠脉血流储备功能。

心肌声学造影技术的实现依赖于理想的声学造影剂和优良的超声显像技术和分析方法。理想声学造影剂应具备以下条件：①无生物活性；②不影响冠状动脉血流；③静脉注射能稳定通过肺循环达左心室；④足够长的半衰期；⑤能使左心室心肌显影。目前常用的声学造影剂有 FS069、PESDA、EchoGen、Levovist 及 MRX-115 等。声学造影剂的研究仍处于早期向中期过渡的阶段，成熟造影剂的出现尚有较长的路。

在新一代声学造影剂发展的同时，超声仪器的研究有了重大进展，二次谐波显像可以更敏感地显示造影剂的对比作用。二次谐波显像又称谐波显像，它基于气体微泡在声场中具有较强的非线性传播的特性，使仪器在接收回波时抑制与发射频率相同的基波，着重放大比发射频率高一倍的二次谐波，从而使声学图像发生明显改变。因为心壁结构的反射以基波为主，谐波信号较弱；而造影剂微泡的基波虽弱，但二次谐波较组织结构较强，故放大后二者反差增大，使造影剂的信号明显增强，对观察造影效果有很大帮助。

心肌声学造影的应用主要包括确定心肌灌注床大小、测定"危险区"面积及"梗死区"范围，了解冠脉血流状态及储备能力，判定心肌梗死后的存活心肌、了解侧支循环情况，评价 PTCA、冠脉旁路移植术及急性心肌梗死再灌注治疗的疗效等。

未来发展方向：心肌声学造影最有价值的应用领域是非创伤性评估急性心肌缺血的大小和范围。这种方法特别适合评估介入性疗法和溶栓疗法的效果，以及评估心肌的存活性。此外，声学造影还可能用于估测心内压力，测定区域性血循环。它还可能进一步扩展至细胞生物学领域，如研究血管内皮功能，研究新的细胞增长，评估早期动脉硬化和再狭窄等。

175 · 超声心动图在心脏移植适应证筛选中的作用是什么？

心脏移植是挽救濒临死亡的终末期心脏病患者的唯一方法。目前国内外选择的移植受体多为扩张型心肌病，部分为缺血性心肌病（冠心病），少数为风湿性瓣膜病或先天性心脏病。术前适应证的筛选方法有 X 线片、心电图、ECT、超声心动图、心导管或心血管造影检查、心内膜心肌活检等几种方法。其中超声心动图作为无创伤性方法起重要作用，哈尔滨医大二院根据 5 例心脏原位移植的初步体会及文献报道，提出筛选心脏移植受体的参考指标：

（1）二维超声测各房室腔内径：晚期患者各心腔均有明显扩大，一般舒张末期内径要>80mm。

（2）测定左心室壁厚度、幅度：扩张型心肌病和克山患者左心室壁均变薄或相对变薄，室间隔及左室后壁厚度≤8mm。室壁运动均呈弥漫性减弱，运动幅度≤6mm。冠心病心肌梗死患者梗死区明显变薄，运动消失甚至矛盾运动。

（3）二尖瓣 E 峰至室间隔距离增大：一般>30mm。

（4）左心收缩功能减低：①射血分数（EF）：低于20%；②每搏出量（SV）：每次低于40ml；③心排出量（CO）：低于2.5L/min；④左心室短轴缩短百分率（δD或FS）：低于16%；⑤平均环周纤维缩短率：1.1周径/秒为正常下限值；⑥心排血指数（CI）：低于2.51 L/（m² · min）。

（5）左心室舒张功能减低

1）等容舒张时间（IRT）：正常值为0.08±0.02秒，等容舒张时间越长，左心室主动扩张能力越差。

2）压力降半时间（PHT）：在判定左心室舒张功能时，在无二尖瓣狭窄及肥厚型心肌病的情况下，PHT的正常值为60~80ms，时间越延长说明异常越严重。

（6）肺动脉压力测定：重度肺动脉高压是心脏移植的禁忌证，即使是中度肺高压（肺动脉压/体动脉压：0.45~0.75）的受体，术后死亡率也明显增高，所以术前测定肺动脉压力是非常必要的，彩色多普勒在测定肺动脉压方面有重要的临床价值。

1）用三尖瓣反流法估算肺动脉收缩压（PASP）：此法是超声界较公认的较敏感和准确的方法。在无右心室流出道梗阻情况下，肺动脉压＝右心室收缩压。

$$RVSP = \delta P + SRAP$$

RVSP：右心室收缩压；SRAP：收缩期右心房压；δP：三尖瓣反流的最大跨瓣压差。

正常人右心房压为5~7mmHg；中度增大者为10mmHg；重度增大者为15mmHg。肺动脉收缩压正常值18~30mmHg。

2）利用肺动脉瓣反流估算肺动脉舒张压：

$$PADP = \delta P + RAP$$

PADP：肺动脉舒张压；RAP：右心房压。δP：肺动脉瓣反流最大跨瓣压差。

正常值：6~12mmHg。

3）利用肺动脉瓣血流频谱估测肺动脉平均压（mPAP）：

$$mPAP = 0.45 \times AT + 179$$

mPAP：肺动脉舒张压；AT：肺动脉瓣频谱加速时间。正常值：13~17mmHg。

（7）各瓣口反流情况：在扩张型心肌病和克山病晚期患者都会出现不同程度的相对房室瓣及肺动脉瓣反流，此点在筛选受体适应证中不起决定性作用。

（8）多伴有少量至中量心包积液。

总之，超声心动图以其无创伤性、可重复性强等优点在筛选心脏移植受体的过程中将是非常有前途的方法。

176· 超声心动图在心脏移植术后疗效判定方面有哪些作用？

超声心动图对植入后心脏的解剖结构、血流动力学及心功能均可做出正确判定。

（1）各房室腔大小变化：移植后近期左、右心房及右心室即使不发生排斥反应也会出现不同程度的增大。一般由中度扩大逐渐恢复，13 个月以后恢复正常或轻度扩大。标准法心脏移植者左心房扩大会持续下去，全心脏法及双腔法可逐渐恢复正常。右心室扩大在 1 年后会逐渐趋于正常，但须在非排斥反应期。

（2）心房后壁内凸现象：经胸超声（TTE）仅能在左心房后壁上探及一较短而且较强回声凸入腔内，长度一般在 1.0～2.0cm 之间，极少数超过 2.0cm。经食管超声心动图（TEE）可更加清晰地显示两个心房壁的内凸现象。此内凸是标准法原位心脏移植的特征性表现。系受体心房与供体心房的吻合界面。上部分为受体心房，下部分近瓣环处为供体心房。该内凸位置不固定，有的病例内凸距房室环较近，与二尖瓣后叶瓣环收缩期有接触；有的病例内凸距瓣环较远。Simore 将该现象描绘为典型的"沙漏"样改变或"葫芦"样改变。Angermann 首先用 TEE 和 TTE 对比观察移植后患者，认为所有患者均会在术后出现心房增大和几何形态变化。另外 Angermann 还发现供体和受体心房收缩不同步，这是由于受体和供体心房分别有其独立的活动。

在全心脏法和双腔静脉法心脏移植的心房壁均无内凸现象。

（3）心包积液：在心脏移植术后近期，多数病例会伴发少量心包积液，一般在 0.6～1.0mm。6 个月至 1 年后会逐渐消失。

（4）房室瓣反流：在移植近期，二尖瓣反流（MR）、三尖瓣反流（TR）是经常发生的，一般 TR 高于 MR。Simore 报告三尖瓣反流占 84%，二尖瓣反流占 48%；Stervenson 报道二尖瓣反流占 88%；Angermann 报告三尖瓣反流占 85%，二尖瓣反流占 65%。田家玮等报告三尖瓣反流 100%，二尖瓣反流 80%。程度：一般 3 个月以内为中度；6～8 个月（中期）逐渐减轻；12 个月以后（远期）变为轻度或消失，除非发生急性排斥反应。反流束的方向总是偏心性的，TR 反流束指向房间隔；MR 反流束指向左心房游离壁。究其原因说法较多，仍在争论中。有人认为与心肌间质性水肿造成右心室限制性失功能，产生病理性反流；有人认为与原本就存在的肺动脉高压继发右心室扩张有关；有人认为与心房大小异常及几何变形有关；还有人认为"沙漏"状增大的心房可能损伤二尖瓣和三尖瓣装置等等。

（5）左心功能测定：大多数作者均认为移植后左心室收缩功能基本可保持在正常范围。即使发生急性排斥反应也变化不明显。少数病例会出现轻度减低。

左心室舒张功能在术后会有轻度异常，比较敏感的指标有左心室等容舒张时间（IRT），二尖瓣压力降半时间。

177 · 超声心动图如何检出心脏移植术后的并发症？

心脏移植术后并发症包括：急性右心功能不全、急性排斥反应、心房自发显影和心房血栓、移植术后高血压、植入心脏冠状动脉增殖性心脏病、心脏移植后恶性肿瘤，少数病例还会发生急性肾功不全。以下重点介绍前两者的超声心动图特点。

（1）急性右心功能不全

1）右心室明显进行性增大，超过 24mm，可术后次日出现。

2）右心房明显进行性扩大，成人>39mm×42mm。

3）右心室、右心房壁运动明显减弱或运动消失。

4）肺动脉内径增宽明显。

5）下腔静脉增宽。

6）三尖瓣频谱 A 峰>E 峰。

7）三尖瓣环收缩期缩短率降低。

8）右心房内出现较多收缩期五色花彩反流束。

9）心包内出现积液。

（2）急性排斥反应

1）心包积液量突然增多：积液量在原有基础上突然增多，且呈非对称性分布。可从少量迅速增至中至大量，以左心室后壁后为著。可能系急性排斥反应时心内膜和心包发生炎性反应，心包增厚，大量淋巴细胞浸润而致积液量突然增加。

2）右心室内径突然增大，重者可达 28~40mm。右心室与左心室之比增加至（30±5）mm。左心房内径亦见增大。

3）左心室重量增强并室壁增厚：急性排斥反应时左心室重量增加已被国内外公认。正常人：男 148g，女 108g；轻度排斥时为（214±51）g，中度排斥为（254±90）g，重度排斥时超过 300g。另外室间隔与左心室后壁厚度在原有基础上明显增厚。考虑心肌肥厚是排斥反应造成全心脏心肌细胞浊肿及间质水肿所致。

4）房室瓣反流程度增加：急性排斥反应时出现三尖瓣反流程度增加，可由轻度增至中度，考虑与右房室增大、瓣环扩张有关。二尖瓣反流程度变化不明显。

5）左心功能变化：左心收缩功能在轻度和中度排斥反应时基本无变化，仅在急性重度排斥反应和排斥晚期才伴有收缩功能受损。

文献报道和我们的初步体会：在急性排斥反应期舒张功能异常会比收缩功能异常出现的早，主要的指标仍然是左心室等容舒张时间（IRT）和压力降半时间。尽管目前心内膜心肌活检仍是诊断急性排斥反应的可靠标准，但其有创伤、耗时长是其局限性，田家玮和陈江华分别报告用超声法确定急性排斥反应后直接进行冲击后好转，而避免做心内膜心肌活检，可见超声心动图在急性排斥反应中的作用已越来越受到临床的重视，将逐渐成为一种不容忽视的重要手段。

178· 心脏超声诊断报告单如何书写？

（1）心脏超声诊断报告单的格式和内容

1）患者资料：如姓名、性别、年龄、门诊号、住院号和超声号。

2）仪器及记录方式：使用仪器的品牌及机型，记录方式包括黑白打印、彩色打印、VCR 记录或光盘记录、工作站等。

3）常规的检测和测量：①切面超声：必检内容包括主动脉、舒张末期右心室内径、左心室内径、室间隔、左心室后壁厚度、肺动脉的舒张末期内径、左心房的收缩末期内径。辅检内容包括右心室流出道、右心室壁舒张末期厚度；左心室收缩末期内径、右心室收缩末期内径和右心房收缩末期内径。功能指标包括左心室射血分数等；②M 型超声与切面超声指标检测指标相近。功能指标还包括左心室短轴缩短率；③多普勒超声：包括心内各瓣口及心室流出道的频谱多普勒血流速度，各瓣口反流或心内分流的速度及压差，彩色多普勒血流显像定量反流或分流程度。

4）特殊检查和测量：如复杂先心病经食管超声、负荷超声、三维超声、心肌造影等的相关检测指标。

5）描述主要超声所见。

6）结论。

7）医生签名和日期。

（2）如何描述超声所见：描述超声所见是报告单的重要内容之一，它是超声诊断的依据。我们建议以病变为中心进行系统描述。在多种病变同时存在的情况下，按病变程度的轻重依次描述。首先病变的描述以直接特征为主，依次为切面图像特征，频谱多普勒特征和彩色血流显像的特征；第二是间接特征和附加改变；第三是功能改变。

（3）如何书写超声结论

1）病因诊断：如先心病、风心病等。如同时存在，以主要病变为主。

2）病理解剖诊断：如二尖瓣狭窄，室间隔缺损。

3）并发症诊断：如心包积液，附壁血栓，室壁瘤形成，左向右分流等。

4）功能诊断：如左心室收缩功能减低，肺动脉高压等。

5）如无法明确病因及病理解剖诊断，只作形态学和血流动力学及功能诊断。

179 ▪ 超声心动图在动脉导管未闭封堵术中的应用有哪些？

1967 年 Porstmann 首次施行非开胸法动脉导管未闭封堵术获得成功，国内 1983 年开始应用该技术。1992 年 Cambier 采用弹簧钢圈封堵动脉导管未闭（PDA）；1997 年 Masura 等开始采用 Amplatzer 封堵器治疗 PDA；我国 1998 年引进 Amplatzer 技术。目前国内外普遍应用的是可控弹簧栓子法及 Amplatzer 法。两种装置均操作简便，成功率高。前者适用于 PDA 内径<2.5mm 者，后者适用于>2.5mm 者。使用弹簧圈和蘑菇伞形封堵器几乎可治疗各种大小、类型和形状的 PDA。Amplatzer 封堵器优点有：中心自膨性，自向心性，可反复回收，输送鞘小，操作简便，并发症少，适应证选择范围广，完全封堵率高，安全性高。目前经导管介入治疗已取代外科手术成为 PDA 首选的治疗方法。目前认为只要 PDA 患者未发生艾森曼格综合征，均可予以封堵治疗。

适应证：年龄 6 个月以上、体重≥4kg、PDA 内径大小合适（2.0～13mm），且不合并阻力型肺动脉高压，不合并需外科手术矫正的心脏畸形，或 PDA 外科术后残余分流。

禁忌证：①依赖 PDA 存在及伴有需心外科手术矫正的其他先天性心脏畸形；②严重肺动脉高压并已导致右向左分流，艾森曼格综合征；③全身性因素：脓毒血症（局部或全身性感染）；恶性病症，预计寿命小于 3 年；术前 1 月内的任何类型的严重感染性疾病；下肢静脉血栓；④无显著血流动力学意义和临床表现、而仅由超声心动图检查发现的"哑铃"型 PDA 患者。

并发症：①残余分流：手术即刻有极少数患者存在少量残余分流，随着时间的推移，一般2~3个月后，残余分流消失，属正常现象。如术后半年仍有残余分流，可考虑在术后一年左右再次封堵；②溶血：多是由于封堵器型号选择不当、封堵器位置不合适，或凝血机制缺陷等原因致使封堵效果不良、血细胞遭受机械性破坏而造成的。一旦出现这种情况，需要立即进行处理；③封堵器脱落：需立即进行手术或通过介入的方法取出封堵器。

180 超声心动图在房间隔缺损介入治疗中的应用有哪些？

（1）封堵术前病例筛选：房间隔缺损封堵术对超声心动图的依赖性最大，超声心动图具有无创、分辨率高的优点，能直观、实时显示房间隔缺损大小、部位、残留间隔及其分流情况等，是目前房间隔缺损封堵术筛选病例最为理想的检查方法，对选择封堵器大小具有明确的指导作用。

（2）超声心动图选择房间隔缺损介入治疗适应证的标准：①中央型继发孔房间隔缺损；②外科手术后的残余缺损；③房间隔缺损最大径<35mm；④房间隔缺损距上腔静脉、下腔静脉及二尖瓣距离≥5mm；⑤房水平左向右分流或以左向右为主的分流；⑥无其他需外科手术矫治的心脏畸形。

（3）封堵器大小的选择：传统方法是将测量球囊导管经过房间隔缺损，通过导管向其内推注生理盐水和X线造影剂的混合液充盈球囊，待其出现切迹后采用X线或经食管超声心动图测量房间隔缺损的伸展径；或者将球囊导管取出后在体外推注等量的生理盐水，用特制的卡尺测量其腰部大小代替房间隔缺损伸展径。在测量的伸展径基础上再加1~2mm作为封堵器大小的选择标准。该方法选择的封堵器大小准确、可靠，但对于较大房间隔缺损较难测量（最大测量球囊直径为34mm），且对于软缘房间隔缺损如操作不当易造成软缘撕裂。硬缘房间隔缺损选用的封堵器比房间隔缺损直径大1~6mm，而软缘房间隔缺损选用的封堵器比房间隔缺损直径大7~13mm。

（4）封堵术中监测：①术中协助判断导管、鞘管是否穿过房间隔缺损；②观测球囊腰的大小及有无分流；③观察封堵器左、右心房侧伞盘置放后的位置是否正确；④确定封堵器的牢固性；⑤检测有无残余分流；⑥检测有无二尖瓣反流；⑦术中特殊问题的观察：如注意有无新出现的心包积液、封堵器脱落等。

（5）封堵术后随访：超声心动图检查具有简便、易行、可重复检查的优点，对房间隔缺损封堵术后的疗效观察具有重要作用，可以对术后有无残余分流、封堵器有无移位、对瓣膜有无影响等做出明确判断。

181 试谈超声心动图与X线检查在房、室间隔缺损封堵术中的互补作用

超声心动图检测房间隔缺损具有简便易行、无创伤、图像分辨率高、实时性好、可以床边实施及重复检查等诸多优点，使其成为房间隔缺损封堵术的主要检查及监测手段之一。但由于二维超声心动图为断面成像，在房间隔缺损封堵术过程中对心导管、导丝等的追踪不如X线直接。因此，目前房间隔缺损封堵术多采用X线观察并追踪心导管、导丝及鞘管的位置和走向，超声心动图主要用于术前选择病例，术中监测封堵器放置部位是否合适、

牢固，有无分流及术后随访等。

室间隔缺损的介入性治疗术通常需要在 X 线监测和心室造影指导下完成，而超声心动图为切面成像，在室间隔缺损封堵过程中不易显示心导管的全貌及其走行，监测效果不如 X 线直接、迅速。但 X 线心室造影也存在一定的局限性，如造影角度的选择主要凭经验决定，因此对一些特殊部位的室间隔缺损分流显示不佳，此外，X 线心室造影只能观察缺损的上下径，不能观察缺损的左右径等。超声心动图检查方法具有无创、实时、多切面观察心血管内部结构和血流动力学变化等优点，可用于室间隔缺损封堵术治疗前的明确诊断、确定适应证、禁忌证和治疗方案；术中实时监测引导介入治疗操作，准确判定治疗效果、检出早期并发症；术后定期动态随访近期和远期疗效。在室间隔缺损口与肺动脉瓣、三尖瓣瓣叶、腱索的关系判断，室间隔缺损伴主动脉瓣脱垂时缺损口大小的测量等方面超声心动图优于 X 线心血管造影检查。

182. 超声心动图在室间隔缺损介入治疗中的应用有哪些？

既往外科手术是治疗室间隔缺损（简称室缺）的唯一方法。目前，室间隔缺损的介入治疗已在临床广泛应用，并成为主要治疗方法之一。

（1）适应证

1）膜部室缺：①年龄：通常≥3 岁；②对心脏血流动力学有影响的单纯性室缺；③室水平左向右分流；④室缺上缘距主动脉右冠瓣≥2mm，无主动脉右冠瓣脱垂及反流；⑤缺损直径3～15mm；⑥缺损残端距三尖瓣距离>2.0mm；⑦无中度以上三尖瓣反流。

2）肌部室缺：通常缺损直径≥5mm。

3）外科手术后残余分流。

4）心肌梗死或外伤后室缺。

5）无其他需要外科手术治疗的心脏畸形。

（2）禁忌证

1）活动性心内膜炎。

2）膜部缺损直径≥15mm，解剖位置不良，放置后易影响主动脉瓣或房室瓣功能。

3）重度肺动脉高压伴双向分流者。

（3）封堵术前病例筛选：膜部室间隔缺损形态及与周围结构毗邻关系较为复杂，应用超声心动图可观察膜部室间隔缺损的形态、左心室侧和右心室侧缺损口的大小、缺损口与主动脉瓣及三尖瓣的关系等，根据室间隔膜部瘤壁的厚薄、回声强弱及其活动度来判断缺损周缘粘连牢固与否，进而决定是否可以进行封堵及进行封堵器大小的选择。

由于膜部型室间隔缺损所在位置的特殊性及复杂性，缺损口右心室侧的粘连形态变异较大，选择封堵器应根据缺损口形态及左、右心室侧缺损口大小而定。管型和漏斗型选偏心或对称型封堵器，瘤型选"小腰大边"型封堵器，不规则型根据左心室缺损口大小选择对称型封堵器，若缺损残端距主动脉瓣距离<1.0mm，应选择偏心型主动脉侧无边缘的膜部型封堵器。

一般而言，通常选择比左心室侧室间隔缺损大 1～3mm 的封堵器。如室间隔缺损左心室侧较大、右心室侧较小，形成明显的"大底小口"假性间隔瘤，且右心室面粘连牢固，有经验的医师也可考虑封堵室间隔缺损右心室侧。

（4）封堵术中监测：①术中协助判断导丝、导管或鞘管是否穿过室间隔缺损进入左心室；②观察封堵器左、右心室侧伞盘的位置；③判断有无残余分流；④检测主动脉瓣和三尖瓣有无反流；⑤监测有无新出现的心包积液或原有的心包积液增加量。

（5）封堵术后随访：室间隔缺损封堵术后利用超声心动图观察封堵术成功率及术后完全封堵率、有无封堵器移位及残余分流、有无主动脉瓣及三尖瓣反流、有无三尖瓣腱索损伤、心脏大小及功能变化等。

参 考 文 献

[1] 李治安. 临床超声影像学. 北京：人民卫生出版社，2003.

[2] 周永昌，郭万学. 超声医学. 第 4 版. 北京：科学技术文献出版社，2003.

[3] Ammash，NM，Warnes CA. Ventricular septal defects in adults. Ann Intern Med. 2001，135：812-824.

[4] 田家玮. 心肌疾病超声诊断. 北京：人民卫生出版社，2002.

[5] 王良玉，谢明星，王新房. 定量组织多普勒速度成像评价肥厚型心肌病患者左室功能的研究. 中国临床医学影像杂志，2004，15（1）：19-22.

[6] 何亚乐，费洪文，侯跃双，等. 应用组织应变成像技术对缩窄性心包炎的临床研究. 中华超声影像学杂志，2006，15（3）：138-140.

[7] Syed J，Myers R. Sarcoid heart disease. Can J Cardiol，2004，20（1）：89-93.

[8] 陈颖，程冠昌，洪岩，等. 经胸超声心动图在室间隔缺损经导管封堵术中的应用价值. 中华现代临床医学杂志，2004，2：9.

[9] 田家玮，秦燕，于波，等. 超声心动图在室间隔缺损 Amplatzer 封堵术中的应用. 中华超声影像学杂志，2004，13：1.

[10] 张军，姚志勇，李军，等. 经胸超声心动图术前及术中指导房间隔缺损封堵术. 中国超声医学杂，2002，4.

四、肝脏系统疾病超声诊断

183 · 肝脏的生理解剖特点有哪些？

肝脏是人体内最大的实质脏器，呈楔形，右后上方圆钝，左前下方扁平，分左右两叶、左右前后四缘、上下两面。正常人肝脏重 1200~1600g，约占体重 1/36。肝脏的大部分位于右上腹腔，小部分位于剑突下及左季肋部，肝上界在右锁骨中线第 5 肋骨上缘，下界与右季肋缘平行，左叶剑突下长约 3cm，左侧达第 6 肋软骨距正中线左侧 5cm 处。肝脏表面分膈面和脏面，膈面光滑隆突，大部分与膈肌相贴附，前上方有镰状韧带与膈肌相连，前下缘在脐切迹处有与镰状韧带相连续的肝圆韧带与前腹壁相连。脏面凹凸不平，有两条纵沟和一条横沟呈"H"形，右纵沟由前半胆囊窝和后半腔静脉窝组成，其后上端为肝静脉入下腔静脉的第二肝门区，左纵沟由前面镰状韧带和肝圆韧带的脐静脉窝及后面的静脉韧带组成。横沟连接于两纵沟，门静脉、肝动脉、肝管由此出入肝实质，为第一肝门区。

肝静脉、门静脉及肝动脉都有其正常的血流频谱形态。各类肝脏疾病可导致肝内结构失常、肝纤维化、细胞增生，进而造成肝血管受压变细（肝静脉或动脉）、扩张（门静脉）等异常改变。此时肝脏血流色彩、频谱和速度等血流参数异常改变，依此可协助肝脏疾病的诊断。正常肝动脉血流量占肝总血流量的 1/3，余为门静脉血流。一些肝脏疾病如门静脉栓子形成引起门静脉血流减少时，肝动脉血流量增加，代偿门静脉血流的不足，测定肝动脉血流量有助于门静脉血流量减少性疾病的诊断。在肝脏肿瘤等占位性病变中，二维超声彩色多普勒和脉冲多普勒可根据多普勒特征检出其血流频谱，依其血流色彩、频谱特征判断是动脉血流还是静脉血流，如连续性血流为门静脉血流，搏动性血流为肝动脉血流；脉冲多普勒为三相型；彩色多普勒为蓝色血流，时隐时现或无明显变化者为肝静脉血流。

184 · 肝脏的管状结构有哪些？何谓 Glisson 系统？

肝脏管状结构主要由门静脉、肝动脉、肝管和肝静脉组成。门静脉、肝动脉和肝管三者被包裹在一结缔组织鞘内，称 Glisson 系统。

（1）门静脉：脾静脉和肠系膜上静脉在胰颈部后方汇合形成门静脉主干，与肝动脉、肝外胆管伴行，共寓于肝十二指肠韧带内。门静脉主干远端位于下腔静脉右前方腹侧，走行于肝十二指肠韧带之中。门静脉主干的近端在第一肝门区域，分成左支和右支。门静脉左支开始略向左前上方走行称为横部，然后主要向前上形成矢状部。左支向左外叶分出左外下支和左外上支；向内叶分出左内支构成"工"字结构。门静脉矢状部末端与肝圆韧带相连，肝圆韧带为胎儿副脐静脉残迹。门静脉左支走行方向与右支有明显区别，门静脉右支向右呈水平走行，经过肝中裂，分成右前支和右后支，它们又分别分成右前上段支、下段支和右后上段支、下段支。超声测量门静脉主干内径正常小于 1.4cm。

（2）肝动脉：主动脉向前发出腹腔动脉，腹腔动脉向右分出肝总动脉，向左分出脾动脉。肝动脉起自肝总动脉，又称肝固有动脉。肝总动脉沿胰头上缘向右进入小网膜，至十二指肠上部分为两支，一支沿胰头向下称为胃十二指肠动脉，另一支沿门静脉向上即肝固有动脉，与其右侧的肝外胆管伴行。肝固有动脉在肝门区分成左右两支，即左右肝动脉。肝动脉常伴行于门静脉和胆总管之间，进入肝脏，形成肝门"三要件"。

（3）肝管：肝内毛细胆管汇合成小叶间胆管，进而逐渐汇合成左右肝管。左右肝管在肝门汇合成为肝总管。肝总管长 3～4cm，内径 0.3～0.5cm，位于肝动脉右侧、门静脉右前方，下行与胆囊管汇合成胆总管，胆总管长 6～8cm、内径 0.4～0.6cm，末端与主胰管汇合，开口于十二指肠内侧壁乳头部。超声测量胆总管内径小于 0.6cm，约为门静脉内径的 1/3。

（4）肝静脉：肝内各叶、段的小静脉分别形成肝左静脉、肝中静脉和肝右静脉。它们汇合成肝总静脉流入下腔静脉，汇合部位称第二肝门区。肝左静脉和肝中静脉常在近端首先汇合，最后注入下腔静脉。

185 · 肝脏超声检查的适应证、方法及注意事项有哪些？

（1）适应证

1）判断肝脏大小、形态及位置：肝肿大、萎缩、位置升高及下移、先天性形态变异。

2）肝囊肿：单纯性肝囊肿、多囊肝、肝棘球蚴囊肿。

3）肝和肝周围脓肿：细菌及阿米巴性肝脓肿、膈下及肝下脓肿。

4）肝脏肿瘤：原发性、转移性肝癌，肝血管瘤、肝母细胞瘤、肝细胞腺瘤。

5）弥漫性肝实质病变：肝硬化、急慢性肝炎、脂肪肝、肝淤血。

6）肝脏其他病变：门静脉血栓、癌栓，门静脉海绵样变性，布-加（Buclcl-Chiari）综合征，肝结核、肝炎性假瘤、肝外伤等。

7）肝脏介入超声：超声引导下经皮肝穿刺针吸细胞学和组织学活检，超声引导经皮肝穿胆管 X 线造影、置管引流，超声引导肝脓肿抽吸注药治疗，肝囊肿抽液及硬化治疗，超声引导下肝癌的硬化治疗、微波治疗及局部注药等。

（2）检查方法

1）检查前准备：上腹脏器检查前空腹（至少 8 小时），必要时排气、导泻，盆腔脏器检查前憋尿充盈膀胱，超声检查当日不能行钡餐造影和胃镜检查，以避免胃肠内容物、气体干扰显像。

2）体位：仰卧位、左侧卧位、右侧卧位、半坐位、俯卧位及立位。

3）扫查步骤：探头置于左肋缘下声束朝向被检查者左肩侧移动扫查显示肝左外叶。探头由左肋缘转至左上腹正中左右纵断扫查显示腹主动脉、左肝、胃、胰等结构。探头于右侧锁骨中线附近纵切显示肝右叶、胆囊、右肾。右肋缘下斜断扫查显示右半肝横膈图像。探头沿右肋间斜断扫查显示右半肝、胆囊、下腔静脉、右肾、结肠及右肋膈角图像。患者左侧卧位探头置于右肋缘，使声束纵切第一肝门区显示门静脉、胆总管等管道结构长轴图像。

（3）超声检查易漏区：首先为肝脏被肺、骨骼掩盖区域，如右肝膈顶部，肝左外叶外侧角区，肝表面肋骨下区。易漏区也指检查过程中容易疏忽部位，如肝右叶下角，肝右后叶上段外侧区，尾状叶等。

为避免上述不足，可采用下述方法：①改变体位：肝因重力作用产生移位、使原来易漏区病灶得以显示；②呼吸动作：呼气后屏气可增加膈顶区病灶显示率，吸气后屏气可显示肋缘所盖肝表面及下角处病灶。

186 · 超声常采用哪些切面探测肝脏？

肝脏常用超声切面有如下几种：

（1）经腹主动脉左肝纵切面：此处显示肝左外叶纵切面略呈三角形，左肝膈面平坦光滑，下缘角锐利，左肝后方为腹主动脉，二者之间有胃窦部横断面，呈"靶环"征，腹腔动脉、肠系膜上动脉起自腹主动脉，在腹主动脉与肠系膜上动脉夹角内有左肾静脉和十二指肠下段。左肝后方头侧近膈肌处可见贲门横断面图像。

（2）经下腔静脉肝纵切面：此切面可显示肝左内叶（方叶）、尾状叶纵切图像。肝后方以尾叶与下腔静脉相连。

（3）经门静脉左支肝斜横切面：探头半横位，声束指向头右侧，可显示门静脉横部、矢状部及左外上、下段支和左内支形成的"工"字结构，并有同名肝内胆管伴行，其右侧肝镰状韧带横断面呈强回声。

（4）右肋间肝胆纵切、斜切面：探头于右第 6～9 肋间纵、斜扫查，可显示右肝纵切面前方为右前叶，后方为右后叶，肝下方为胆囊长轴图像，其颈部紧邻门静脉主干或右支长轴图像。

（5）右肋缘下肝肾纵切面：探头于右肋缘下锁骨中线与腋前线之间纵切可显示右肝和右肾纵切面，经肾下端作一水平线，其前方为右前叶，后方为右后叶，在肝右后叶经肾上端作一垂直线，其上方为右后叶上段，下方为右后叶下段。

（6）右肋下经胆囊肝斜切面：探头置于右肋下，声束指向第一肝门区斜切肝脏，可见胆囊长轴切面位于右前方，也可见门静脉右支与左支横断面，或分叉断面，声束向后上可显示右肝静脉全长和中肝静脉，右肝静脉上方为右前叶，下方为右后叶。

（7）剑突下肝横斜切面：探头置于剑下横切或左高右低斜切肝脏，使声束指向第二肝门区，显示肝最大横斜切面，可见三支肝静脉长轴图像呈放射状向下腔静脉汇合，中间为中肝静脉，其左右分别为肝左右静脉，肝右静脉与肝中静脉之间为右前叶，肝右静脉之后为右后叶，肝中静脉与肝左静脉间为左内叶，肝左静脉之左为左外叶。

187 - 肝脏正常超声和多普勒流速测量值如何？

（1）肝脏超声测量正常值：纵切或横切左肝，显示正常肝左叶厚度为 5~7cm，纵切左肝显示正常左肝长度为 7~9cm，肝胆或肝肾切面显示正常右肝厚度为 10~12cm，右肋缘下斜切右肝显示其最大斜径为 10~14cm。

（2）正常肝脏多普勒血流速度测量值：肝动脉脉冲多普勒血流频谱呈收缩期正向单峰，峰值流速于收缩中期上升较快、陡直，后缓慢下降，至舒张末期速度最低，其峰值平均速度为（41.02±0.11）cm/s，舒张期平均流速为（13.2±0.09）cm/s，阻力指数为 0.65±0.13。肝动脉血流量＝门静脉血流量×25%÷75%。门静脉脉冲多普勒频谱呈收缩期、舒张期连续性低速波浪形带状频谱，平均流速为（13.95±3.58）cm/s，血流量为（812.1±193.30）ml/min，血流量计算公式为 $Q = 1/4D \times V \times 60$（Q 为每分钟血流量：ml/min，D 为门静脉内径：cm，V 为平均流速：cm/s）。于第二肝门处分别测左、中、右三支肝静脉血流量，三者之和为肝血流出量，各支肝静脉血流量计算公式为 $Q = S \times V \times 60$（Q 为每分钟血流量：ml/min，S 为肝静脉横截面积：cm^2，V 为平均流速：cm/s）（图34）。

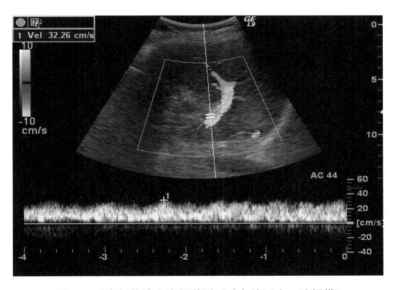

图34　正常门静脉血流频谱图（哈尔滨医大二院提供）

188 - 弥漫性肝病包括哪些？超声检查应注意肝脏哪些异常改变？

肝脏弥漫性病变包括急慢性肝炎、肝硬化、血吸虫肝病、脂肪肝、肝淤血和其他代谢性、遗传性病变引起的肝损害，随着超声诊断仪的不断发展、进步，对弥漫性肝病的诊断能力日趋提高。超声检查应注意以下异常改变：

（1）肝脏异常：肝脏肿大，各径线超过正常值，或萎缩小于正常值；肝表面不平呈锯齿状或波浪状、驼峰状；肝边缘由锐利变圆钝；肝实质点状回声粗大、不均、增强或有网状强回声分隔，肝后方回声不同程度衰减；肝内管状结构不清，血管变细，粗细不一，门静脉内径增宽，肝内胆管扩张与正常门静脉分支相比呈"平行管"征或不规则"蚓状"扩张，胆总管扩张与正常门静脉主干相比呈"双筒枪"征。

（2）脾脏异常：弥漫性肝病中有些患者往往伴有脾肿大、门静脉高压和门静脉侧支循环形成。男性患者脾厚度>4.0cm，女性患者>3.8cm。脾静脉迂曲扩张，内径>0.7cm，呈蛇行样改变。

189 · 各类肝炎超声表现有哪些？肝硬化的病因、病理及超声特点是什么？

（1）急性肝炎：肝脏肿大，超过正常值，肝缘变钝；肝实质点状回声偏低，不均匀，透声好；门静脉内径正常或>1.4 cm；脾脏轻度增厚，胆囊壁增厚、囊腔缩小，肝内彩色多普勒血流信号丰富。

（2）重症肝炎：肝脏萎缩，肝界明显缩小，肝表面毛糙不平，回声增强，肝实质点状回声粗大不均，回声高低不等呈斑纹地图状，门静脉内径增宽>1.4cm，脾脏增厚>3.9cm，胆囊壁增厚或水肿呈双层。检查急性肝炎患者时要密切观察，定期复查；注意肝脏大小变化和图像异常，谨防重症肝炎漏诊。

（3）慢性肝炎：声像图以慢性弥漫性肝病形式为其表现。肝界正常大小或增大，肝缘变钝，肝内点状回声增强、粗大不均，门静脉内径增宽≥1.4cm，脾增厚>3.9cm，胆囊壁毛糙增厚>0.3cm。

（4）肝硬化：肝硬化多由乙肝病毒、丁肝病毒、丙肝病毒和（或）寄生虫感染等引起的各种慢性活动性肝炎演变而来，即门脉性肝硬化；也可由胆汁淤积、酗酒引起的肝脏损害及长期肝淤血而形成肝硬化；少见的病因有代谢性遗传缺陷如血色病、肝豆状核变性等。肝硬化病理特征为肝细胞变性坏死，继之出现肝细胞修复、再生及纤维组织过度增生，纤维化可分布于全肝，形成纤维分隔和再生结节，从而引起肝微循环血流障碍和门脉血流压力增高，产生门脉高压症。肝硬化声像图特点为肝界变小，表面不平呈锯齿状，肝内点状回声增强、粗大不均，由于肝纤维化和分隔结节形成而使肝静脉管腔粗细不均、血管显示不清，肝内回声结节感。肝硬化失代偿期腹腔内可见腹腔积液回声，胆囊壁水肿呈双层，门脉高压形成时，门静脉扩张，门静脉主干内径≥1.4cm，有时门静脉增宽，内有血栓回声，门静脉血流量增加，达 1440.1±341.2ml/min，血流速度加快，平均流速达 13.6±3.2cm/s，肝硬化时脾脏明显增大，脾静脉迂曲扩张，内径>0.7cm，血流速度加快，达15.5±4.0cm/s，血流量增加，达 932.1±259.4ml/min。侧支循环建立增多时，门脉压力和门、脾静脉血流量可有不同程度减小。

190 · 什么是脂肪肝？脂肪肝的病因和超声诊断标准是什么？

肝脏是人体内糖类、蛋白质和脂肪三大营养物质代谢的重要器官，其功能也包括内分泌激素的代谢、毒物和药物代谢与解毒。肝脏分泌胆汁参与食物消化、吸收、运输和储存。脂肪的吸收、合成、氧化、分解、运输主要在肝脏完成，正常肝脏脂肪含量 2%~4%，当上述脂肪代谢过程障碍，肝内脂肪含量超过 5% 称为脂肪肝。轻度脂肪肝肝内脂肪含量 5%~10%，中度为 10%~25%，25%以上为重度脂肪肝。肝细胞脂肪变性、功能受损，临床出现肝脏回声异常和肝功能损伤表现，如病因不去除，治疗不当，病变严重可导致肝硬化。

脂肪肝的常见病因为肥胖，由于热量摄入过多、消耗少，过多的糖、蛋白质在肝内转化为脂肪或饮食内脂肪量过高，造成高血脂，脂肪在肝内沉积存储形成脂肪肝。长期饮酒、酗酒也是常见原因。酒精 90%以上在肝内解毒，酒精代谢产物乙醛对肝细胞有直接毒性，酒精量超过肝脏解毒能力可引起脂肪肝，重者肝硬化。糖尿病糖代谢障碍，脂肪分解为游离脂肪酸，堆积于肝脏形成脂肪肝。肝炎患者过度营养、限制活动造成肝内糖、脂肪堆积，肝功能损伤代谢下降，使肝内脂肪沉积。长期接触毒物如四氯化碳、磷、砷等，长期应用抗肿瘤药物、四环素、糖皮质激素等可造成肝细胞脂肪变性形成脂肪肝。妊娠妇女激素水平高可引起脂肪肝，多伴妊高症。脂肪肝的超声表现为肝界正常或增大、肝缘变钝、肝内点状回声较正常肝脏细腻致密且回声增强，近场回声增高、远场衰减，肝脏管状结构显示不清。肝内脂肪分布不均时可有局部回声增强或减低（表 9）。

表 9 不同程度脂肪肝超声诊断标准

	轻度	中度	重度
肝外形	肝界正常，肝缘锐利	肝界稍大，肝缘变钝	肝外形明显增大，肝缘圆钝
肝实质点状回声	粗大致密，增强	粗大密集、增强	粗大密集、增强、凸透镜感
肝后方回声衰减	无	轻度	明显
肝内血管	正常	变细	受挤压显示不清
CDFI	肝内血流色彩稍暗淡	肝内血流色彩暗淡	肝内血流色彩暗淡，血管走行间断
门脉主干（cm）	<1.3±0.05	≤1.3±0.05	≥1.4±0.05
门静脉（PV）血流速度（cm/s）	12.0±0.05	11.0±0.06	10.3±0.05
脾脏	正常大小	厚 3.8~4.0cm	明显增厚，>4.5cm

191 · 何为肝淤血？声像图有何改变？

由于心衰，特别是右心功能不全导致下腔静脉回流受阻，引起肝静脉血容量和压力增大，肝静脉扩张，肝组织内血液淤滞，称为肝淤血。肝脏长期淤血可引起淤血性肝硬化。声像图表现为肝脏明显肿大，表面光滑，肝缘圆钝，肝实质回声减低，左、中、右三支肝静脉扩张，内径大于 1.1cm，下腔静脉扩张，内径 2.2~2.3cm，脾脏肿大，回声偏低，脾静脉内径大于 0.7cm（图 35）。

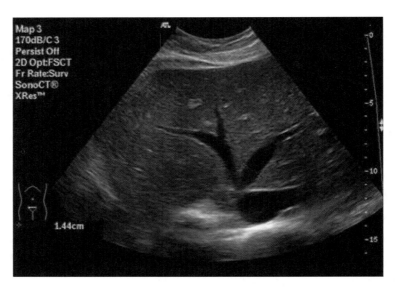

图 35   肝淤血、肝静脉扩张（哈尔滨医大二院提供）

192 · 肝内囊性病变的分类、病因和声像图特点有哪些？

肝内单纯囊性病变包括肝囊肿、多囊肝、肝棘球蚴病。肝癌瘤内坏死液化和肝脓肿不在此阐述。

（1）肝囊肿：肝囊肿是肝内非寄生虫性含液病变，可单个也可多个，大小不一。有先天性肝囊肿，也有是老年人组织退行性改变。超声显像是诊断肝囊肿简便有效的方法。其声像图特点为肝内出现圆形无回声区，边缘光滑，囊壁薄而清晰，后方回声增强，大囊肿内可有分隔光带，囊肿继发感染时可见囊肿壁增厚、不规则，囊内有浮动的强弱不一点状回声。直径大于 5cm 的单纯肝囊肿可在超声引导下经皮肝穿刺抽出囊内液体，注入无水乙醇，反复冲洗抽吸 2 次，再注入适量无水乙醇（约囊内液量的 1/5）保留可使囊壁细胞凝固、硬化，囊腔闭合达到治愈目的。

（2）多囊肝：多囊肝在胚胎时期形成，是未能及时退化而残留的多余胆管在肝小叶内多处群集状扩张，故称先天性肝内胆管囊状扩张症。其在肝内数目不一，大小不等，有明显的遗传性，女性患者较多，常合并多囊肾，少部分合并多囊胰或多囊脾。其声像图特点为肝脏肿大，形态不规则，肝内可见多个大小不等的无回声区，相互间有分隔带状回声，囊内感染出血时无回声区内可有散在点状回声，部分病例可同时见多囊肾、多囊脾等。

（3）肝棘球蚴病：又称肝包虫病，是由棘球绦虫的幼虫侵入肝脏引起，为动物源性疾病，在牧区生活及皮革、毛纺加工者易感染此病。虫卵由猪、犬粪便排出，牛、羊、猪和人等中间宿主食入后，胚卵在小肠内渗入肠黏膜进入门脉系统，约 70% 停留肝脏引起肝棘球蚴病。临床分包囊型（细粒棘球蚴引起的单房、多房肝棘球蚴病囊肿）和滤泡型（泡型棘球蚴引起的肝棘球蚴病，较少见）。

肝棘球蚴病超声分型有：①单纯囊肿型：肝内孤立囊肿，囊内无子囊回声，单或多发，囊壁有或无钙化，同单纯肝囊肿；②多囊型：在大囊腔内有许多小囊状环即子囊回声，相互紧连甚至挤压变形，其间无肝实质回声，子囊内还可显示孙囊回声，囊肿大小、数目很不一致；③蜂窝状型：在一大包囊内有许多较厚的间隔，其内分布有许多小暗区，病变区呈蜂窝状结构；④实块型：病灶呈强回声实性肿块，内回声杂乱，有单发或多发小暗区，为子囊或坏死液化区，实性原因是子囊壁碎片充满于囊内所致。肝棘球蚴囊肿以其囊内有小囊、囊壁厚、常有钙化强回声的特点与其他囊肿鉴别，结合患者在流行区居住史、畜牧接触史、棘球绦虫皮内实验阳性等可确诊。

193 · 肝脓肿的声像图表现和鉴别诊断要点有哪些？

肝脓肿是由于细菌或阿米巴原虫入侵感染肝脏后形成。分为细菌性和阿米巴性两类。

肝脓肿声像图表现：肝内病灶区呈低回声或无回声肿块，其囊壁和内部回声动态变化为：

（1）脓肿早期：由于病变区充血水肿，囊壁尚未形成，表现为边界不清的局限实性低回声，伴有坏死出血时内部可见点状粗大强回声、斑片状无回声。

（2）脓肿形成期：病灶呈圆形、椭圆形液性暗区，囊壁厚，不规则，边界不清，内壁不光滑，脓液黏稠时无回声区内可见密集弱点状回声，随体位改变而浮动。脓腔液化不全时，无回声区内可见不均质强回声或蜂窝状回声。阿米巴肝脓肿常为单发大脓腔，多位于右肝包膜下，囊壁较光滑。

（3）脓肿恢复期：病变无回声区缩小，呈实性中强回声，为新生肝组织及坏死组织，囊壁厚，回声强。整个病变区呈不均质中强回声。

早期肝脓肿应与小肝癌、肝转移癌等低回声性肝癌鉴别。成熟液化肝脓肿应与肝囊肿、肝棘球蚴囊肿、膈下脓肿等鉴别。恢复期应与肝癌坏死液化灶鉴别。肝脓肿以其囊壁厚、不光滑、边界不清、脓腔内可浮动点状回声及短期内呈动态改变为特点，结合患者肝区触痛、发热、感染中毒表现、白细胞高等可与其他病变鉴别。超声引导下病灶区穿刺抽脓可确定诊断，亦为治疗手段。

194 · 肝脏恶性肿瘤包括哪些？其声像图特点及彩色多普勒诊断价值如何？

肝脏恶性肿瘤有原发性和继发性两大类，即原发性肝癌和转移性肝癌。在超声检测发现的肝脏实质占位病变中肝癌约占80%。

（1）原发性肝癌：是由肝细胞或肝内胆管细胞发生的癌瘤。根据癌瘤形状分为巨块型、结节型、弥漫型，据其回声情况分为高回声型、低回声型、混合回声型。其声像图特点为肝脏肿大，外形不规则，表面不平，肝内出现实质性肿块，局限性或散在多发，外形分巨块、结节、弥漫型三种，肿块表现出高回声、低回声或混合性回声，肿块周边可见晕环状低回声，多个肿块可互相融合、镶嵌形成大癌肿，可见门静脉扩张，门静脉主干或分支内不规则实质性癌栓回声。CDFI 显示肝动脉扩张，流速增高、血流色彩丰富、鲜艳，瘤周有血管绕行，瘤内彩色血流信号杂乱，呈斑片状、斑点状、短条状。脉冲多普勒检测结果见表 10，瘤周最高流速达 112cm/s，三维彩色血管能量成像（3D-CPA）可动态、立体展示瘤周、瘤内血管走行、分布，可见肿瘤血管扩张、扭曲、变形、包绕于癌瘤周围，其显示细小血管、低速血流的敏感性较高。67% 的肿块显示癌瘤血管自肝门区延续至肿块周边，内径非渐进性缩小，迂曲绕行，伴小分支不规则伸入肿块内部呈"众星捧月"征（图 36）。

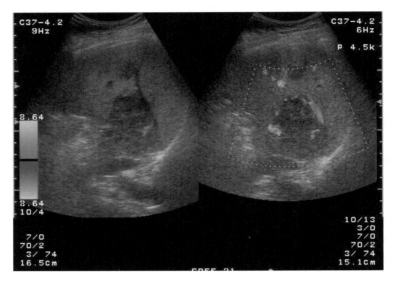

图 36　原发性肝癌，瘤周血管呈"众星捧月"（哈尔滨医大肿瘤医院程文教授惠赠）

脉冲多普勒可检测到高速的肝动脉和门静脉血流频谱。癌瘤坏死液化使瘤体中心呈不规则暗区。原发性肝癌多伴肝硬化、脾大。

（2）转移性肝癌：肿瘤周边呈较宽低回声，中心呈圆形高回声，即"牛眼"征；多个大小不等结节群集；中心坏死液化呈不规则或混合性回声；胃肠等消化道肿瘤所致肝转移癌多呈强回声，淋巴瘤肝转移多为低回声。其彩色血流信号较丰富鲜艳。超声多普勒检测结果与原发性肝癌相同，无显著差异。

表 10　正常肝脏与原发性肝癌的 PV、HA 血流参数

组别	PV		HA		
	D（cm）	V（cm/s）	Vs（cm/s）	Vd（cm/s）	RI
正常组	1.10±0.12	13.10±0.07	43.71±0.11	15.23±0.09	0.65±0.10
原发肝癌	1.51±0.11	14.17±0.12	80.54±0.76	21.09±0.13	0.67±0.24

注：$P<0.05$；PV＝门静脉；HA＝肝动脉

195 · 何为小肝癌？超声怎样诊断小肝癌？

直径在 3cm 以下的肝癌称为小肝癌，包括原发性肝癌和肝转移癌。过去小肝癌是指直径小于 5cm 的肝癌，随着影像学诊断技术水平的提高，超声已能清晰显示 3cm 以下的病灶，小肝癌的定义也随之变化。

直径小于 3cm 的小肝癌多为低回声或等回声型，周边有低回声晕，内部回声较均质，边界清晰，较规则，CDFI 可显示其周边彩色血流信号，彩色血管能量成像（color power angiogrcphy，CPA）在显示细小血管、低速血流的敏感性高于 CDFI，3D-CPA 可动态、立体展示小肝癌周围肿瘤血管的分布、走行及肿瘤内部血管分布情况，脉冲多普勒可显示其为低速搏动性动脉血流或持续性门静脉血流频谱。故利用 CPA 和 3D-CPA 可提高小肝癌的诊断水平。

1997 至 1998 年赵玉珍等经超声诊断 37 例小肝癌，分别经手术、术后病理、肝穿刺活检或针吸细胞学证实 34 例，其中肝细胞性肝癌 17 例，胆管细胞癌 3 例，肝转移癌 14 例。脉冲多普勒超声检出单纯搏动性动脉血流频谱 13 例，占 35.14%。搏动性动脉血流和连续性门静脉血流频谱同时检出者 18 例，占 48.65%，其动脉血流收缩期峰值速度为（29.33±17.56）cm/s，阻力指数为 0.66±0.15，其连续性门静脉血流速度为（12.30±3.21）cm/s（图 37）。瘤内或瘤周未检出血流频谱 6 例，占 16.22%。

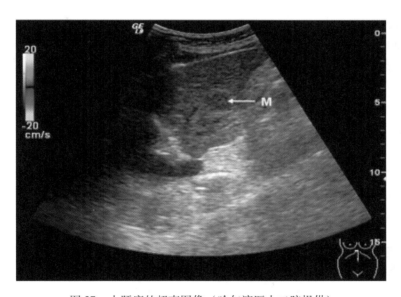

图 37　小肝癌的超声图像（哈尔滨医大二院提供）

196 · 肝脏良性肿瘤有哪些？声像图有何特点？怎样鉴别诊断？

肝脏良性肿瘤较少见，占肝肿瘤的 10%，常见的为肝血管瘤，少见的有肝细胞腺瘤、畸胎瘤、错构瘤等更为罕见。

（1）肝血管瘤：①直径小于 3cm 的小血管瘤多呈边界清晰规整的均质强回声结节，少数呈低回声，但内可见弱而稀疏的网格状回声。此类血管瘤内部常检测不到彩色血流信号，无血流频谱表现，周边可见小血管经过，偶见微弱彩色血流信号；②直径 3cm 以上的血管瘤及巨大海绵状血管瘤呈网格、斑片状强回声，其间散在蜂窝状低回声，内部可检测到点状或斑片状微弱彩色血流信号，周边可见血管绕行，偶见低速动静脉血流信号；③肝血管瘤可位于肝脏任何部位，但多靠近肝静脉，加压检查时有压缩性，与肝实质分界清晰，肝实质回声正常，以此与肝癌鉴别。同时血管瘤多呈强回声，无镶嵌征及晕环征，历时多年无明显变化，而小肝癌呈低回声，周围有晕环，随时间推移明显发生变化，周边可见搏动性动脉血流信号等能将二者区分开来。必要时超声引导下肝穿细胞学检查可确定诊断。

（2）肝细胞腺瘤：是由正常肝细胞或略不规则的肝细胞构成，内有局部淤胆、出血或坏死区，不含胆管或库普弗（Kupffer）细胞，质硬，呈单发或多发结节，外有纤维包膜，发病原因不清。其声像图表现为肝内均匀中低回声实性结节，较致密，边界有强回声包膜，规整清晰，内部及周边均无彩色血流信号，以此与小肝癌鉴别。

（3）肝脏局灶性增生结节：是由正常肝细胞、Kupffer 细胞、胆管及纤维结缔组织构成。声像图为肝内孤立结节呈等回声或强回声，无包膜但边界清晰规整，内部无彩色血流信号，声像图与肝细胞腺瘤相似，难以区别。

（4）肝脂肪瘤：声像图为密集均匀强回声结节，分叶状，边界清，后方有声衰减，内部及周边无彩色血流信号。

（5）肝脏炎性假瘤：是一种较少见的非肿瘤增生性炎症疾病。病因不明，与炎症关系密切。声像图表现外形不规则，边界清楚，内部为实性低回声，不均匀，其余肝实质回声正常。病变区无异常彩色血流信号。肝穿或术后病理可见片状凝固性坏死，周围炎细胞及纤维细胞包绕而确定诊断。

《197· 怎样鉴别肝癌、肝血管瘤和肝脓肿？

肝癌、肝血管瘤和肝脓肿的鉴别除根据其声像图特点、超声多普勒表现外还要结合病史、临床表现及肝穿细胞学、组织学检查来确定诊断（表 11 和表 12）。

表 11　肝癌和肝脓肿鉴别

	肝癌	肝脓肿
外周晕环	多见	早期可见或无
病变液化区点状回声漂浮移动征	无	有
肿块后方回声	多有声衰减	多见回声增强效应
动态观察	进行性增大	早期实性，很快液化呈无回声脓肿
肝内其他部位	肝硬化和肿块	正常
病史、临床表现	乙肝、肝硬化、血清甲胎蛋白（AFP）增高	阿米巴痢疾病史或菌血症，寒战高热，白细胞升高

表 12　肝癌和血管瘤鉴别

	肝癌	血管瘤
发生部位	肝脏任何部位	多见肝静脉附近
边界回声	可见低回声晕	边缘回声增强、清晰、锐利
内部回声	<3cm 者为低回声，较大者多为强回声、混合回声，坏死液化多为不规则无回声区	<3cm 者为强回声，较大者内可见圆形低回声区
外周血管	绕行、扩张、扭曲、伴小分支不规则伸入，多件搏动性动脉血流	无受压表现，多为正常肝静脉，少为门静脉
加压探查	无压缩性	压缩性明显
肝脏其他部位	肝硬化，可见肿块	肝实质正常
生长速度	快	缓慢
肝穿	可见瘤细胞	可见血液细胞、内皮细胞

198 · 肝吸虫病及其超声表现是什么？

患者有流行区疫水接触史，急性血吸虫病患者接触疫水的皮肤有痒感，并出现粟粒状红色丘疹。患者多畏寒、发热，伴有干咳，偶有痰中带血。可有腹痛、腹泻及食欲不振，肝脾肿大并有局部压痛，慢性血吸虫病主要表现为消瘦、贫血和体力减退，晚期因反复或大量感染，形成血吸虫病性肝硬化。

幼虫由皮肤进入体内，随大循环系统在肝内门静脉处停留演化为成虫。因虫卵引起的肉芽反应，先以格林森鞘为中心发生钙化及纤维化，进而演变为肝硬化。

早期，肝脏明显肿大，表面光滑或仅有粟粒状结节。后期，肝脏门静脉分支内虫卵结节引起肝脏广泛性纤维组织增生和肝细胞萎缩，肝脏变硬、缩小，表面出现大小不等的结节，形成血吸虫病肝硬化。门静脉分支血管壁可增厚，管腔变细，进一步促使或加重发生门静脉高压。

急性血吸虫病的声像图表现为形态基本正常，肝表面平滑，肝脏内部回声粗糙、增强、不均匀，少数病例可见散在分布的低回声区。脾脏可轻度增大。

典型的血吸虫病性肝硬化声像图表现为肝实质被网格状高回声分隔成 2~5mm 大小不等的不规则区，回声不均，但略高于正常肝实质，呈"地图样"改变。门静脉及其分支管壁回声增强、增厚，可伴有不同程度狭窄；肝静脉内径变细，其回声模糊或消失。

199 · 肝棘球蚴病的超声特征是什么？

棘球蚴病是一种人畜共患的寄生虫病。目前有两种类型，一种是有细粒棘球绦虫的虫卵感染所致的单房性棘球蚴病，俗称棘球蚴囊肿；另一种是由多房型棘球绦虫的虫卵感染所致的多房型棘球蚴病，简称泡球蚴病。

超声表现主要分为囊性和类实性两种回声特点，病灶可单发或多发。

（1）囊性特征：①囊壁：较厚，与正常肝组织界限分明，壁厚为 3~12mm，内外分离的双层结构高回声环为特征，内层为内囊，欠光整，腔壁凹凸不平，并见细粒状回声，包层为外囊，光滑的后壁有明显增强效应。激发破裂可造成内外囊分离，内囊悬浮于囊液中，呈带状回声。外囊壁可有钙化；②囊腔：可呈单房或多房。子囊型圆形暗区内可见大小不等的圆形小囊，形成"囊中囊"特征。小囊和大囊内可见大小不等的砂粒样强回声（囊砂），随体位改变沉积于囊壁。

（2）类实性特征：如泡型棘球蚴呈现回声增强，边缘不清且无包膜的不规则强回声肿块。

另外，实变性棘球蚴囊肿由于囊液黏稠和干酪变性，形成边缘较锐的强回声钙化斑。

肝棘球蚴病超声可见的自然转归有囊壁钙化、退行性变和坏死、继发感染和实质性棘球蚴。

200· 肝结核瘤超声表现有哪些？

全身粟粒性结核的肝脏病变是在格林森鞘及其附件形成结核结节。其后成为伴有炎症改变的结核性肉芽。结核瘤内部有相当于干酪样坏死物，其外部附有结缔组织被膜。结核瘤超声表现为球状的实性肿瘤，前壁回声增强，后壁回声减低，后方并可见声影，其特征性的表现是在伴有声影的前提下，仍可见后壁的弱回声，因此整个瘤体似为环状回声。

201· 肝脏创伤分几类？超声如何诊断？

肝脏创伤可由锐性暴力和钝性暴力两种引起，前者导致肝脏开放性损伤，后者造成闭合性损伤。

（1）根据肝脏创伤程度不同分为三类

1）肝包膜下破裂：肝包膜完整，肝实质表面破裂，血液积聚于包膜下形成血肿，使包膜与肝实质分离。

2）真性肝破裂：包膜与肝实质同时破裂，大量血液及胆汁流入腹腔引起腹膜炎，临床较常见。

3）中央型肝破裂：肝实质中央破裂出血，包膜完整，肝脏内部形成血肿，肝组织广泛坏死，易继发感染。

肝脏创伤的超声诊断应结合病史、临床表现，如有肝脏外伤史，表现为腹腔内出血、休克、腹膜刺激征、肝大、疼痛、进行性贫血或继发感染的全身中毒现象。

（2）超声诊断要点

1）肝包膜下出血或血肿：肝表面局部隆起，隆起部位的包膜与肝实质之间出现带状或梭形暗区，血肿机化时呈不规则强回声。

2）肝实质内血肿：肝实质破裂出血呈边界不规则低回声或无回声区，新鲜出血时，不均质低回声区内可见不规则强回声。该血肿区周围肝组织回声强弱不等。

3）真性肝破裂：肝包膜回声中断，边缘不齐，伴有伸向肝实质内的不规则无回声。

4）腹腔积血：肝胆间隙、肝肾隐窝和膀胱直肠窝内出现液性暗区，此为肝脏创伤的继发超声表现。

发现肝破裂、腹腔积血超声表现后应检查脾、肾等其他脏器以确定有无多脏器损伤。

202 · 门静脉血栓、癌栓超声诊断与鉴别诊断方法有哪些？

由血栓和瘤栓引起的门静脉栓塞，均可见门静脉扩张，管腔内探及条形实性回声，充填或不完全充填于门静脉管腔内。引起门静脉管腔狭窄或闭塞。彩色或脉冲多普勒显示栓塞部位无血流信号，而狭窄处血流速度增加，狭窄段后门静脉血流色彩紊乱。门静脉血栓与癌栓鉴别见表13。

表 13　门静脉血栓与癌栓鉴别

	血栓	癌栓
病因	肝硬化、胰腺疾病、凝血障碍、布-加综合征、脾切除及门脉分流术等	原发性肝癌、转移性肝癌
阻塞部位	门静脉分支部局限、阶段性分布	门脉主干或癌瘤附近的门脉分支弥散，局部门脉分支、主干转移
回声	实性、偏低	同于癌瘤
栓子内脉冲多普勒血流频谱	无	搏动性动脉血流频谱

203 · 门静脉海绵样变性的机制及声像图表现是什么？

由于门静脉血栓、癌栓或其他原因引起门静脉主干和（或）分支完全或部分闭塞，其周围形成大量侧支静脉或阻塞后再沟通，使病变区门静脉正常结构消失，代之以网格状回声，血流流入肝内称门静脉海绵样变性。门静脉阻塞患者50%于阻塞后1~12个月出现海绵样变性，其变性的侧支血管为与胆管、淋巴管伴行的小静脉或新生的静脉管道，它们跨过阻塞区引流远侧的门静脉进入肝内的门脉分支，在肝门部和肝十二指肠韧带内形成侧支血管网。门静脉海绵样变性的多普勒超声表现为正常门脉主干结构消失，代之以多个条状或网格状回声，彩色多普勒和脉冲多普勒在异常网格状无回声区内可检测到门静脉血流信号，门静脉海绵样变性回声区部位常可见血栓、癌栓或血管走行异常等回声。

过去认为本病较少见，随超声多普勒技术的发展，门静脉海绵样变性的报道日趋增多。超声显像能清晰、连续显示门静脉系统，分辨其邻近解剖关系，脉冲多普勒可显示门静脉血流频谱，检测血流参数，彩色多普勒能把组织、血管显像与血流特征形象结合，从而提高了本病的诊断水平。

204 - 何为布-加综合征？其病因、病理及超声表现有哪些？

布-加综合征是指肝静脉或下腔静脉部分或完全梗阻所引起的以肝血流运行障碍为主要表现的综合征。其常见病因包括：由于血液病、肿瘤、炎症、寄生虫病等引起的肝静脉血栓形成；由于下腔静脉先天性隔膜或狭窄所致的下腔静脉梗阻；由于缩窄性心包炎、心房肿瘤、右心衰竭引起的心脏病。各种病因引起肝静脉或下腔静脉的不同部位部分或完全闭塞，均可引起肝窦淤血、肝细胞坏死、间质纤维化形成肝细胞再生结节，小叶结构紊乱，发展成结节性肝硬化，形成门脉高压的超声表现。

布-加综合征分为几种类型，以病因分为原发性阻塞、外压性阻塞和栓性阻塞；以阻塞部位分为肝静脉阻塞、下腔静脉阻塞和肝静脉并发下腔静脉阻塞；以阻塞性质分隔膜阻塞、管壁增厚型阻塞、血栓或肿块型阻塞及炎性狭窄型阻塞。

超声表现为肝脏形态改变，肝大或右肝大，左肝萎缩，尾叶增大，回声减低。由于左肝静脉闭塞多见，尾叶有其独立静脉进入下腔静脉，故左肝变小，尾叶代偿性增大。由于血管阻塞，肝静脉压力增高，可产生肝静脉-门静脉侧支循环，出现门静脉内径增宽、脾大、脾静脉内径增宽、腹腔积液等门脉高压表现。膜性阻塞可见血管腔内膜状强回声或片状实性强回声，厚度>2mm；管壁增厚型可见血管阻塞段管壁增厚（5～10mm），呈对称性，环形狭窄，中心管腔变细，完全阻塞者阻塞区呈条索状强回声；血栓或癌栓阻塞可见管腔内实性不均匀回声团块；血管壁炎性狭窄则表现为血管壁不规则增厚、不光滑、回声增强。

彩色多普勒表现为局部狭窄管腔内呈喷射状五彩血流伴狭窄远端扩张，于五彩血流处取样，脉冲多普勒呈高速连续性湍流频谱。由于阻塞的部位、程度和侧支通路不同，下腔静脉、肝静脉及其分支的血流频谱失去正常层流的三相位特征及周期性变化规律，血流方向也发生相应改变，此为该病重要诊断依据之一。

205 - 全肝移植的超声解剖有何特点？

全肝的原位肝移植通常有 5 个吻合口。

常规的原位肝移植是将供体的肝段的下腔静脉与供肝作为整体进行移植，将供肝肝段下腔静脉的肝上断端与患者右心房下 2～3cm 处的下腔静脉断端作端-端吻合，是为上吻合口。将供肝肝段下腔静脉的肝下断端与患者下腔静脉的另一端作端-端吻合，是为下吻合口。

肝动脉移植一般将供体的肝动脉、腹腔干以及一小部分腹主动脉保留下来，断端呈喇叭口样，同时结扎多余的分支，这段保留下来的动脉称为"Carrel"补片，最常用的方法是将该补片与受体的肝动脉于肝下间隙作端-端吻合。

门静脉一般都采用端-端吻合。当受体的门静脉内有血栓形成或弹性降低、长度不足时，需要通过搭桥的方式将受体的肠系膜上静脉与供体的门静脉相吻合，若门静脉内为较新鲜的血栓，可于取栓后直接与供肝门静脉作端-端吻合。

胆总管的吻合通常都采用端-端吻合术，同时于吻合口处放置 T 管，一般留置几周到数月不等。当无法进行端–端吻合时，则采用 Roux-en-Y 式胆总管空肠吻合术，同时于吻合口处置入支架。

参 考 文 献

［1］梁萍，董宝玮. 超声引导微波凝固治疗肝癌. 北京：人民军医出版社，2003.

［2］李士星，张尧，时博，等. 胆道闭锁的超声诊断. 中国临床医学影像杂志，2008，19（3）：161-163.

［3］严昆，陈敏华，杨薇，等. 超声造影评价肝恶性肿瘤射频治疗疗效与常规超声及增强 CT 比较. 中华超声影像学杂志，2005，14：655-658.

［4］张龙方，姚克纯，王晓红，等. 不典型肝脓肿超声诊断的应用. 医学影像学杂志，2007，17（4）：377-380.

［5］刘绍玲，李吉昌，牛司华. 灰阶超声造影在肝脏局灶性病变诊断中的应用. 医学影像学杂志，2007，17（2）：171-174.

［6］Miller L，Banson FL，Bazir K，et al. Risk of esophageal variceal bleeding based on endoscopic ultrasound evaluation of the sum of esophageal variceal cross-sectional surface area. Am J Gastrenterol，2003，Feb，98（2）：454-459.

［7］Dromain C，De Baere TJ，Elias D，et al. Hepatic tumors treated with percutaneous radio-frequency ablation：CT and MR Imaging Follow-up. Radiology，2002，223（1）：255-262.

五、胆道系统超声诊断

206 · 胆系解剖和生理特点有哪些?

胆囊位于肝右叶脏面下方的胆囊窝内,为梨形中空器官。胆囊分底、体、颈、管四部分,长 7~9cm,宽 2.5~3.5cm,容量 30~60ml。胆囊底部微露于肝脏下缘,其体表投影相当于右上腹直肌外缘和右肋弓缘的交界处或右侧第 9 肋软骨处。胆囊体是胆囊底向左后上方逐渐缩窄的部分,在近肝门右侧与胆囊颈相接。胆囊颈膨出的后壁形成一个漏斗状的囊,称为哈德门囊(Hartmanrh pouch),其远端较细,内有螺旋瓣,与胆囊管相接。胆囊结石常嵌顿在胆囊颈部,超声探测时须注意。胆囊管长 2~3cm,内径 0.2~0.3cm,常以接近平行的锐角从右侧汇入胆总管。

胆囊按机体需要起着贮存、浓缩和调节胆汁排放的作用。胆总管下端的奥狄括约肌在空腹时处于收缩状态,能承受一定压力,因而肝胆管内胆汁转流入胆囊,胆囊壁能吸收大部分水分及盐类。胆汁浓缩后贮存于胆囊内。进食后,由于神经反射及内分泌作用,胆囊收缩、奥狄括约肌松弛,胆囊内胆汁排入十二指肠内。

肝内胆管由肝内毛细胆管汇合成小叶间胆管,再汇合成段肝管(三级分支)、叶肝管(二级分支),在近肝门处汇总成左、右肝管(一级分支)。左、右肝管在肝门处汇合成肝总管,长 3~4cm。肝总管背侧有右肝动脉横行通过,右肝动脉在门脉和肝总管之间穿行,是肝总管定位标志之一。肝总管与胆囊管汇合形成胆总管。胆总管长 6~9cm,内径 0.4~0.6cm,壁厚 0.2~0.3cm。胆总管依行程分为十二指肠上段、十二指肠后段、十二指肠下段(胰腺段)和十二指肠壁内段等四部分。除十二指肠上段外,其余各段易被十二指肠和横结肠遮挡。通常胆总管和胰管汇合后略膨大,形成 Vater 壶腹,最后开口于十二指肠降部的十二指肠乳头,此处有奥狄括约肌。

207 · 胆道超声的探查前准备及探测方法如何?

(1)探查前准备

1)检查前禁食 8 小时以上,以保证胆囊、胆管内胆汁充盈,并减少胃肠内容物和气体的干扰。

2）检查前 24 小时禁食脂肪食物，停用影响排空胆汁的药物。

3）超声检查应在 X 线胃肠造影 3 天后、胆系造影 2 天后进行。X 线胃肠造影的钡剂是超声波的强反射和吸收剂。胆囊胆管附近胃肠道内残存钡剂会影响超声检查。胆道 X 线造影剂虽不像钡剂那样构成直接影响，但对胆道正常生理状态有影响。在日常工作中为缩短患者等待时间，常在钡餐次日进行超声检查，胆道、胰腺也能清晰显示。

4）横结肠内容物和气体较多，干扰胆囊、胆管的成像和观察，可灌肠排便后检查。

（2）探查方法

1）体位：患者通常取仰卧位或左侧卧位。

2）胆囊的观察：将探头置于右肋缘与腹直肌外缘的交界处移动探查，直到在肝右叶下方出现胆囊轮廓。探头方向与胆囊的长轴平行时，先观察长轴切面，然后探头原位转动 90°，可清晰显示胆囊底、体、颈，并可见肝门处肝总管和其后方与之平行的门静脉横断面。

3）肝外胆管的观察：右上腹斜切显示门静脉后，其右侧前壁可见与其平行的肝外胆管。胆囊切除或胆囊显示困难的患者，可利用肝左叶内门静脉呈"工"字形结构的特征，向右追踪至门静脉主干来发现肝外胆管。

4）肝内胆管的观察：探头置于剑下右侧肋缘下，侧动探头可显示门静脉左、右支。向右扫查可显示门静脉右前支及右后支。各级肝管与相应的门静脉伴行，胆管走行于门静脉前方。向左可显示门静脉左支矢状部，肝内胆管走行于"工"字结构内侧缘。

208 · 正常胆道超声图像及正常值有哪些？

（1）胆囊：正常多数纵切呈梨形或椭圆形。囊壁为轮廓清晰的光环，边缘光滑，胆囊常有折叠状扭曲。囊内胆汁为无回声区，胆囊后壁回声增强。超声测量正常胆囊的长径 7~9cm，前后径 3~4cm，囊壁厚<0.3cm。

（2）肝内胆管：正常肝内小胆管内径较小，肝切面图像显示不清。若管腔增宽并与门静脉形成平行管征，应考虑存在扩张。左右肝管位于门静脉左右支前方，正常内径<2mm，若>3mm，则提示存在扩张。门静脉左支矢状部和外侧支的分支构成特征性的"工"字形结构，肝管走行于"工"字结构内侧缘。可据此识别肝管和门静脉。

（3）肝外胆管：在声像图上胆总管大致分为上、下两段，上段位于门静脉主干前方，易于显示；下段与下腔静脉伴行，走行于胰头背外侧。下段因肠道气体回声的干扰，多不易清晰显示。正常肝总管内径 0.4cm，肝总管内径>0.6cm 时提示有扩张（如有胆囊切除及胆系手术史除外）。胆总管内径一般<0.6cm，多为相应门静脉内径的 1/3。胆总管内经>0.7cm 提示扩张，多因部分梗阻或炎症影响。胆总管内径>1.0cm 时为显著扩张，提示胆总管存在病变。

209 · 急性胆囊炎的类型及超声图像特征有哪些？

急性胆囊炎的主要病因为胆汁滞留和细菌感染。视炎症轻重分为三种类型：①单纯性胆囊炎：胆囊稍大，壁轻度增厚，黏膜充血水肿，胆汁正常或略显混浊；②化脓性胆囊炎：胆囊肿大明显，壁明显充血水肿，胆汁混浊或脓性。胆囊周围组织有炎性渗出或脓肿形成；③坏疽性胆囊炎：胆囊轻度肿大，壁坏死穿孔，胆汁外流形成腹腔脓肿。

单纯性胆囊炎声像图表现为：胆囊肿大，囊壁毛糙、增厚，厚度>3mm。

化脓性胆囊炎超声图像表现为：囊壁增厚明显，可达 0.5~1.0cm，常有"双边征"改变。胆汁暗区可显示多少不一、强弱不等的细小点状回声，常可见到结石图像。脂餐试验可见胆囊无收缩功能。将探头压迫胆囊体表区，触痛加重，即超声墨菲征（ultrasonic Murphy sign）阳性。急性胆囊炎穿孔时，可显示胆囊壁的局部膨出或缺陷，胆囊轮廓模糊不清，胆囊周围探及局限性积液或囊腔内积气。较长时间后胆囊周围组织炎症反应与胆囊可形成一边界模糊的炎性肿块，呈实性低或强回声。

国外有学者提出超声诊断急性胆囊炎的标准为：①胆囊壁增厚>5mm；②胆囊壁呈"双边征"，回声减低；③胆囊扩张，最大前后外径>5cm；④多有胆石症史。

210 · 慢性胆囊炎的超声图像特征有哪些？

轻度慢性胆囊炎胆囊壁可稍增厚、毛糙或无明显的声像图改变。多数患者声像图表现为：

（1）胆囊增大，前后内径>4cm。

（2）囊壁毛糙、增厚呈强回声，厚度>3mm。

（3）胆囊腔内可出现中等或较弱的点状回声区，呈团块状或长条状，无声影。改变体位时可缓慢流动，系稠厚淤积的胆汁和炎细胞成分等所致。

（4）有时可见结石强回声伴声影。

（5）少数患者胆囊萎缩。空腹 8~12 小时后胆囊腔变小，内径 1.3~1.5cm，囊壁明显增厚、毛糙，或仅可见胆囊区呈一弧形强回声带，后壁显示不清，囊腔闭合即可诊断胆囊萎缩。如合并结石，胆囊区则呈一弧形强回声带，后方宽阔声影，即出现囊壁-结石-声影三联征。慢性胆囊炎脂餐试验胆囊多无收缩功能。

211 · 什么是陶瓷胆囊？超声表现有哪些？

陶瓷胆囊也称钙化胆囊。在胆囊慢性炎症、结石或钙乳胆汁、胆管闭塞、胆囊黏膜广泛变性、脱落及纤维化的基础上，胆囊壁发生广泛钙盐沉积，形成黄白色蛋壳样结构，胆囊此时已没有功能。本病多发生于 50 岁以上的女性，患者多数有慢性胆囊炎和胆结石等慢性胆道疾病，临床表现有上腹痛、腹胀不适、发热、黄疸，部分病例在右季肋处可触及硬肿块，也可无症状。

超声特征：陶瓷胆囊由于钙化的胆囊壁对声能的反射和吸收，所以胆囊壁呈半月状强回声，伴有宽大的声影，胆囊内腔显示困难，与充满型胆囊结石的声像图极为类似，但是无增厚的胆囊壁回声，如果胆囊壁未完全钙化，有部分声束穿透，可显示为间断性双凸状强回声曲线，囊腔内部的结石可能被显示，弱声影内可出现不整齐的强回声团。

陶瓷胆囊的发病率虽然不高，但是有明显的恶变倾向（11%~61%），所以早期诊断和治疗对预防胆囊癌具有重要意义。

212 - 胆管炎的类型及超声诊断依据是什么？

胆管炎分为化脓性胆管炎和硬化性胆管炎两种类型。

化脓性胆管炎的病理特征为胆道梗阻和化脓性感染。其声像图主要表现为：肝外胆管明显增粗，管腔扩张，内可见细密点状回声，为黏稠脓性胆汁，壁增厚、回声增强或模糊。部分患者可伴肝内胆管扩张、胆囊炎、胆管内结石、胆道蛔虫性肝脏肿大，少数可出现肝脓肿。

硬化性胆管炎分为原发性和继发性两类。前者病理特点为胆管壁均匀性纤维性增厚，管腔狭窄或闭塞。继发性硬化胆管炎多由手术损伤、引流管及肝动脉插管化疗等引起，病理多表现为局限性管壁增厚，纤维化狭窄。声像图均表现为胆管壁明显增厚，可达5mm以上，回声明显增强。管腔显示不同程度狭窄，肝内小胆管受累者可见肝内散在多个"＝"状强回声。胆囊受累时囊壁增厚，收缩功能减低或消失，肝门区可探及肿大淋巴结。

213 - 胆结石的化学成分及超声图像特征是什么？

（1）胆结石的化学成分：主要为胆色素、胆固醇、碳酸盐及钙。常见结石有以下三类：①混合型结石：由上述多种成分混合构成，表面光滑，呈深绿或棕色；②胆色素结石：主要由胆色素构成，呈泥沙状；③胆固醇结石：主要由胆固醇组成，类圆形，表面较光滑，大小不一，切面呈放射状，外层可有钙盐沉积。X线对后两种结石不显影，但超声可清晰显示。

（2）典型胆囊结石超声图像特点

1）胆囊形态清晰，囊腔内有一个或数个强回声斑块。

2）强回声斑块可随患者体位的改变而沿重力方向移动。

3）在强回声斑后方有与之相应的清晰声影，呈一条无回声暗带，这是声束在通过结石的途径中反射、衰减和折射使能量丧失的结果。一般结石直径>3mm，超声束垂直射于结石表面时，即可形成声影。同时具备以上三个特征是超声诊断典型胆囊结石的可靠依据。

（3）不典型结石的声像图特点

1）胆囊泥沙状结石：显示清晰的近侧胆囊壁轮廓，远侧胆囊壁则因多量结石堆聚以致明显增厚和粗糙，回声增强，后方伴有声影。变换体位，胆囊后壁强光带随重力方向移动并且形态有改变，可散开呈细小点状回声或堆积成团。

2）充满型胆囊结石：胆囊的液性暗区消失，仅在胆囊区见一半圆形或弧形强回声带，后方伴有相应宽度的声影。

3）胆囊颈部嵌顿性结石：表现为典型胆囊结石图像，但结石位于颈部，不随体位改变而移动，也可表现为胆囊颈部囊腔被结石充满而不显示，呈团块强回声，后方伴声影。

4）无声影的疏松结石：表现为囊内中等回声团块，无声影，随体位移动。此型结石需与凝血块、蛔虫残体、脓液、淤积胆汁、炎症坏死组织等鉴别，后者均有相应的临床症状，且体位改变时移动缓慢，可漂浮状或出现分层征。

214. 胆管结石的种类及超声表现有哪些？肝内胆管结石应与哪些疾病鉴别？

（1）种类：胆管结石按部位可分为肝内胆管结石和肝外胆管结石，后者含肝总管结石和胆总管结石。

（2）肝外胆管结石的超声图像特征

1）有结石的胆管近端扩张，内径>0.6cm，胆管壁增厚，回声较强。

2）胆管腔内可见形态固定不变的强回声团，后方伴有声影。

3）强回声团与胆管壁之间分界清楚，典型的可见到细窄的液性暗区包绕着结石强回声团。

4）胸膝卧位或脂餐后结石强回声团发生位置变动，或直接观察到结石强回声团的移动过程。

（3）肝内胆管结石的超声图像特征

1）在肝内沿胆管的走向出现形状、大小差异较大的强回声区，可为斑点状、条索状、圆形或边界不规则的片状。

2）强回声区后方伴有声影。

3）结石阻塞部位以上的小胆管扩张，多与伴行的门静脉分支形成"平行管"征，亦可呈分叉状，合并感染时可呈囊状。

（4）肝内胆管结石应与以下疾病相鉴别：①肝内胆管积气：多有胆道手术史，其虽沿胆管分布，呈条索状强回声，但与胆管壁分界不清，有气体多重反射的彗星征。一般不伴胆管扩张，深呼吸或体位改变后形态位置可改变，另 X 线片上可见气体影像；②肝内钙化斑：分布在胆管分支和门静脉分支之间，为边界清晰的强回声斑块，后方多伴声影，但无胆管扩张；③胆管慢性炎症：呈散在"＝"状强回声，后方无声影，胆管不扩张；④肝圆韧带：其横切面表现为肝内强回声团块，后方常伴声影。但原位转动探头 90°改纵切面后，可显示条索状强回声并延伸至腹壁。

215. 胆总管结石与壶腹周围癌超声如何鉴别？

壶腹周围癌可来源于主胰管末端，胆总管末端或十二指肠乳头部。与胆总管结石声像图差别有：

（1）壶腹癌为扩张胆总管末端和胰头右后方实性低回声团块，边界不清，外形不规整，后方无声影；胆总管结石为扩张胆总管内强回声团块，后方伴声影。

（2）壶腹癌与胆总管壁分界不清；胆总管结石与胆管壁分界清晰，可见细窄液性暗区包绕强回声团块。

（3）壶腹癌团块不随体位改变而移动；胆总管结石在体位变动或脂餐后位置可以移动。

（4）壶腹癌因病变部位特殊，早期即可造成胆道末端阻塞，因此较早出现胆道及主胰管全程扩张，扩张呈进行性加重；胆总管结石因结石大小不同而造成胆道扩张轻重不一，一般扩张程度较壶腹癌轻且扩张程度有波动，结石位置稍高时可不引起主胰管扩张。

（5）壶腹癌常伴肝内转移灶及周围淋巴结肿大；胆总管结石则无，它常伴胆囊结石、肝内胆管结石。

216 · Mirizzi 综合征是什么？超声特征是什么？

Mirizzi 综合征为结石嵌顿在胆囊颈部或胆囊管内而压迫肝总管并引起肝总管狭窄的一组症状。结石压迫和刺激引起嵌顿部位炎症、纤维化导致肝总管部分或完全梗阻，进而产生胆汁性肝硬化。主要表现为右上腹疼痛、黄疸、发热等胆管炎的表现，其实质为胆囊结石的并发症。

超声声像图特征为：①胆囊管较大结石伴声影；②肝总管近端及肝内胆管扩张，肝外胆管中、下段不扩张；③肝总管受压狭窄；④胆囊肿大或萎缩。

有人将肝门部肿大淋巴结压迫肝总管引起的肝内胆管梗阻，也称为 Mirizzi 综合征。

217 · 什么是硬化性胆管炎？超声特征有哪些？

硬化性胆管炎可分为原发性和继发性两类。原发性硬化性胆管炎也称纤维性胆管炎或狭窄性胆管炎，是一种原因未明的胆道系统的慢性非特异性炎症。其特点为病变胆管壁均匀性增厚，管腔狭窄，严重者完全闭塞，狭窄近端胆管扩张。临床主要表现为间歇性发生、进行性加重的梗阻性黄疸。患者多半有发热、右上腹疼痛、肝脾肿大，严重者发生肝硬化、门静脉高压。

继发性硬化性胆管炎可由多种原因所致。如手术损伤、T 形管引流及肝动脉插管化疗等，也可继发于其他疾病，多数为自身免疫性疾病。1%~4%的炎性肠病患者患此病，胆管壁局限性增厚、纤维化、狭窄。患者除有类似于原发性胆管炎的临床表现外，常有相应的病史。

超声表现：见 Glisson 鞘内结构回声增高。病变胆管的管壁明显增厚，大于 2mm，甚至有报道可达 11mm。回声明显增强，管腔内径狭窄、甚至闭塞，声像图呈僵硬的强回声带。胆管周围炎症导致的纤维化使得胆管扩张通常不明显，肝内小胆管受累者可见多数 "＝" 状高回声线，病变累及胆囊者，也可发生胆囊壁增厚，胆囊收缩功能减弱。狭窄近端胆管扩张，但程度较轻。

218 · 怎样诊断胆道蛔虫症？其超声图像特征如何？

胆道蛔虫是肠道内蛔虫经 Vater 壶腹钻入胆道系统引起的疾病。蛔虫多位于胆总管内，也可进入胆囊或肝内胆管。虫体钻入胆道可引起胆道阻塞导致胆管扩张和继发细菌感染，但很少引起黄疸。临床多见于青少年，曾有上腹部及脐周反复疼痛史。发病急骤，上腹部阵发性剧烈绞痛，伴恶心、呕吐，少数人可呕吐蛔虫，不发作时与正常人无异。实验室检查：粪便镜检有蛔虫卵，血常规嗜酸性粒细胞增高。

胆道蛔虫症声像图特征为：

（1）肝外胆管，特别是胆总管有明显扩张。

（2）扩张的胆管内有数毫米宽的双线状长条形的平行强回声带，形态自然，边缘光滑，前端圆钝，光带中间可见暗区，是蛔虫的假体腔。

（3）超声探测看到虫体在胆管内蠕动是具有诊断意义的特异性表现。

（4）肝内胆道蛔虫，可见肝内胆管明显扩张，其中可见平行线状强回声光带。存活蛔虫可见蠕动。

（5）胆囊蛔虫，在胆囊内可见双线状强回声光带，多呈弧形或蜷曲状。

（6）如蛔虫死亡则虫体萎缩呈残骸，胆囊可见成段等号状强回声。

219 · 胆囊息肉样病变的超声图像有哪些特点？

胆囊息肉样病变多数为胆囊非瘤性增生性病变，如胆固醇息肉。少数为胆囊腺瘤，小胆囊癌很少见。其声像图总体表现为胆囊内附壁强回声小结节，直径一般<2cm，图像呈不规则分叶状，边界清晰，后方无声影，好发于胆囊颈部或底部，单发或多发，可有蒂，不随体位改变而移动。其中胆固醇息肉最多见，常多发，基底窄，有蒂，直径一般<1cm（图38）。胆囊腺瘤直径稍大，1cm 左右，常单发，好发于胆囊颈部或底部。小胆囊癌常单发，较上述两种体积更大，直径 1.5cm 左右，基底较宽，内回声较杂乱，外形不规整。好发于胆囊颈部，内部可检测到彩色血流信号。

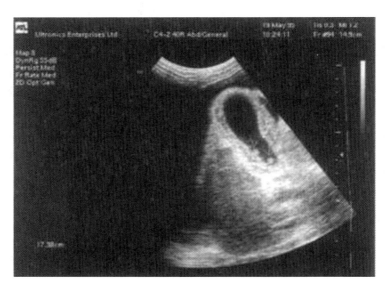

图 38 胆囊壁水肿、胆囊息肉

220 · 什么是胆囊腺肌症？超声图像特征如何？

胆囊腺肌症好发于成年女性，是胆囊壁的一种非炎症良性病变。病理表现为囊壁增厚，可达正常的 3~5 倍，囊腔缩小、黏膜上皮增生、罗-阿窦（Rokitansry-Aschoff sinus）增多和肌层增厚，罗-阿窦多扩大成囊，并深入肌层，一般不超过浆膜层。窦较深者易发生胆汁淤积，形成结石或并发感染。根据病变范围不同可分为三型：弥漫型、节段型和局限型，其中以局限型较多，常发生于胆囊底部，呈肿块样增生。

胆囊腺肌症超声图像特征有：①胆囊壁弥漫性、节段性或胆囊底部局限性增厚；②增厚囊壁内有类圆形无回声小囊腔样结构；③囊壁内有结石强回声改变，后方有彗星尾征；④脂餐实验胆囊收缩功能亢进。

增厚囊壁内有类圆形无回声小囊腔样结构是区别于胆囊癌及慢性胆囊炎的重要特征。弥漫型胆囊腺肌症可通过脂餐实验与厚壁型胆囊癌和慢性胆囊炎鉴别。前者胆囊收缩功能亢进，而后两者收缩功能减低或丧失。局限型胆囊腺肌症超声难以与腺瘤或息肉鉴别。

221· 超声如何诊断胆囊出血？

胆囊出血多数由外伤（包括穿刺）引起。此外，结石、炎症、肿瘤、寄生虫及凝血机制障碍也可继发胆囊出血。新鲜出血在胆囊内呈弥漫性分布，随着血液的凝固，逐渐收缩成块状，并皱缩、破碎。如不手术，可于数周内自行排出。绝大多数存在右上腹部疼痛，出血进入肠道可引起大便潜血，血块阻塞胆管可出现黄疸，有的患者可有不同程度的发热。

胆囊出血后的早期，胆囊腔内呈现与肝脏组织近似的均匀性回声，依靠胆囊壁的回声可辨认出胆囊的存在。此后，胆囊腔内的均匀性回声逐渐变为边界尚清楚的低回声团块，随体位改变而移动，随时间延长变小，甚至破碎，回声增强。肝内、外胆管内也可有类似的改变，并可能出现阻塞扩张的征象。

随着经皮肝穿刺胆管造影及经皮肝穿刺胆道引流等肝胆系统介入性诊断及治疗技术的普遍应用，胆囊出血的病例明显增多，超声是即时诊断和动态观察胆囊出血的最有效方法，胆道出血有可能引起暂时性胆管梗阻，超声检查观察梗阻的动态变化，可避免不必要的手术治疗。

222· 胆囊癌的声像图特征有哪些？

胆囊癌多见于 50 岁以上女性，50%合并有慢性胆囊炎，80%伴有胆结石。临床表现无特异性，可表现为持续性或间断性上腹痛，向右肩背部放射。患者食欲不振，可有恶心、呕吐，半数患者有阻塞性黄疸。临床触诊可扪及肿大胆囊，压痛不明显。

胆囊癌声像图根据其不同的癌变特点和不同的发展阶段可分为四种类型：隆起型、厚壁型、混合型和实块型。

（1）隆起型：显示胆囊壁向腔内有结节状、蕈伞状、圆球形隆起。基底宽，边缘凹凸不平，内部回声不均匀，直径一般 1.5cm 左右。

（2）厚壁型：胆囊壁呈不均匀增厚，表现多不规则，往往以颈、体部增厚显著（图39）。

（3）混合型：胆囊壁显示不规则的增厚，并且伴有结节状或蕈伞状突起物突入胆囊腔，为隆起型和厚壁型的混合表现。

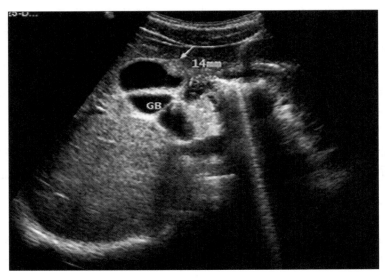

图 39 厚壁型胆囊癌（哈尔滨医大二院提供）

（4）实块型：胆囊形态失常，其内无回声区消失，充满低回声或不均匀回声，呈一实质性肿块图像，常伴有结石强回声团及声影。当癌肿浸润肝脏时，肝与胆囊之间的正常强回声带被破坏、中断甚至消失。癌肿侵及周围组织和肠袢时，则胆囊轮廓显示不清。本型为晚期表现。

各型胆囊癌彩色多普勒超声探测可见胆囊动脉及其分支迂曲扩张，血流信号丰富。病变区内可检测到彩色血流信号，呈动脉频谱或动、静脉混合频谱，血流阻力指数较低。

223 · 胆囊扭转的超声特征有哪些？

大多数胆囊扭转患者来自胆囊不是紧密贴附于胆囊床内的人群。胆囊扭转表现为急性的右上腹部疼痛、恶心、呕吐、发热及明显肿块，部分患者有反复发作史，几乎所有患者为中年以上，男女发病率为 1:3。有两种先天异常的胆囊易合并扭转：①胆囊和胆囊管在网膜上可移动（完全或部分）；②胆囊有蒂悬挂游离，胆囊扭转的临床及超声表现可以酷似无结石急性胆囊炎。

超声特征：①胆囊显著增大，长径与横径接近；②位置表浅，且游离于胆囊窝之外，活动度大；③胆囊管及胆囊颈部伸长拉紧看似椎体结构；④多个线形回声会聚到椎体顶部；⑤胆囊壁增厚，胆囊壁强回声之间可见低回声晕；⑥可以有胆囊穿孔征象；⑦超声 Murphy 征阳性。

224 · 胆管癌的超声图像特征是什么？需要与哪些疾病鉴别？

胆管癌指肝外胆管的恶性肿瘤，多见于 50 岁以上男性。本病起病缓慢，早期无特殊症状，黄疸常是最早就诊原因，晚期伴感染才有腹痛。肿块好发于胆总管远端及胆总管与胆囊管汇合处，多伴有明显的肝内外胆管扩张。在胆汁无回声区衬托下可见胆管阻塞处肿瘤呈不同形态：①乳头型：肿块呈乳头状强回声团，向腔内生长，边缘不整齐，后方无声影，与管壁多无分界。其形态、位置于脂餐后固定不变；②截断型：扩张的胆总管远端突然截断，阻塞端及其周围区域可见到实性团块，边界不清楚，系癌组织浸润所致；③狭窄型：癌肿沿管壁浸润生长，使管腔不规则狭窄，变细如鼠尾状。

间接征象有：①病灶以上的肝内外胆管扩张及胆囊肿大；②肝脏弥漫性肿大；③肝门淋巴结肿大或肝内有转移病灶。

胆管癌需要与下列疾病鉴别：

（1）肝外胆管结石：结石有声影，可随体位改变移动，易与胆管癌鉴别。无声影结石嵌顿且不随体位移动或较难与疏松泥沙样结石区别，但结石所在部位的胆管壁完整、连续性好，加之结石嵌顿后的急腹症表现可以鉴别。

（2）胰头癌：胰头区探及实质性肿块，胆管癌时胰头正常。

（3）肝门区肿大淋巴结：肿大淋巴结可压迫胆管导致梗阻，但梗阻部位团块包膜光滑、呈类圆形、回声相对较低、边界清晰，体积也较大，临床有原发病史。

（4）胆管内癌栓：胆管内可见点状稍强回声团块，但胆管壁光滑、连续性好，无被浸润现象。

（5）硬化性胆管炎：常伴有肝内胆管硬化，管壁增厚，一般无胆道扩张。

225·先天性胆道异常的超声表现有哪些？

先天性胆道异常依据部位不同分为先天性胆囊异常及先天性胆管囊状扩张。

（1）先天性胆囊异常声像图特征　先天性的胆囊异常种类较多，一般均无重要的临床意义，多偶然发现。其中常见的先天性胆囊异常有：

1）皱褶胆囊：声像图显示在胆囊的体底部之间或颈体部之间有强回声皱襞，胆囊被分隔成前后两个相通的腔。

2）双胆囊：在肝下显示两个相互独立、分立而各自完整的胆囊图像是其特征。两个胆囊大小可一致也可不一致。

3）胆囊憩室：一般胆囊形态、大小正常。囊壁局部向外突起，形成一个圆形的囊腔，大小约1cm，此囊与胆囊腔相通。憩室内常有小结石。

（2）先天性胆管囊状扩张症声像图特征：依据发生的部位不同有以下三种类型。

1）先天性胆总管囊状扩张症：胆总管局部膨大，呈囊状扩张，可为圆形、椭圆形、梭形，其内为液性暗区，后方有增强效应，囊内可以有结石征象，囊状扩张与近端胆管相通，较大的囊肿与远端胆管的关系常不易显示清楚。胆囊常被推移至腹前壁。

2）先天性肝内胆管囊状扩张症：亦称卡路里病，囊肿沿左右肝管分布并与胆管相通，囊腔呈圆形或梭形液性暗区，有时可呈节段性或均匀性扩张。

3）胆总管与肝内胆管囊状扩张症可合并存在。

226 · 梗阻性黄疸有哪些原因？超声如何判定梗阻部位？

（1）梗阻性黄疸的原因：有肝内胆管结石、肝肿瘤压迫肝内胆管、胆囊癌、胆管癌、胆总管结石、胆道蛔虫、炎症、肝总管肿瘤、慢性胰腺炎、胰头癌、壶腹周围癌、十二指肠肿瘤等。

超声依据胆道扩张来诊断梗阻性黄疸。当肝内小胆管与并行门静脉形成平行管征，左右肝管内径>3mm，肝总管内径>6mm，胆总管内径>8mm，胆囊增大、前后径>4cm 时即提示胆道扩张。

（2）梗阻部位不同则超声表现不同

1）虽胆总管、肝总管正常，但左右肝管有两侧或一侧扩张，则提示肝内胆管阻塞。

2）仅有胆囊肿大，而肝内肝外胆管正常，则提示胆囊管阻塞或胆囊本身存在病变。

3）胆总管正常而肝内胆管或左右肝管扩张，提示胆总管上段肝门部有梗阻。

4）多数情况下，胆囊与胆总管的张力状态是一致的，如胆囊扩张则提示其下端梗阻，胆囊不大则提示其上端胆道梗阻。

5）胆总管扩张是胆道下段梗阻的可靠佐证。

6）胆管、胰管均扩张，提示 Vater 壶腹水平的阻塞。

227 · 哪些原因可造成胆囊壁增厚呈"双边影"改变？空腹超声检查胆囊不显示应考虑哪些可能？

造成胆囊壁增厚呈"双边影"改变的原因有：胆囊本身疾病和非胆囊性疾病两类。前者常见于急性胆囊炎；后者常见于低蛋白血症、肝硬化、慢性肾病、急性肝炎、右心衰竭等（图 40）。

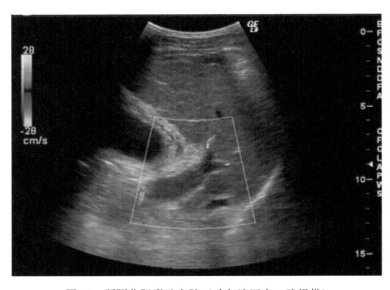

图 40　肝硬化胆囊壁水肿（哈尔滨医大二院提供）

如超声检查操作正确，空腹时正常充盈的胆囊应易显示。若胆囊不显示，应考虑以下可能：①慢性胆囊炎致胆囊萎缩，囊腔缩小或消失；②充满型胆囊结石；③实块型胆囊癌；④胆囊管水平以上胆管梗阻，胆囊未充盈；⑤胆囊内积气，多见于产气菌感染、消化道内瘘及胆系手术后；⑥胆囊先天性缺如或过小；⑦胆囊切除术后；⑧胆囊位置异常。

参 考 文 献

［1］吴在德，吴肇汉. 外科学. 第6版. 北京：人民卫生出版社，2003.

［2］刘景云，黄道中，张青萍. 彩色多普勒超声检测移植肝血流变化预测胆道并发症发生的可行性. 临床超声医学杂志，2006，22（10）：768-770.

［3］张宗美. 胆道蛔虫症的超声诊断. 临床超声医学杂志，2004，6（4）：244.

［4］李士星，张尧，时博，等. 胆道闭锁的超声诊断. 中国临床医学影像杂志，2008，19（3）：161-163.

［5］Thorelius L. Contrast-enhanced ultrasound for extrahepatic lesions：preliminary experence. Eur-J-Radiol. 2004 Jun；51 Suppl：S31-38.

［6］Thorelius L. Contrast-enhanced ultrasound：beyond liver. Eur-Radiol. 2003 Nov. 13 Suppl 3：N91-108.

六、胰腺系统疾病超声诊断

228 胰腺的解剖及毗邻关系如何？

胰腺为腹膜后器官，长 12~15cm，宽 3~4cm，厚 1~2.5cm，横跨第 1、2 腰椎，分头、颈、体、尾四部分。胰头比胰尾偏低，胰腺自右下向左上倾斜 20°~40° 角，胰腺形态一般有蝌蚪形、哑铃形、腊肠形。胰头位于十二指肠肠曲内，后方邻下腔静脉、胃十二指肠动脉，后外侧沟走行的胆总管。肝位于其前方及右侧，胆囊位于其右前方。胰颈部最狭窄，长约 2cm，其前方为胃，后方为肠系膜上静脉与脾静脉汇合处。胰体向左延伸为胰尾，其前方为胃，左侧为脾，后方为脾静脉。

胰腺内有主、副胰管，二者之间有交通。主胰管起自胰尾，由胰尾部逐渐向胰头汇合变粗，在胰头右侧缘与胆总管汇合，开口于十二指肠乳头，部分也单独开口于十二指肠乳头。副胰管较主胰管短而细，开口于十二指肠乳头上方约 2cm 处。胰腺由十二指肠上、下动脉及脾动脉的分支供血。神经支配为腹腔神经丛分支。胰腺淋巴管丰富，引流路径多，故病变易经淋巴转移。

胰腺体表投影：上缘相当于脐上 10cm，下缘相当于脐上 5cm。

229 胰腺探查前有何准备？探查方法如何？正常胰腺的超声图像特征如何？胰腺测量的正常值是多少？

探查前准备：禁食 8~12 小时。前一天需清淡饮食，肠胀气及便秘患者睡前服缓泻剂，晨起排便后检查。显示仍不满意者，可饮水 500~800ml，使胃充盈作透声窗，胰腺可清晰显示。钡餐影响胰腺显示，消化道钡餐和胃镜检查当日勿行超声检查。

探查方法：患者一般采用仰卧位。显示欠清晰时可采用半坐位或坐位。探头置于上腹部正中第 1、2 腰椎水平做各切面扫查，可显示胰腺。胰腺后方的脾静脉、肠系膜上动脉、下腔静脉及腹主动脉、脊柱位置固定，可作为寻找胰腺的标志。如饮水后探查，患者可采取右侧卧位，经充盈胃腔可清晰显示胰腺。

正常声像图：横切显示胰腺呈长条形，边界清晰、光滑。胰头稍膨大，前端向左后突出，为钩突。胰头向左前方变窄，为胰颈。再向左前延伸，跨过第1、2腰椎，在腹主动脉前方的为胰体。继续向左延伸至脾门，胰腺逐渐变细部分为胰尾。胰腺内呈均匀点状稍强回声，中央可见细长管状结构，内为无回声区，为主胰管结构。胰腺依次向后可见脾静脉、肠系膜上动脉、腹主动脉、脊柱横断面。纵切面：于下腔静脉长轴切面与肝左叶夹角处可探及胰头横断面，呈椭圆形。于腹主动脉长轴切面与肝左叶夹角处可显示胰体横断面，多为三角形。胰腺横断面边界清晰，内回声均匀。

　　胰腺测量及正常值：尚无统一标准。目前多在显示胰腺长轴切面时做垂直测量，为其厚度。一般于下腔静脉前方测量胰头，正常值<2.5cm，腹主动脉前方测胰体，正常值<2.0cm。脊柱左侧缘测胰尾，正常值<2.0cm。

230 ▪ 胰腺炎的超声图像特征有哪些？

　　胰腺炎症分急性和慢性。急性胰腺炎又有水肿型和坏死型。水肿型急性胰腺炎主要病理表现为胰腺间质充血、水肿，病变较轻，较常见。坏死型急性胰腺炎病理表现为大量胰腺腺泡、脂肪、血管坏死，伴周围大量血性渗出液，死亡率高，较少见。慢性胰腺炎主要病理改变为纤维增生。

　　急性胰腺炎患者多具有胆囊炎和胆结石病史。声像图表现为：①胰腺弥漫性或局限性增大，可失去正常形态，轮廓不清；②内回声减低，呈弥漫分布的弱点状，间有强弱不均、形态不整、边界不清的片状回声。严重水肿时呈透声暗区，似囊肿声像图；③多伴胰腺区胃肠气体增多，以胰头区更甚，使探查更为困难。

　　慢性胰腺炎声像图特征为：①胰腺轻度或局限性增大，表面凹凸不平，与周围组织界限不清。周围若出现局限性液性暗区则不能除外假性囊肿；②内回声增强、粗大、不均；③主胰管增宽，可呈串珠状，粗细不等。有时胰管液性暗区内见结石强回声团块，后方伴声影。

231 ▪ 胰腺假性囊肿形成的原因是什么？声像图表现有何特征？

　　（1）原因：胰腺假性囊肿多继发于急性胰腺炎和各种原因所致的胰腺损伤。由于胰腺组织坏死、崩解，胰液及血液溢出，刺激网膜包裹及周围纤维组织增生，形成囊肿样改变。因囊壁无胰腺上皮细胞覆盖，故称假性囊肿。假性囊肿多发于胰腺体尾部，一般位于胰腺腹侧面，与胰腺相连。囊壁为周围组织，如胃后壁、横结肠壁、肠系膜等。

　　（2）声像图表现：①胰腺体尾部无回声包块，可在胰腺内或胰表面，多单发，内可有分隔，少数可多发；②囊壁与周围组织分界不清，大囊肿可压迫胰腺及周围组织，使其结构显示欠清；③囊内多为无回声区，合并出血或感染时，囊内可见点状或片状回声增强区。囊肿后方有回声增强效应。

232 ▪ 胰腺真性囊肿有哪几种类型？超声表现如何？

　　胰腺真性囊肿有先天性囊肿、潴留性囊肿及寄生虫性囊肿等，胰腺囊腺瘤也呈多发囊肿样改变。超声表现为胰腺内无回声区，有包膜，边界光滑、清晰，后方有回声增强效应。先天性囊肿多为多个，常凸出胰腺表面，伴有多囊肝、多囊肾。潴留性囊肿一般单发，体积较小，多伴周围胰腺组织受压，回声粗乱。寄生虫性囊肿因寄生虫不同而表现不同，可单房或多房，包膜较厚、毛糙，囊内可见子囊或头节回声。

233 · 胰腺囊腺瘤与囊腺癌的声像图鉴别要点有哪些？

囊腺瘤好发于胰体尾部，它分为两类：一类是小房囊腺瘤，呈蜂窝状多囊结构，内无乳头状结构，此类无恶变倾向；另一类是大房囊腺瘤，囊壁较厚，内可见乳头状突起，此类有恶变倾向。超声图像诊断要点：小房囊腺瘤显示为杂乱强回声，间杂多个大小不等类圆形液性暗区，较小的囊仅显示前后壁亮线，病变区类似实性肿块，但后方回声增强是其特征。大房囊腺瘤显示为多房囊性结构，有较厚囊壁，壁内有乳头状凸起及不规则实性区，后方有回声增强。彩色多普勒显示囊壁及实性区血流色彩丰富。

囊腺癌与囊腺瘤声像图难以区别，囊腺癌彩色多普勒显示团块内部血流色彩丰富，有搏动性，脉冲多普勒可检测到动脉血流频谱。实时图像显示囊壁较厚、附壁实性团块较大、外形不规整。复查肿物生长迅速、外形变化较明显、合并腹腔积液或有其他部位转移灶等情况时考虑囊腺癌。

234 · 胰腺实性占位有哪些超声表现？

胰腺实性肿瘤分为外分泌瘤和内分泌瘤。外分泌瘤指发生于胰岛细胞以外的肿瘤。良性胰腺外分泌瘤最常见为囊腺瘤，前文已经介绍。其他还有脂肪瘤、纤维瘤、腺瘤、肌瘤、黏液瘤、血管瘤、血管内皮瘤、淋巴管瘤、神经鞘瘤等，均极少见。恶性外分泌瘤有胰腺癌和肉瘤，以前者最为多见。胰腺内分泌肿瘤又分为功能和非功能性胰岛细胞瘤，均较少见。以下介绍较常见的胰腺癌及胰岛细胞瘤声像图特点。

（1）胰腺癌声像图特点

1）多发于胰头，可占 80%，病变区胰腺局限性肿大，内见实性低回声团块，边界清晰，外形不规整，后方有回声衰减。早期较小的胰腺癌不引起胰腺大小、外形改变，病灶呈圆形，边缘光滑、规则，内回声较低，尚均匀，后方回声衰减也不明显。少数弥漫性胰腺癌胰腺普遍肿大。

2）主胰管多扩张，大于 3mm，胰头部肿块可压迫、侵犯胆总管末端，导致胆道狭窄、闭塞、扩张。

3）常伴肝转移灶及周围淋巴结增大。

4）彩色多普勒表现：胰腺癌局限性低回声团块，内部可见星点状搏动性彩色血流，周边可见血管受压绕行呈彩色环；弥漫性胰腺癌胰腺内可探及血管迂曲扩张，色彩丰富。脉冲多普勒于上述部位取样，可检测到动、静脉血流频谱，PI 及 RI 减低。弥漫肿大的胰腺可压迫门静脉、腹腔动脉、肠系膜上动脉、上静脉和脾静脉。彩色多普勒可直接显示其走行异常及其管腔内血流色彩紊乱，脉冲多普勒可显示其流速改变。

（2）胰岛细胞瘤声像图特征

1）功能性胰岛细胞瘤多发于体尾部，体积较小，直径 1~2cm，单发。声像图显示胰体尾区类圆形实性低回声或强回声团块，边界清晰。肿块稍大者内部回声可粗大不均，中心伴坏死时可出现片状无回声区，钙化可出现强光斑。主胰管一般无扩张。

2）无功能性胰岛细胞瘤：一般体积较大，在胰体尾区探及类圆形或不规则形实性包块，边界清晰，包膜完整，内部回声杂乱不均，强弱不等。在坏死时中心可出现片状液性暗区，主胰管不扩张。

235 · 壶腹周围癌的超声表现有哪些？

壶腹部癌指生长在胆总管壶腹部的癌肿。临床习惯将主胰管末端、胆总管末端、十二指肠乳头部癌总称壶腹周围癌。超声表现主要有癌肿本身的直接征象和由其引起的胆总管下段梗阻的间接征象。

直接征象：扩张的胆总管末端可探及低回声肿块。左侧为胰头，胰头无异常，右前方为十二指肠第二部。部分肿块可突入胆总管或十二指肠腔内，饮水后十二指肠腔扩张可显示肿块回声。肿块体积较小，直径一般 1.0~3.0cm，边界欠清晰，一般为类圆形，略呈分叶状的实性低回声团块，少数可呈高回声。弱回声团块中心可有强回声团，是其特征之一。

间接征象：①胆道全程明显扩张：表现为肝内外胆管扩张及胆囊增大；②主胰管扩张：声像图上主胰管从头至尾全程明显扩张，超声同时显示胆总管和胰管扩张，呈"双管"征；③晚期可有胰头受侵，周围淋巴结增大。

236 · 超声如何鉴别胰腺炎与胰腺癌？

（1）胰腺炎时胰腺呈普遍性增大；胰腺癌呈局限性增大。

（2）胰腺炎急性期胰腺回声减低，慢性期回声增强；胰腺癌呈局限性低回声团块。

（3）胰腺炎主胰管多呈囊状或串珠状扩张；胰腺癌主胰管多为均匀性扩张。

（4）胰腺炎时胆管不扩张；胰腺癌常有明显胆道扩张。

（5）胰腺炎时常伴有假性囊肿、主胰管结石；胰腺癌常伴肝内转移及周围淋巴结增大。

（6）彩色多普勒表现：急性胰腺炎由于炎性渗出，胃肠明显胀气，干扰胰腺内部血流显示。在胰腺后方胰头附近可见肝动脉及其分支轻度扩张，脉冲多普勒检测血流速度增高，RI 及 PI 无明显变化。慢性胰腺炎彩色多普勒及脉冲多普勒无特异性改变，与正常比较无明显差异。胰腺癌局限性低回声团块内部可见星点状搏动性彩色血流，周边可见血管受压绕行呈彩色环；弥漫性胰腺癌胰腺内可探及血管迂曲扩张，色彩丰富，脉冲多普勒于上述部位取样可检测到动、静脉血流频谱，PI 及 RI 减低。弥漫肿大的胰腺可压迫门静脉、腹腔动脉、肠系膜上动静脉和脾静脉。彩色多普勒可直接显示其走行异常及其管腔内血流色彩紊乱，脉冲多普勒可显示其流速改变。

参 考 文 献

[1] 白静，王俊杰，修典荣，等. 术中超声引导放射性[125]I 粒子组织间植入治疗局部晚期胰腺癌. 中国微

创外科杂志，2006，6（5）：3562-3581.

［2］李吉昌，刘绍林，石珊，等. 胰腺实性- 假乳头状肿瘤的超声诊断与分型价值的探讨. 中华超声影像学杂志，2005，14（7）：526-528.

［3］唐少珊，黄丽萍，解丽梅，等. 胰腺实性及乳头状囊性肿瘤的超声诊断及鉴别诊断. 中国超声医学杂志，2003，19（9）：707-709.

［4］Cho i SH，Kono Y，Co rbeil J，et al. Model to quantify lymph node enhancement on indirect sonographic lymphography. Am J Roentgeno，2004，183：513-517.

七、脾超声诊断

237· 脾解剖和生理特点有哪些？

脾脏位于左上腹部，第 9~11 肋间腋前线至腋后线之间，上极在脊柱左侧 2~4cm 处，呈长椭圆形，分为膈面与脏面。膈面光滑隆起，紧贴膈肌与侧胸壁；脏面向内凹陷，其内下方与胃底相邻，其下方与左肾和结肠脾曲毗邻。中部为脾门，有血管和神经等出入，组成脾蒂。胰尾常抵达脾门附近。脾动脉沿胰腺上缘迂曲走行至脾门附近处分成 4~7 个分支进入脾，脾动脉直径 4~5mm，进入脾实质后分为前支及后支。脾静脉在脾动脉下后方，在脾门处由 3~6 个较大分支静脉汇合而成，沿胰腺上后方走行，呈轻度弯曲状，直径 5~8mm。正常脾长 10~12cm，宽 6~8cm，厚 3~4cm，在肋缘下不能触及。

脾主要生理功能有：

（1）储存血液，调节循环血量。平静状态下脾脏储存血液，剧烈运动或情绪波动时，脾收缩，将血液排入血循环，以增加血容量和浓度。

（2）生成单核细胞和淋巴细胞，特别是在部分急性传染病的发病期，脾大，生成的细胞具有吞噬作用，能消灭细菌并产生抗体，增加机体免疫力。

（3）破坏衰老红细胞，释放出胆红素，并将分解出的铁质储存于脾内，调节铁代谢。

（4）调节骨髓造血功能，维持血细胞的平衡。

238· 脾的超声探测方法、正常脾的声像图、脾测量的正常值及脾超声检查的适应证是什么？

（1）探测方法：患者右侧卧位或仰卧位，左手举起放于头部，使肋间距离增宽，将探头置于左侧腋前线至腋后线间的第 7~11 肋间逐一进行斜切扫查观察脾的结构及大小。此外，也可将探头置于左侧肋缘下向前正中线及脐部方向探查，以观察脾大小的范围。

正常脾的肋间斜切声像图呈新月形，包膜薄而光滑，外侧缘呈向外突的弧形，内侧缘中部向内凹陷，为脾门。脾门区可见脾静脉的管状无回声区，脾动脉较细常显示不清。正常脾实质呈均匀细小的点状回声，回声较低，一般稍低于正常肝组织的回声。

（2）脾的测量及正常值

1）长度：即脾上极最高点至脾下极最低点间的距离，正常值 8~12cm。

2）厚度：即脾门至脾门对侧缘最大的切线距离，正常值范围不超过 4cm。

3）宽度：为垂直于长轴切面上的最大横径，正常值范围为 5~7cm。

（3）脾超声检查的适应证

1）脾大小判定，如脾大、脾萎缩。

2）脾位置异常判定，如脾下垂、游走脾。

3）脾先天性异常，如脾缺如、副脾、脾反位。

4）脾炎症，如脾结核、脾脓肿。

5）脾囊性占位性病变，如多囊脾、脾囊肿、脾假性囊肿、脾寄生虫性囊肿。

6）脾实性占位性病变，如血管瘤、转移癌、淋巴瘤、错构瘤。

7）脾破裂诊断及鉴别：脾实质内中央性破裂、被膜下破裂及真性破裂等。

8）脾梗死、脾静脉栓塞。

239 · 脾实性占位有哪些？其超声表现如何？

脾实性占位并不多见，有良性、恶性两种。前者如血管瘤、淋巴管瘤、纤维瘤、错构瘤等；脾原发性恶性肿瘤非常少见。河北医科大学第四医院（肿瘤医院）在多年的实际工作中遇到的脾实性占位以转移癌及脾恶性淋巴瘤相对较多，少见的有恶性血管内皮瘤、网状细胞肉瘤、纤维肉瘤等。声像图表现如下：

（1）脾错构瘤超声图像特征：呈实质性团状回声，边界清晰，其内回声与正常脾组织回声近似或略增强、略欠均匀，当肿瘤内纤维结构较多时，回声增强，杂乱不均。彩色多普勒超声表现瘤内及周边血流色彩丰富，脉冲多普勒可测到动、静脉频谱。脾错构瘤是脾实性占位中唯一血供丰富的良性肿瘤。

（2）脾血管瘤超声图像特征：呈实质性回声增强或减低区，边界清晰，边缘欠规整，边缘回声一般较瘤内稍高。内可见圆点状或管状无回声区。彩色多普勒超声显示周边少许血管绕行或穿行其中，脉冲多普勒检测瘤内无搏动性动脉频谱。

（3）脾恶性淋巴瘤超声图像特征：脾增大，形态失常。肿瘤呈单发或多发的类圆形低回声区，边界清晰，边缘整齐。病灶<1cm 时可呈弥漫性点状低回声。彩色多普勒超声表现为瘤内及周边血流色彩丰富，呈搏动性动脉血供，脉冲多普勒显示脾门区动、静脉血流速度及血流量明显增大。

（4）脾转移癌超声图像特征：在图像上显示多种多样，就回声水平分类可分为回声增强型、回声低弱型、无回声型。增强型者，表现病灶边界欠规整，内部回声增强，杂乱不均；低回声型者，病灶内的回声比正常脾组织回声低，内部回声不均匀；无回声型者病灶边界清晰，内呈无回声暗区。病灶周边多有低回声晕环。彩色多普勒超声显示实质性团块内部及周边血流色彩丰富，脉冲多普勒可检测到动、静脉血流频谱。

（5）脾血管肉瘤超声图像特征：此病又称脾恶性血管内皮瘤，是少见脾原发性恶性肿瘤。其超声图像特征为：脾肿大，内可见单发或多发中等回声不均质肿块，内间杂小无回声区；肿块体积较大，边界欠清晰，外形不规整。彩色多普勒超声于团块内部及周边可见血流色彩丰富，脉冲多普勒可检测到动、静脉血流频谱，动脉峰值血流速度可高达100cm/s（图41）。

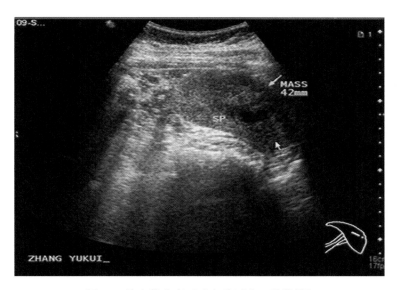

图41　脾血管肉瘤（哈尔滨医大二院提供）

240. 脾常见囊性病变有哪些？其超声表现如何？

脾囊性病变常见的有以下几种：

（1）脾囊肿：超声图像特征：①脾脏大小正常或增大，外形正常，轮廓清晰，如囊肿位于脾浅表部位时可看到脾脏局限性隆起；②脾实质内见到圆形或椭圆形无回声区，有光滑的囊壁，后方可见回声增强效应；③病变大多数为单发，偶有多发。

（2）多囊脾：为先天性病变，囊肿内壁衬有分泌细胞。声像图特征：①脾多显著增大，形态失常；②脾实质内大小不等多个液性暗区，轮廓清晰整齐；③本病变为多囊性疾病，常同时伴有肝、肾的多囊病变。

（3）脾棘球蚴性囊肿：超声图像特征：①脾增大，病变部位呈现包膜明显增厚的无回声区；②在囊肿内可见多个小圆形附着在内壁上的子囊回声；③脾实质受囊肿压迫多呈扁平状，有畜牧区生活史，卡松尼（Casoni）试验阳性可助诊断。

（4）脾脓肿：常为全身感染性疾病时细菌经血行至脾或脾囊肿继发感染所致。超声图像特征：①脾大，脓肿呈圆形或椭圆形，壁较厚，内缘不整齐；②脓腔内呈液性暗区，其内可见散在的细小点状回声，或呈混合性回声。

241 · 脾弥漫性肿大原因是什么？程度如何判断？

（1）脾弥漫性增大原因：原因很多，大体可分为以下三种：

1）感染性脾大，如伤寒、副伤寒、流行性出血热、各种原因引起的高热持续不退、肝炎等。

2）淤血性脾大，如肝硬化、慢性充血性右心衰竭、门脾静脉栓子形成等致脾淤血、纤维化而肿大。

3）血液病及其他原因致脾大，如白血病、恶性淋巴瘤、系统性红斑狼疮等结缔组织病。

（2）超声图像特征

1）正常脾在左侧肋缘下不能探及，如肋缘下探到脾脏回声应考虑脾大。

2）成年人脾厚度>4cm，脾长径>12cm 者超声提示脾大。

3）脾大时，脾门、脾实质、脾周围血管增多，脾门周围增粗的血管环状弯曲，脾静脉内径可达 1~2cm，脾门区及脾实质内可见增宽的搏动性脾动脉回声。彩色多普勒血流因探测方向不同而呈红或蓝色，收缩期色彩明亮鲜艳，舒张期较暗淡。脉冲多普勒呈收缩期单峰，舒张期有持续血流信号的动脉型频谱，其流速、流量等血流参数均高于正常脾。脾静脉彩色多普勒血流因探测方向不同而呈红或蓝色，色彩鲜艳丰富，脉冲多普勒检查可见持续性宽带状血流频谱，其血流速度、血流量明显大于正常脾。

（3）脾大的程度判断

1）轻度增大：形态一般正常，各径线测值稍有增加。

2）中度增大：失去正常形态，各径线值明显增加，增大比例可不一致。

3）重度增大：失去正常形态，脾门切迹消失，各径值显著增加，脾下缘超过脐，周围器官被推挤移位（图 42）。

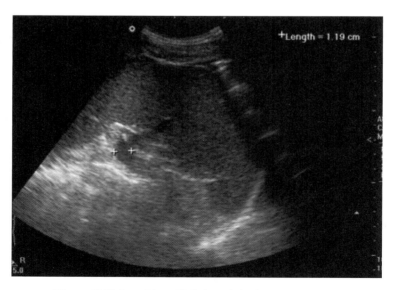

图 42　脾肿大，脾门血管曲张（哈尔滨医大二院提供）

242 · 脾结核超声图像特征有哪些？应与哪些疾病鉴别？

脾结核是结核病的局部表现之一，较少见，结核病并非都伴有脾结核。结核属特殊性炎症，受侵组织变性、渗出、增生，形成肉芽肿。声像图表现因结核病期不同而表现不一样。当急性全身性粟粒结核时，在脾内可形成无数肉眼可见的粟粒结核结节。声像图显示脾内均匀密布米粒大小低回声团块，边界较清晰。在慢性血行播散性结核时脾轻度增大。声像图表现大小不一、分布不均匀实性团块，可呈现强回声、低回声或蜂窝状回声，边界较清晰，有钙化时可见强光斑及声影。有的呈散在增强点状或斑状回声，后方伴声影，似满天星状。干酪样坏死型结核时，脾明显肿大，内可见多个大小不等的混合性团块，为强弱不等的实性区与无回声区相间，边界不规则。

脾结核应与下列疾病鉴别：

（1）脾脓肿：常单发，边界清晰，壁较厚，囊内液性暗区可见密集点状或絮状回声。脾结核以多发为主，边界多不规则，内部回声杂乱。坏死、增生、钙化斑等不同病程的声像图表现同时存在为结核病特点。

（2）脾梗死：其所致凝固性坏死也可在脾内形成强回声区，但范围较大，呈楔形，尖端指向脾门，易于鉴别。

（3）脾原发性恶性淋巴瘤：常伴有全身淋巴结增大及肝转移，结合病史容易诊断。

243 · 脾损伤分哪几种类型？其超声图像特征如何？

脾损伤分为中央型破裂、被膜下破裂及真性破裂。

（1）中央型破裂：脾实质内部破裂、出血。声像图表现为外形轮廓规整、清晰，实质区见局限性无回声区，可伴散在细小点状回声，无明显包膜，外形不规整，病变区测量脾径线可增宽。

（2）被膜下破裂：于脾表面与被膜间可探及无回声区，内可见散在点状回声漂浮。

（3）真性破裂：可见脾外形失常，脾被膜及实质由某处中断，中断处脾实质内、被膜下及脾周围组织、盆腹腔可见无回声区，形态不规则。晚期血液凝固、机化时可见片状不规则低或稍强回声。

244 · 脾梗死的病理改变及超声图像特征有哪些？

脾梗死为各种原因引起脾动脉或其分支栓塞所致的脾组织局部缺血坏死。当较大血管阻塞而引起梗死时，病灶多呈楔形，基底位于边缘部。脾梗死早期病理表现为出血，以后梗死边缘充血水肿，内部组织液化坏死，继之肉芽组织形成并向坏死灶内延伸，最终纤维化，形成瘢痕。如梗死灶中有细菌，则迅速化脓，形成脾脓肿。

声像图特点为：

（1）脾实质内楔形或不规则形均质低回声区，周边因组织充血水肿而形成回声更低的晕环。可单发或多发。

（2）楔形尖端指向脾门。

（3）随病程延长，病变区回声增强，不均匀。组织缺血坏死时中心可出现液性暗区；陈旧性病变有纤维化、钙化时可出现强回声区及声影。因纤维和瘢痕形成，病变体积趋于缩小。

245 · 何为脾静脉梗死综合征？其声像图表现有何特点？

脾静脉梗死综合征指脾静脉损伤、感染、血栓形成或脾静脉周围病变导致脾静脉阻塞而出现的一系列临床症状和体征。主要表现为区域性门脉高压症，如脾大，食管、胃底静脉曲张，反复消化道出血，左上腹疼痛等，但无慢性肝病的临床表现，很少出现腹腔积液。临床反复消化道出血而找不到病因者，有可能为此综合征。超声检查可发现脾静脉阻塞的部位及原因，因而具有重要价值。

声像图表现为：①脾大，边缘圆钝；②脾静脉阻塞或外压性闭塞；③阻塞远端脾静脉内径增宽；④肝回声和门静脉内径正常。

246 · 脾有哪些先天性异常？超声如何诊断？

脾先天性异常有：

（1）副脾：指正常脾外的单个或多个球形脾。其组织结构及功能与正常脾相同。副脾的数目和位置不定，常位于脾门区，体积一般较小。声像图表现为：①脾门区或胰尾附近类圆形实质性团块，边界清晰，包膜光滑完整，直径一般 1~2cm；②团块内部回声与脾一致，呈均匀一致细点状回声；③多数副脾有血管分支与脾门血管相通。

副脾应与多脾综合征、脾门肿大淋巴结、肾上腺肿瘤及左侧腹膜后肿瘤相鉴别。脾门淋巴结肿大多由恶性肿瘤转移所致，有原发病的临床表现，且常为多发，声像图表现为串珠样或分叶状实性低回声团块。单个肿大淋巴结酷似副脾，但无与脾门相通的血管。肾上腺肿瘤及腹膜后肿瘤有原发病的临床表现，动态观察增大迅速，但无与脾门相通的血管，容易鉴别。

（2）多脾综合征：罕见，常合并先天性心脏病。声像图表现为两个或多个脾回声，可融合在一起。

（3）无脾综合征：罕见，是一组以先天性脾缺如为特征的伴有复杂心血管畸形及胸膜位置和结构异常的病症，男性多发。声像图表现为脾区及其他部位扫查均无脾回声。

247 · 如何利用超声检查进行自体移植脾观察？

近年来，保留脾脏越来越受到重视。在正常脾破裂后，已不再一概切除全脾，而是尽可能保留脾组织。自体脾移植就是保留脾的手术之一，自体脾移植是将脾块切成薄片、碎粒或脾糊，移植于大网膜内、脾床、腹膜后或腹直肌内。一般认为移植量以占原脾 1/4~1/3 为宜，再少则影响功能恢复。移植组织经历中心坏死、再生和生长三个时期，历时 3~5个月可恢复脾功能，至 12 个月时停止生长。对脾功能的评价除周围血象、免疫球蛋白和补体水平检查外，目前多推荐超声显像检查。

　　有报告称最早在移植术后 7 天即可获得清晰的移植脾片的声像图，一般移植 3 个月后脾块显像，常为椭圆形低回声区，边界清晰，轮廓光整，如移植于大网膜袋内，可有完整的"包膜"显示。内部为均匀分布的细点状回声。8～12 个月时内部回声接近于正常脾。如果移植脾的边缘欠光整，内部回声不均匀、杂乱，有条索状回声，则提示移植脾已纤维化、无功能。超声显像能最早提供移植脾存活的直接证据，对自体移植脾的术后评价有重要价值。

参 考 文 献

［1］赵玉珍，李胜棉，施靖，等. 原发性肝癌在高危人群中检出率的多普勒超声研究. 中华超声影像学杂志，1998，7（4）:203.

［2］陈敏华. 腹部疾病超声图谱，北京：科学技术文献出版社，1999.

［3］赵玉珍，李智岗，李胜棉，等. 肝癌的三维彩色血管能量成像与 X 线肝动脉造影对比研究. 中华医学影像技术，1999，15（5）:18.

［4］董宝玮. 临床介入超声学，北京：中国科学技术出版社，1991.

［5］焦明德，田家玮，任卫东，等. 临床多普勒超声学，北京：北京医科大学·中国协和医科大学联合出版社，1997.

［6］蒋天安，徐智章. 肝脏超声造影现状. 中华超声影像学杂志，1994，3（4）:185.

［7］Hajime Ohishi, MD, Toshiko Hirai, MD, Reiko Yamada, MD, et al. Three-dimensional power Doppler sonography of tumour vascularity. J Ultrasound MED，1998，17:619.

［8］安力春，唐杰，王月香，等. 灰阶超声造影与 CT 在脾脏外伤诊断中的比较. 中国超声医学杂志，2006，22（12）:887.

［9］乔海泉，姜洪池，代文杰. 脾损伤新分级的意义. 腹部外伤，2001，14（4）:197-198.

［10］梁峭嵘，梁彤，石星，等. 造影增强超声对肝脾外伤的诊断价值. 中华超声影像学杂志，2005，14（12）:908-910.

［11］黄生传，张秉亨，赵新民，等. 彩色多普勒超声对肝炎后肝硬化脾肿大脾内血流的研究. 中国医学影像技术，2002，18（2）:1642-1651.

［12］McGahan JP, Gerscovich EO, et al. Appearance of solid organ injury with contrast enhanced sonography in blunt abdominal trauma：preliminary experience. AJR，2006，187（3）:658.

［13］Ellman PI, Brett Reece T, Maxey TS, et al. Evaluation of an absorba2ble cyanoacrylate adhesive as a suture line sealant. J Surg Res，2005，125（2）:161.

八、泌尿系统疾病超声诊断

248. 肾超声应用解剖要点是什么？

肾位于脊柱两旁的腹膜后间隙内，双肾上极向内前倾斜，其长轴呈"八"字形。仰卧位时，上、下极多数在第12胸椎与第3腰椎之间，右肾低于左肾1~2cm。正常肾脏随呼吸上下移动的幅度为2~3cm。右肾前面紧邻肝，前下部为结肠右曲，内侧为十二指肠降部。左肾前上方为胃底后壁、胰尾和脾门；中部为结肠左曲。双侧肾上极为肾上腺，后面的上部为肋膈隐窝，中下部紧贴腰肌。

肾由外向内被肾筋膜、脂肪囊、纤维囊包绕。肾筋膜有许多结缔组织细束穿过脂肪囊与纤维囊相连，对肾起固定作用。纤维囊为贴于肾表面的致密结缔组织薄膜。纤维囊与肾筋膜间有较多脂肪组织，并经肾门伸入肾窦，形成较厚的囊状脂肪组织垫。

肾的外形似蚕豆，其长径9~12cm，宽径4~5cm，厚3~4cm。左肾略大于右肾，但是在成人相差不应大于2cm。肾血管、肾盂、淋巴管和神经进出的部位称为肾门，这些组织共同组成肾蒂。进入肾门，是一个较大的腔，称为肾窦。其间除了动、静脉的主要分支和淋巴管外，大部分为肾盂、肾盏及其周围的脂肪组织。实质部分分为皮质和髓质。皮质在外层，厚0.5~0.7cm，部分伸入到髓质的乳头之间，称为肾柱；髓质在深层，形成15~20个圆锥形结构，称为肾锥体；锥体顶端突入肾窦，称为肾乳头。肾小盏边缘包绕肾乳头基部，收集来自乳头孔的尿液。2~3个肾小盏汇合成一个肾大盏，再由肾大盏集合成漏斗状肾盂，出肾门向后下移行为输尿管。

肾动脉起始于约第1腰椎水平的腹主动脉。右肾动脉走行于下腔静脉、胰腺头部、右肾静脉之后；左肾动脉向左下行经左肾静脉与胰腺体、尾部之后。双肾动脉均在抵达肾门附近处分为前、后两主支经肾门进入肾窦。前支较粗，再分为4~5支段动脉进入前部的肾实质；后支较细，进入后部肾实质。根据其分布的区域，将肾实质分为上段、上前段、下前段、下段和后段，除后段肾动脉由后支供血外，其余各段均由前支供血。段动脉进一步分为叶间动脉、小叶间动脉、弓状动脉。分支不经肾门直接入肾实质者，谓之副肾动脉，或迷走肾动脉，其发生率约20%。副肾动脉多起源于肾动脉，也有的起源于其他动脉（如腹主动脉、肾上腺上动脉等）。

肾静脉汇集肾内的血液。左肾静脉向右沿脾静脉和胰体的后方向右穿过肠系膜上动脉根部与腹主动脉之间汇入下腔静脉。右肾静脉于右肾动脉前方向左行，汇入下腔静脉。

249. 肾常见的先天异常有哪些？

（1）位置异常：盆腔肾、胸腔肾、逆反异位肾等。

（2）数目异常：单独肾、额外肾等。

（3）形态异常：先天性肾发育不全、重复肾、融合肾、肾叶畸形、肾旋转异常、巨大肾盂、巨大肾盏等。

（4）实质和（或）肾窦回声异常：如肾囊性病变、肿瘤、脓肿等。

（5）肾血管异常：副肾动脉、肾动脉狭窄等。

250. 尿路梗阻性疾病共同声像图表现有哪些？

尿路梗阻性疾病的共同声像图表现为集合系统出现积水征象。轻者仅在肾窦高回声区内显示相互交通的无回声区汇集于肾门，严重者呈巨大无回声区，甚至肾实质也不能显示。患侧输尿管口尿流消失，或喷射速度较对侧显著变慢，或显著增快（仅见于部分乳头口不全梗阻者）。

急性梗阻有时不能发现集合系统积水，但部分病例肾内动脉阻力指数增加。

251. 容易误诊为肾实性肿瘤的常见原因有哪些？其声像图表现如何？

（1）肾柱肥大：为肾的先天性变异，常见中、上组肾盏之间。在肾纵断面上，肥大肾柱呈圆形或椭圆形的低回声区，酷似肾肿瘤回声。若仔细观察，可见肾柱与肾窦分界清楚，但是与皮质间无明确的分界，无球体感，内部回声与皮质一致，CDFI 显示正常的弓状动脉。

（2）肾叶畸形和分叶性代偿性肥大：有的肾异常分叶使肾轮廓局部隆起，常见于左肾中、下极外侧，严重者为肾融合不全。其隆起范围较大，表面可见分叶切迹，内侧有较大的分叶沟，分叶沟回声高而清晰。但是与肾皮质回声无分界，无肿瘤球形结构。分叶性代偿性肥大常发生于肾脓肿、肾结核、肾外伤等治愈后广泛瘢痕形成的肾，声像图见肾的其他部分回声杂乱，无肾实质回声。相关的病史也有助于鉴别。

（3）肾脓肿：肾脓肿临床较少见，有明显化脓性感染的症状和体征。早期肾脓肿声像图表现较为饱满，其内可见边缘不规则、边界不清的低回声区；当脓肿形成时，呈不规则的非典型性性液性回声区，其内可有稀疏分布的点片状组织回声。而肾癌边界大多较为清楚，较小的肿瘤不引起出血、坏死、液化，故常表现为低、中回声或中等略强回声团块，内部不出现无回声区，一般能够鉴别。对较大的肾肿瘤，内部有出血、坏死、液化，出现无回声表现时可能与肾脓肿鉴别困难。但是肾脓肿病灶实性组织少，内部无血流信号，而肾肿瘤病灶实性组织多，内部有血流信号。超声导向下经皮肾穿刺抽液或活检，行细胞学或组织学检查能明确诊断。

（4）出血性或感染性囊肿：出血性肾囊肿的囊腔内回声可能因出血时间和出血量的不同而有较大差别。均匀分布的血液可能使囊肿成为均匀的低回声团块，血液形成的纤维蛋白膜或凝血块可使囊肿内出现飘浮的、不均匀的膜状回声或不规则的实质性团块；囊液内均匀分布的组织碎屑可使囊腔内出现浮动密集的细点状回声。当囊肿反复多次出血，血凝块机化后，可使囊肿呈现为类实质性团块。出血性囊肿的发生率约为肾囊肿的 5%，其中近半数为恶性肿瘤。所以，对声像图表现为出血性囊肿的病例绝不能掉以轻心。肾囊肿继发感染后，其声像图与出血性囊肿相似，因感染的严重程度和囊肿内所含感染性内容物性状不同而有很大差别。若感染轻微，声像图与单纯囊肿相近，不易鉴别。通常感染重或反复感染者囊壁有不同程度增厚，囊肿无回声区内出现脓栓或脱落组织碎片，可见片状或团块状回声，随体位改变而移动为其特征。若内容物稠厚，声像图类似实质性团块。

（5）肾梗死：肾实质内楔形或肾内局灶性回声减低区，CDFI 见低回声区内无血流信号。有时酷似肾盏积水。随着时间的延长，无回声区面积逐渐缩小，并且回声逐渐增强，最终成为高回声瘢痕，肾表面在瘢痕处内陷。慢性阻塞者，肾外形缩小、不规则，回声增强，肾内结构模糊。CDFI 与严重肾动脉狭窄相似，程度更为严重。

252 · 肾发育不良的声像图表现如何？需鉴别的情况有哪些？

肾发育不良指由于胚胎期血液供应障碍，肾不能充分发育而形成一个小肾脏。

双侧肾发育不良者多在胎儿期或生后不久死亡。单侧肾发育不良者，多发生在左侧，没有肾或仅有小块间质。多数患侧同时有肾动脉、输尿管和膀胱三角区发育不良，少数可能有肾上腺或生殖系统异常。对侧肾呈代偿性增大。单肾发育不良常无症状，多数于体检时发现。

双侧肾发育不良胎儿宫内发育迟缓，同时伴羊水过少，20 周后仍不能显示肾的存在，并且连续数次检查不能找到充盈的膀胱。单肾缺如者，患侧肾窝内及其附近无肾回声。CDFI 检查患侧膀胱无尿流喷射。对侧肾外形增大，实质增厚，内部回声正常。

需要鉴别的情况有：

（1）肾结核和"自截肾"：本病有明确的肾结核病史，患侧虽然无正常的肾结构回声，但是有残存被破坏的肾的回声，其特点为外形小，边界不清，内部呈结构模糊的杂乱高回声团，其间可有多数强回声钙化灶，伴有声影。对侧肾除了代偿性增大外，常有肾盂扩张。

（2）萎缩肾：患者有慢性肾炎或慢性尿路感染史。血管原因是有高血压史。肾脏外形小，结构模糊，实质回声增强而杂乱，与集合系统分界不清。当有肠气干扰或患者肥胖时，与周围组织回声混杂，难以分辨出肾轮廓，可能误认为无肾。

（3）异位肾和游走肾：肾窝内扫查不到肾回声时，应在全腹仔细扫查，不难找到异位的肾。

（4）融合肾：一侧肾窝内无肾回声，而另一侧肾体积大，外形明显异常。融合肾的输尿管为两条，用 CDFI 可以显示膀胱内有两个输尿管开口喷尿。

（5）肠道肿瘤：单肾发育不良者患侧结肠发生肿瘤时，形成"假肾征"，易误认为存在肾。但是仔细旋转探头扫查，可见不规则增厚的肠壁回声而无实质回声的声像图特征，中央高回声区形态不稳定，有气体回声，与肠腔相通。找不到肾门。CDFI 更容易发现其没有肾血供的特征。

（6）肾梗死：婴儿发生肾梗死，长大后很难与肾不发育鉴别。

253· 异位肾包括哪些类型？与肾下垂和游走肾如何鉴别？

胚胎发育期，肾没有到达正常位置，称为异位肾。包括：①交叉异位肾：也称逆反异位肾。一侧肾位于对侧，血管、输尿管位于原侧，都伴有旋转不全；②盆腔肾：肾位于盆腔，体积小，输尿管短小；③胸内肾：越过胸膜裂进入胸腔，临床罕见。

异位肾：在正常肾位置不能扫查到肾，而在其他位置显示肾回声，并且不能还纳，异位肾几乎都存在旋转不全和肾血供异常。声像图显示肾门位置异常，CDFI 可以从肾门追溯肾动脉的起源。

游走肾：游走肾可越过脊柱进入对侧腹腔，其特点为活动度大，形态、位置不固定，可以回到正常位置，内部回声正常。CDFI 显示游走肾的血供来源于正常肾动脉，容易与异位肾鉴别。

肾下垂：与游走肾相似，只是其活动幅度较游走肾小，立位时肾下极向下移动大于3cm 或超过一个椎体，下降到盆腔。但不越过脊柱，其血供来源正常，与盆腔肾截然不同。

254· 融合肾声像图特征是什么？超声诊断融合肾必须具备哪三个条件？

声像图主要特征为：①肾位置较低；②形态失常，伴旋转不全；③两肾无分界；④两个相互独立的收集系统。

对侧融合肾超声纵向检查在腹主动脉和下腔静脉前方显示，与肾实质回声一致的低回声团块，紧贴腹主动脉和下腔静脉，位置固定。横向移动探头连续扫查，可见团块与两侧肾无分界，两侧肾连续为一个整体；蹄铁形肾（马蹄肾），两侧肾上极远离中心，高低位置正常。下极靠近中心，位置低，并在中线融合，形成蹄铁状外形。其长轴线呈"V"字形而正常肾为"八"字形，正好相反。集合系统位置前移，肾门旋转向前方，极易显示；"S"形肾（乙状肾）者，连续扫查可见两肾位置上下相差很大，位置高低正常，下极明显降低并移至中线与另一侧肾上极融合，另一侧肾的位置显著降低，形成"S"状外形。而肾长轴接近于平行，与蹄铁形肾相似，肾门也明显转向前，很容易显示其内部结构和出入的血管；同侧融合肾的声像图特点为仅在一侧显示一个外形较长的大肾，其集合系统为两个相互独立、分界明显的高回声团。对侧或其他部位再无肾回声，颇似重复肾；盘状肾较少见，位于骶胛前方或盆腔内口，位置表浅，呈块状或圆盘状低回声团，表面不平，呈分叶状，甚至回声与肾相同，集合系统呈两个高回声团。融合肾几乎都存在旋转不全。肾积水和结石的发生率明显增加。融合肾位置表浅而正常。CDFI 容易显示出入肾门的血管及其走行，此外，CDFI 能够显示两个输尿管口在膀胱内喷尿的信号，依此判断存在两个收集系统。

　　超声诊断融合肾必须具备三个条件：①双肾实质在同一侧或对侧融合；②有各自独立、相互分离的收集系统回声和两条输尿管；③无第三个肾存在。

255 · 超声如何对分叶肾做出鉴别？

　　分叶肾声像图表现为肾轮廓不光滑，局部隆起或呈波浪状，可显示明显的肾叶切迹。皮质向内折陷，但是无连续中断或节段性丧失，肾实质回声均匀，高分辨力仪器可能显示内部的肾锥体回声。肾窦回声正常或隆起部相对的肾窦回声向实质区轻度延伸。当肾叶向窦内突入时，声像图表现为肾窦分离。肾窦回声区内显示与肾叶回声一致的团块，酷似肾盂肿瘤。多断面检查可见团块与肾实质的连接部较宽，但无分界，肾实质不受压迫。CDFI示团块两侧有叶间动脉，皮髓质间有弓状动脉(图 43)。

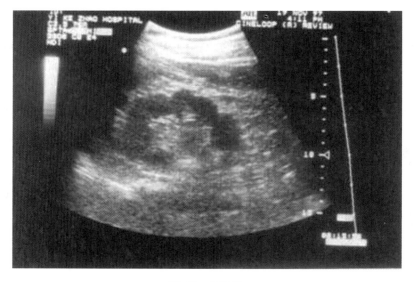

图 43　分叶肾

　　依据声像图显示肾表面呈波状切迹，凸出肾表面或伸入肾窦内的异常回声团与肾实质回声相同，形成无分界的均匀连接，肾实质不受压迫而 CDFI 有典型肾叶血供的特征，结合患者无临床症状，即可拟诊为分叶肾或肾叶异常。如果随访检查无变化，即可确诊。本病最容易被误诊为肾实质或肾盂小肿瘤。但是，肿瘤显示为与肾实质有分界的球形回声，有膨胀感，肾实质被挤压，有"占位"效应，而肾叶异常与其不同，据此可以做出鉴别。

　　此外，肾叶异常尚需与肾柱肥大鉴别。后者回声与肾皮质一致，且更为均匀。使相邻锥体回声分离，内部无锥体回声。肥大的肾柱一般不凸出肾表面，伸入肾窦的部分也较少，不难与前者鉴别。

256· 双收集系统的临床表现和声像图特点是什么？

双收集系统是最常见的泌尿系统畸形，也称重复收集系统或重复肾，国外报道其发生率为 0.5%～10%，女性两倍于男性。

双收集系统患者的临床表现取决于输尿管异位开口的位置及是否存在合并症。开口位于膀胱颈部之上时，无尿失禁，早期多无明显临床症状。开口位于膀胱颈下时，婴儿即出现症状，多见于女婴，其特点为有正常排尿，同时有滴沥性尿失禁，患儿因此就诊，容易早期诊断。继发反复尿路感染是双收集系统的最常见病症，患者常有腰痛、发热、脓尿、血尿，有尿路刺激征，虽然久治不愈，但想到泌尿系统畸形者不多，所以，可能长期得不到正确诊断。

双收集系统肾声像图的最突出特征为一侧肾内有上下两个相互独立的肾窦高回声团，肾实质呈桥状分隔二个肾窦回声团。每个肾窦回声团较正常肾窦回声小，尤其以上位肾窦更为显著，其形态更不完整，而且中央多有肾窦积水形成的不规则回声区。在肾窦发育不全时，积水呈囊状，极似肾上极囊肿（图 44）。个别反复感染的病例，积水内有细点状回声，酷似肿瘤。有肾盂积水者，几乎都有输尿管积水。沿输尿管追踪扫查，显示扩张的输尿管呈管状或腊肠样无回声结构，仔细观察，其内径随输尿管蠕动而有规律的变化，常依此来寻找异位输尿管口的位置。CDFI 很容易将其与血管区别。横断扫查膀胱，容易在膀胱后方显示扩张输尿管的横断面，呈一圆形无回声区，是检出输尿管积水最敏感的部位。此外，若伴有输尿管脱垂，在膀胱壁有囊状回声。冠状面倾斜扫查，可能显示两个肾门。辅以 CDFI 检查，能够显示肾动静脉分别进出上、下两个肾门，进一步证明有双收集系统。超声引导下穿刺肾窦进行尿路 X 线造影，能够清楚显示收集系统及输尿管解剖结构，准确定位异位开口。

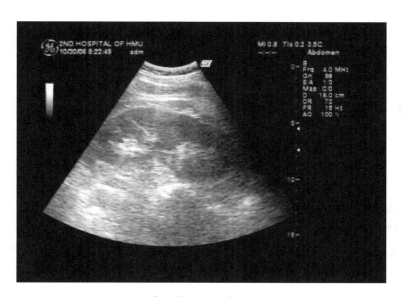

图 44　双收集系统（哈尔滨医大二院提供）

257 · 肾盂输尿管连接部梗阻应与哪些疾病鉴别？

肾盂输尿管连接部梗阻时，患肾声像图表现为中度以上肾盂积水，肾外形较大，肾实质因长期受到压迫，萎缩成菲薄的一层组织，或完全不能显示。严重者完全失去肾的声像图特征，成为巨大的囊状无回声区，其间有不完整的分隔，为残存肾柱或肾盏间的纤维组织。输尿管不扩张，CDFI 不能在患侧输尿管开口处显示尿流信号。妊娠第三阶段胎儿有明显积水，如果双侧积水可同时伴有胎儿膀胱空虚，羊水少。

声像图显示肾盂、肾盏显著扩张而输尿管正常，应高度提示肾盂输尿管连接部狭窄和梗阻，但是需除外以下情况：

（1）继发性梗阻：引起继发性梗阻的最常见原因为迷走肾动脉。本病的声像图与先天性肾盂输尿管连接部梗阻相同，超声检查无法鉴别。必须进行肾动脉造影。

（2）先天性大肾盏：本病的声像图特征为肾盏显著扩张而肾盂扩张较轻，肾皮质正常。扩张的肾盏和肾盂间畅通，无梗阻征象。与肾盂输尿管连接部梗阻容易鉴别。此外 X 线静脉尿路造影时，前者容易显示扩张的肾盏，而肾盂输尿管连接部梗阻常不显影。

（3）巨大肾囊肿：当肾盂输尿管连接部严重梗阻，肾实质完全不能辨认时，单纯依靠声像图很难与巨大肾囊肿鉴别。超声导向穿刺造影和引流，对鉴别诊断有重要价值。通常要经过三方面的探查：①抽吸穿刺液做生化检查，可鉴别尿液和囊液；②注入造影剂进行造影，若积水腔呈鸟嘴状，指向下内侧或输尿管内注入造影剂，可以排除囊肿；③置管引流，若引流量很大，提示梗阻减压后利尿，而囊肿的引流液很少。

258 · 多发性肾囊肿与多囊肾如何进行鉴别？

声像图对两者的鉴别一般无困难。多发性肾囊肿多为单侧，肾内病变呈局限性，囊肿数目相对较少，而且多呈散在分布，囊肿之外有正常肾组织回声，肾功能正常。而多囊肾为双侧，病肾外形呈弥漫性增大，囊肿大小不等，多不可数。囊肿之外无正常肾组织回声，患者可伴有肝或脾、胰腺囊肿，多数肾功能受损。

259 · 肾恶性囊性肿瘤与复杂性良性肾囊肿如何进行鉴别？

声像图表现为囊性病变的肾恶性肿瘤少见，主要为肾囊腺癌。对于复杂性囊肿，如果声像图表现有囊壁不光滑，局限性增厚、在其分隔或分隔的起始部有软组织钙化强回声斑伴有软组织回声，CDFI 显示局部有异常动脉血流信号，都提示有恶性囊肿的可能，必须进一步检查。超声导向穿刺囊肿进行囊液检查和囊肿造影，对鉴别囊肿的性质有重要价值。囊液检查的内容应包括物理性状、细胞学、生化学和细菌学检查。恶性囊肿的囊液为血性或暗褐色，脂肪和蛋白质含量明显增高，肿瘤标志物 CA50 水平增高，囊液内可能找到瘤细胞。

感染性囊肿囊液混浊，可呈暗褐色，脂肪和蛋白含量中度增加，淀粉酶和乳酸脱氢酶（LDH）显著增高，囊液菌培养可以确定感染菌种。

抽出囊液注入造影剂或气体，能较清楚地显示囊壁情况，良性囊肿的囊壁光滑，无结节。若有钙化，也为细点状散在分布或呈细线状。

需要指出的是，对于多房性或多发性囊肿，穿刺的应用常常受到限制。除非声像图发现某一个囊确实可疑，可对其进行穿刺检查，一般较难选择穿刺目标。对于可疑恶性的囊肿，需进一步检查。

260· 常染色体显性遗传性多囊肾声像图特点是什么？

常染色体显性遗传性多囊肾（autosomal dominant polycystic kiclney disease，ADPKD）又称成人型多囊肾（adult polycystic kiclney disease，APKD），是最常见的多囊性肾疾病，具有明显的家族性，遗传外显率几乎100%。子代均有50%机会遗传携带病理基因，但是约50%患者并无家族史。

声像图表现为肾外形不规则增大，增大的程度取决于病变的严重程度及病程的长短。早期肾仅轻度增大，随着囊肿的增大，不仅肾外形显著增大，可达正常肾体积的数倍或更大，而且轮廓明显不规则，表面凸凹不平。肾内充满大小不等的囊状无回声区，囊状无回声区大小悬殊，从刚可被声像图显示至大到几厘米或十几厘米。难以计数的囊肿互相挤压、重叠，以至于失去囊肿光整的轮廓，仅表现为不规则的液性无回声区。当囊肿合并出血或感染，声像图显示一个或数个囊肿内部透声差，呈密集的细点状回声或囊腔内出现可移动的不定形物质回声。部分囊肿囊壁增厚，可能显示钙化强回声斑。

肾实质回声粗乱、增强。无数小囊肿构成的声学界面回声和囊肿的后方回声增强效应使囊肿间组织回声明显增强，难以显示正常肾实质回声。收集系统回声杂乱、变形，有时可能显示肾盂梗阻积水，积水的肾盏很难与囊肿鉴别。囊内可见结石强回声团。若肾窦周缘囊肿较多，则无法显示肾窦回声（图45）。

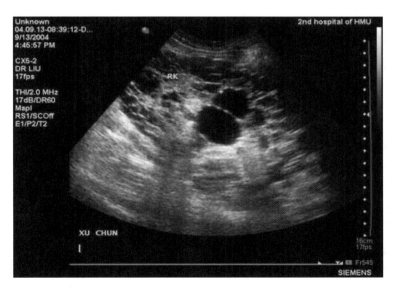

图45　多囊肾（哈尔滨医大二院提供）

双侧肾外形不规则增大,全肾布满无数大小不等的囊状无回声区,肾内回声粗乱、增强,难以显示正常肾实质回声是声像图诊断 ADPKD 的三大征象。如果有家族史,或伴有肝囊肿、脾囊肿、胰腺囊肿和脑动脉瘤等肾外病变,诊断更为可靠。对于家族史不明确,肾外病变不明显的单侧肾囊肿或囊肿数目较少的肾囊肿,若在连续随访中对侧肾逐渐出现囊肿,肾外形逐渐增大,囊肿数越来越多,也可诊断。

261 · 肾髓质海绵肾的声像图特点如何?

髓质海绵肾(medullary spongy kidney,MSK)是具有遗传倾向的先天性良性肾髓质囊性病变。确切病因尚不清楚,但据报道约 12% 肾结石患者中存在 MSK。多数于 40 岁以后发病。常被误诊为肾结石或尿路感染。

MSK 的典型声像图特征为肾髓质回声显著增强,高回声锥体围绕肾窦呈放射状排列,与皮质分界清楚,内部呈光亮的细点状回声,可能有声影,但很少见到。超声难以显示扩张的小囊腔。肾皮质及收集系统回声正常。

262 · 肾细胞癌的病理、临床表现和声像图特点是什么?

肾细胞癌(renal cell carcinoma,RCC)也称肾腺癌,简称肾癌,根据镜下所见又分为透明细胞癌、颗粒细胞癌和未分化型细胞癌。约占肾恶性肿瘤的 85%,多见于 40 岁以上人群。大部分为单侧单发,也可发生于双肾,或呈多发性。肿瘤表面隆突不平或呈结节状,多数与正常肾组织有较明显的分界,可有假包膜。肿瘤侵及肾静脉时,可在血管内形成癌栓,也可侵及肾盂肾盏或穿破肾包膜累及肾周围组织。肿瘤切面呈分叶状,内部可有出血、坏死和钙化,有时可呈囊状。

早期肾癌可无明显临床症状与体征,间歇性无痛性全程血尿可能是主要临床表现。出现血尿、腹部肿块和疼痛的所谓"肾癌三联征"者,实际上已进入晚期。

声像图表现:较大的肿瘤常致肾外形失常,呈局限性增大,表面不平,肾被膜回声中断,甚至突出于肾脂肪囊外。

RCC 绝大多数表现为肾内类圆形实质性回声团块,边界清楚,有球体感。部分可见低回声边缘或假包膜回声(图 46),回声较复杂。透明细胞癌绝大多数为等回声或低回声,颗粒细胞癌呈高回声。当 RCC>5cm 时,常伴有内部出血、坏死、液化或囊性变,致使内部回声杂乱,形成点片状高回声,或混合不规则的无回声区。8%~18% 的 RCC 内部可见强回声钙化斑,多位于中央。

RCC 的 CDFI 表现不恒定,瘤体周边包绕彩色环,或整个瘤体呈彩球状,也可仅表现为瘤体内检出散在点状或短棒状血流信号。

5%~7% 的 RCC 声像图呈囊性,囊壁局部常有结节性实质性回声。CDFI 在增厚分隔部多可显示血流信号。而实质性 RCC 囊性变者,多为囊实混合性肿块。

肿瘤压迫收集系统或侵及肾盂肾盏时,使肾窦回声出现压迹、变形、移位或中断。

RCC 向肾外浸润时,表现为肾包膜、脂肪囊或肾周筋膜回声中断。与毗邻组织分界不清,肾活动度受限。在被侵犯部位常能显示与瘤体相关的血流信号。血管受侵者内有不规

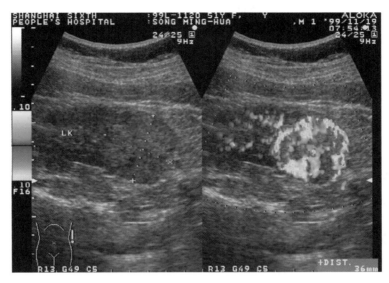

图46　肾细胞癌（哈尔滨医大二院提供）

则回声团块填塞。瘤栓头端清晰，扫查准确度为64%～93%，CDFI能明确显示血管腔内瘤栓处彩色血流信号缺损。

　　肾癌发生淋巴结转移时，声像图显示肾门部大于1cm的椭圆形低回声结节。对肾癌患者，当新发现其他器官异常包块时，应首先考虑为肾癌转移。

263 · 复杂性肾囊肿有哪些声像图改变时应视为可疑恶性？

　　许多复杂性肾囊肿可能并存RCC，或是RCC所致，肾多囊性疾病易患RCC，也有RCC发生坏死、出血并发生显著囊性变，或以囊性特征为表现者，所以有的临床医师主张对单侧肾多囊性病变不能确认为良性者应尽早施行病变切除。从超声诊断的角度出发，任何肾囊性病变，若有下述声像图表现，应视为可疑恶性：①多而厚的囊肿分隔；②厚度超过2mm的不规则囊壁；③囊壁包含有软组织结节；④囊壁内有显而易见的血流信号；⑤囊液透声差，LDH、平均总脂、平均胆固醇升高。

　　通常，囊肿分隔越多，囊壁越厚，不规则越重，血流信号越多，速度越快，囊液异常明显，恶性的可能性越大。对于一个不典型肾囊性病变或明显复杂肾囊肿，必须进一步行其他检查，并且追踪其变化。轻易做出良性囊肿的结论是有害的，可能延误治疗时机。

264 · 肾盂肾炎的超声表现如何？

　　肾盂肾炎是指肾脏及肾盂的炎症，临床分为急性和慢性两大类。其超声表现：

（1）大多数急性肾盂肾炎超声检查示阴性。仅当病变较重时，可能表现为肾体积弥漫性或局限性增大，皮质增厚，回声减低或增加，皮髓质界限模糊；肾盏或肾盂少量积水，真菌感染者肾盂内可发现低回声真菌球。同时可能显示肾盂壁模糊，增厚，这一表现被视为感染的征象。恢复到超声图像正常，需要两个月的时间。肾乳头坏死者，超声能显示脱落的乳头。

（2）慢性肾盂肾炎外形缩小变形，肾组织结构不清。皮质回声变薄、增强，实质瘢痕形成；肾盏变浅、圆钝呈棒状。有时，其间可见残存肾组织呈多个均匀低回声团，酷似肿瘤。

265 · 肾盂移行细胞癌的声像图表现及其鉴别诊断有哪些？

肾盂移行细胞癌（renal transitional cell carcinoma，RTCC）声像图表现复杂，取决于肿瘤的位置、形态、大小和有无梗阻积水。小于 1cm 的非梗阻性肿瘤或早中期非乳头状肿瘤很难被常规超声检查发现。肾盂积水或数个肾盏局部扩张可能是唯一的声像图征象。大于 1cm 的肿瘤表现为肾窦高回声区或积水无回声区内的低回声团块。肾窦回声变形，结构紊乱。在积水明显的病例，可能显示增厚僵直的肾盏壁，或见围绕实质回声肿块排列的扩张肾盏，这一表现颇具特征性（图 47）。向肾实质浸润生长者，可显示肾实质内包块，与肾实质肿瘤向肾盂浸润难以鉴别。偶见肿瘤发生钙化者，甚似结石强回声团。晚期患者可能显示肾静脉内癌栓或肾门部淋巴结增大。合并输尿管梗阻者，可见重度肾盂积水。也可能显示输尿管或膀胱内转移病灶回声。CDFI 很少能显示肿瘤内的血供，但对显示血管内瘤栓的存在和血管移位有价值。

需与以下疾病鉴别：

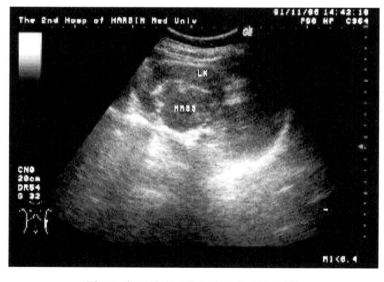

图 47　肾盂肿瘤（哈尔滨医大二院提供）

（1）肾盂积水：有时较小的肾盂肿瘤回声欠具体，其声像图表现近似于肾盏少量积水。另有肾积水合并感染者，无回声区内有点状低回声，而与肾盂肿瘤类似。多断面扫查，肾盂肿瘤表现为肾盂内低回声团块，较为局限，有球体感。膀胱高度充盈后，结合肾冠状断面扫查，可有助于显示肾盂的解剖形态和显示肾盂内低回声区的范围。肾盂积水则按肾盂的解剖形态分离扩张，点状低回声呈稀疏分布。

（2）肾盂内血凝块：血块与肾盂肿瘤声像图颇为相似。若仔细观察血块回声，可见其回声相对更均匀，边缘不规则，在膀胱高度充盈后或使用利尿剂后超声检查，可改善肾盂的显像条件，扫查中用探头冲击体表局部时，可见血块有漂浮感，改变体位血块可有移动。如果检查当时无肉眼血尿，可以肯定为肾盂肿瘤。严重肉眼血尿虽然支持肾盂内凝血块的诊断，但不能除外肿瘤。因为凝血块本身可以是 TCC 合并出血的结果，这些肿瘤可能小到声像图不足以显示。只有当患者有明确的外伤史或全身出血性疾病，才能肯定为单纯性收集系统内凝血块。

（3）肾结石和坏死乳头钙化：无论乳头状或非乳头状移行细胞癌均可发生营养不良性钙化。结石和坏死乳头钙化很难鉴别。CT 检查若能确认在软组织团块内夹杂钙化，有助于肿瘤钙化的诊断。

（4）肾窦脂肪组织：肾窦内脂肪组织声像图也表现为肾窦内瘤样低回声团块，但是患者很少有血尿。非对比增强 CT 扫查能确认其为脂肪组织而非肿瘤，具有特异性。

其他少见的情况如肾乳头坏死脱落、真菌团声像图也表现为肾窦高回声区内的低回声团。但是只要注意这些疾病各自明确的病史，鉴别不困难。

266. 肾血管平滑肌脂肪瘤的声像图特征是什么？如何与 RCC 进行鉴别？

肾血管平滑肌脂肪瘤（angiomyolipoma，AML）声像图表现颇具特征性，位于肾实质内，也可位于肾表面。较小的 AML 肾外形正常，较大者，可致肾表面隆起或肾窦受压变形。其内部回声取决于肿瘤的大小和血管、脂肪和平滑肌组织的构成比例。典型的 AML 为边界锐利的高回声团。回声水平与肾窦或肾周脂肪囊相似，极易辨认。小的 AML 多呈圆形，回声虽高但无声衰减。大的 AML 内部声学界面较大，表现为高低回声相间的杂乱回声，呈分层状，似洋葱切面。偶尔 AML 呈低回声，边缘不光整，有边缘裂隙征。20%～30% 的 AML 可有不同程度的后方声衰减，但是无钙化，内部极少有囊性无回声区（图 48）。

应注意与肾细胞癌鉴别，偶尔体积很小的 RCC 声像图可呈高回声，但是多数可见假包膜回声，周围有低回声晕，无边缘裂隙征象，后方声衰减，内部有钙化或小的不规则无回声区。体积大的 AML 合并内部出血时，也可能与大的 RCC 混淆。AML 尽管体积大，但是局限性很好，无周围浸润，无血管内瘤栓。出血时瘤体增大而后缩小，再出血时再增大，再缩小。而大的 RCC 呈浸润性生长，多有血管内瘤栓及周围淋巴结增大。CT 扫查 RCC 无脂肪组织，与 AML 很容易鉴别。

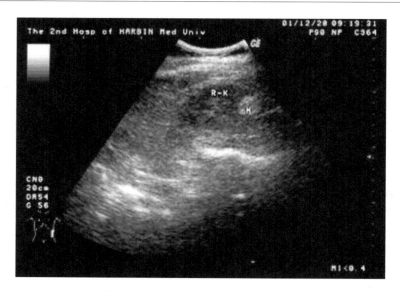

图 48　错构瘤（哈尔滨医大二院提供）

267 · 肾结石的声像图表现有哪些特征？

肾结石声像图表现与其大小密切相关，足够大的肾结石，其典型的声像图为肾窦内伴有声影的强回声团。通常表面光滑，含钙结石透声差，仅能显示结石界面，呈新月形或弧形带状强回声，伴有明显的声影（图 49）。透声较好的结石可隐约显示其内部结构，后方

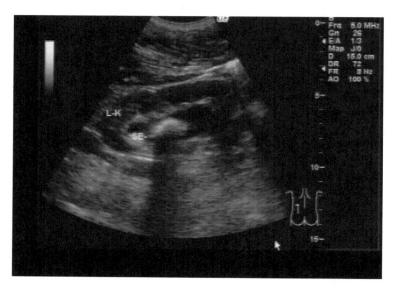

图 49　肾结石（哈尔滨医大二院提供）

声影较弱或无明显声影，易与肾窦回声混淆。较小肾结石可能仅显示点状强回声而无声影。此类结石多积聚于肾小盏的后部。伴有肾小盏积水者，呈典型的无回声区内的强回声点，颇具特征。但是若不伴有积水，容易被肾窦回声掩盖。进行多方位不同角度扫查，同时调节聚焦点并适当降低增益，可能突出结石强回声点或显示其后方声影。当结石引起肾盂肾盏积水时，几乎都可以显示积水远端的结石回声。

268 · 肾脓肿的声像图特点是什么？

肾实质脓肿早期表现为肾弥漫性或局限性增大，实质内孤立性或多发性包块，边界模糊不清，内部回声不均匀，可似肾肿瘤的表现。超声动态追访，在数天内病灶发生显著变化，出现不规则的厚壁，内部实质性回声减少，开始出现不规则的无回声区，最终被透声差的液性无回声区取代。其间为浮动的细点状回声或混杂组织条块，脓肿局部肾包膜回声模糊、中断，与周围组织固定，呼吸时无相对运动，致使整个肾运动明显受限。气疽性肾脓肿除有肾脓肿的声像图表现外，肾实质内或收集系统内出现线形或团块气体回声，随体位改变而窜动，后方可有声影或"混响"回声，大量强回声可影响对其后方病灶或肾组织的显示。

269 · 应与肾周围脓肿鉴别的疾病有哪些？

肾周围脓肿声像图表现为肾脂肪囊明显扩大或局限性膨大，其内显示范围较为局限的低回声或无回声区，紧贴肾。其外形多呈椭圆形或带状，包绕肾实质，壁较厚而粗糙。脓肿张力较大者，可呈圆形或蝌蚪形。缓慢加压检查，实时观察可见低回声区或无回声区有点状回声飘浮。肾受推压，可有移位或局部压迹，内部回声正常。通常肾周围炎和脓肿范围较大，而超声显示的范围较小。

需要与肾周围脓肿鉴别的疾病有：

（1）肾周尿囊肿：肾周尿囊肿又称肾周假性囊肿。为肾损伤造成尿液向肾周外渗形成的包裹性积液，壁为较厚的纤维组织，可压迫肾。声像图显示为肾周围类圆形或带状无回声区，甚至包绕部分或全部肾。无回声区壁厚，内部有形成分少，根据病史和声像图特点容易与肾周围脓肿鉴别。

（2）肾周血肿：肾损伤后，声像图显示肾周围形成紧贴肾的无回声区，内部可见散在点状回声。肾被膜回声不连续。若继发感染，可出现发热、腰痛等急性感染症状，酷似肾周围脓肿。后者急性感染在前，声像图出现肾周无回声区在后，肾包膜回声光整，无外伤史，两者鉴别无困难。超声导向下穿刺抽吸检查，可以对肾周围脓肿、囊肿和血肿迅速做出准确鉴别。

（3）腰大肌脓肿：接近肾的腰大肌脓肿可被误认为肾周围脓肿。但前者声像图显示的无回声区在肾筋膜高回声线之外，腰大肌局部回声不均匀。高分辨率探头可见无回声区位于肌束之间。

270 · 肾乳头坏死的临床表现和声像图特点是什么？

肾乳头坏死又称坏死性乳头炎，是由多种原因引起的乳头缺血坏死所致，常继发于糖尿病、尿路梗阻、长期使用镇痛剂等患者发生的肾盂肾炎，所以也可认为是急性肾盂肾炎的并发症。

本病多数患者表现为慢性泌尿系症状，如肾盂肾炎、膀胱炎，有时出现肾绞痛。少数呈急性过程，表现为高热、肾区痛，甚至出现休克、少尿、尿毒症表现。声像图表现为部分或全部乳头肿大，伸入肾盂内部，回声增强或回声减低，乳头内出现小囊腔无回声区。若有肾盏扩张，可见受累肾盂呈杵状变。若乳头脱落，可见肾窦高回声区内显示与肾窦分离的低回声团。或脱落钙化的乳头呈强回声团，酷似结石回声。合并收集系统扩张者，上述征象更易显示。脱落的乳头可致尿路梗阻。

271· 肾结核声像图表现及其鉴别诊断有哪些？

肾结核在泌尿系结核中最常见。原发结核大多在肺，亦可来源于它处。泌尿系结核常在肺结核感染 5~10 年发生。约半数患者胸部 X 线正常。

（1）根据肾结核病灶的病理改变及其声像图特征，其声像图表现大致可归纳为以下五种类型：

Ⅰ型（结节型）：为肾结核早期或急性期病灶。肾外形正常，实质内可见局限性异常回声。呈边界清楚的等回声或高回声区，较大的病灶（>15mm）多呈边界不清的杂乱回声区。肾窦回声正常。

Ⅱ型（早期空洞型）：此型见于结核病灶侵及肾乳头或进一步破坏，形成髓质空洞。声像图所见肾外形仍然正常，或体积稍有增大，肾轮廓线较光滑。肾髓质部显示边缘不规则的低回声区或无回声区。肾窦局部回声增强或减低，其排列紊乱。

Ⅲ型（结核性肾积脓）：此型为肾重度破坏，肾内淤滞大量脓液。声像图表现为肾外形显著增大，包膜不光滑或凹凸不平，肾盂、肾盏明显扩张，壁增厚、不均匀，有时两者分界不清，呈无回声区，其内有云雾状点状低回声，后方回声轻度增强。肾内局部可见不规则斑点状强回声，伴弱声影。

Ⅳ型（混合型）：声像图所见肾增大，包膜凹凸不平。肾实质或肾盏内重度破坏，内部回声复杂，显示单个或多个低回声或无回声区，边缘欠规则（图50）。内部有云雾状点状低回声，后方回声轻度增强，或混杂不规则高回声团块。肾窦变形或回声紊乱，可见局部因钙化而形成的点、块状强回声，后有声影。此型见于结核病灶进一步扩大，累及肾髓质与肾盏，形成干酪样坏死空洞和肾盂积水。同时可有纤维化和钙化。输尿管受累致不同程度的肾积水。

Ⅴ型（钙化型）：声像图表现肾外形不规则，包膜凹凸不平或呈结节状，难以显示肾盂和肾盏回声。而代之以形态不规则团块状或斑片状强回声，后有明显声影。或呈一弧状强回声带，后方结构不能显示。见于肾结核病灶内大量钙盐沉着，致整个肾病变广泛钙化。当肾功能完全丧失，临床称为"肾自截"或"油灰肾"。

肾结核的以上五型只是基本的分类，部分病例往往多种病理改变混合存在，声像图表现复杂而又多样化，难以分型。

（2）肾结核需要与下列疾病鉴别

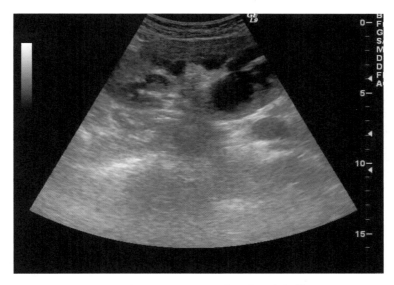

图 50　结核性脓肾（哈尔滨医大二院提供）

1）慢性肾盂肾炎：慢性肾盂肾炎病程比肾结核长，以反复发作的尿路感染为突出临床表现，抗生素治疗可暂时奏效。声像图表现为肾实质内不规则高回声条痕、增强不均匀，与肾窦分界不清。而肾结核以实质囊性空洞形成的不规则无回声区和钙化的强回声斑为主要声像图表现。

2）肾肿瘤：早期结节型肾结核与早期肾肿瘤都可表现为实质内小高回声团。肿瘤为孤立性病灶，通常有较清楚的边缘，球体感明显。CT 增强扫查，病灶增强。而结节型结核可为多发性，边缘比较模糊、不规则，球体感不明显。CT 检查病灶不增强。中晚期肾结核以脓腔及钙化为主，而肾肿瘤即使有液化坏死，仍然有残存瘤体回声。肾结核以脓尿为主，而肾肿瘤以血尿为主。

3）肾囊性病变：典型的肾囊肿与肾结核不会混淆。仅当肾囊肿合并感染、出血时，可能与肾结核混淆。肾囊肿即使合并感染、出血，仍保持较规则平滑的囊壁，合并收集系统改变者少见。而肾结核脓腔极不平滑，几乎都合并肾盏肾盂改变。

4）肾积水：结核性肾盂积脓和脓性积水的声像图均呈不清晰的无回声区。前者几乎都伴有髓质脓腔或破坏，肾盏肾盂壁不规则增厚或中断；而后者肾实质回声正常，肾盂肾盏壁无中断。当一侧肾结核的声像图不典型，同时合并对侧肾盂积水时，声像图很难鉴别积水是否为结核所致。超声导向下肾穿刺抽吸及造影对肾结核的诊断具有重要价值。当诊断发生困难时，选择穿刺抽吸及造影能够迅速而准确地做出诊断。

272·不同原因引起的肾功能衰竭的声像图特点分别是什么？

超声检查主要用于肾功能衰竭的病因筛选而不能诊断肾功能衰竭。如果临床和实验室检查有肾功能衰竭的表现，可以根据声像图异常较准确地判断其为肾源性、肾后性或肾前性。

（1）肾前性肾功能衰竭：声像图显示肾形态和内部回声多数正常。CDFI 可能发现肾动脉血流及阻力异常。特别是肾动脉梗阻者，肾血流显著下降，肾内 RI 不高，也可能发现腹腔内出血等引起肾功能衰竭的间接征象。

（2）肾源性急性肾功能衰竭：大多表现为肾体积不同程度增大、肾实质增厚、回声减低或增强；肾锥体增大，回声明显减低，与肾皮质和肾窦分界清楚。由于肾窦黏膜和肾包膜水肿，有时在肾窦内或肾周围可见纤细的弱回声带。

（3）肾后性急性肾功能衰竭：可见双侧肾积水或一侧肾严重损害、发育不全，而另一侧肾积水。若为肾静脉血栓，显示为肾明显增大，静脉增宽，血流缓慢。肾动脉 RI 增高，CDFI 能显示血栓位置。

273 · 超声如何对肾积水的程度进行评价？

肾积水可由多种原因引起，最常见于尿路梗阻，此外，某些非梗阻原因，如先天性尿路畸形，肾盂输尿管反流，慢性尿路感染，使用利尿剂和解痉药物，尿路梗阻手术后，妊娠也常合并肾积水。

肾积水分为三度：

（1）轻度肾积水：肾外形正常，肾盂持续分离大于 1.5cm，肾大盏扩张，肾小盏轻度分离，肾小盏顶端呈"杯口状"，肾实质厚度正常，肾柱回声清晰。

（2）中度肾积水：肾外形轻度增大，肾盂、肾盏均明显扩张，肾小盏"杯口"变浅，呈圆弧状。肾实质轻度变薄，肾柱回声不清晰（图 51）。

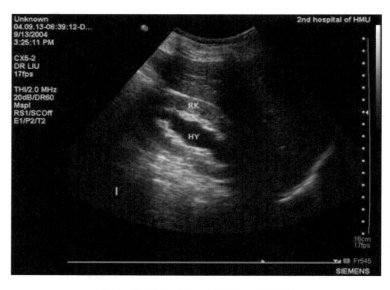

图 51　肾积水（哈尔滨医大二院提供）

（3）重度肾积水：肾盂肾盏重度扩张，穹隆部变平。肾实质明显变薄或不能显示，肾柱呈线状，成为肾盂无回声区内的不完全分隔，甚至不能显示肾柱。

274 - 超声诊断肾盂积水应与哪些疾病进行鉴别？

（1）肾囊肿：肾盂周围囊肿酷似轻度肾盏扩张，多断面检查显示前者总是圆形而后者则不然。肾外肾盂积水时，扩张的肾盂大部分位于肾外，由于肾盏扩张较轻，易与肾门周围的肾囊肿混淆。后者呈圆形，内壁平滑，肾窦回声存在，并推向一侧；而后者多呈"倒梨状"或"烟斗状"内壁不平滑，肾窦回声消失或包绕无回声区顶端。多囊性肾病容易被误认为重度肾积水。声像图显示前者囊肿大小悬殊，排列散乱，最大囊腔位置多数不在中央。囊之间分隔完整，互不相通，没有可分辨的肾实质回声存在，肾内血管走行异常；而后者扩张的肾盏无回声区大小相似，排列有序，分隔不完整，最大无回声区总是在中央，可能存在肾实质回声，肾内血管走行正常。两者容易鉴别。

（2）肾结核性空洞或积脓：肾盂积水合并感染者，与肾结核性空洞或肾脓肿有时鉴别困难。积水合并感染通常不破坏肾盂肾盏壁和肾实质，肾盂肾盏壁完好，肾实质无病灶。而肾结核和肾脓肿破坏肾盏壁和肾实质，可以被声像图显示。

（3）扩张的肾静脉：肾窦内扩张的静脉常使肾窦分离，貌似轻度积水，频谱多普勒及 CDFI 很容易将二者区分。

275 - 超声如何对肾损伤进行评价？

（1）肾实质损伤：肾实质挫伤声像图改变轻微。肾轮廓正常或轻度增大。肾实质内可见局限性回声异常区，多数为高回声，也可为低回声或无回声，边界不清，不规则，有时呈线带状。肾实质裂伤者，除肾实质内出现异常回声区外，肾周出现与实质异常回声相连续的无回声区，少数为均匀低回声或高回声区，包绕肾实质或局限于肾包膜下、肾脂肪囊内。较大者使肾实质受压，侧缘变平或变形。部分病例仅有肾周围异常回声而肾实质无异常。肾粉碎伤肾外形明显增大，实质轮廓不清，包膜断续或完全不能显示。实质回声模糊分离，与外渗尿液、血肿或血凝块回声混合成不均质的杂乱回声团。肾窦回声存在或消失。合并肾盏、肾盂破裂者可见肾窦内无回声区或血凝块低回声团。腹腔内不规则游离无回声区。

（2）肾盂裂伤：肾实质回声无明显异常，收集系统扩张，或与实质分界不清，内部可见低回声血块或无回声区。血块堵塞输尿管后，可致肾盂内大量血尿混合积液，甚至形成肾周或腹腔内积尿，声像图类似肾周或腹腔内积血。

（3）肾蒂损伤：肾外形可因肾淤血而肿大，肾实质增厚，回声减低。也可因动脉栓塞致肾梗死而出现实质片状异常回声区。肾动脉内膜损伤者，CDFI 可显示局部血流异常，其远端血流速度减低，RI 下降；肾静脉损伤者，可见静脉内血栓弱回声团，血流受阻或不规则变细，肾动脉 RI 增高；肾血管全层破裂者，肾周围及腹腔内均可显示大量液性无回声区，超声导向下抽吸证实为血性，但是声像图可能无异常发现。肾血管锐器伤可能导致肾动静脉瘘、假性动脉瘤。

在严重肾损伤的病例，三种病理类型常不是单独存在，以致声像图表现更为复杂。较严重的肾损伤都有血尿，有时可以在膀胱内显示血凝块低回声团。自发性肾实质破裂常继发于肾肿瘤等，肾盂破裂常继发于尿路梗阻。声像图除显示实质内或肾区破裂征象外，尚存在原发病征象。肾损伤常伴有肝、脾等腹腔脏器的损伤，声像图可能显示相应的异常。

276 · 引起高血压的常见肾疾病的声像图表现如何？

（1）肾动脉狭窄：多数肾动脉狭窄肾外形无明显异常，部分患者患肾外形较健侧缩小，实质回声正常或增强，严重者实质与肾窦回声分界欠清楚。肾动脉往往难以显示，少有提示狭窄的直接形态征象。但是当动脉粥样硬化或大动脉炎患者，在肾动脉开口处，能显示腹主动脉粥样斑块或管壁明显增厚，是肾动脉狭窄的重要征象。肾动脉局部扩张，也提示其邻近端存在狭窄。当肾动脉受压时，常能显示其周围相关的病变。肾动脉的彩色和频谱多普勒表现分为肾外主要动脉及其分支和肾内小动脉二部分。对肾外肾动脉沿其走行多处扫查，部分病例 CDFI 表现为肾动脉狭窄处收缩期呈纤细而明亮的高速镶嵌色血流信号，在肾动脉起始端或肾门处比较容易显示。狭窄远端肾动脉彩色血流束暗淡不清。在 CDFI 监视下，将取样门置于血流最高处及其近端和远端分别获取肾动脉内血流频谱，显示狭窄处填充型高速血流频谱，流速峰值明显增高，常大于 2.0m/s，显著高于无狭窄的同水平主动脉流速峰值。肾动脉严重狭窄时，可能难以显示肾动脉血流。

（2）肾动静脉瘘：患者多有肾穿刺史，瘘口处可见增快的血流，近端血流速度增快，但是 RI 显著减低。在瘘口处，肾静脉显著扩张增粗，内部出现 RI 很低的动脉样血流频谱。

（3）肾静脉阻塞：肾静脉内血栓形成或瘤栓等阻塞肾静脉时，也可致血压升高。与肾动脉狭窄不同，本病肾外动脉血流 RI 明显增高，甚至出现反向收缩末频谱，而血流速度不高。肾内小动脉加速时间不延长，加速度不减慢。断面声像图和 CDFI 能显示肾静脉腔内血栓或瘤栓。

（4）主动脉狭窄：当肾动脉开口以上主动脉因粥样硬化、动脉炎、动脉夹层等原因引起狭窄时，不仅也会导致肾动脉缺血而引起高血压，而且使肾内小动脉出现与肾动脉狭窄相似的血流频谱，易与肾动脉狭窄混淆。但是主动脉狭窄处及远端的超声显像异常，能将其与肾动脉本身狭窄区别。

277 · 正常肾动脉频谱表现是什么？

正常肾动脉血流频谱为低阻型，收缩早期频谱上升陡直，而后缓慢下降，在收缩早期可有第一切迹为收缩早期切迹。此切迹使收缩期频谱呈双峰，第一峰为收缩早期波峰，第二峰为收缩晚期波峰。依据收缩期双峰表现，正常肾动脉频谱形态可分为四种类型：第一峰高于第二峰、第一峰低于第二峰、第一峰缺失、第二峰缺失。正常肾动脉峰值流速存在较大个体差异。对于正常肾内动脉血流频谱，一般人认为阻力指数为 0.55~0.7，收缩早期加速时间<0.07 秒，收缩早期加速度>3m/s^2。

278 · 肾动脉狭窄的病因及超声表现有哪些？

（1）常见病因为多发性大动脉炎、动脉粥样硬化、纤维性肌发育不良。纤维性肌发育不良是胚胎时病毒感染或先天性中膜肌细胞发育障碍，表现为动脉内膜或中层中心性或偏心性纤维组织增生，病变多位于肾动脉的远端2/3，常同时有多发狭窄。在我国，多发性大动脉炎为首位病因，但动脉粥样硬化性肾动脉狭窄的发病率有上升趋势。临床表现为药物难以控制性高血压，病情严重未获及时治疗可出现肾脏萎缩和肾功能恶化。

（2）肾动脉狭窄的主要超声表现

1）直接指标：狭窄段及靠近其下游呈现五色血流信号，频谱呈毛刺状，流速加快。五色血流信号的特点是程度重、范围广，依据典型的五色血流信号可以诊断肾动脉狭窄。明显的毛刺状频谱对肾动脉狭窄的诊断很有帮助，但无毛刺样频谱亦不能排除肾动脉狭窄。肾动脉湍流处 PSV>150cm/s 提示肾动脉内径减少>50%，PSV>180cm/s 或肾动脉与腹主动脉峰值流速比值>3.5，则提示肾动脉内径减少>60%。

肾动脉与腹主动脉峰值流速比值增大，收缩早期加速时间≥0.07秒，收缩早期加速度<3m/s^2 或双侧 RI 差异>5%（适合单侧狭窄者）提示内径减少>70%。

2）间接指标：当肾动脉狭窄所致射流成分消失后，肾内动脉频谱形态变为三角形、圆顶形或平坦形，加速度减小，阻力减低。

279 · 肾动脉瘤的声像图特点是什么？

二维超声显示肾动脉主干或肾门部囊状或梭状无回声区，有搏动感。有时在其边缘显示局灶性强回声，或在其内部有血栓低回声团。CDFI 显示无回声区为搏动的血流，色彩紊乱，血流来自肾动脉，频谱多普勒显示其内不定的湍流信号，肾实质内动脉瘤呈囊状。CDFI 与肾外肾动脉瘤相似。假性动脉瘤内部可以无血流信号，仅表现为不规则无回声区或混合回声囊。

280 · 何为胡桃夹现象？其声像图表现如何？

胡桃夹现象，即左肾静脉受压综合征。是由于左肾静脉在通过肠系膜上动脉与腹主动脉之间处受压而引起静脉回流障碍所致。本病1972年由 Deschepper 首先报道，临床表现与肾淤血有关，出现血尿、直立性蛋白尿、左侧生殖静脉曲张、血压升高、月经量增多等。

声像图表现为肠系膜上动脉与腹主动脉之间的夹角明显减小，左肾静脉在两者间受压迫、管腔明显缩小。其远端左肾静脉内径明显扩张，CDFI 和双功多普勒见其内部血流缓慢。左肾外形正常或轻度增大。由仰卧位变为侧卧位后上述静脉改变可有不同程度缓解。改为坐位脊柱充分后伸检查，上述改变常加重。

281 · 移植肾发生排异反应的声像图表现如何？

由于配体技术的进步，超急性排异反应已经罕见。由于几乎都发生在手术中，所以没有超声检测的必要。

加速型和急性排异反应的声像图表现为：

（1）移植肾体积异常增大：急性排异反应各径线均增大，但以前后径最明显。只要前后径大于宽径或移植肾体积在两周内增大大于 25%，或突然增大 25% 以上，并持续 5 天以上者，即可认为移植肾异常增大。

（2）实质增厚：皮质和髓质均增厚，分界不清或分界异常清晰都是异常表现。

（3）肾锥体增大：因肾锥体水肿而显著增大，回声减低。锥体由三角形变为类圆形，使肾窦回声出现明显压迹。

（4）肾窦回声异常：主要表现为肾窦回声减低，分散不均；肾窦缩小；严重时与肾实质分界不清，有时显示肾盂壁增厚。

（5）肾血流异常：急性排异反应组织上分为细胞性排异反应和体液性排异反应，或者两者同时存在。通常后者对血流的影响比前者更大，尤其是对小动脉影响严重，可导致广泛狭窄或闭塞。肾动脉血流阻力明显增高。一般认为移植肾内阻力指数（RI）>0.8、脉动指数（PI）>1.5，即提示有急性排异反应。RI>0.9 肯定为异常，特异性较高。

此外，在急性排异反应时，也可出现肾包膜粗糙、肾皮质增厚、回声增强或不均匀、实质内局限性无回声区、肾窦扩张和肾周围积液等征象。

慢性排异反应：多数是急性排异反应的慢性延续，实质与肾窦回声分界不清楚。完全不能分辨肾脏的结构。慢性排异反应时，CDFI 可见肾动脉管腔不同程度的狭窄，流速增快，弓状动脉血流显示不清楚（图 52），RI 和 PI 也可能增高，但远不如急性排异反应明显，或不能显示血流异常。

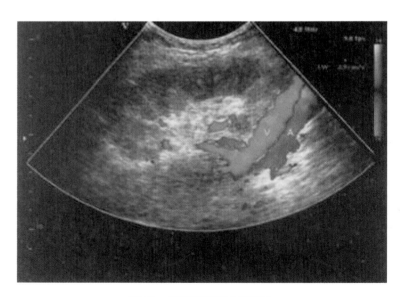

图 52   移植肾实质血流减少

282 · 常用影像学方法在肾脏实质性肿瘤诊断中有何应用价值？

肾脏实质性肿瘤临床表现隐匿。血尿可能是最早表现，但是引起血尿的原因很多，因此常延误诊断。

对于可疑患者，传统的影像学方法是 X 线肾区平片、尿路造影和肾动脉造影。对于小的病变平片无价值，对较大的肾实质肿瘤有一定的帮助。平片上可见患侧肾轮廓增大，边缘不规则或呈结节状，有时可见钙化斑点或在肿瘤周围形成弧形钙化线。静脉肾盂造影可以比较清楚地显示肿瘤的位置、大小和形态。特别是对集合系统肿瘤有很高的检出率。肿瘤可使肾扭曲或转位。肿瘤侵及肾盂、肾盏时，可见肾盂和肾盏变形、伸长、移位乃至充盈缺损。但若肿瘤压迫静脉或阻塞血管，患侧肾盂、肾盏均难以显影。逆行肾盂造影对观察肾盂和肾盏的病变比静脉肾盂造影清楚，但是静脉肾盂造影和逆行尿路造影往往不能满意地观察到距离肾盂、肾盏远的肿瘤，对<3cm 者难以诊断。

肾动脉造影可对 75%～95% 的肾实质性肿瘤加以确诊。肾动脉造影不但可根据血管移位、分离、聚拢或伸直等改变，判断占位性病变的存在，还可根据肿瘤血管的显影情况确定肿瘤的性质。肾实质性肿瘤的特征为网状或不规则杂乱血管，伴有池状充盈。在毛细血管期，血管丰富的肿瘤染色，显示出肿瘤的轮廓和范围。尽管肾动脉造影对肾实质性肿瘤的诊断准确率很高，但是不能作为常规检查。

CT 特别是螺旋 CT 的应用，不仅能显示肾实质性肿瘤的位置、大小和形态，而且能方便地显示其周围和远隔器官的受累情况，估计其进展程度，显著提高了肾实质性肿瘤的检出率。高速螺旋 CT 排除了呼吸和部分容积效应的影响，比超声能更有效地显示肾实质性肿瘤的特征。对含脂肪较多的肿瘤如 AML、肾脂肪瘤等，具有很高的特异性。但是在显示 RCC 血供方面，CT 的功能不及高性能的彩色多功能超声诊断仪。所以，有人认为螺旋 CT 和高性能超声联合使用可以不必使用其他影像学方法。

MRI 也常被用于肾实质性肿瘤的诊断，其使用价值与 CT 相似。

超声检查，特别是二次谐频技术在高性能超声诊断仪中的应用，能够扫查到肾内微小肿瘤，显著提高了肾实质性肿瘤的诊断水平。据文献报道，超声对 RCC 的诊断准确率高达 93.5%～97.1%，被认为是筛选和诊断肾实质性肿瘤的首选方法。但是对<1cm 的肾实质性肿瘤声像图难以显示。对>1cm 的肾实质性肿瘤，CT 和超声都可能检出，但是<1.5cm 时，CT 比超声更敏感。而>2cm 时，两者都有很高的检出率。所以，两者联合应用可以进一步提高对>1cm 的肾实质性肿瘤的诊断准确率。

虽然超声检查能够对肾实质性肿瘤进行临床分期，但是 CT 和 MRI 更为准确。对于部分小的实质性肿瘤，无论哪种影像学方法都难以确定其性质，究竟如何对待这类患者，尚有争议。在老年人和终末期肾功能衰竭患者，可以忽略这种病灶。但是在其他情况下，则必须重视。有适应证者在超声导向下穿刺活检，是明确诊断的重要途径，对不接受活检的患者，超声是定期随访肿瘤变化的最有效手段。一旦有变化，即应进行手术切除。

283· 输尿管的超声应用解剖要点是什么？

输尿管是一对细长肌性的管状器官，上端起始于肾盂，下端止于膀胱三角区，长20~34cm。其管径粗细不均，平均为0.5~0.7cm。输尿管全长分为腹段（上段）、盆段（中段）和膀胱壁段（下段）。

腹段起自肾盂输尿管连接部，沿腰大肌前面下行，止于跨越髂总动脉处。盆段自髂总动脉前方，向下后内侧移行，并经盆底的结缔组织直达膀胱后壁。膀胱壁段斜穿膀胱壁，在膀胱后方向下内侧移行，止于膀胱三角区的输尿管嵴外侧端——输尿管口处。

每侧输尿管有三个生理性狭窄，其内径为 2mm 左右。第一狭窄位于肾盂和输尿管移行处；第二狭窄位于越过髂总动脉或髂外动脉处；第三狭窄为膀胱壁内段，狭窄部是结石阻塞的常见位置。

284· 输尿管结石的声像图特征是什么？

声像图特征：肾窦分离扩张，扩张的输尿管突然中断，并在管腔内显示强回声团，与管壁分界清楚，后方伴有声影，CDFI 显示患侧输尿管开口尿流信号明显减弱或消失。

绝大多数结石停留在输尿管三个生理狭窄处。在有肾盂扩张的情况下，位于第一狭窄处的结石容易显示。位于第二狭窄处的结石，取仰卧位扫查。左侧先显示髂总动脉末端，右侧显示髂外动脉起始部，在动脉和伴行静脉前方可能显示无血流的管状结构及其内部的结石回声。第三狭窄处的结石也容易显示。首先找到输尿管开口处的乳头，以此为标记，再仔细调节远场增益和聚焦点位置，则可显示其内的结石回声及远端扩张的输尿管（图53）。

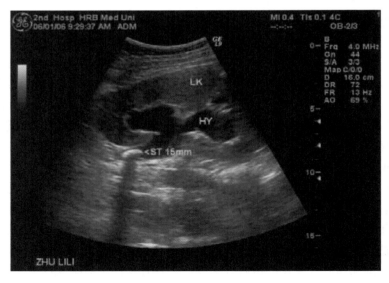

图53 输尿管结石（哈尔滨医大二院提供）

由于结石的大小、形态、滞留位置和组成成分不同，其声像图表现也有一定的差别。如草酸钙结石质硬，表面光滑，声像图仅能显示其表面，故呈弧形强回声团，后伴明显声影；表面粗糙的尿酸结石质地较疏松，呈圆形或椭圆形强回声团，表面不光滑，其后方声影较弱或无明显声影。多数较小的结石呈点状强回声，无声影，很难与肠内容物鉴别，或者声像图不能显示，以致虽有典型输尿管结石的临床表现而超声检查无异常发现。输尿管结石引起的急性尿路梗阻，可致肾内动脉 RI 增高。

285 · 输尿管囊肿的声像图表现如何？与输尿管脱垂和输尿管憩室如何鉴别？

声像图显示膀胱三角区一侧呈圆形或椭圆形环状结构，壁菲薄而光滑，内为无回声区，类似"金鱼眼"。实时观察可见环状结构时大时小，周而复始的不断变化，即所谓"膨缩征"，囊肿膨大时直径多为 2～4cm，缩小时直径多为 0.5～1.5cm。纵断面上，可见囊肿与扩张的输尿管盆段连通。较大的囊肿在排尿时可观察到囊壁移向后尿道口，并不同程度的阻断尿流。CDFI 能显示囊壁向膀胱的尿流信号。

输尿管囊肿均伴有不同程度的囊肿上段输尿管扩张和肾积水，少数囊肿合并结石者，在囊肿内显示点状或团状强回声，后伴有声影，有时可见结石回旋于囊肿与其上端扩张的输尿管之间。

输尿管脱垂为表面光滑的低回声团，顶部呈脐样凹陷，无囊肿特征。输尿管憩室多发生在输尿管与膀胱的交界处，其特点是不突入膀胱腔，而位于膀胱之外与输尿管连通。

286 · 输尿管狭窄的病理、临床表现和声像图表现是什么？

输尿管狭窄分为原发性和继发性两类。前者病因不明，多见于儿童，且多为单侧，以肾盂输尿管连接部或输尿管膀胱交界处狭窄最多。后者则因输尿管结核、炎症、肿瘤扭曲及折叠等。病理改变为狭窄段肌层肥厚和纤维组织增生。在狭窄的近端，输尿管扩张，并可导致不同程度的肾积水。

输尿管狭窄的临床表现主要是腰痛、腹痛，继发感染时，可出现发热和膀胱刺激症状等。

肾盂肾盏均扩张为输尿管狭窄的主要征象。狭窄部位越高，肾盂扩张越严重。输尿管膀胱壁内段狭窄者，容易显示扩张输尿管远端。管腔逐渐缩窄，管壁回声增厚、增强。肾盂输尿管连接部狭窄者，狭窄部呈漏斗状，可显示增厚的输尿管壁。部分严重狭窄病例，有时很难显示狭窄部位，仅表现为重度肾积水。

继发性输尿管狭窄的声像图表现因病因不同而有所差别。结核或炎症所引起的狭窄，管腔狭窄不规则，管壁增厚不均匀。绝大多数同时有肾脏和膀胱病变。输尿管肿瘤或其他部位肿瘤侵袭或压迫输尿管引起的狭窄，局部能显示肿瘤的组织团块回声。

287 · 输尿管肿瘤的声像图表现和鉴别诊断有哪些？

输尿管肿瘤无论良、恶性，均可引起血尿，此为最突出的临床表现。若引起狭窄，则出现尿路梗阻症状。

　　输尿管肿瘤的声像图直接征象为在输尿管腔内或管壁显示软组织团块。恶性者局部管壁变厚，与软组织块无分界，使输尿管壁连续中断。近端肾盂和输尿管扩张是输尿管肿瘤的间接征象。扩张的输尿管不仅是寻找病变的向导，而且为显示病变提供了极好的对比界面（图 54）。若肿瘤伸入膀胱，则极易显示。

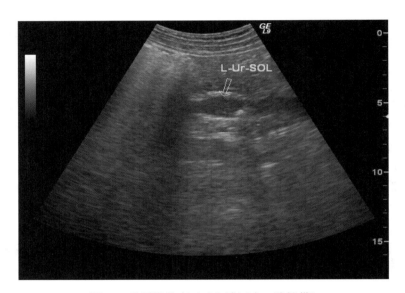

图 54　输尿管肿瘤（哈尔滨医大二院提供）

　　需要与输尿管肿瘤鉴别的疾病有：

　　（1）输尿管炎性肉芽肿：本病是输尿管炎性增殖性病变，声像图也表现为输尿管壁局限性增厚，内腔不均，黏膜粗糙，很难与输尿管肿瘤鉴别。有反复尿路感染病史支持本病的诊断，但不能作为与肿瘤鉴别的依据。

　　（2）输尿管结石：绝大多数输尿管结石具有典型的声像图特征和临床表现，容易鉴别。但是个别结石透声好，无声影，酷似软组织团块，唯其与输尿管壁有明确的分界，而且输尿管壁回声正常可与肿瘤鉴别。

　　（3）输尿管内凝血块：严重血尿有时在输尿管内形成凝血块，甚至造成尿路梗阻。凝血块的声像图特征为输尿管腔内充填均匀性等回声或高回声团，呈柱状，输尿管壁正常，多数同时有膀胱内凝血块。

288 · 膀胱超声应用解剖要点是什么？

　　膀胱是储存尿液的肌性囊状器官，其形态、位置、大小、壁厚及其与周围脏器的关系与其充盈程度不同而有较大变化。膀胱的容量也与年龄、性别、个体差异及排尿习惯不同有关，平均容量为 350~500ml。

　　膀胱充盈时呈椭圆形或类圆形。壁厚为 2~3mm，黏膜较光滑。空虚的膀胱似锥体形，壁增厚，黏膜形成许多皱襞。膀胱分为前壁、后壁、左侧壁、右侧壁、三角区、膀胱颈部、顶部和底部等。三角区位于膀胱后下部，三角区的三个角分别为两侧输尿管口和尿道内口。膀胱底部下方为颈部，尿道内口位于该部。女性因受子宫的影响，膀胱横径较大，前后径稍小。

　　膀胱位于骨盆腔内。婴儿期膀胱位置较高，尿道内口可高达耻骨联合平面以上，随年龄增长而逐渐降入骨盆腔。

　　膀胱的前方为下腹壁，前下方为耻骨联合，膀胱上由腹膜覆盖，尤以中间区两者结合紧密，而两侧结合较疏松。腹膜在膀胱颈部后上方折反，男性形成膀胱直肠陷窝；女性则形成膀胱子宫陷窝。膀胱后方有两侧输尿管。男性膀胱后下部有前列腺、精囊腺、输精管等；女性膀胱则与子宫颈和阴道相邻。

　　膀胱壁自外向内由浆膜层、肌层、黏膜下层和黏膜层构成。其中肌层又分为三角区肌和逼尿肌。三角区肌起自输尿管纵肌，与后尿道相连接；逼尿肌为膀胱壁肌层的总称，内层与外层为纵行肌，中间层为环行肌。

289 · 膀胱肿瘤的声像图特点有哪些？应注意与哪些疾病鉴别？

　　超声检查对膀胱肿瘤的检出率与肿瘤的部位和大小有关，对膀胱颈部和顶部的肿瘤，或直径小于 0.5cm 的肿瘤容易漏诊。

　　膀胱肿瘤主要声像图表现为膀胱壁菜花样、乳头状或结节状回声，极少呈弥漫性增厚。乳头状瘤和分化良好的移行上皮乳头状癌，瘤体较小，多由瘤蒂连接于膀胱黏膜，并突入膀胱腔，表面粗糙，有时可见尿钙沉积形成的亮点状回声，内部呈较强的点状回声。较大或分化较低的肿瘤，表面呈菜花样或高低不平，内部回声相对减低，而且分布不均匀，瘤蒂粗而短，或基底较宽，呈浸润状。瘤蒂生长处膀胱壁的回声模糊，连续性中断，甚至侵及膀胱周围组织或脏器。膀胱腺癌和鳞状上皮癌的基底一般较宽，呈浸润性生长，无论肿瘤的形态如何，CDFI 几乎均能显示其内部有血流信号（图 55）。

　　（1）声像图对膀胱肿瘤的分期：主要依据肿瘤对膀胱壁的浸润深度，所以使用分辨力高的探头或经尿道探头检查清楚显示膀胱壁的层次结构才比较可靠。参照膀胱肿瘤国际统一的 TNM 分期法，根据声像图将膀胱肿瘤分为两型四期。

　　1）两型及其声像图特征

　　表浅型：肿瘤基底部局限于黏膜或表浅层，肌层未受侵犯。声像图特征为肿瘤基底较窄呈细蒂状，膀胱壁黏膜的高回声线连续，肌层不增厚，连续完好。

　　浸润型：肿瘤浸润肌层及更深层组织。声像图特征为肿瘤基底较宽，膀胱壁黏膜的高回声线模糊、不完整或膀胱壁肌层增厚，甚至全层连续中断。

　　2）四期及其声像图特征

　　Ⅰ期：同表浅型。

　　Ⅱ期：肿瘤基底稍宽，基底部与膀胱壁分界模糊。肿瘤基底部肌层低回声带不连续，肌层轻度增厚，但外层高回声线连续，无远处转移征象。

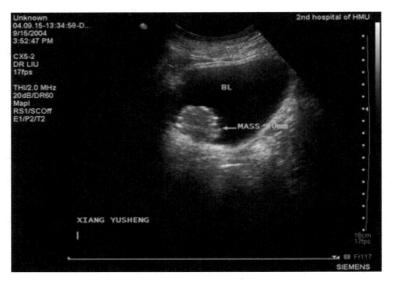

图 55　膀胱肿瘤（哈尔滨医大二院提供）

Ⅲ期：肿瘤基底宽，膀胱壁全层连续中断。

Ⅳ期：膀胱周围、前列腺有浸润征象和（或）有盆腔淋巴结增大等远处转移征象。

肿瘤的大小与分期无密切关系。匍匐浸润生长的肿瘤虽小而分期高；细蒂的乳头状瘤有时较大而分期却低。

由于腔内探头不普及，所以上述声像图特征在经腹壁检查时可能不易显示。简单的判别方法是若肿瘤附着处膀胱壁回声明亮、光滑、整齐、连续，表示肿瘤为表浅型；反之若附着处膀胱壁回声不明显、零乱、不齐或缺损，则为浸润的证据。这种方法在无腔内探头的情况下对肿瘤粗略分型，简便实用，标志明确，容易掌握，便于推广。

（2）需要与膀胱肿瘤鉴别的疾病

1）前列腺中叶肥大：突入膀胱的肥大前列腺中叶回声酷似膀胱肿瘤。前者病程长，表面光滑，边缘规整，内部回声均匀，纵断面能显示呈漏管状的尿道口，以排尿困难为主；后者病程短，以血尿为主，表面不光整，基底向前列腺浸润生长。

2）前列腺癌：膀胱底部癌常侵入前列腺使之增大变形，呈不规则的肿块；同样前列腺癌也可侵犯膀胱，突入膀胱生长。当肿瘤较小时，可以发现前列腺癌多数自腺体后外侧向前延伸，而膀胱癌则自膀胱向前列腺内侵犯。但当肿瘤较大时，很难鉴别。

3）膀胱结核：有肾脏或前列腺结核的表现。当发生纤维组织广泛增生后，表现为膀胱壁增厚，内膜不光整，回声增强，有时可见到钙化形成的斑点状强回声。严重时膀胱变小，饮水后不能扩张。尿液内有较多脓血或组织碎屑时，无回声区内可见漂浮的细点、片状回声或沉积物回声。

4）腺性膀胱炎：本病为继膀胱黏膜上皮细胞过度增生后，局部形成真正的腺体，呈绒毛状肿块或半圆形小丘。声像图极似肿瘤，但其特征为表面光滑，内部回声高，与膀胱壁分界清楚，无浸润征象。最后确诊需经膀胱镜活检。

5）输尿管黏膜脱垂：本病与输尿管口附近的膀胱小肿瘤很易混淆。黏膜脱垂者，团块回声光滑，顶端呈"脐"样凹陷，内部可能发现结石，CDFI 显示顶端有喷尿现象。

6）膀胱结石：膀胱术后以缝线头为核心形成的疏松结石，为附着于膀胱壁的高回声团，酷似肿瘤，改变体位观察，其基底部虽不移动但其体部在原位游离，呈"吊灯"样，内部无血流信号。结合手术史，一般不难鉴别。

7）子宫体癌：侵犯膀胱的宫体癌或宫颈癌晚期，与侵入子宫壁的晚期膀胱癌有时靠声像图不易鉴别，但子宫体癌者阴道排液和出血在先，而膀胱癌血尿在先。

8）膀胱肿瘤术后复发：肿瘤复发早期很难与膀胱手术瘢痕鉴别，但必须估计到这种可能性，当声像图显示局部增厚者，应尽早进行膀胱镜检查。

9）子宫内膜异位症：异位于膀胱壁的子宫内膜可形成膀胱壁瘤样结节，其特征是随月经周期增大和缩小。内部呈不规则无回声或低回声区，无血流信号。

10）膀胱内凝血块：呈不规则的团块状、絮状或条带状低回声，与膀胱壁分界清楚，随体位改变移动，内部无血流信号。

290 · 膀胱结核的病理、临床和声像图表现如何？

膀胱结核多数继发于肾结核，少数为前列腺结核或精囊结核的直接蔓延，初期膀胱黏膜充血、水肿，形成结核结节，随后发生结核性溃疡、肉芽肿和纤维化。严重者侵及肌层，发生广泛纤维组织增生，形成瘢痕，膀胱壁显著增厚，不光滑，瘢痕挛缩使膀胱容量明显减小并固定，甚至完全失去收缩功能。结核病变还使输尿管口发生狭窄，或使其活瓣作用破坏，导致肾积水。

膀胱结核的临床症状主要表现为尿频、尿急、尿痛、脓尿和血尿。

膀胱结核早期声像图无明显异常。当发生纤维组织广泛增生后，表现为膀胱壁增厚，内膜不光整，回声增强，有时可见到钙化形成的斑点状强回声。严重时膀胱变小，饮水后不能扩张。尿液内有较多脓血或组织碎屑时，无回声区内可见漂浮的细点、片状回声或沉积物回声。

除膀胱声像图异常外，几乎都有肾脏或前列腺结核的声像图征象。

291 · 膀胱憩室的病理、临床表现和声像图特点是什么？

膀胱憩室为膀胱壁的袋状突出。分为先天性和后天性两类。先天性膀胱憩室多为单发，可位于膀胱的侧壁、后壁或膀胱顶部。憩室自膀胱逼尿肌束之间向外突出，含有膀胱黏膜及肌层者即为真性憩室。后天性膀胱憩室多为下尿路梗阻病变引起，如前列腺增生、尿道狭窄、尿道瓣膜等，使膀胱内压力增高，导致膀胱壁肌层断裂，黏膜向外膨出，此类憩室多发生在膀胱三角区两侧及后壁，憩室壁由黏膜和结缔组织组成，即假性憩室，常为多发。

膀胱憩室的大小不一，较大的憩室可将膀胱推压到盆腔的一侧，较小的憩室内径仅为1～1.5cm。约5%的膀胱憩室合并憩室内结石，偶尔可合并肿瘤。

膀胱憩室的主要临床表现为二段性排尿和尿液混浊。合并感染时，出现尿痛、尿频和尿急，憩室内发生结石或肿瘤时，多伴有血尿。下尿路梗阻症状见于多数继发性膀胱憩室。

膀胱憩室的声像图特点为在膀胱壁外显示紧靠膀胱壁的囊状无回声区，与膀胱内无回声区相连通。其形态可为圆形或椭圆形。憩室起始部（颈部）内径较小，当膀胱高度充盈时，憩室有不同程度增大，其颈部也随之扩大，排尿后憩室缩小。无感染者，憩室黏膜较为光滑，尿液透声好，当合并感染时，黏膜较粗糙，内部有雾点状回声，憩室底部有沉淀物。膀胱憩室并发肿瘤或结石时，则出现与膀胱肿瘤和结石相似的声像图。

292. 脐尿管异常有哪几种类型？声像图表现如何？应注意与哪些疾病鉴别？

脐尿管是脐与膀胱之间疏松结缔组织内的一条纤维索，由胚胎期尿囊管退化而形成。若出生后脐尿管不闭合，即形成先天性异常。其类型有四种：①脐尿管瘘即尿管两端开放，膀胱通过脐尿管与外界相通，临床表现为脐部漏尿；②脐端闭合而膀胱端开放，形成膀胱顶部憩室；③脐端开放而膀胱端闭合形成脐窦，临床表现为脐部黏液样或脓性分泌物；④两端闭合，中间开放，形成脐尿管囊肿。后者若内腔较大，在脐与膀胱间腹壁内可扪及包块，可能出现局部疼痛，压痛。

脐尿管未闭的声像图因其不闭合的类型不同而不同。脐窦和脐尿管瘘可在脐与膀胱间和腹壁内扫查到不规则管状低回声结构，壁厚，其间回声不均。脐窦内若有较多分泌物积聚，可表现为不规则无回声区，较多的固体积存物则形成杂乱高回声团。若在脐部开口内注入双氧水，管状结构内显示气体强回声带。

脐尿管囊肿的声像图表现为腹壁内梭形无回声囊，壁厚，向腹腔内隆凸，呼吸时其与腹壁运动一致，而与肠管有相对运动。脐尿管未闭合形成的膀胱顶端憩室，声像图特点为憩室在腹壁内，而不在腹腔内。

超声检查在脐与耻骨联合之间腹壁内显示管状或囊状声像图，即高度提示为脐尿管未闭合。需要鉴别的疾病有：

（1）腹壁疝：声像图显示腹壁内囊状无回声区，但囊内容物有点片状强回声或气体回声，可以还纳入腹腔。而脐尿管囊肿囊腔内为透声好的囊液，不能还纳腹腔。

（2）卵巢囊肿或肠系膜囊肿：两者都在腹腔内，呼吸时与腹壁有相对运动，多数活动度好。

（3）结核性腹膜炎：包裹性积液时可表现为固定于前腹壁的囊性无回声区，但是多数腹腔内还有囊腔或积液，患者有结核症状。

（4）皮脂腺囊肿：脐下方的皮脂腺囊肿与脐窦可有相似的声像图，都可表现为杂乱高回声或低回声团，但后者与脐相通，而前者与脐无关。

293. 前列腺和精囊超声应用解剖要点是什么？

前列腺为腺体和纤维肌肉组织组成的腺、肌混合性器官，位于膀胱颈部下方。其外形前面隆起，后面平坦，似栗子状。横径约 4cm，长径约 3cm，前后径约 2cm，重约 20g。上端宽大，为前列腺底，朝向后上方，邻接膀胱颈，在近前缘处有尿道穿入；下端变窄，为前列腺尖，朝向前下方。底部与尖部之间为前列腺体。后面正中有一浅纵沟，为前列腺沟。经直肠指诊时，直肠前壁可触及前列腺和前列腺沟及其后上方的精囊腺。

前列腺外表包有坚韧的筋膜鞘，为前列腺囊，囊与前列腺之间有静脉丛，外层有包膜。对前列腺的解剖分区方法，意见尚未完全统一。1921 年 Lowsley 根据胚胎组织学结构把前列腺分成前、中、后和两个侧叶，这种传统的分法虽然对手术定位重要，但是在成人则缺乏组织学依据。1954 年 Franks 根据前列腺组织对激素的不同反应和临床病理研究结果，提出以尿道为中心将前列腺分为内腺和外腺。内、外腺之间有外科包膜（假包膜）。由于外腺是前列腺癌的好发部位，而内腺是前列腺增生的唯一部位，所以，这种分区法对临床有较大的实用价值，至今仍被沿用。

1986 年，McNeal 提出新的分区方法，把前列腺分为腺组织和非腺组织两部分。前者包括前列腺前区（移行区、尿道周围腺）、中央区和周缘区。后者包括前纤维肌肉基质。其中移行区、尿道周围腺和中央区相当于 Franks 分区法的内腺，而周缘区相当于外腺。由于McNeal 的分区解剖与临床病理关系密切，所以，已逐渐被临床接受，并开始取代过去的分区方法，成为前列腺影像学诊断的解剖基础。但是目前超声检查还很少能判别这些区域。因此，声像图将前列腺分为外腺和内腺更实用。

精囊腺为左右成对的长扁形囊袋，位于前列腺后上方，膀胱底部与直肠之间，长 4～5cm，宽 1.5～2cm。其形状和位置可因膀胱、直肠的充盈程度不同及前列腺增大而有所改变。输精管向内侧汇聚形成射精管穿过前列腺，开口于尿道部前列腺后壁的精阜处。

前列腺和精囊的血管：前列腺血供丰富，血管来源于髂内动脉的分支动脉。其中以膀胱下动脉的前列腺支最重要，经前列腺侧方发出小分支进入前列腺和精囊，此外，直肠下动脉、膀胱中动脉、阴部内动脉的小分支也参与前列腺供血。

294. 前列腺增生的声像图表现如何？应注意与哪些疾病进行鉴别？

前列腺增生发病年龄多在 50 岁以上，并随年龄的增长，发病率逐渐增高，是老年人最常见的前列腺疾病。发病原因尚不清楚，可能与人体雄性激素与雌性激素的平衡失调有关。病变无例外地发生于前列腺移行带和尿道周围腺，即内腺。

内腺由于增生肿大，使前列腺尿道部受压弯曲、伸长、变窄，常引起下尿路梗阻。但是梗阻的严重程度与增生的程度并不完全一致，而取决于增生部分的位置。向前和向中心部的轻度增生即可导致严重尿路梗阻。长期不全梗阻引起膀胱逼尿肌肥厚，黏膜表面出现小梁，甚至形成小室和假性憩室。长期膀胱高度扩张可使输尿管尿液逆流，引起输尿管和肾盂扩张、肾功能损害。其导致的排尿不畅容易继发感染和结石。

尿频、排尿困难和尿潴留是前列腺增生症的三大主要临床症状，患者夜尿增多，尿流变细。当出现感染、结石、肾积水或肾功能损害时，即出现相应的症状和体征。

（1）前列腺增生的声像图表现

1）前列腺形态异常：前列腺增生症各径线均有不同程度增大，但是通常左右对称，外形规整。开始时以横径增大明显，横断面呈半月形。继而前后径显著增大，横断面趋向于半圆，假定圆面积比（PCAR）大于 0.65，内腺宽径与全腺宽径之比值大于 0.5，内腺长径与全腺长径之比大于 0.8。增生的内腺不同程度突入膀胱，使膀胱颈部抬高、变形，后唇凸起，突入膀胱内的增生结节可酷似膀胱肿瘤。少数局限性增生者，外形可不规则。肌腺瘤样增生，还可能使前列腺失去对称性（图 56）。此外，个别小的局限性增生或以纤维增生为主的病例，前列腺形态改变可不明显。

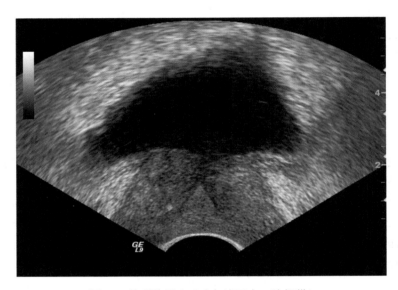

图 56　前列腺增生（哈尔滨医大二院提供）

　　2）前列腺内腺结节状增大：正常人前列腺内腺横径小于 2cm，最大径小于 2.5cm，大于此值即认为有增大。多数呈分叶状或结节状（结节型），少数为非结节状（弥散型）。增生肿大使腺体扭曲、变形，增生结节在声像图上似乎显示于外周带，但是实际仅限于内腺，外腺被挤压萎缩，呈一薄层结构，内外腺之间可显示清晰的分界——外科包膜。严重者，外腺呈一声像图不能分辨的薄膜。内部回声可因病理类型和扫查途径不同而有所不同。经腹壁或会阴部扫查时，多数呈均匀性低回声，少数呈等回声或高回声；经直肠用高分辨力探头扫查时，可以清楚显示腺体内多个增生小结节，整个内腺回声粗乱，不均匀。

　　3）前列腺内异常回声：正常尿道周围腺常有淀粉样物存在，内外腺交界处常有钙质沉着或结石。当内腺增生时，这些高回声物被排挤外移，致使沿交界处形成弧形排列的散在强回声点或强回声团，成为前列腺增生又一特征。

　　4）包膜回声平滑、连续、无中断现象。

　　5）精囊可能受压变形，但是无浸润破坏征象。个别向前或向中心增生者，声像图显示前列腺体积增大不明显。但是在排尿时经直肠或会阴部检查，可显示前列腺尿道部局部受压变细、狭窄，但内壁光滑，是前列腺增生的重要征象。

6）前列腺以外脏器的改变：增生导致长期下尿路梗阻时，可出现膀胱壁回声增厚，内壁粗糙不光滑，可能显示增厚的肌小梁及假憩室；膀胱残余尿量增多，或尿潴留；双侧肾盂积水征象。

（2）对前列腺增生症的诊断，主要与前列腺肿瘤、膀胱肿瘤和前列腺炎鉴别。

1）前列腺肿瘤：癌肿绝大多数发生于外周带，向外呈局限性隆起，致前列腺外形不规则，失去对称性，向内压迫内腺，内外腺界限不清。瘤体回声强弱不均，CDFI 显示其内部或边缘出现异常血流信号。精囊、直肠或膀胱常被侵犯。这些特征均不同于前列腺增生症。

2）膀胱肿瘤：向膀胱内凸入的前列腺增生结节可以酷似膀胱肿瘤。后者来源于膀胱壁，声像图显示肿瘤与前列腺有界限，表面不光滑，CDFI 几乎都可以显示其内有一供血血管。而前列腺增生结节与前列腺内腺回声一致，无分界，表面光滑，尽管血供丰富但是无单一供血血管。

295 · 前列腺癌的声像图表现有哪些？

（1）前列腺大小和形态不对称改变：前列腺癌早期前列腺增大不明显，进展时可显示前列腺轮廓增大和形态不规则。主要表现为外形增大和（或）两侧不对称，局部包膜凹凸不平或呈结节状。两侧对比观察，寻找不对称征象（包括大小、形态、内部回声和彩色多普勒血流信号分布），对发现前列腺癌甚为重要。

（2）内部回声改变：由于扫查途径和所使用的仪器不同，对前列腺癌回声类型的报道不一致。早年的研究报道认为前列腺癌是高回声的。随着高分辨率探头的应用，发现前列腺癌也可表现为低回声、等回声或混合回声。回声类型因其大小和生长背景不同而表现各异。进一步的研究显示肿瘤回声类型还与肿瘤腺腔的扩大以及残存前列腺基质的多少有关。

低回声病灶见于小前列腺癌，在外周较高回声腺体组织背景的衬托下小癌肿是低回声的。而且低回声病灶的基质纤维化少于高回声病灶。在与病理相关性的研究中，发现低回声者分化差。越是分化差，声像图越清楚。

高回声见于较大的肿瘤，这可能是周围组织出现增生或是在良性前列腺增生的背景下肿瘤浸润生长的结果。其他不同组织学类型的癌也有相应的回声类型。少数肿瘤因为其腺腔内晶体物质的积存而导致回声增强。对于难以鉴定的高回声病变，超声导向下活检是最有效的方法。

等回声肿瘤与周围腺体无明确分界，晚近的一项研究发现，大约 1/4 癌肿在低回声区内被穿刺活检诊断，声像图难以显示，只有通过间接征象判断，如腺体不对称、包膜隆凸或回声中断、后方声衰减、局部异常血流信号等。这类肿瘤的体积较大，而且有增生的背景相衬。

当前列腺一个带或全部腺体被肿瘤完全取代时，声像图判别更加困难。往往需要依靠其本身回声类型的改变而不是与周围腺体的界限。当肿瘤占据整个外周带时，其回声常低于内腺，出现与正常相反的声像图。当整个腺体完全被肿瘤取代时，在增生声像图背景下，回声普遍不均匀，呈混合回声；在无增生的情况下，回声可以普遍减低。

（3）彩色多普勒血流信号异常：晚近的研究表明，前列腺癌病灶区的血流信号丰富。

特别是在灰阶声像图不能发现的等回声癌，局部血流信号明显增加提示该部位存在异常。在超声导向下对血流信号异常增加区进行活检，能明显提高阳性率。此外，彩色多普勒对判别肿瘤是否向包膜外突出，也有较大帮助。

（4）前列腺包膜的改变：尽管组织学上前列腺实际并不存在真正的包膜，但是其表面是平滑的。当前列腺癌向外周浸润，声像图显示局部向外隆凸，正常平滑的界面回声中断，说明癌肿已经侵入周围组织。

（5）毗邻组织和器官的改变：较大的前列腺肿瘤可突入膀胱，使膀胱颈部或底部局部突隆不平。肿瘤浸润精囊者，可见精囊双侧不对称增大，向前移位，使精囊和前列腺的夹角变小，包膜不光滑，内部有回声略强的肿块。当肿瘤浸润膀胱壁、直肠或周围组织时，显示肿瘤与受侵犯的组织或器官分界不清，边缘不规则，浸润局部多数回声相对减低。

296 · 对于出现血精的男性患者，应考虑到哪些精囊疾病？其各自的声像图表现如何？

血精是男性生殖系疾病的常见表现，多数因精囊疾病引起。

（1）精囊囊肿：多为单侧，精囊明显肿大，呈边界清楚的类圆形无回声或弱回声囊，壁薄，后方回声增强。

（2）精囊肿瘤：实质性精囊肿瘤的声像图表现为精囊增大，外形失去常态，边界模糊不清。内部正常条束状结构中断或消失，可见边缘不规则，回声强弱不均的小结节。若为前列腺肿瘤或膀胱肿瘤累及精囊，可见前列腺或膀胱与精囊的界限不清，间隙消失，其间见强弱不均之肿块结节浸润，界限不清。

（3）精囊炎：急性精囊炎精囊增大较明显，可近似椭圆形，形成脓肿时，精囊局限性扩大、变形。囊壁毛糙或模糊不清。囊内回声减低，其间有密集细点状回声。慢性精囊炎精囊增大的较轻，形态不规整，精囊炎可同时有附睾炎或前列腺炎的表现。囊壁粗糙并增厚，囊内较密集的细小点状回声。

（4）精囊结石：在精囊低回声区内显示单个或多个粗点状强回声，较小的结石多无声影，较大的结石呈圆形或椭圆形强回声，后伴声影。

（5）精囊结核：精囊明显变形、扭曲，内部回声杂乱，其间可见强回声点。多同时有附睾结核的声像图改变。

（6）精囊发育不全：声像图不能显示精囊或精囊明显细小，仅为正常的1/3。

297 · 肾上腺的超声应用解剖要点是什么？

肾上腺是腹内最小的成对实质性内分泌腺，分别位于两侧肾上极内上方，相当于第11~12胸椎水平向下延伸到第1腰椎。

肾上腺与肾脏共同包埋于肾周围筋膜内，以薄层脂肪纤维组织与毗邻脏器分隔。腺体扁平、表面皱褶不平。右肾上腺多为三角形，左肾上腺多为半月形，其形态变化较多。每侧肾上腺由前中脊、侧翼和中翼组成。两翼骑跨在肾上极的前内上方，向后侧方张开。每个翼都很薄，在超声断面上呈现为细长的线状结构。中翼上长下短（或缺如），而侧翼上短下长。

右肾上腺斜躺于右膈肌脚和肝右叶后中缘之间，位于右肾上极前中部。前中脊（内侧）部分伸入下腔静脉右后缘之后，中翼与膈肌脚前中部紧贴并平行，沿肾上极中部向头侧延伸，而侧翼前外侧与肝脏裸区相邻。

左肾上腺在腹主动脉左侧稍后，肾上极的前内方，部分患者延伸到肾门水平。其头侧2/3 位于胃后，1/3 位于胰尾与脾静脉后方，脾静脉在胰尾与左肾上腺之间通过。腹主动脉、胰尾、脾静脉、左肾上极是扫查左肾上腺的重要标志。

正常肾上腺长 4~6cm，宽 2~3cm，厚 0.2~0.8cm。

肾上腺上、中、下动脉环绕肾上腺，使其有丰富的血供，它们分别来自膈下动脉、腹主动脉、肾动脉。左右肾上腺静脉分别汇入左肾静脉和下腔静脉。

在深呼吸或站立时，肾上腺和肾脏分离，据此可以鉴别肾上腺和肾脏肿瘤，这点在超声检查中非常重要。

副（迷走）肾上腺是胚胎发育过程中的变异，少见。多位于肾上腺附近的组织内或肾门、脾门等处，多数只含有皮质。

肾上腺腺体外层为皮质，中央为髓质。皮质外层为球状带，分泌醛固酮类激素，调节水、盐代谢，此层的部分病变导致醛固酮增多症。中间一层为束状带，分泌皮质醇类激素等，参与脂肪和蛋白质代谢，此层的部分病变产生皮质醇增多症，即库欣综合征（Cushing syndrome）。内层为网状带，与性激素分泌有关，此层病变可能产生皮质性性征异常。

肾上腺髓质有交感神经节细胞和嗜铬细胞，后者分泌儿茶酚胺类激素，如肾上腺素和去甲肾上腺素，参与糖、脂肪代谢，血管和神经功能调节。髓质病变可产生儿茶酚胺增多症。

298. 嗜铬细胞瘤的声像图表现如何？在诊断中应注意哪些方面的特点？

声像图表现为边缘清楚的圆形或椭圆形实质性团块，直径多为 3~5cm，但亦可小至不足 1cm，大至数十厘米。包膜回声高而平滑，与肾包膜回声构成典型的"海鸥征"。内部回声与大小有关。小肿瘤回声低而均匀。肿瘤较大时，内部回声增高，或呈杂乱的混合性回声，常有不规则无回声区。异位嗜铬细胞瘤常导致发生部位组织形态或正常结构回声的改变。恶性嗜铬细胞瘤包膜回声不完整，与周围组织有浸润，内脏可能显示转移病灶（图 57）。

嗜铬细胞瘤声像图特点：多数瘤体大，边缘回声高而光滑，内部回声相对较高和常伴有囊性变征象等，结合临床表现，即可做出诊断。但需要注意：

（1）嗜铬细胞瘤具有"大小悬殊、内部回声复杂、位置不定"三大特点。所以，对儿茶酚胺增多症患者，在肾上腺区或肾上腺外的交感神经组织部位发现肿物，不论其大小，都高度提示为嗜铬细胞瘤。而在非神经组织内发现肿瘤，应想到恶性嗜铬细胞瘤转移的可能。检查结果为阴性者，也不能排除嗜铬细胞瘤。

（2）由于嗜铬细胞瘤有多发者，所以不能满足于找到一处肿瘤。

（3）对声像图具有嗜铬细胞瘤特征而临床症状不典型者，必须想到临床表现不典型的嗜铬细胞瘤，以免在手术切除时发生意外。

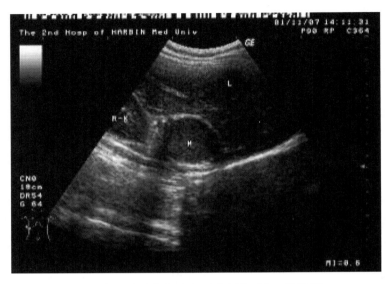

图 57　肾上腺嗜铬细胞瘤（哈尔滨医大二院提供）

299 · 肾上腺腺瘤的声像图表现如何？应注意与哪些疾病鉴别？

肾上腺腺瘤分为功能性和无功能性两类。功能性腺瘤 80%～90% 伴醛固酮增多症，又称为醛固酮瘤；10%～20% 伴皮质醇增多症，即库欣综合征（Cushing syndrome），又称皮质醇瘤；5% 伴肾上腺性征异常综合征，也称性激素瘤，有恶变的倾向。其中醛固酮瘤较小，直径通常在 1cm 左右。无功能性肾上腺皮质腺瘤多在体检时无意发现。声像图表现为肾上腺区圆形或椭圆形回声团块，直径多在 3cm 以下；边界回声高而光整；内部回声低而均匀；后方声衰减不明显（图 58）。功能性皮质腺瘤者对侧肾上腺萎缩；而无功能性皮质腺瘤者对侧肾上腺正常。但是两者瘤体的声像图无区别。

需要鉴别的情况有：

（1）正常肾上腺侧翼的平行断面或肾上腺周围正常结构：如膈脚、胰尾、淋巴结、间位结肠、高位肾静脉、副脾等，可能被误认为肾上腺肿瘤。多断面扫查多能鉴别。

（2）肾上腺皮质癌：生长快，瘤体较大，边界不整齐，内部回声不均匀。患者皮质醇增多症更明显。特别是伴有性征异常的低龄患者，更应警惕为皮质癌。

（3）肾上腺皮质结节性增生：为双侧病变，伴内分泌功能异常，并且大多数（85%）引起皮质醇增多症。而功能性腺瘤的 80%～90% 产生醛固酮增多症。双侧腺瘤很难与结节性增生鉴别。

（4）肾脏上极或肝脏右后叶肿瘤：多断面扫查可发现其与肾脏或肝脏无分界，站立或呼气末，与肾上腺分离而不与肾脏或肝脏分离。彩色多普勒显示其内血供来自肾脏或肝脏。

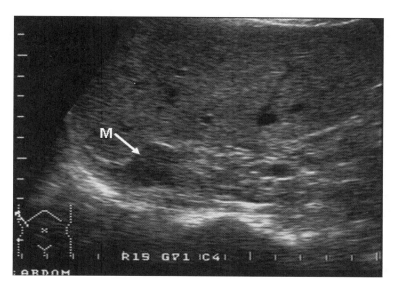

图 58　肾上腺腺瘤（王金锐教授提供）

300 · 肾上腺皮质增生的超声表现如何？

（1）轻度肾上腺皮质增生绝大多数是超声无法分辨的肾上腺肿大，所以声像图往往不能显示增厚的肾上腺。

（2）中度肾上腺弥漫性增生很容易辨认，表现为双侧肾上腺呈均匀中等回声，使肾上腺的本来形状显示更清楚，这是肾上腺皮质增生的特征。

（3）肾上腺显著弥漫性增大时可以表现为卵圆形、三角形、不规则形或无特征性，容易误认为是局限性肿块。但是多断面扫查，两翼仍可见到呈水平"Y"或"V"字形，与周围分界清楚。肾上腺的基本形态仍保留。从矢状向冠状面扫查，正常肾上腺呈一水平线、曲线、水平 Y 或 V 形结构。

（4）当明显增大时，可呈现水平延伸或水平卵圆形或三角形。

（5）结节性增生时可见与腺体回声一致的、无分界的多个小结节回声，多数直径仅数毫米。多断面连续扫查，发现其增大为弥漫性。

301 · 神经母细胞瘤的临床表现和声像图特点如何？

本病又称交感神经源细胞瘤，约半数发生于肾上腺髓质，是小儿最常见的恶性胚胎性肿瘤之一，约90%发生于4岁之内，成人罕见。肿瘤常为单侧性多发，瘤体较大，表面呈结节状，质硬，内部常有点状或不规则钙化为其特点。肿瘤血运丰富，生长迅速，可在短期内突破包膜向周围浸润或远处转移。

临床表现取决于肿瘤的位置和大小，主要为腹部肿块，伴随消瘦、发热、腹痛等。

声像图显示腹部实质性肿块，体积大，边缘不规则或呈结节状，包膜不完整。内部回声杂乱，常表现为低回声区内分布不均匀的高回声结节或密集强回声斑，或有小的不规则无回声区，声衰减明显，瘤体血流信号丰富。肾脏常受压移位，但是结构正常。

参 考 文 献

［1］王纯正，徐智章. 超声诊断学. 第 2 版. 北京：人民卫生出版社，1999.

［2］曹海根，王金锐. 实用腹部超声诊断学. 北京：人民卫生出版社，1994.

［3］McGahan JC. Goldberg BB. Diagnostic ultrasound. A Logical Approach. Lippincott-Raven，1998.

［4］周永昌，郭万学. 超声医学. 第 5 版. 北京：科学技术文献出版社，2006.

［5］李建初. 肾动脉狭窄的超声诊断. 中国超声诊断杂志，2004，5（11）：892-894.

［6］尚云鹏，姜玉新，荣雪余，等. 彩色多普勒超声诊断肾动脉粥样硬化性狭窄. 中国医学影像技术，2001，17：75-77.

［7］汪超军，项尖尖，蔡松良，等. 原发性输尿管肿瘤的超声诊断. 中华超声影像学杂志，2002，8：509-510.

［8］肖健存，张武. 输尿管结石的超声诊断. 中国医学影像技术，2000，9：796-797.

［9］陈亚青，周永昌，黄慕民，等. 超声测量前列腺体积——三种方法的精确度比较及误差原因分析. 中国医学影像技术，2001，17（7）：671-673.

［10］QuaiE. Contrast JM，Balleyguier C，et al. Ultrasound of renal tumor. Eur Radiol，2001，11：1890-1901.

［11］Herts BR. Imaging for renal tumors. Current opinion in Urology，2003，13：181-186.

［12］kim J. Ultrasonography features of focal xanthogranulomatous pyelonephritis. J Ultrasound Med，2004，23（3）：409-416.

九、妇产科疾病超声诊断

302· 女性内生殖器官的应用解剖特点是什么？

女性内生殖器官是超声检查的主要盆腔脏器，包括子宫、部分阴道、输卵管和卵巢。

（1）子宫：子宫为一中空的厚肌性器官，呈前后略扁的倒置梨形。子宫可分三部分：上端向上穹突的部分称为宫底，它位于两侧输卵管子宫口的上方；下端狭窄部分为子宫体；子宫颈为与子宫体相接的圆柱形，被阴道分为上下两部，突入阴道内的部分为子宫颈阴道部，约占宫颈的1/3，子宫颈在阴道以上的部分为子宫颈阴道上部，子宫颈阴道上部与子宫体相接的狭细部分为子宫峡部，非妊娠期该部分不明显，长约1cm。

子宫的内腔狭小，称子宫腔，可分上、下两部。上部位于子宫底与子宫体内，称为真正的宫腔，呈三角形，底向上，尖朝下。下部在子宫颈内，称子宫颈管。子宫颈管有两个开口，开口于宫腔者为宫颈内口，开口于阴道者为宫颈外口。

子宫位于盆腔中央，前为膀胱，后为直肠。子宫与膀胱间形成子宫膀胱凹，子宫与直肠间形成子宫直肠凹。正常子宫被四对韧带固定，多数呈前倾前屈位，也可为中间位或后倾后屈位。

子宫壁由外向内为浆膜层、肌层和黏膜层。浆膜层又称为子宫外膜，为包在子宫表面的腹膜。肌层由纵横交错的子宫平滑肌构成，平均厚约0.8cm。黏膜层又称子宫内膜，分功能层和基底层两层，功能层随月经周期和妊娠期变化。

子宫随年龄的增长和内分泌的影响，其大小、形态、宫体与宫颈的比例均有明显的变化。小儿幼稚子宫长2~3cm，宫体与宫颈之比约为1:2；成人未产型子宫长5.5~8cm，宫体与宫颈之比为1:1；经产妇子宫长9~9.5cm，宫体与宫颈之比为2:1；绝经期妇女子宫逐渐萎缩，在60岁后回复到幼稚子宫形态。

（2）输卵管：输卵管为成对细长弯曲的管状结构，近端与子宫角相通，远端游离，长约12cm。输卵管为卵子与精子相遇场所。输卵管分为4个部分：①间质部：亦称子宫角部，此处管腔甚细，为输卵管子宫壁内部分；②峡部：与间质部相连，管腔略变大；③壶腹部：为管腔最大部分，为异位妊娠最好发部位；④伞部：开口于腹腔，呈喇叭状。

（3）卵巢：为一对扁椭圆体，表面凹凸不平，大小随年龄而异。儿童与老年期卵巢较小；成人期卵巢较大。为了便于记忆，正常成年妇女卵巢体积约为（长×宽×厚×0.523）：育龄妇女排卵前为（5.1±3.1）cm³，排卵后为（3.2±1.7）cm³，绝经后为（1.3±0.6）cm³，体积高限约为10cm³。卵巢实质由皮质与髓质构成。皮质内含有大小不等数以万计的卵泡，被结缔组织分隔。髓质位于中心部，主要由结缔组织，丰富的血管、淋巴管和神经组成，髓质内无卵泡。卵巢门位于阔韧带背后，其血管与神经由此进入卵巢。卵巢游离于腹腔内，由卵巢系膜附着于阔韧带。卵巢位置变化大。

303· 正常子宫、附件的彩色多普勒声像图表现如何？

正常子宫和附件的血液供应主要来自子宫动脉和卵巢动脉。子宫动脉是髂内动脉前干的重要分支，在腹膜后沿盆腔侧壁向下向前，经过阔韧带的基底部、子宫旁组织到达子宫外侧，距子宫颈内口水平2cm处横跨输尿管而达子宫侧缘。子宫动脉内径（0.42±0.06）cm。经产妇子宫动脉内径比未产妇大。

使用彩色多普勒在宫旁做二维斜行、纵行扫查，可辨认出子宫动脉。根据彩色多普勒显示的颜色不同来区分，升支（上支）呈红色，降支（下支）呈蓝色。子宫肌壁内的弓形动脉分布是均匀的，靠近周边要比中央血流显示明显，靠近浆膜层为多。在妊娠早期彩色多普勒能显示螺旋动脉，在非妊娠期彩色多普勒则较难显示，应用彩色多普勒能量图或彩色多普勒速度能量图可以显示。子宫动脉为收缩期单峰，上升支陡直，速度较快，下降支稍缓，舒张期呈持续低速血流。子宫动脉的阻力指数随月经周期而变化，内膜增殖期子宫动脉阻力大，PI>2.0，RI>0.80，A/B>6.0，黄体期RI为0.84±0.06。

卵巢动脉起于肾动脉水平下方腹主动脉的两侧壁稍偏前，经卵巢悬韧带进入卵巢，在漏斗韧带和卵巢门处可测得血流信号，为低阻血流。超声经阴道探头扫查对卵巢动脉显示率更高。卵巢动脉也随月经周期变化。有优势卵泡的卵巢血流阻力较对侧偏低，血流量相对较多。卵巢排卵后产生黄体血流，为低阻血流，健康妇女RI约0.42，早孕妇女RI约为0.53。

304· 子宫内膜的周期性变化分为哪几期？各期的声像图表现有哪些？

子宫内膜随着月经周期变化而变化，声像图可将其分为5期，即增生早期、增生晚期、分泌早期、分泌晚期、月经期。各期的声像图表现如下：

（1）增生早期：又称为卵泡期。由于子宫内膜基底层的子宫腺上皮细胞分裂增生，破溃的创面逐渐修复，形成新的上皮层，在雌激素的作用下，子宫内膜逐渐增厚达0.2cm左右，内膜呈高回声线。

（2）增生晚期：月经来潮后12~14天，子宫黏膜腺增多，腺体增大。上皮细胞柱下有糖原颗粒聚集，螺旋动脉增生，结缔组织也增生，在线性高回声周围形成一低回声窄带。

（3）分泌早期：月经周期第15~19天，又称黄体期。此时已排卵，黄体形成，在黄体分泌的孕激素作用下，子宫内膜继续增厚可达0.5cm，由于腺体血管的增多，组织细胞的增大，宫腔黏膜呈梭形高回声带。

（4）分泌晚期：月经后 20 天以后高回声增厚更加明显，约 1cm，由于血管的扩张充血，结缔组织内液体增多，呈水肿状态，内膜腺体增生分泌黏液使子宫内膜周围产生低回声晕。

（5）月经期：由于排卵后未受精，黄体退化，停止分泌孕激素及雌激素。这两种激素浓度下降，导致子宫内膜浅层缺血坏死，内膜萎缩、脱落，子宫出血，使内膜模糊不清。若有血液逐渐积聚在子宫内，可呈不规则低回声区，宫腔回声消失。宫腔内有时可见液性暗区，是由于宫腔内积血。

305· 超声如何监测卵泡发育和排卵？

目前超声可直观地观察到卵泡的整个发育过程，正常卵巢声像图为椭圆形，周边皮质回声低于中间髓质回声。纵切面上位于充盈膀胱后外侧，横切面位于子宫外上方，因卵巢活动度较大，位置变异大，双侧卵巢不一定在同一平面上。中间髓质因不含卵泡，回声强；周边皮质含卵泡，回声偏低。成熟卵泡呈球形无回声囊，突向卵巢表面，中间可见一强回声点为卵丘。

卵泡的发育一般分为 3 阶段：原始卵泡、生长卵泡和成熟卵泡。

青春期开始卵巢中可见到大小不等的各期卵泡，呈蜂窝状无回声区。利用超声可以方便地动态观察卵泡的形态变化，监测排卵。

一般月经周期 28~30 天，排卵在第 14 天左右。那么就从月经周期的第 8 天开始，卵巢内即可扫及多个大小 0.3~0.5cm 无回声区，为原始卵泡。月经后第 10 天再进行超声检查，监测到卵巢周边有一较大的无回声区，称为优势卵泡。第 13 天优势卵泡逐渐长大到直径 1.5~2cm，此时的卵泡即将排卵，应要求患者每天来监测一次，直至增大卵泡（无回声区）突然皱缩或消失，即说明排卵。超声表现除了增大的无回声区皱缩外，尚可见卵泡囊壁变厚，子宫直肠窝内有液性暗区。这些都是正常排卵的征象。

306· 胚胎发育和胎儿各阶段的变化及相应的声像图表现有哪些？

人体胚胎是由精子、卵子相结合成为一个受精卵，再通过细胞分裂、分化、生长发育的一系列过程形成。从卵子受精到胎儿娩出可分 3 期：

（1）孕卵期：也称胚前期。自卵子受精至孕卵着床，约经历 2 周时间。卵子受精后，不断分裂，3~4 天形成桑葚胚，大约在第 5 天进入宫腔。接着，桑葚胚中间出现空腔，含少量液体而形成囊胚。空腔称胚外体腔。囊胚的外层为滋养层，是胎盘形成的前身。囊胚在宫内游离 3~4 天，开始着床。这一过程超声无法显示。

（2）胚胎期：受精卵着床后称胚胎期，为器官发育期，此期约经历 6 周。此期胚胎各器官开始分化发育，易发生各种畸形。着床处的子宫内膜呈局限性增厚，高灵敏度 CDFI 可以显示着床部位的血流信号。卵子受精后 2 周，滋养层内面细胞群迅速分裂、分化，形成 2 个囊腔，一个为羊膜囊，另一个为卵黄囊，卵黄囊其中充满液体。两囊相贴处的细胞层为胚盘，此为胎体发生的始基。两囊与胚盘悬于囊胚液中。此后卵黄囊萎缩而羊膜囊扩大，充满于胚外体腔内。胚胎则悬于羊水中。此时二维可显示孕囊回声。

（3）胎儿期：孕 9 周至分娩，称为胎儿期，此期的二维超声显示宫腔内的胎头、胎体等胎儿结构。

由于早孕时胎儿生长的个体差异最小，因此早孕时（孕 8~12 周）通过测量胎儿顶臀径（CRL）来估测胎龄较准确和可靠。在孕 8 周之前可能因为胚胎小、过度蜷缩而影响准确性。通过末次月经来推算胎龄是最不可靠的方法，而中晚期妊娠由于个体差异逐渐加大，误差也较大，使用双顶径（BPD）、头围（HC）、腹围（AC）、股骨长（FL）等指标推断胎龄，中孕时误差约为 2 周，晚孕时可达 3~4 周，可能导致诊断错误。

307· 多胎妊娠的类型及并发症有哪些？

多胎妊娠是指多于一个胚胎，以双胎多见。双胎妊娠发生率为单胎的 0.5%~1%，而三胎以上只有 0.01%。

（1）双胎妊娠类型

1）单卵双胎：占 20% 左右，它是由一个受精卵分裂而成。单卵双胎可有两种情况：一为单绒毛膜囊内含有两个羊膜囊，囊间隔由两层融合的羊膜构成，无绒毛膜，每个羊膜囊内各有一个胎儿。另一情况为单绒毛膜囊、单羊膜囊双胎，囊内无分隔，两个胎儿在一个羊膜囊内。单卵双胎有一个大胎盘，两条脐带。两个胎儿的性别相同。

2）双卵双胎：由两个卵子分别受精而成，也就是在一次排卵期，同时有两个成熟卵排出，分别受精而成。两个胎儿各自有其遗传基因，所以胎儿性别、血型可以不同。它有两个绒毛膜囊和羊膜囊，间隔为四层，即两层羊膜、两层绒毛膜，两个胎盘、两条脐带或一个胎盘、两条脐带。

（2）多胎妊娠对于产妇本人或胎儿都可出现一些并发症，可分为：

1）妊娠期并发症：①流产：由于胎盘发育异常，胎盘血液循环障碍及宫腔容积相对狭窄引起；②早产：由于子宫过度伸展引起子宫过早收缩致早产。单卵双胎合并羊水过多，更易发生早产。一般来说，胎儿数目越多，发生早产的概率越高；③羊水过多症：可能是由于胎盘之间血液循环互相交通所致；④妊娠高血压：发生高血压较早，发生率较高，主要由于子宫过大，子宫、胎盘循环受阻，营养不足造成胎盘缺血所致；⑤前置胎盘：由于胎盘过大可延伸到宫颈内口。

2）分娩期并发症：产程延长、胎位异常、胎盘早剥、双胎胎头交锁、产后出血、产褥感染等。

3）对胎儿的影响：①单卵双胎比双卵双胎发生畸形更为多见，可因共同胎盘、血液循环互相沟通使供血儿产生贫血、小心脏、低血压、羊水少，宫内发育迟缓；使受血儿发生大心脏、高血压、羊水过多，胎儿在宫内发育过大，即所谓"双胎间输血综合征"，导致两个胎儿出现发育不平衡，还可出现连体双胎等；②单卵双胎中可出现神经、消化、泌尿系畸形及正常胎儿与葡萄胎共存；③单羊膜囊双胎可出现脐带缠绕。因两个胎儿在一个羊膜内，胎儿活动致使脐带互相缠绕。

308 · 如何用超声判定胎产式、胎先露、胎方位？

正常胎儿在羊水中胎头略前屈，脊柱略向前弯曲，下颌抵胸骨，上下肢弯曲于胸腹前，脐带位于四肢之间。

（1）胎产式：是指胎体纵轴与产妇纵轴的关系。它可分为纵、横、斜轴位。横轴位与斜轴位为胎儿纵轴与产妇纵轴垂直或成锐角交叉。斜轴位多为暂时性，最终转变为纵轴位或横轴位。纵轴位为胎儿纵轴与产妇纵轴平行，声像图确定胎产式一般以胎儿脊柱为标志，胎儿脊柱与母体长轴平行为纵产式，胎儿脊柱与母体长轴垂直为横产式。

（2）胎先露：是指胎儿最先进入骨盆的部分。先露部位有头、臀、肩、足等。纵轴位一般为头或臀先露，横轴一般为肩先露。头先露又分为顶先露、前顶先露、额先露、面先露，以顶先露为例，超声扫查显示胎头位于骨盆内，胎头呈俯曲状，前囟部与宫颈内口相贴。

（3）胎方位：是指先露部位与产妇骨盆的关系。头先露以胎儿枕部为标志，如胎儿枕骨朝向母体左前方，则胎方位为左枕前位，朝向左后方为左枕后位，以此类推。臀先露以胎儿骶骨为标志，肩先露以肩胛骨为标志。由此类推有多种胎方位的可能。但是常见的是枕先露。

309 · 胎盘成熟度的分级及声像图表现有哪些？

胎盘的发育，一般到孕4~5个月基本结束，以后随着妊娠月份的增加逐渐成熟。根据声像图表现，妊娠胎盘大致可分为四级。

（1）0级胎盘：发生在妊娠28周以前。胎盘的轮廓清晰，厚度2~3cm，绒毛板呈一直线性高回声带。实质回声较均匀，呈细颗粒状，中等水平回声。胎盘与宫壁间可见较窄的无回声区，彩色多普勒可见其内为静脉血流信号，为静脉血窦。

（2）Ⅰ级胎盘：多出现在妊娠29~36周。胎盘轮廓清楚，厚度略增厚，4~5cm，绒毛板可略呈波浪形线状高回声带，实质回声略增强，粗糙。

（3）Ⅱ级胎盘：多出现在孕36~40周。绒毛板呈明显波浪式改变，出现大的切迹，并延伸到实质内，内部回声明显粗糙，并可见较短的强回声带分布，有时在基底层可见强回声带。此期胎盘与宫壁间距离加宽，静脉血窦较丰富。

（4）Ⅲ级胎盘：外形轻度变薄，实质回声不均匀性增强，其内可扫及大小不等无回声区，为胎盘坏死液化，及环状强回声，其后伴有声影。基底部也可出现强回声并伴有声影。宫壁与胎盘之间无回声区增宽，彩色多普勒可见其内丰富静脉血流信号。出现钙化及液化区者表示胎盘趋向老化。

另外，还可用彩色多普勒通过脐带血流来估测胎盘功能情况。RI异常增高者提示胎盘功能障碍。

310 · 胎盘成熟过程中的声像图变化的组织学基础是什么？

胎盘的真正发育阶段一般到孕4~5个月基本结束，以后随着妊娠月份的增大，胎盘可有不同程度的变化，通过超声检查可以对其评价。

（1）胎盘纤维化与钙化：早自妊娠早期的 4 周，胎盘即开始出现纤维素沉着。多发生在尼氏层（绒毛与蜕膜接触部位）或绒毛间隙基底部。随着妊娠月份的增长，纤维沉着逐渐增多。到足月妊娠，在基底板下、绒毛膜下均可出现纤维素沉着，严重者呈现广泛纤维化。胎盘内钙沉着发生在胎盘绒毛板及胎盘小叶间隙及绒毛主干，呈沙粒状或斑块状钙化结节，融合成片状。声像图表现为胎盘内散在强回声带，或点状、团块状强回声斑，其后伴有声影。强回声带可形成环状。这些改变也是妊娠到晚期的必然改变，对胎儿无多大影响。

（2）胎盘后的无回声区：声像图示胎盘与子宫肌壁之间一长形规则无回声区，彩色多普勒可见丰富的静脉血流信号，这是扩张的静脉丛。其成因为胎盘在后壁处由于重力作用使静脉压力增高。所以，出现静脉丛与胎盘位置的关系密切，一般在子宫胎盘后壁和底部多见，前壁不易见到。不可将胎盘后的无回声区误认为胎盘早期剥离。

（3）胎盘内血池：妊娠后期，胎盘实质内出现不规则无回声区，组织学检查示内为母血，但此间隙内无绒毛，故称无绒毛间隙。无绒毛间隙为一种退行性变，直径为 0.5 ~ 3.0cm，一般对胎儿生命不造成影响。若无绒毛间隙数量多或间隙较大时，由于大量淤积的血液不能进行氧交换，则可影响胎儿的发育，甚至威胁胎儿生命。

（4）绒毛板下的无回声区：为母体血液在绒毛板下的绒毛间隙内淤积血池所致，其间可有血栓形成及纤维素沉着。如果无回声区域较小，一般对胎儿无影响，如果形成大面积的血池和血栓，则可造成胎儿宫内发育迟缓或早产。

311 · 如何用超声显像估测羊水量？

正常情况下，羊水量随妊娠月份的增大而增加，至孕 38 周达高峰，孕 42 周后，羊水量迅速下降。正常足月妊娠羊水量为 1000ml，如果少于 300ml，称为羊水过少；超过 2000ml，称为过多。羊水过少或过多均属于异常现象，胎儿在围生期的发病率及死亡率均较高。

（1）声像图表现：正常羊水围绕在胎儿周围，为透声良好的无回声区。至妊娠晚期，羊水内可出现胎脂，呈细点状弱回声漂浮在羊水内。偶尔可见很浓稠的胎脂羊水，初看似实性，细看内部有脐带回声，胎脂可随胎儿活动产生浮动，极易识别。

（2）羊水的测量：有人应用全子宫容积减去胎儿及胎盘等附属物的容积计算羊水的量，但此法计算复杂，且耗费时间。多数学者认为羊水量无须精确计算，仅是一种粗略的估计。目前应用最广泛的两个指标是：

1）羊水最大深度：测量羊水池的垂直深度。方法是探头垂直于腹壁，做平行移动，获取最大羊水池断面图（不可包括肢体或脐带），然后测量其最大前后径。正常最大羊水池深度为 3~8cm；≤2cm 为羊水过少；>8cm 为羊水过多。但是这一方法仍显得粗略。

2）羊水指数（amniotic fluid inclex，AFI）：即经孕妇脐部作纵、横线，将子宫平面分为四个象限，分别在四个象限测定羊水池深度，直观地标记在"+"四个象限内。四个象限深度的和即为羊水指数。据国内资料 AFI 大于 18cm（国外资料 AFI 大于 20cm）诊断羊水过多，AFI 小于 5cm 为羊水过少。

312 正常脐带的结构如何？超声诊断脐绕颈的根据及临床意义有哪些？

脐带为一束状的绳状物，表面光滑，直径 1~2.5cm，长 40~60cm。短于 30cm 者为脐带过短，超过 70cm 者为脐带过长。

脐带内有两条动脉和一条较粗的静脉，脐动脉呈螺旋状围绕脐静脉。脐带的表面被羊膜所覆盖。由于血管常比脐带本身长，它们在基质中弯曲、迂回，常使局部的脐带隆起成为结节状。

正常脐带声像图表现为位于羊水内的绳索状结构。一端与胎儿脐部相连；另一端与胎盘相连。彩色多普勒可明显辨认一条较粗的脐静脉和两条较细的脐动脉。

当脐带过长时，常可引起脐带缠绕颈、体、肢部。通常以脐带绕颈最常见，临床意义大。颈部出现"U"字形压迹，为脐绕颈一周；"W"形压迹为脐绕颈两周；若呈串球状，则为脐绕颈三周或三周以上。彩色多普勒可清楚地辨认脐动脉和脐静脉，并能明确绕颈的周数。阻力指数与脐绕颈的松紧度具有较高的相关性。以阻力指数 0.7 为临界值。

脐带绕颈的超声诊断对指导临床治疗具有很重要的意义。如果脐带绕颈过紧、周数过多，可危及胎儿生命，致胎儿窘迫或死亡。另外，脐带绕颈可使胎头入盆延缓，第二产程延长，个别孕妇在临产时出现胎盘早剥。

由于胎儿活动，所以产前 1 周内脐带绕颈的诊断才比较可靠。

313 脐带常见疾病及其声像图表现有哪些？

（1）脐带囊肿：脐带囊肿可分为真性囊肿和假性囊肿。真性囊肿较小，认为是卵黄囊的遗迹。假性囊肿大小不等，由华顿（Wharton）胶液聚集而成。假性囊肿为圆形无回声囊，由脐带一侧突出。囊肿直径 3~4cm，可近胎儿侧或胎盘侧，囊肿较大时，可以压迫脐带血管导致胎儿死亡。

（2）脐带水肿和血肿：脐带水肿常并发于胎儿水肿及浸软胎儿，亦是华顿胶水肿。脐带血肿系脐静脉破裂后，血液流入外围的华顿胶质内，形成血肿，可导致胎儿死亡。脐带水肿的声像图表现为脐带增粗，漂浮在羊水中。脐带血肿表现为局限性脐带增粗，其内可见高回声团，诊断较困难。

（3）单脐动脉：正常脐带含两条动脉和一条静脉，少数病例仅有一条动脉和一条静脉，多胎较单胎发生率高，此类胎儿常合并先天畸形。正常脐动静脉横切面时呈"品"字形，发生本病时，"品"字形结构破坏。CDFI 仅显示两条血管，一条为动脉而另一条为静脉，且各自有其动静脉频谱。

314 何为异位妊娠？根据孕卵种植位置的不同可分为哪些部位妊娠？其二维及彩色多普勒声像图特点是什么？

异位妊娠是指受精卵种植在子宫体腔以外部位的妊娠，又称宫外孕。严格讲两者是有区别的，前者含义较广，应包括后者，而宫外孕的意义应指子宫以外的妊娠，而子宫残角妊娠、宫颈妊娠也属子宫妊娠的一部分。根据孕卵着床部位的不同，异位妊娠可分为以下几类：①输卵管妊娠：包括输卵管壶腹部、峡部、伞部、间质部妊娠；②残角妊娠；③宫颈部妊娠；④卵巢妊娠；⑤腹腔妊娠；⑥子宫角妊娠。异位妊娠是妇产科临床最常见的急症，近年来发病率有上升趋势，约占妊娠总数的 1%。

（1）输卵管妊娠：输卵管妊娠约占异位妊娠的 95%，临床上最多见。输卵管妊娠又以壶腹部妊娠最多见（78%）。声像图表现随妊娠月份、出血多少及发生部位而不同，大致可分为以下三种类型：

1）胎囊型：发生时间短，输卵管未破裂。在壶腹部可扫及一完整的无回声囊，大小 2cm 左右。彩色多普勒有时可见囊内胎芽及胎心搏动。周边血流较丰富（图 59），为低阻血流。子宫动脉血管内径增粗、迂曲，血流速度较对侧增加。

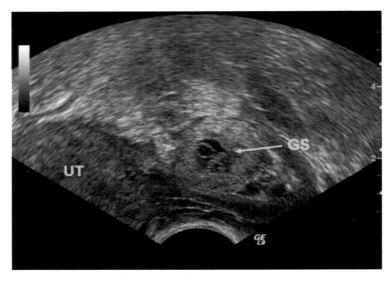

图 59　异位妊娠（哈尔滨医大二院提供）

2）包块型：输卵管已破裂，或已流产，流出的胎囊组织与血块凝集在一起形成一包块。由于包块形成时间长短的不同，声像图表现亦各不相同，包括衰减包块型、混合包块型、实性包块型。衰减包块型和混合包块型均代表输卵管妊娠破裂出血已有一段时间，彩色多普勒在包块内常可见丰富血流为低速低阻血流。实性包块型为陈旧性宫外孕。

3）出血型：异位妊娠破裂后，腹腔内大量出血，以致腹腔内多处出现不规则游离无回声区，特别是子宫直肠凹、髂窝三角、肝肾间隙最明显。

（2）残角子宫妊娠：首先确认是否为残角子宫，残角子宫易与浆膜下肌瘤相混淆。残角子宫内有积血或液体，可与卵泡相混淆。残角子宫与正常子宫有小孔相通。残角子宫妊娠时，其声像图表现为正常子宫轻度增大，内膜增厚，在子宫旁上部可扫及一类圆形包块，其内可见圆形无回声区，无回声区内可见胎芽、胎心反射，与发育正常子宫紧贴，或见一条带状蒂与子宫相连。彩色多普勒见子宫周围及孕囊周围血供丰富。

（3）宫颈部妊娠：子宫增大，或轻度增大，内膜增厚，宫颈内口紧闭，呈烧瓶状。上方为正常宫体，下方为增大的宫颈，妊娠囊未破者，可在宫颈处扫及圆形无回声区或胎芽反射。若不全流产，在宫颈管内扫及杂乱回声团块。彩色多普勒可见低阻血流信号，宫颈管内口不开放，应与宫颈流产鉴别。

（4）卵巢妊娠：卵巢妊娠较少见，一般不超过3个月即破裂，发病率为1:（7000～50000）。声像图表现子宫略大，内膜增厚，在附件区可见圆形无回声区或可见胎芽反射，周边可见较疏松低回声区（为部分卵巢组织）。若破裂可见杂乱回声包块，或腹腔积血征象。彩色多普勒孕卵周边可见丰富血流信号，包块周边和内部可见血流信号。声像图上不易与输卵管妊娠鉴别，重要的是观察孕囊周围是否有卵巢组织回声。

（5）腹腔妊娠：发病率为1/15000，分原发、继发两种，原发者罕见，继发性腹腔妊娠，多由输卵管妊娠流产引起。胎囊流入腹腔，但附着在输卵管上的胎盘继续生长发育。由于异常胎盘附着，血液供应不足，很少到足月。超声检查在附着处扫到胎囊及胎儿回声，但扫查时一定首先找到子宫回声。子宫多偏向一侧，子宫体增大，在子宫腔外，找到胎儿及胎盘回声。声像图因孕期长短而不同。

1）早期腹腔妊娠：子宫饱满，内膜增厚，在腹腔内扫及胎囊及胎芽回声，周边血供丰富。

2）中晚期腹腔妊娠：在腹腔内可扫及胎儿、胎体、胎心、胎盘反射。周围无正常子宫肌壁回声，胎盘与腹腔脏器粘连，界限欠清，边缘不光滑，羊水少。

（6）子宫角妊娠：在子宫的角部出现胎囊回声及胎盘着床的血流信号。

异位妊娠时，宫腔内可能显示假孕囊，由蜕膜管型和血液构成，容易误诊为宫内妊娠。妊娠囊常为圆形，并且偏向宫腔一侧，有明显的着床部位回声和着床血流信号。

诊断异位妊娠的关键是超声所见结合血清 HCG 及临床症状。血清 HCG 阴性可以排除异位妊娠。异位妊娠患者中50%的尿妊娠试验是阴性。

315. 流产的临床分型有哪些？其宫内声像图、彩色多普勒有何表现？

临床将流产分为：①先兆流产；②不全流产；③完全流产；④难免流产；⑤稽留流产。妊娠早期流产宫内胎囊随流产类型的不同有各种变化，表现各不相同。

（1）先兆流产：妊娠囊的大小与妊娠周数相符，妊娠囊的位置正常或偏低。子宫壁与胎膜间出现新月形无回声区，胎芽或胎儿及胎心无超声可发现的异常。

（2）不全流产：常发生在妊娠第8～12周，由于胎儿或部分胎盘已排出，宫腔内还残存部分组织，子宫增大，腔内可见杂乱回声团块，宫颈管开放。CDFI 显示团块内无血流信号，周边可能见到少量血流信号。若为胎盘残留，存活绒毛组织的血流非常丰富，呈高速低阻血流，酷似滋养叶细胞肿瘤。

（3）完全流产：临床自然流产后，一般还需做一次清宫，以免宫内有残留物，经过超声检查可根据宫内情况决定是否需要清宫。子宫大小正常或略饱满，宫腔内回声均匀，子宫内膜线清晰，呈线状高回声。

（4）难免流产：胎囊位置下移到子宫下段，胎囊变形、皱缩、张力低。囊内无胎芽、胎心搏动，宫颈管口开放，胎囊可突入到阴道内。或在宫颈管内扫到圆形无回声区。

（5）稽留流产：子宫略小于孕周，宫腔内回声杂乱，未见正常胎儿回声，胎头变形，胎儿组织结构无法辨认。无羊水回声或可见高回声团块，其内可见蜂窝状无回声区。胎囊枯萎实际属稽留流产，宫腔内可见大的无回声区（羊水），其内未见胎芽组织，孕囊周围部分可见丰富血流信号。

316 · 前置胎盘的病因、分类及声像图表现有哪些？

（1）前置胎盘的真正原因尚不清楚，可能与以下原因有关：

1）子宫内膜发育不健全或内膜病变：子宫体部手术或多次人流刮宫，引起子宫内膜受损、炎症，致使瘢痕形成。由于受损内膜局部变薄、血液供应不良，当受精卵植入时，血液供应不足的胎盘向子宫下段延伸造成前置胎盘。

2）胎盘巨大：胎盘面积大，可造成胎盘延伸到下段，所以双胎的前置胎盘的发生率相对高于单胎。

3）受精卵发育迟缓：当受精卵发育迟缓，到达宫腔内时还未发育到可以植入到黏膜下的阶段，以致继续向子宫下段运行并植入，使胎盘发育成长后位置过低而形成前置胎盘。

4）包蜕膜性前置胎盘：包蜕膜在妊娠 3 个月后仍继续维持其血液供应，滑泽绒毛膜不退化而像膜状胎盘，延伸到子宫下段。

（2）临床分类：根据胎盘与宫颈内口的关系，尤其在妊娠晚期观察胎盘与宫颈内口关系而确定较为确切，可如下分类：

1）边缘性前置胎盘：胎盘位于子宫下段，下缘达宫颈内口，但未遮盖内口。

2）部分性前置胎盘：胎盘部分位于宫颈内口，但没有完全覆盖宫颈内口。声像图见胎盘组织越过宫颈内口部分遮盖宫颈内口，后壁胎盘因胎头或胎体组织在前遮挡胎盘显示欠清，可充盈膀胱，使胎头、膀胱、胎盘形成三角的三个边来观察后壁胎盘下缘的位置。

3）完全性前置胎盘：胎盘完全覆盖宫颈内口。横扫时在子宫内口处可扫及胎盘回声，子宫内口被胎盘组织完全遮盖。在膀胱充盈时，胎头或胎体与膀胱间距离增宽，其间可扫及胎盘回声。

317 · 胎盘早剥病理和超声征象有哪些？如何鉴别？

胎盘早剥主要是由于底蜕膜血管破裂出血和底蜕膜层血肿形成，使胎盘与子宫壁发生分离。

（1）胎盘早剥分为三种情况：隐性剥离（内出血）、显性剥离（外出血）、混合性剥离。

1）隐性剥离：破裂的血管继续出血，形成血肿并继续增大，剥离面越来越大，形成胎盘后血肿，由于周围胎盘或胎膜未发生分离，胎盘边缘仍附着在宫壁，故血液不能外流，聚积在胎盘与宫壁之间，血流渗入子宫肌层可引起子宫卒中。

2）显性剥离：当血液流到胎盘边缘，冲开胎盘边缘，并沿胎膜与子宫壁之间经宫颈管向外流出，为显性剥离。有时出血穿破羊膜流入羊水中，形成血性羊水。

3）混合性剥离：隐性剥离若继续出血，最终发生外出血。

（2）声像图表现

1）胎盘外形明显增厚、增大，形态欠规整，内部回声不均匀，可见片状不规则高回声。

2）胎盘与宫壁间距增宽，呈无回声区，彩色多普勒未见血流信号，胎盘绒毛板向羊膜腔凸出。由于剥离面积的大小、出血多少、出血缓急及发病时间的不同，声像图表现各不相同，如出血缓慢、量少并形成血肿，在胎盘后局部可扫及混合性衰减的血肿回声，胎盘局部被顶起，胎盘轮廓清楚。若胎盘后出血急剧且量大，造成大部或完全剥离，胎盘明显增厚，轮廓不清，胎盘实质回声不均，可见不规则高回声或无回声区，此时胎儿多数已死亡，胎心消失。

3）血液流入羊水内，可见点状高回声漂浮或高回声团块（凝血块），超声引导下可抽出血性羊水。

（3）胎盘早剥应与下列情况鉴别：

1）胎盘附着处子宫肌瘤：此处子宫肌瘤形态为圆形或扁圆形、边界清楚的低或高回声团块，向内或向外突出，并推挤胎盘或宫壁，彩色多普勒周围可见血流信号。

2）子宫壁局部收缩：一般发生在妊娠晚期，当子宫收缩时，局部可见低回声区并突向胎盘，当宫缩停止后局部回声消失。此情况可延时超声观察。

3）胎盘后静脉丛：当胎盘与宫壁间扫及形态为长形的无回声区时，彩色多普勒可见丰富的静脉血流信号，胎盘组织形态正常。

4）胎盘后宫壁上迂曲扩张的静脉丛：可通过彩色多普勒鉴别，声像图在宫壁上可见不规则无回声区，转换切面可见细长条带状无回声区，为血管长轴切面回声。

5）胎盘静脉池：胎盘实质内出现一个或多个圆形无回声区，其内透声差，可见后运动，胎盘大小形态正常。

318· 滋养细胞疾病的病理分型及声像图表现有哪些？

（1）滋养细胞疾病分良性、恶性两大类：

1）良性滋养细胞疾病：①完全性水泡状胎块；②部分性水泡状胎块；③正常胎儿与水泡状胎块并存；④胎盘水泡样变。

2）恶性滋养细胞肿瘤：①恶性葡萄胎；②绒毛膜癌。

（2）良性滋养细胞肿瘤的声像图表现

1）完全性水泡状胎块：子宫增大，大于妊娠月份，子宫内未扫及正常胎儿、胎芽回声，而是充满密集的高回声，其间可见散在无回声区，大小不等，呈蜂窝状改变。CDFI 见其分隔上有血流信号（图60），有时可见大片状积血无回声区。有半数以上患者在左右两侧卵巢内可见到大小不等的多房性无回声囊（黄素囊肿），大的可充满腹腔。

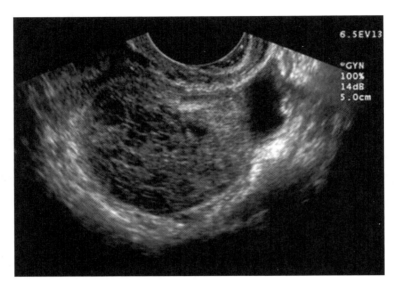

图 60　完全性水泡状胎块（哈尔滨医大二院提供）

2）部分性水泡胎块：胎盘一部分绒毛组织变为水泡状，子宫与妊娠月份基本相符。宫腔内可见胎儿回声，但胎儿常有畸形。胎盘回声异常，一部分呈蜂窝状高回声。具有前述水泡胎块的特征。

3）正常胎儿与水泡状胎块共存：一般认为这种情况是双胎妊娠，其中一胎为水泡状胎块，表现为有一完全正常的羊膜囊和其间的正常胎儿，同时并存一具有水泡状胎块声像图特征的团块，两者界限清楚。

4）胎盘水泡样变：表现为宫腔内结构紊乱，胎盘肿胀回声失常，呈蜂房状。

（3）恶性滋养细胞肿瘤声像图表现：恶性滋养细胞肿瘤主要特征是侵犯子宫肌壁。可分早期浸润、局限性病灶和弥漫性病灶 3 种类型。

1）早期浸润：当葡萄胎刮宫后，子宫明显复旧不佳，子宫外形增大、饱满，宫壁明显增厚，内部回声不均匀，可见大小不等的高回声或无回声区，并向肌间延伸，使宫壁呈"疏松"组织，此为滋养细胞向肌壁浸润早期，在肌间形成水泡或血窦。

2）局限性病灶：由早期浸润发展而形成局限性病灶。大小不等，可位于子宫的任何部位，甚至在宫旁出现，但是位于后壁者居多。声像图表现为局限性高回声或低回声团，边缘不规则，内部有无回声间隙似海绵状。部分病例子宫直肠陷窝、腹腔内可见不规则游离液体。彩色多普勒在病灶内可见丰富的血流信号，多出现在病灶区边缘。血流速度增快，呈镶嵌色血流，并向肌层延伸。同时可出现典型动静脉瘘，频谱图为湍流频谱，包络线可粗糙（图 61）。

3）弥漫性病灶：病灶扩散后致子宫壁内多处浸润使子宫明显增大变形，内部呈蜂房状，严重者浆膜回声中断，盆腔内出现病灶。病灶均可具有局限病灶的特征。滋养细

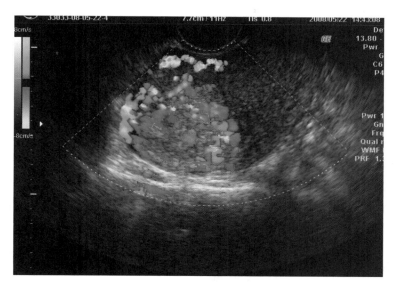

图61　恶性滋养细胞疾病（恶性葡萄胎）
（哈尔滨医大二院提供）

肿瘤无论良恶性，均可出现黄素囊肿。表现为盆腔内多房性囊性回声区，大者可充满腹腔。

319. 恶性滋养细胞肿瘤的鉴别诊断有哪些？超声如何评价治疗效果？

恶性滋养细胞肿瘤应与下列疾病鉴别：

（1）不全流产：流产或引产后，不规则阴道出血。声像图显示子宫复旧尚可，轮廓清，边缘规整，宫腔内可见不规则杂乱回声团块，边界不清，其内可见散在不规则无回声区，宫颈管开放。有时可见胎体回声，双侧附件大多无分隔状囊肿，结合临床、尿妊娠试验阳性、血 HCG 增高不明显、诊断性刮宫可明确诊断。

（2）子宫肌瘤囊性变：无停经史，原有子宫肌瘤。声像图可见肌间或宫腔内局限的高回声或低回声团块，边界清楚。有囊性变时，瘤体内可见大小不等的无回声区，很像葡萄胎回声，彩色多普勒在瘤体的一侧可见血流信号与子宫肌壁相连通，病变区无血流信号，与恶性滋养细胞疾病明显不同。

（3）子宫腺肌症：有痛经史，无停经史，宫体球形增大，边缘规整，肌间回声可均匀，可见散在大小不等的高回声或无回声区，边界清，子宫内膜线向前或后移位。病灶内无明显增多的血流信号。

（4）子宫体癌：无停经及葡萄胎病史。病变声像图可与恶性局限性或弥漫性滋养细胞疾病相似，但最大的区别是血 HCG 不高。

治疗过程中随着病情控制好转，超声可见病灶及子宫外形逐渐缩小，病灶内血流信号明显减少。双侧黄素囊肿缩小至消失。若病灶无改变甚至扩大，说明治疗无效。

320 - 胎死宫内的声像图有哪些表现？

声像图因胎儿死亡时间、月份不同各不相同：

（1）早期妊娠：宫内可见胎芽回声，未见胎心搏动回声。CDFI 示胎盘血流减少，阻力指数增高。

（2）中、晚期妊娠：宫腔内可见胎体、胎盘、羊水回声，但未见胎动及胎心搏动回声。CDFI 示脐带及胎体内血管血流消失，若死亡时间长，可见胎头颅骨板变形，呈叠瓦征，胎儿皮肤水肿、增厚，皮肤下出现低回声带。胎体变形，脊柱弯曲，胸廓塌陷。根据死亡时间的长短羊水可有变化，胎儿死亡时间长时，羊水可明显减少，透声差；胎盘组织可增厚肿胀，也可缩小。

321 - 胎儿生长受限的类型及原因有哪些？其声像图特点及超声诊断方法有哪些？

（1）胎儿生长受限（fetal growthrestriction，FGR）有两种类型：

1）匀称型：又分内因性和外因性，约占本病 30%。为原发性发育不良，即从胚胎期开始，影响胎儿生长发育的因素即存在并发生作用，胎儿细胞增生能力减低，致使胎儿在宫内生长受限，整个胎儿发育过小，与孕龄不符，主要病因为：先天性胎盘缺陷影响血供、染色体病变、病毒或弓形虫感染、中毒、辐射。

2）非匀称型：约占本病 70%。多为外因所致。早期胎儿发育较正常，中晚期胎儿发育明显迟缓。常见头体不对称发育，原因有妊娠期高血压疾病，慢性肾炎，原发性高血压；营养不良及不良饮食习惯，如饮酒、吸烟等。

（2）诊断和评价 FGR 最有效方法是用超声检查：它可直接观察胎儿在宫内的整体情况，可测量胎头、胎体各个径线及自动计算胎儿体重与孕龄对照，评价其生长情况。

1）双顶径的测量：胎头双顶径的增长一般是与妊娠月份相符。它可较准确直接地反映出胎儿宫内发育状况。FGR 时，胎头双顶径小于孕龄应有的大小。

2）腹围测量：一般妊娠 32 周前，头围大于腹围，32 周后头腹围接近，36 周后腹围大于头围。腹围对胎儿生长迟缓的测定较为可靠。因胎儿生长受限，肝脏体积缩小，腹部软组织脂肪变薄，横切面腹部前后径小，呈扁圆形。

3）头、腹围比值：匀称型 FGR 时，比值基本不变；非匀称型时，腹围小，两者比值增大。

4）股骨长度、估测胎儿体重为间接评价 FGR 的指标，可对照胎儿正常生长曲线进行评价。

322 - 巨大胎儿的高危因素及声像图表现有哪些？

传统认为体重达到 4000g 或以上，发育正常的新生儿称巨大胎儿。巨大儿常造成难产，其围产期的发病率与死亡率均较正常儿为高，巨大儿的发生率约占 10%。

（1）高危因素：①遗传因素，双亲高大魁梧者；②多产妇年龄超过 35 岁者；③糖尿病、Rh 因子不合所致的有核红细胞增多症水肿型者；④过期妊娠；⑤有巨大胎儿生产史者。

（2）声像图表现

1）匀称型巨大胎儿：胎儿各项生长参数（BPD，HC，AC，FL，ThC 等）及胎儿体重均超过相应妊娠月份的正常上限，HC/AC 比率正常。

2）非匀称型巨大胎儿：胎儿软组织生长参数（AC，ThC 等）及胎儿体重明显超过相应妊娠月份正常上限，而骨生长参数（BPD，HC，ThC 等）的增长不如软组织生长参数明显，HC/AC、FL/ThC 低于孕龄的正常比值。

巨大胎儿需与胎儿水肿鉴别，胎儿水肿常有胸腔积液、腹腔积液、心包积液，且皮肤水肿呈分层状。

323·常见胎儿畸形包括哪些？其声像图表现有何特点？

胎儿发育受多方面的影响。卵子、精子及遗传为内在因素；子宫腔内环境不良或外来的影响为外在因素。胎儿发育异常种类繁多，B 超是诊断胎儿形态改变的重要手段，对大的形态改变较为清晰、准确，但对小的缺陷却容易漏诊。

（1）胎儿中枢神经系统缺陷：中枢神经系统缺陷占胎儿畸形的首位。中枢神经系统缺陷因受累部位不同，表现多样，常见有：①无脑畸形；②脑积水；③脑脊膜膨出；④脑膜脑膨出；⑤小脑畸形；⑥脊柱裂等。

（2）消化系统的畸形与异常：包括胎儿消化腔道闭锁或狭窄：①食管闭锁；②胃幽门部梗阻；③十二指肠闭锁；④肛门闭锁；⑤空回肠闭锁，脐疝、膈疝、裂腹畸形等。

（3）胎儿胸、腹腔积液。

（4）泌尿系统畸形：①肾先天性位置异常、发育不全，肾畸形、肾缺如；②多囊肾；③肾积水；④尿路梗阻、鞘膜积液等。

（5）淋巴系统异常：以水囊状淋巴管瘤最常见。

（6）胎儿骨骼系统异常。

（7）双胎妊娠畸形。

（8）联体双胎畸形。

（9）胎儿腹腔内囊肿。

（10）胎儿骶尾部畸胎瘤。

（11）胎儿水肿。

（12）心血管畸形。

声像图表现：

（1）胎儿中枢神经系统缺陷

1）无脑畸形：在妊娠的宫腔内可扫及大量无回声区（为羊水回声），羊水量较正常妊娠月份明显增多，其内可扫及胎体、胎心、胎盘回声，未扫及正常胎头回声。在胎头部位可扫及不规则无完整颅骨光环的瘤样肿块，并可扫及胎儿眼眶及鼻骨，常合并颈胸段脊柱裂、脑膜膨出（图 62）。

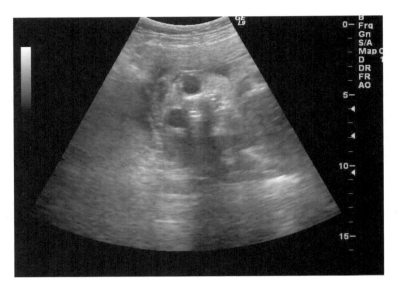

图 62　无脑畸形（哈尔滨医大二院提供）

2）脑积水：重度积水致胎头双顶径较正常月份明显增大，轻度积水一般不致引起颅腔的增大。脑积水分脑内积水（包括侧脑室，第三、第四脑室积水）和脑外积水（发生在脑与硬脑膜之间）。不同部位积水，声像图各不相同。脑室率的测量对评价脑积水有较大价值。

脑室率=中线到侧脑室内侧距离/中线至颅骨内缘距离

正常胎儿脑室率<0.5。

轻度脑积水：脑室轻度扩大，呈无回声区，其内强回声带为脉络膜回声。脑室率大于0.5，双顶径与正常月份相符（图 63）。

重度脑积水：胎头双顶径大于妊娠月份，积水的脑室显著扩大，脑室无回声区占据大部分颅腔。大脑镰呈强回声带漂浮于无回声区内，可偏位也可对称，脑实质受压变薄，紧贴颅骨板，甚至消失颅腔均被无回声区所占据。

3）脑膜膨出：在胎儿从颅缝至后枕部的中颅缝均可发生，但以枕部最常见。膨出处可扫及一囊状物，有完整包膜，边缘规整、边界清楚，内部呈无回声区、壁薄。当被覆皮肤组织时囊壁较厚，局部骨质缺损（图 64）。

4）脊膜膨出：由颈椎一直到骶尾部的任何部位均可发生脊膜膨出。以骶部和颈部最常见。在发生部位可扫及有完整包膜的薄壁无回声区，有的囊内可见条束状高回声带分隔。

5）脑膜脑膨出：发生在颅骨顶或枕后。局部可见一边界清楚的无回声区，壁厚，其内可见脑组织回声。颅骨板局部缺损，颅腔变小，与妊娠的月份不相符。颅内无脑组织或脑

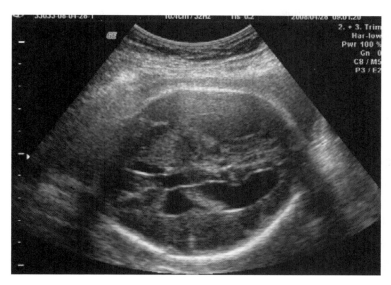

图 63　脑积水（哈尔滨医大二院提供）

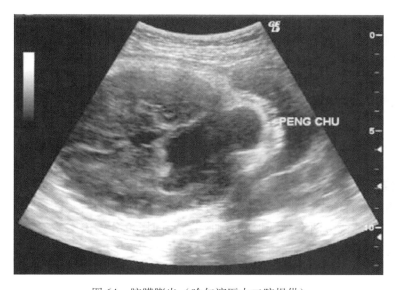

图 64　脑膜膨出（哈尔滨医大二院提供）

组织回声减少，脑中线显示不清。

6）脑疝形成：主要是颅骨发育不全，或颅骨裂开，使部分脑组织外露。外露的脑组织仅外周包绕一层脑膜，颅骨连续中断，或无颅骨回声环。呈局部向外膨出的实性包块，结构呈迂回状高回声，可压缩。

7）脊柱裂：脊柱中线背侧局部缺如，严重者有脊髓外翻。完全外露称开放性脊柱裂，多发生在腰骶部。常并发脑积水。发生在颈、胸段常并发无脑畸形儿。

超声沿脊柱做纵横扫查时，正常胎儿脊柱回声为竹节样的两条平行高回声带，至尾椎处合拢。

脊柱裂时，两条平行光带局部连续中断，间距变宽或呈分叉状。排列不整齐，外形不规整或形态异常，有时两条光带呈波浪状改变。分别可见实性、囊性、衰减性包块突起，为骨组织、软组织、脑脊液等组织的回声。胎儿神经系统缺损多伴有羊水过多。

（2）消化系统畸形

1）肠道闭锁：胎儿胃肠道正常时，显示有胃泡及肠管回声，其内为无回声区。食管闭锁时，胎儿腹腔内无含液性胃泡及肠管回声，仔细作动态观察可见胎儿有反吐动作。

2）胃幽门梗阻：胎儿左上腹可扫及一大的无回声区，呈单泡征，如有十二指肠梗阻可呈双泡征无回声区。若其他肠道梗阻如回肠梗阻可见多个无回声区，肠腔扩张，潴留液增多，肠管蠕动增强。

3）肛门闭锁：胎儿下腹部腹围增大，可扫及一中央有束状高回声带分隔的无回声区，呈双叶征。

4）粪便性腹膜炎：可见胎儿腹部膨胀，张力增大，有腹腔积液。其内可扫及多个较大的弥漫性强回声斑，呈强回声环。常伴有胎儿宫内发育迟缓（IUGR）。

5）疝：包括脐疝、裂腹疝、膈疝。无论任何部位的疝，在局部可见腹壁前方连续中断有缺损，此处可扫及一有较薄包膜的囊状包块突出，其内可扫及胎儿内脏回声，如心脏、肝脏等组织回声。膈疝在胎儿胸腔内可见囊性无回声区，其内可见肠管等内脏组织回声。消化道畸形几乎都合并羊水过多。

（3）胎儿胸、腹腔积液：孕妇腹部明显增大与正常妊娠不符，羊水量显著增多，胎儿较正常月份小，可见胸、腹腔大量无回声区。胸腔积液可扫及被挤压的肺组织回声随心跳搏动。横膈显示清楚。胎儿大量腹腔积液，腹部前后径增大，无回声区内可见腹腔脏器漂动。

（4）泌尿系畸形

1）肾缺如或发育不全：一般合并羊水过少及其他畸形，发育迟缓。正常胎儿在 4 个月左右即可扫查到脊柱两旁两个椭圆形的肾脏回声，同样可分辨出实质、集合系统回声，若有某一侧肾或双侧肾缺如，就不能显示肾脏轮廓。一般合并羊水过少或其他畸形，发育迟缓。

2）多囊肾：多囊肾在胎儿期很难被发现。只有严重病例才可能被检出。多囊肾一般为双侧，可见肾脏轮廓清楚，外形不规则增大，实质内均扫查到大小不等的无回声区，正常实质未能显示，均被无回声区所代替，呈蜂窝状改变。

3）肾积水：肾脏轮廓显示清晰，正常胎儿集合系统轻度分离，当胎儿膀胱充尿时，分离可达 0.7cm，可追踪观察胎儿排尿后，集合系统分离消失。当有尿路梗阻时，在胎儿一侧肾集合系统可查到增宽的无回声区，宽度根据梗阻的程度而不同，有的可达 2cm，呈囊状扩张。双侧肾积水常伴有羊水过少，肾盂、肾盏扩张，需与多囊肾、肾囊肿鉴别。

4）鞘膜积液：正常男胎儿在睾丸周围可见少量液性无回声区。鞘膜积液时，在男胎儿增大的阴囊内可扫查到较宽的无回声区，在睾丸的一侧或包绕睾丸。

（5）淋巴系统异常：由于淋巴系统发育缺陷所致，常见为水囊状淋巴管瘤。多发生在胎儿头颈部和背部，为淋巴管扩张所致。在病变局部可见一壁厚的、分隔状的无回声区，常合并胎儿皮肤水肿。分隔较多者可呈放射状。

（6）胎儿骨骼系统畸形：骨骼畸形种类繁多，超声仅能观察到肢体的短小或缺如、颅骨的形态、胸廓的形态。可见畸形有胎头的颅骨增大，双顶径增宽，颅骨板薄，局部塌陷，胸腔变窄。

（7）双胎妊娠畸形：可见二个胎儿均畸形，或一个胎儿畸形，一个胎儿正常。畸形的类型与单胎畸形相似。一胎无正常头颅轮廓（无脑儿），一胎为脑积水回声，或两胎均为脑积水。若两胎儿间存在动脉-动脉和静脉-静脉间的吻合，可造成逆向循环，致使少血供的胎心发育严重障碍而形成无心畸形，在正常胎体胸廓内无成形的心脏回声，合并羊水增多，无心畸形可为胎儿胸以上均未发育（如无脑儿），或为胎体肢体发育完整，而无心脏。

（8）联体双胎畸形：联体双胎罕见，为单卵双胎而胎体未完全分离或分离过晚的两个胚胎共存于一个卵黄囊致胎儿联体。若两胎儿的血供相近，则成对称联体，声像图表现：两胎头、胎体大小相似；若一胎血供不良，则成不对称联体或寄生胎，声像图示两胎儿大小不等。超声诊断的关键是：①确定两个胎儿组织上存在的联系；②两个胎儿相对位置固定，活动一致。

联体双胎可有多种形式。双头联体可见两个胎头，两个脊柱，一个胎儿较大，两个头间距较宽，骶尾部紧贴、常合并脑膜膨出。连胸连腹双胎，可见两个胎头，在胎儿两侧各有一条脊柱，胸廓明显增宽，仅扫及一个较大的心脏，肢体增多，有连胯、连头。连胯者，体胯部较正常胎儿增宽，双头、双体；连头者可扫及一巨大胎头，中央向内凹入。

（9）胎儿腹腔内囊肿：胎儿腹腔内可扫及一较大无回声囊，壁薄。巨大者可充填整个腹腔，周围脏器受压，有时难以诊断与脏器的关系及其来源。

（10）胎儿骶尾部畸胎瘤：胎儿骶尾部畸胎瘤回声和成人畸胎瘤声像图一样，分囊性、实性或混合性。关键看骶尾部是否合拢，有时不易分辨，难与脊膜膨出鉴别。

（11）胎儿水肿：胎儿皮肤增厚，皮下可见增宽的低回声带，皮肤与皮下组织间距增宽。胎儿头皮与颅骨回声间距增宽，呈"双环"征。

（12）心血管畸形：包括胎儿心律失常、先天性心脏病、心脏肿瘤、血管畸形等。

超声对胎儿心律失常的诊断主要是通过二维联合 M 型及 CDFI 直接观察心房、心室壁、心瓣膜运动和心内血流异常及它们之间的关系来确定。心率超过 160 次/分为快速型心律失常，心率低于 100 次/分为慢速型心律失常，心率不规则者为不规则型心律失常。房性期前收缩可见提前出现的心房收缩波；室性期前收缩在心室收缩波之前无心房收缩波。心脏畸形的类型繁多，超声诊断首先是要熟悉胎儿循环的特点，关键是确定大血管和心室、心房的关系，发现异常连接、异常通道、缺损、分流和反流。但是对房间隔缺损的诊断应慎重。

胎儿心脏和心包的原发性肿瘤甚为罕见，心脏肿瘤中以横纹肌瘤常见，多位于室间隔；其次为纤维瘤，常侵犯心肌。在胎儿心内膜下可扫及边界清、边缘规整的高回声团块突入左心室腔内，内部回声均匀，随心脏收缩而运动。

324 · 产后子宫声像图有哪些特点？

正常产后，由于子宫肌肉的收缩使肌肉内血管管腔闭锁或狭窄，子宫细胞缺血并发生自溶，子宫体积缩小。

产后子宫收缩成球状，如孕 4 个月大小，肌壁明显增厚，回声粗糙、减低，宫腔线规整、居中，呈强回声带。如宫腔内有胎盘残留，宫腔内可见不规则高回声团块，或可见肌层局部回声不均，彩色多普勒周边、其内可见血流信号；如是胎膜残留，宫腔内可见一强回声带；如宫腔内有积血，宫腔内可见不规则无回声区或低回声团块（凝血块），子宫外形明显增大，复旧不好，宫颈管开放。

325 · 超声如何观察剖宫产后伤口的愈合情况？

子宫做纵切扫查，一般剖宫产手术方法为下截横切口，子宫切口愈合好时，在切口处可见子宫浆膜层连续好，局部可见小范围隆起，回声均匀，有时浆膜层局部可增厚，表面光滑、完整。子宫切口愈合不良时，可见局部隆起，浆膜层连续可有中断，但范围小、局部增厚、欠光滑，肌间周围可见小的散在低回声或无回声区，为炎性渗出或有积血腔。子宫切口未愈合时，可见切口处浆膜层连续中断，肌间可见出血形成的不规则无回声区或高回声区。

326 · 妊娠子宫破裂有哪些声像图特点？

妊娠子宫破裂分不完全性子宫破裂和完全性子宫破裂。

（1）完全性子宫破裂：超声检查首先找到已破裂的子宫，此时子宫内胎儿及附属物已排出，子宫可收缩成球形，肌壁较厚，肌间回声较疏松，位置向一侧偏移。在破口处可见子宫局部连续中断，呈低或无回声，裂口周围回声杂乱。而后在腹腔内找到胎儿、胎体回声，因胎儿及胎盘排入腹腔内，腹腔内结构杂乱、复杂，可见肠管回声间不规则无回声区（羊水回声），透声差。胎盘边缘完整，形态不规整。如出血较多，腹腔内可见低回声团（凝血块）。如胎儿排入腹腔，而胎盘还留在子宫未完全剥离，此时在子宫内可扫及胎盘回声，胎儿心动存在；如胎儿、胎盘完全排入腹腔，一般胎儿不能存活，不能见到胎心搏动。

（2）不完全性子宫破裂：妊娠子宫，宫腔内可见胎儿、胎盘及羊水回声，但肌壁局部变薄，可见中断区，呈低或无回声区，但浆膜层完整。

327 · 腹壁窦道及腹壁子宫窦道的超声表现有哪些？

术后切口感染延伸到子宫前壁或子宫，切口感染与腹壁相连通，形成窦道。超声可见从腹壁通向包块或宫腔内长形不规则的低回声或无回声区，此时伤口愈合较差。超声引导下，可在不规则低或无回声区注入抗生素治疗。

328 · 子宫先天发育异常包括哪些？超声如何诊断？

子宫是由两条侧腹中肾管向中线靠拢、融合，中隔吸收而形成的。在胚胎发育的任何时期出现停滞，即可造成不同类型畸形，常见的包括先天性无子宫、始基子宫、幼稚子宫、双子宫双阴道、双角子宫、残角子宫、纵隔子宫。

声像图诊断的依据：

（1）先天性无子宫：充盈的膀胱后壁紧贴直肠和骶骨，不能扫查到子宫回声，但可能扫到双侧卵巢，较正常卵巢明显小。因为无阴道，所以也看不到阴道内气体回声。

（2）始基子宫：充盈膀胱，位于膀胱后方可扫及一梭形实质性等回声，边界清楚，边缘规整，外形甚小，其内无宫腔线回声，双侧可扫及卵巢回声。

（3）幼稚子宫：进入青春期，子宫回声明显小于正常。宫体与宫颈比例小于1，常呈前屈或后屈位，有很短的宫腔线。

（4）双子宫双阴道：作子宫纵横切面，在横切面时宫底部横径明显大于正常子宫横径，呈蝶状。其内可见两条宫腔回声线，探头继续向下，可扫及一横径较宽或哑铃形的宫颈回声，可见两个宫颈管回声，再向下可扫及两个含强回声线的组织为双阴道内气体回声，纵切时，探头分别偏向两侧连续扫查，扫及两个子宫长径切面，其内可见正常宫腔线。向下可分别扫到宫颈阴道回声，连续完整。两侧子宫外形可不对称。

（5）双角子宫：横切面显示子宫底部横径增宽中间可见切迹，两侧宫角呈羊角状，并与膀胱间产生"V"字形压迹。两角内分别有宫腔线回声，应注意和子宫肌瘤及附件肿物相鉴别。子宫肌瘤用彩色多普勒可扫及与子宫相连的血管回声，且无宫腔回声；肌瘤回声不均，而双角子宫宫腔、肌间界限清，肌层回声均匀。在探头向下移动时，宫颈处并无增宽，为一个宫颈及阴道。在一侧宫角妊娠时，一侧增大，另一侧则向一侧移位。

（6）残角子宫分三型：Ⅰ型，残角子宫与宫腔相通；Ⅱ型，残角子宫有宫腔但与正常子宫不通；Ⅲ型，残角子宫无宫腔。残角子宫超声不易鉴别，因一侧发育好，而另一侧发育不良，有时易和子宫浆膜下肌瘤相混淆。当残角子宫内积血时，又易与卵巢囊肿混淆。在残角子宫内妊娠时，又可误认为子宫外妊娠。残角妊娠时，子宫增大，而发育正常的子宫不大，两者间可见一宽束带相连。纵切时，可扫及一个宫颈。妊娠的残角子宫和另一侧正常宫体及内膜回声显示清楚。

（7）纵隔子宫：横切面时，子宫底部增宽，中间可见一低回声带，左右两腔内分别可扫及宫腔高回声线。若两侧宫腔回声线分别向下延伸到近宫颈处，为完全纵隔子宫；若向下未到宫颈处就汇合成一条则为不完全性纵隔子宫。

329 · 子宫内膜异位症的病理、声像图表现及腺肌病的鉴别诊断要点是什么？

子宫内膜异位症是指子宫内膜组织生长在宫腔以外部位所引起的一种病变，异位的子宫内膜组织结构与在宫腔内的内膜相同，它可分内在性及外在性异位。外在性是指内膜异位在子宫以外的部位，如卵巢、输卵管、直肠、膀胱、腹膜等处，甚至可发生于肺、乳腺、四肢、鼻黏膜等处，但罕见。异位的内膜随月经周期反复出血，在病变区形成囊状包块，囊腔内血液越积越多，压力越来越大，内腔逐渐增大。因囊腔内为陈旧性血，似巧克力，故也称巧克力囊肿。

内在性子宫内膜异位症是子宫内膜由基底层向肌层生长，局限于子宫肌层，在子宫肌层散在分布，引起肌纤维组织的反应性增生，使子宫增大，又称为子宫腺肌病。还有的病灶集中在局部，形成瘤样，又称其腺肌瘤。有的病灶可见散在多数含液性囊腔，腺肌病发病率较高，亦可同时合并外在性内膜异位。

（1）子宫内膜异位症的声像图表现

1）外在性子宫内膜异位：可发生在盆腔任何部位，多见于卵巢、子宫直肠窝及骶韧带、直肠，还可在膀胱、切口瘢痕等处。囊肿大小与发生时间长短有关，大者可达 7~8cm。囊壁较厚，其内透声差，可见细点状回声均匀分布，张力较大的囊肿壁薄，透声较好，有的呈分隔状无回声区。内膜异位在子宫外脏器形成囊状包块，还可呈分层状，上边为透声好的无回声区，下边为透声差的密集点状低回声区（为黏稠血液）。

2）内在性子宫内膜异位（子宫肌腺病）：子宫增大变形，常呈球形增大，被膜光滑，内膜线向前移位。肌层组织回声粗糙，严重者其内可见散在的低回声及无回声区，无明显包膜。无回声区为小的囊状积血所致，随月经周期而变化。彩色多普勒周边无血流信号。如有腺肌瘤，则瘤体无包膜，回声较子宫肌瘤强，患者有痛经症状。

（2）子宫腺肌病的鉴别诊断

1）多发性子宫肌瘤：子宫呈球形增大，也可正常大小，肌间可见多数散在低回声、高回声结节，有明显包膜。CDFI 常能显示伸入内部的血流信号。而腺肌病则无完整包膜，CDFI 可显示周边血流信号。两种疾病临床表现均有痛经症状，单靠声像图有时难以鉴别。

2）巧克力囊肿需与黏液性囊肿、浆液性囊肿、畸胎瘤、异位妊娠包块、炎性包块、脓肿相鉴别。结合病史、声像图表现。有助于鉴别。

3）功能失调性子宫出血：声像图表现为子宫体增大，肌间回声均匀，肌间回声较正常低。子宫内膜明显增厚，常扫及一侧或双侧卵巢内增大的囊泡。子宫内膜增厚可达 2~2.5cm。边界清楚，边缘规整，呈梭形或瘤样高回声团。高回声团块内可见散在小的无回声区，为扩张的腺体。

330· 超声如何鉴别急性子宫内膜炎和内膜增生？

急性子宫内膜炎与内膜增生除临床症状不同外，超声表现见表 14。

表 14　子宫内膜炎与子宫内膜增生鉴别要点

超声表现		子宫内膜炎	子宫内膜增生
子宫大小		明显增大	正常大小、也可增大
内膜情况		明显增厚，边界欠清，边缘不规整，回声不均匀，脓液形成时，可见低回声环绕	明显增厚，边界清楚，边缘规整，回声均匀，呈梭形或椭圆形高回声团
肌层改变		由于炎症浸润，肌层回声减低，明显增厚	肌层回声均匀，无明显改变

331 · 子宫内膜间质性病变的病理和声像图表现有哪些？

子宫内膜间质性病变包括子宫内膜间质结节、低恶性子宫内膜间质肉瘤。多数（60%）位于子宫壁内。病变小、质地软，边界清楚。内部可见丰富的小动脉，类似螺旋动脉。

声像图表现为子宫壁内低回声结节，子宫内膜间质结节的边界较清楚，而子宫内膜间质肉瘤的边界不清，内部回声较均匀，CDFI 显示病变内丰富的低阻血流。

332 · 急性输卵管、卵巢炎的声像图表现有哪些？应与哪些妇产科疾病鉴别？

盆腔炎症中输卵管卵巢炎较多见，早期双侧附件区，可见增粗的管状结构为低回声区，边界欠清。卵巢增大，回声欠均质可与输卵管及盆腔周围脏器粘连，呈不规则、界限欠清的杂乱回声团块。输卵管积脓，附件区可见囊状无回声区，呈烧瓶状改变或梭形改变，其内透声差，可见细点状高回声分布，后运动明显。输卵管卵巢脓肿局部可见比较厚的透声差的低回声团块，边缘不规整。双侧输卵管卵巢脓肿可在子宫后方扫及哑铃状、壁厚的不规则无回声区，其内可见片状、点状高回声分布。

本病的鉴别诊断主要包括：

（1）卵巢囊肿：壁较薄，边界清楚、边缘规整的透声好的无回声区，后壁回声增强，多房性囊肿其内可见条束状分隔。合并感染、扭转出血，其内可见点状高回声分布，须结合临床做出诊断。

（2）宫外孕：边界欠清，无明显包膜、边缘不规整的低回声或无回声区，彩色多普勒显示其内周边可见血流信号。临床有闭经史并阴道不规则出血。

333 · 绝经后妇女阴道出血的常见原因有哪些？超声检查的意义如何？

绝经后阴道出血的原因有：①长期服用外源性激素如雌、孕激素预防骨质疏松；②阴道萎缩和外伤性阴道损伤；③生殖道肿瘤或肿瘤样病变：如子宫内膜增生过度、内膜息肉、内膜癌及其他少见的肿瘤；宫颈或宫颈管内癌、子宫肉瘤和更少见的输卵管及卵巢癌。

超声检查对于诊断卵巢肿瘤和评价子宫内膜厚度、分辨子宫肌瘤及附件肿瘤极有帮助。

334 · 子宫肌瘤的类型和声像图特点有哪些？

子宫肌瘤亦称纤维肌瘤，主要由平滑肌纤维组成，故称为子宫平滑肌瘤。多数生长在宫体部，亦可生长在宫颈部。

（1）根据肌瘤与子宫肌壁的关系又可分为：

1）肌壁间肌瘤（60%~70%）：子宫肌间肌瘤可为多发，也可为单发。子宫轮廓清楚，外形可增大，形态改变或正常。肌间回声不均质，可见大小不等的等回声、高回声或低回声结节。由于瘤体对肌组织周围挤压，被压缩的肌纤维酷似肌瘤的包膜，即形成假包膜。

小的肌瘤仅 0.5 ~ 1.0cm，大的可达婴儿头大小，彩色多普勒显示肌瘤周围及内部有血流信号。

2）浆膜下肌瘤（20%）：为肌间肌瘤向浆膜下突出而成。突出程度不一，有的肌瘤与浆膜仅有蒂相连。子宫外形呈不规则增大，凸凹不平，可见大小不等的不均质等回声或高回声团突出子宫被膜。可发生在子宫的任何部位。彩色多普勒可在瘤体周围出现丰富血流信号，并向瘤体内延伸。内部血流信号较肌间肌瘤丰富，呈网状改变，频谱多普勒瘤体周边血流阻力指数略高于瘤体内部。

若瘤体向阔韧带内突出生长，也称为阔韧带肌瘤。横切面显示瘤体位于子宫一侧的阔韧带内，浆膜层与瘤体相连。内部回声不均，可呈衰减性回声及高、低相间回声，彩色多普勒可扫及一血管由子宫壁延伸到瘤体内，表示瘤体血供来自子宫，流速较高。

3）黏膜下肌瘤（10%）：瘤体的大部或全部突入宫腔。宫腔内可见一边界欠清楚、边缘欠规整的团块，内部回声不均质，呈高回声或低回声团块。瘤体基底部宽窄不一。基底部子宫内膜回声中断，使子宫与肌瘤之间形成"裂隙"，此为黏膜下肌瘤的特征之一。瘤体蒂较长时，可突到宫颈或阴道内（图65）。彩色多普勒显示血管自子宫经基底部进入瘤体，此为黏膜下肌瘤另一特征。

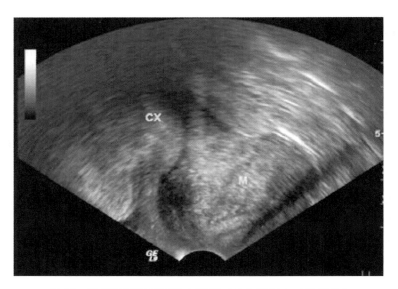

图 65　黏膜下子宫肌瘤脱入阴道（哈尔滨医大二院提供）

（2）子宫肌瘤可有各种退行性改变，致使个别病例内部回声复杂。

1）玻璃样变性：最常见，主要发生于肌瘤的结缔组织，大于 5cm 的肌瘤多数有不同程度玻璃样变，其切面部分失去肌瘤特有的旋涡和索条特征。声像图显示变性区回声减低、杂乱，或呈花纹状。彩色多普勒其内可见网状彩色血流信号，呈高阻力。

2）囊性变：主要因血供不足，由玻璃样变发展而来，其内可见散在、大小不等的不规则液化区（无回声区），甚至可连成一片，呈大的囊性无回声区。瘤体与子宫界限清楚，有时与葡萄胎相似，彩色多普勒彩色血流信号与玻璃样变相同。

　　3）脂肪样变：很少见，一般病灶较小，瘤体局部可见边界清，边缘规整的高回声团。亦可出现整个瘤体脂肪样变，呈较强回声团块，后方回声衰减。

　　4）钙化：在瘤体的周边或内部可见球状或点状强回声，其后伴有声影（图66），血流信号减少或无血流信号。

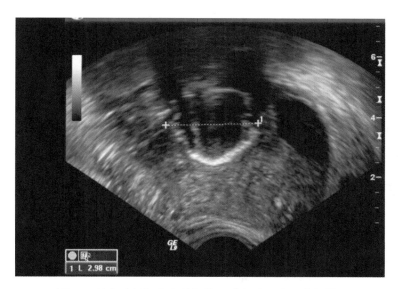

图66　子宫壁间肌瘤合并钙化（哈尔滨医大二院提供）

　　5）红色样变：多见于妊娠或产后，发生率为2.5%，主要是缺血、梗死、淤血、血栓阻塞及溶血的综合结果，表现为瘤体回声明显减低，血流信号减少。此种变性可引起临床急性症状。

　　6）肉瘤样变：为子宫肌瘤恶性变，子宫明显增大，子宫肌瘤生长迅速，内部回声不均质，边缘不规整，彩色多普勒周边、其内有丰富的低阻血流信号。

335·子宫体恶性肿瘤有何超声特点？

　　子宫体恶性肿瘤多数发生在子宫内膜，大多数为腺癌，超声诊断子宫体腺癌一定要结合临床。超声特点：子宫外形变化随病变的程度而变化，晚期子宫可增大，回声减低。内膜增厚最厚可达3~4cm，宫腔内可见边界欠清、边缘不规整的高回声沿内膜走行，严重时宫腔内可见大的高回声团块，边缘不规则，可向肌层延伸，内膜与肌壁分界不清。彩色多普勒周边及其内部可见丰富血流信号，呈网状，血管走行紊乱，呈低阻血流信号，多表现为绝经后妇女阴道不规则出血。子宫内膜透明细胞癌，恶性程度较高，多发生于绝经后妇女，声像图与子宫内膜癌相似。

336· 子宫腔、宫颈粘连的超声有哪些表现？

宫腔粘连系指宫腔手术操作或因放射、感染造成子宫内膜基底层破坏，引起子宫腔部分或全部粘连，出现腹痛、月经过少、反复流产、继发性闭经、不孕等一系列临床病症。当仅有宫颈内口和峡部粘连时，子宫内膜为受损，故仍有周期性剥脱和出血，而经血不能经宫口流出，积聚在宫腔内，可引起周期性腹痛。随病程进展，宫腔内积血可逆流至输卵管、盆腔。

（1）宫腔部分粘连超声表现：子宫内膜厚薄不均，宫腔粘连处宫腔线消失，内膜菲薄，造成内膜缺损的声像，粘连处以外的内膜回声正常。宫腔内积血时，显示宫腔分离或宫内无回声区。

（2）宫腔广泛粘连超声表现：宫腔内膜薄，呈细线状，内膜线中断，无周期性改变，或为不规则强回声。患者月经量明显减少或闭经。

（3）宫颈粘连超声表现：宫腔线分离，宫颈内口正常，宫腔内有不等量的较均匀的低回声。结合宫腔手术后无月经来潮较容易诊断。

337· 子宫穿孔分哪几种和超声表现如何？

行妇科宫腔手术操作时对高度前屈或后屈子宫、哺乳期或产后子宫等情况，术者技术不熟练时容易损伤子宫，造成穿孔。根据使用的器械不同，造成不同程度的子宫损伤，可有不同的超声表现。

（1）子宫探针穿孔：肌层被穿过的探针损伤，经腹扫查可无明显异常超声声像表现，经阴道超声检查可见肌层细条状稍高回声，穿透浆膜层时可见浆膜层局部回声不连续。

（2）吸管穿孔：因吸管较粗，穿透肌层时损伤形成的孔道较宽，经腹超声扫查常可显示，穿孔处肌层呈管道状不均质高回声，近端与宫腔相通，远端穿透肌层。

（3）当肌壁严重刮损有较多出血时，超声检查可见局部较粗的高回声带，边缘粗糙；当穿孔较大，腹腔内容物可经孔道进入肌层，甚至宫腔内，子宫周围和子宫直肠陷凹可因有内出血而见无回声区。

338· 卵巢非赘生性囊肿有哪些？其声像图表现有哪些？

非赘生性囊肿是一种潴留性囊肿，可逐渐吸收，多无临床症状，偶尔可因雌激素持续分泌而引起子宫内膜增生出血。

（1）卵泡囊肿：由于卵泡成熟而不排卵，液体潴留，在附件区扫查到大小 3~5cm、边界清楚、边缘规整的壁薄的无回声区，透声好、后壁回声增强，可单侧亦可双侧。

（2）黄体囊肿：在月经周期、妊娠期黄体形成并进行性增大，最大可达 10cm，声像图同卵泡囊肿。较大的黄体囊肿可以自发破裂，临床症状与宫外孕破裂相似。

（3）黄素化囊肿：多见于滋养细胞肿瘤，大量绒毛膜促性腺激素作用于卵巢而引起。声像图表现双侧附件区可见较大的、边界清、边缘规整、多房的壁薄透声好的无回声区。

（4）多囊卵巢综合征：临床有闭经不孕、肥胖多毛等表现。超声可在双侧附件区扫及增大的卵巢回声，其内可见多个不超过1cm的壁薄的无回声区，卵巢包膜增厚。

（5）卵巢血肿：卵泡血肿较小，壁厚、内透声差，可见细点状高回声，黄体血肿较大，可达4~6cm，壁厚，其内可见点状及条束状高回声，往往下层为点状高回声，上方为透声较好的液性暗区。

（6）卵巢冠囊肿：位于子宫旁或直肠窝内，大多位于子宫上方与膀胱相邻，一般囊肿较大，壁薄、囊内透声好、后壁回声增强，单房。

（7）卵巢子宫内膜囊肿：又称"巧克力"囊肿。子宫内膜可侵犯各个脏器，卵巢是最易被侵犯的器官，约占外在性内膜异位的90%，声像图表现见子宫内膜异位的相关章节。

339· 常见卵巢肿瘤的声像图表现有哪些？

常见卵巢肿瘤有浆液性囊腺瘤及囊腺癌、黏液性囊腺瘤及囊腺癌、卵巢良性畸胎瘤及恶性畸胎瘤、卵巢实性肿瘤、卵巢转移瘤等。

（1）浆液性囊腺瘤及囊腺癌：浆液性囊腺瘤较为多见，又可分为单纯性浆液性囊腺瘤和乳头状浆液性囊腺瘤，属良性肿瘤。但也有恶变可能，有报道后者有高达45%~50%的恶变率。

1）单纯性浆液性囊腺瘤：声像图表现为盆腔内薄壁无回声区，多数为5~10cm，也有大者，内壁光滑，具有典型的囊肿特征。有的其内可见极薄的膜状高回声分隔。

2）乳头状浆液性囊腺瘤：囊壁内可见小的乳头状高回声突起，单个或多数，有的表现为囊壁或间隔薄厚不均匀，内壁粗糙（图67）。有时误认为恶性。彩色多普勒分隔上及乳头状突起血流信号稀少。

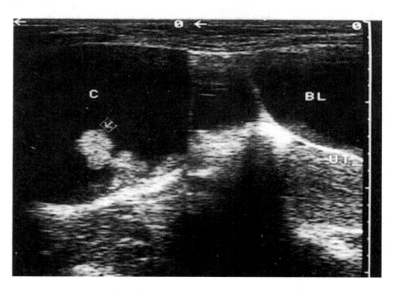

图67　乳头状浆液性囊腺瘤（哈尔滨医大二院提供）

3）浆液性囊腺癌：囊壁较厚，呈多房，或可见乳头状不规则高回声团，内壁可见一层较厚的实性肿块，呈衬里状改变，有时实性肿块可塞满囊腔，可见囊壁破坏并向外生长，彩色多普勒分隔上及乳头状团块内可见丰富血流信号。晚期可见腹腔积液回声。双侧卵巢也可能发生病变。

（2）黏液性囊腺瘤及囊腺癌：黏液性囊腺瘤可分为单纯性和多分隔型黏液性囊腺瘤，为良性肿瘤，恶变率较低，约为 5%，绝大多数为单侧。超声表现为：单纯性黏液囊腺瘤类似单纯性浆液性囊腺瘤，但是囊壁较厚。除非内部有蛋白凝聚物形成的均匀性团块，否则较难鉴别。多分隔型黏液性囊腺瘤表现为盆腔内大小不等的无回声区，壁薄光滑，其内呈多房状，透声差（图 68）。囊壁及分隔上可有网状血流信号。

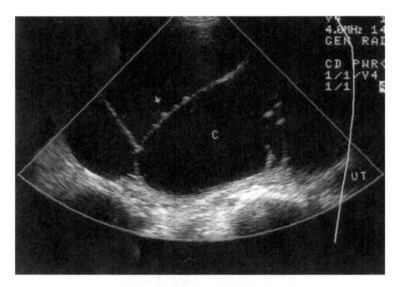

图 68　多分隔型黏液性囊腺瘤（哈尔滨医大二院提供）

黏液性囊腺癌：瘤体较大，呈多房性囊肿，房小而密集。其内可见一支较粗大的高回声带，伸出无数条分支呈放射状，或囊肿内出现乳头状实性回声团。彩色多普勒显示分隔或团块内丰富的血流信号（图 69）。盆腔内常见腹腔积液形成的不规则无回声区。

（3）卵巢良性畸胎瘤及恶性畸胎瘤

1）卵巢良性畸胎瘤超声图像表现复杂，大致分为：

类囊肿型：声像图可见一椭圆形或圆形的液性暗区，壁略厚，光滑。其内可见密集的小回声点，加压后光点可移动。有时在重力底部可见薄层无回声带。

脂液分层型：无回声区内上层为均匀的点片状回声，为漂浮的脂类，下方为透声好的无回声区，界限清楚，探头挤压囊时，有时可见混均。停止挤压脂液分层恢复。若变动体位两层的关系改变，有点状回声的脂层总在上方，而无回声区总在下方，颇具特征。

囊实混合型：透声差的囊液内可见一个或多个高回声团块，边缘欠规整。若为稠厚的

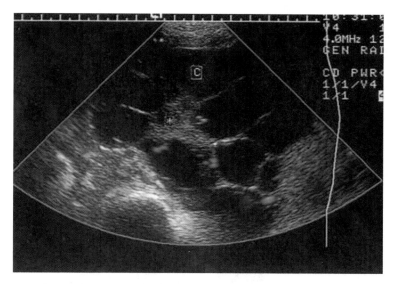

图 69　黏液性囊腺瘤（哈尔滨医大二院提供）

皮脂等皮样组织，其后无声影；若为毛发团，团块前方呈弧形强回声带，后方声影明显。团块内部无血流信号，囊壁内可见散在星点状血流信号。

类实质型：团块边界清楚，有完整的厚层包膜。内部回声呈不均匀的实质性杂乱回声或强回声斑，其后伴有声影。团块内无血流信号。

2）卵巢恶性畸胎瘤：盆腔内扫及较大囊实性包块，具有畸胎瘤的声像图特征。壁厚，但不均匀。内部可有粗大分隔或乳头状实性不规则软组织团块，也可见强回声团其后伴有声影（骨骼、牙齿组织）。增厚的囊壁或分隔上及实性团块内可见丰富血流信号，常合并腹腔积液。

340· 常见的卵巢实质性肿瘤有哪些？如何鉴别其良恶性？

卵巢实质性肿瘤的病理类型复杂，大部分（约80%）为恶性，良性者少见。

（1）卵巢良性实质性肿瘤：主要为卵巢纤维瘤、纤维上皮瘤、腺纤维瘤、实质性成熟畸胎瘤、勃勒纳瘤（Brenner tumor）和卵泡膜肿瘤等。卵巢良性肿瘤通常具有规则的形态，边界清楚，常有光滑的包膜。内部回声均匀，多数呈低水平回声。除了较大的纤维性肿瘤外，声衰减不明显，很少有腹腔积液。

1）卵巢纤维瘤：回声较低，结构致密者回声更低，内部几乎无回声，但是声衰减严重，不易与囊肿混淆。纤维瘤常伴有胸腔积液和腹腔积液，即麦格综合征（Meigs syndrome）。切除肿瘤后，胸腹腔积液消失。

2）卵巢勃勒纳瘤：较少见的良性肿瘤，盆腔内可扫及中等大小、被膜欠光滑的实性肿瘤。其内回声略低，后方可伴有声影，可并有腹腔积液。

3）卵泡膜肿瘤：多发生于绝经前后，常引起内分泌症状，发生于绝经前者可出现月经紊乱，发生于绝经后者引起子宫出血。声像图表现为盆腔内大小不等的实质性团块，有包膜，内部回声强弱不均匀，可见不规则小囊状回声区，偶尔可见少量腹腔积液回声。卵泡膜肿瘤绝大多数为良性，但也可为恶性，声像图几乎不能鉴别良恶性。

（2）卵巢恶性实质性肿瘤：主要有卵巢子宫内膜癌、透明细胞癌、内胚窦瘤、无性细胞瘤、混合性生殖细胞瘤、恶性畸胎瘤等。卵巢恶性实质性肿瘤的声像图绝大多数表现为形态不规则的复杂回声团块，表面不光整，内部可呈低回声、中等回声或不均匀回声，其内常见出血、液化形成的不规则高回声或无回声区，多数有丰富的血流信号（图70），可伴有腹腔积液回声。卵巢恶性实质性肿瘤约半数对侧卵巢也发生肿瘤，检查时应特别小心。

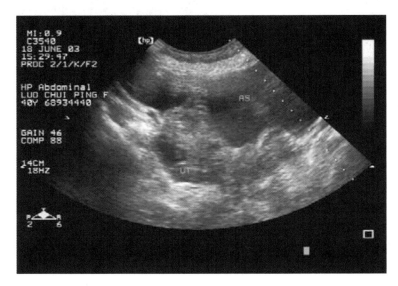

图 70 卵巢癌（哈尔滨医大二院提供）

（3）卵巢转移性瘤：为来自其他器官恶性卵巢肿瘤。如胃、结肠等的原发肿瘤，常向卵巢转移，称为库肯勃格肿瘤（Krukenberg tumor）。此外，乳腺、子宫等恶性肿瘤也易转移到卵巢。转移瘤体一般较大，多为双侧，边界清楚。多数转移瘤仍保持原发肿瘤的声像图特征。声像图发现双侧卵巢实质性肿瘤并伴有腹腔积液时，应仔细寻找原发病灶。

341 · 卵巢扭转超声表现如何？

卵巢扭转可发生在任何年龄，多发生在中等大小的囊性或囊实性卵巢肿瘤，一般为单侧，右侧较左侧多见。有完全扭转与部分扭转之分。正常卵巢及输卵管发生重度扭转较罕见，多发生于儿童及青春期的少年，且多与输卵管或其系膜过长等先天发育异常有关。外界诱因多见于突然体位变动或者是腹压急剧增加。

二维超声表现：卵巢明显增大，内部回声不均匀，扭转部位蒂的识别是二维声像图上的重要征象，常表现为增大卵巢下方低回声团块，称之为"双肿块图像"。完全扭转时，盆腔常伴有无回声液性暗区。

CDFI：完全扭转时，在扭转的蒂部、卵巢周边及内部均未见血流信号，超声可做出明确的诊断。部分扭转时，于蒂内、囊肿周边或肿瘤内可检出少量动、静脉血流信号。超声确诊相对较难。

342· 卵巢囊肿蒂扭转有何声像图特点？应与哪些疾病鉴别？

患者自觉腹痛难忍，盆腔内扫及囊性肿物，大小 4~8cm，若扭转时间较长囊壁可增厚，囊内无回声区透声差，可见细点状高回声或团块状高回声分布，彩色多普勒高回声团块内无血流信号（为凝血块），可根据临床症状、发病时间及超声引导下细针抽吸确诊。患者囊腔减压后，症状马上缓解，抽出为血性液体。本病应与卵巢囊肿、脓肿、血肿、宫外孕鉴别。

（1）卵巢囊肿：无闭经、不规则阴道出血，有囊肿史，子宫大小正常，内部回声不均，壁厚无血流信号。

（2）宫外孕：有不规则出血，子宫大，内膜有蜕膜反应（增厚），并可见假孕囊，肿块外形不规则，界限不清，回声杂乱，有时可见胚囊回声及胎芽反射，腹腔可见游离液体。彩色多普勒其内及周边可见丰富血流信号。

（3）脓肿：可有腹痛、发热、白细胞增多，囊壁增厚，边缘不规则，其内透声差，无血流信号。

343· 输卵管癌的二维声像图及彩色多普勒表现有哪些？

输卵管癌罕见，多发生于绝经后妇女，肿瘤多为单侧。位于子宫一侧或双侧，可扫及一腊肠形的不规则、界限不清的长形混合性肿物，内部回声不均质，可见不规则低回声区及高回声团块，若合并输卵管积脓，可见束条状无回声区，其内透声差，彩色多普勒周边可见丰富血流信号。

344· 子宫颈癌的病理分型及声像图特点是什么？

（1）病理分型：子宫颈癌是妇女生殖系统中最常见的恶性肿瘤，发病率占女性生殖器官恶性肿瘤的 70%~93.1%，年龄在 17~90 岁，主要是育龄妇女。原发性子宫颈癌的组织来源主要有：被覆于子宫颈外口的鳞状上皮和子宫颈管黏膜柱状上皮，前者形成鳞状细胞癌，后者则形成腺癌，两者混合称为腺鳞癌。其外观分型：①糜烂型：宫颈呈糜烂型改变，未见明显占位性病变；②浸润型：癌组织向深部浸润，主要向宫颈壁内浸润，故使宫颈增大，坚硬表面粗糙不平；③外生型：癌组织向外生长，呈菜花样改变；④溃疡型：癌组织向深部浸润，坏死脱落，形成空洞溃疡，表面凸凹不平；⑤未分型：癌组织向表面和深部浸润，扩散转移。子宫颈癌可直接蔓延到阴道穹隆部，可向上蔓延破坏整段子宫颈，向膀胱、直肠浸润很少向宫体蔓延。另外可由淋巴道转移到子宫颈周围淋巴结，然后继续转移到闭孔、髂外、髂总盆腔淋巴结。血行转移较少见。晚期可转移到肝、肺组织、骨骼或脊柱。

（2）超声诊断特点：早期病变较小，外形上无多大变化，根据癌组织浸润程度及分型不同，声像图改变不同。

宫颈可增大，凹凸不平，不规则增大。可见具体结节呈高回声实性肿块或片状斑块。菜花型：可见宫颈局部边缘不规整，边界欠清楚，宫颈呈靴状肥大，内部回声不均。浸润型：宫颈外形增大不明显，回声不均。无论何种浸润，彩色多普勒在瘤体周围及其内部均可扫及丰富血流信号，呈高阻力型。宫颈管显示不清。若瘤体浸润阻塞宫颈管，盆腔内可出现透声差的不规则无回声区（积脓或积液）。

345 · 宫颈息肉、宫颈腺囊肿、宫颈肌瘤、宫颈妊娠、宫颈恶性肿瘤的超声鉴别诊断要点是什么？

（1）宫颈息肉：较小者不易检出，大于 1cm 者可在宫颈管内或外口处扫及一边缘不规整，边界欠清的高回声或低回声团块，并可扫及一与瘤体相连的延伸到宫腔带状低回声（蒂），彩色多普勒呈星点状血流分布，阻力介于高阻和低阻之间。

（2）宫颈腺囊肿：又称 Naboth 囊肿（Naboth cyst）。本病几乎都伴有慢性宫颈炎。多数病例可见宫颈肥大，在宫颈前、后唇内可见豆粒大的无回声囊，无确切内壁，有时在其内可见点状高回声。

（3）宫颈肌瘤：宫颈局部增大，边界欠清，边缘可规整或欠规整，呈低回声或不均质高回声，宫颈肌瘤生长缓慢。彩色多普勒显示周边及其内部有血流信号。

（4）宫颈妊娠：宫颈内可见壁厚的无回声区，增长迅速，彩色多普勒显示周边及内部血流丰富，出现彩环征，为低阻力血流。

（5）宫颈恶性肿瘤：根据外观分类，二维声像图各不相同，且宫颈癌周围有浸润，彩色多普勒显示血供丰富。

346 · 引起宫颈功能不全的原因有哪些？其超声征象有哪些？

子宫颈功能不全可为习惯性晚期流产及早产的一个主要原因，其发病率占妊娠妇女的 0.1%~0.8%，病理变化是子宫颈内口闭锁不全。引起宫颈功能不全的原因主要有先天因素，分娩时宫颈创伤，激素因素或综合因素。患者常有两次以上的流产病史。妇科检查在未妊娠期宫颈内口可通过 7~8mm 扩张器而无阻力者，可认为是宫颈功能不全；而在妊娠期，宫颈管逐渐缩短，且宫颈管扩张，部分胎囊膨入者，可认为是宫颈功能不全。宫颈功能不全患者的流产特点为：流产前无阵痛，仅腰酸及盆腔坠胀感，而后突然破水流产。

声像图表现：妊娠早期子宫内口扩大 ≥15mm，妊娠中期子宫内口扩大 ≥20mm，作为诊断本病的参考。如见子宫内口有扩张，且胎囊膨入宫颈管或阴道内者，则诊断可以成立。超声测量可以作为宫颈功能不全的参考，但不能做出宫颈功能不全的诊断，宫颈功能不全是临床诊断而不是超声诊断。

347. 临床上常用的宫内节育器有哪几个类型？声像图如何对其定位？

常用宫内节育器有：金属环（圆环、V 形环）、T 形节育器（绕钢丝或铜丝）。其中金属圆环包括双环、单环。

节育器的形状不同，声像图也不同：①金属圆环单环者，纵切宫腔内可扫及两个分离的强回声斑，呈彗星尾征，为环的两个截面，横切面可扫及圆形强回声环，但多数不能在同一切面显示完整环；②双环节育器横切面可扫及两个环状强回声光环；③V 形环呈倒三角形，与宫腔三角形形态一致，后方也有声影。T 形环回声呈串珠样或阶梯状强回声带。

宫内节育器位置是否正常的判断方法有：①节育器上缘距宫底外缘的距离不超过 2cm；②作子宫纵切面，由宫颈内口至宫底外缘作一连线，其连线平分点为中心点。如节育器上缘在中心点以上，表明节育器位置正常，若在中心点以下、宫颈内口处表明节育器下移；若在宫颈管内可扫及节育器回声，说明节育器完全掉入宫颈管。因每人子宫的大小各不相同，采用第二种方法较为准确。另外，较少见的节育器嵌入肌层或环外游，可在子宫肌间扫及节育器回声，或穿破浆膜层，掉入盆腔内，仔细扫查可在盆腔内扫及节育器回声。若盆腔内、宫腔内均无，则需进一步行 X 线检查。

348. 盆腔静脉淤血综合征的发生机制及声像图特点是什么？

盆腔静脉淤血是盆腔静脉血管病变，盆腔静脉扩张迂曲，血液淤滞。因盆腔内子宫、卵巢周围静脉增多形成静脉丛，虽有瓣膜但功能不全、不发达。还受卵巢、子宫周期性变化影响，由于上述特点，致使长期站立、子宫后倾后屈、早婚、早孕、人工终止妊娠、多胎多产均使盆腔静脉高度扩张，静脉血液回流不畅。输卵管结扎均可引起盆腔静脉淤血发生。

声像图特点为：盆腔内子宫两侧或一侧二维可扫及蜂窝状无回声区，变换切面，可显示管状无回声，彩色多普勒其内可见静脉血流充填，呈持续性显示。

349. 女性盆腔结核性腹膜炎的超声特征有哪些？

结核性腹膜炎是继肝硬化和恶性肿瘤之后第三位导致腹水发生的疾病，然而做出盆腔结核性腹膜炎的诊断非常困难，大多数病例只能在术后诊断。

超声特征可以分为湿型（腹水）和干型（粘连）。具体超声表现如下：①腹水内常有纤细的、可活动的、不完全的分隔；②腹膜及网膜增厚；③与卵巢癌类似的边界模糊的附件团块。腹水内出现的平行排列的琴弦征是盆腔结核性腹膜炎的典型征象。

350. 早孕、异位妊娠的声像图特点是什么？

经阴道超声扫查早孕，较腹壁扫查可提早一周发现，宫腔内可扫及 0.3~0.4cm 无回声区，彩色灵敏度高的设备，在妊娠囊着床部位可见星点状彩色血流信号。如出现胎芽胎心反射，在无回声区内可见片状或点条状高回声，彩色多普勒其内可见闪烁的胎心搏动。

异位妊娠：发现较小附件区包块，彩色多普勒其内可见丰富血流信号。可根据频谱形态进行鉴别诊断，不致因膀胱无尿而耽误诊断时间。

351 · 超声如何诊断剖宫产子宫瘢痕妊娠？

剖宫产瘢痕妊娠是指受精卵着床于既往剖宫产瘢痕处的异位妊娠，是剖宫术后远期潜在的严重并发症。可导致胎盘植入、子宫破裂甚至孕产妇死亡。

超声诊断标准为：①宫腔及宫颈管内未探及妊娠囊；②妊娠囊/混合性包块位于子宫峡部前壁宫颈内口水平或既往剖宫产瘢痕处；③妊娠囊/包块与膀胱之间子宫前壁下段肌层变薄或连续性中断；④CDFI 在妊娠囊滋养层周边探及明显的环状血流信号，显示高速低阻血流；⑤附件区未探及包块，直肠子宫陷窝无游离液（剖宫产子宫瘢痕妊娠破裂除外）。

352 · 经阴道检查的主要临床适应证有哪些？有何限制？

阴道探头是高频探头，聚焦区在 10cm 以内，有更高的分辨力。

（1）阴道探头监测卵泡，优于经腹壁扫查。膀胱不必充盈过足，卵巢不受膀胱压迫，卵泡界限清楚，能准确测量卵泡大小。

（2）用于早孕诊断能显示直径小于 0.2cm 的孕囊。在妊娠第一阶段，对显示和分辨胎儿的结构更为准确。

（3）对宫颈解剖和病变的显示明显优于经腹超声。

（4）早期异位妊娠可见输卵管内回声增多、管壁增厚，或见到输卵管内孕囊及胎心、胎体回声，盆腔内可扫及杂乱回声团块及游离液性暗区。

（5）对后位子宫的肿瘤、内膜和盆腔占位性病变的扫查。经腹壁扫查后位子宫时，因声束需经腹壁、膀胱、宫颈、宫体到宫底部，衰减明显，该部位处于远区，回声偏低，很难分清是否有占位性病变，而阴道探头扫查后位子宫的宫底部处于声束聚焦区，显示清楚。另外阴道探头扫查时彩色灵敏度较高，可很好地显示病变周围及内部血流信号，对病变的鉴别诊断有所帮助。

经阴道超声对远区显示不清。因阴道探头需放入阴道内进行操作，故在未婚者、月经期、阴道畸形、炎症等情况下使用受到限制。

353 · 彩色多普勒超声在妇科、产科有何应用价值？

可用于子宫、卵巢、胎儿脐动静脉、胎盘床动脉、胎儿肾动脉和大脑中动脉的血流监测及产前检查胎儿先心病等，并可查到妇科各种疾病、肿瘤的血流供血情况。

（1）子宫动脉正常彩超表现：子宫动脉及分支受性激素分泌周期影响，在卵泡期激素水平升高，血管扩张，阻力减低，舒张期血流速度升高，雌激素高峰时变化最大；排卵期雌激素水平稍降、动脉阻力稍升高；黄体期阻力再次降低，后逐渐升高；经期最高。多普勒子宫动脉为快速上升的收缩期尖峰及低平的舒张期频谱，脉动指数（PI）1.8±0.4，阻力指数（RI）0.88±0.1。绝经后舒张期血流信号难以显示。

（2）卵巢：卵泡早期，卵巢间质内部仅有散在彩色血流信号分布；排卵前 2~4 天优势卵泡壁上可显示新生血管，呈低阻；排卵后黄体形成，黄体处有彩色光环低阻血流。绝经后卵巢动脉舒张期血流不显示。

（3）脐动脉：13 周之前仅有收缩期波峰，18 周后出现舒张期血流。彩超对诊断胎儿脐绕颈有很大帮助，对预测胎儿宫内发育迟缓及宫内窘迫也有一定价值。

（4）胎盘床动脉：主要是指螺旋动脉和弓状动脉，在胎盘与子宫壁间显示此动脉床，多普勒显示为低阻血流。若胎盘床动脉呈高阻血流，反映母体微循环障碍，常见于妊娠期高血压疾病等。

（5）胎儿肾动脉：高阻血流，当胎动、呼吸时可影响频谱。

（6）胎儿大脑中动脉：高阻血流，当胎儿缺氧时大脑中动脉扩张、阻力降低。

（7）胎儿产前心脏疾病：可在胎儿未出生前发现心脏与大血管连接的异常、心脏形态结构异常及心内异常血流。此外，可对心功能做出评价。

354· 处女膜闭锁、先天性阴道闭锁和狭窄、无阴道、无子宫的病理、临床及超声表现？

处女膜为由阴道上皮、泌尿生殖窦上皮及间叶组织构成的环状薄膜，与泌尿生殖窦隔开。妊娠中晚期向外开口与体外相通形成阴道。若泌尿生殖窦增生上皮的下界未向外阴前庭贯穿就形成了处女膜闭锁。临床表现为青春期后无月经来潮，但发生与月经周期一致的下腹痛，逐渐加重，同时伴有下腹包块。阴道口可见积血形成的紫色膨出。患者常因周期性腹痛或因急腹症就医。声像图表现为阴道、宫颈、子宫内液性无回声区，其内有均匀密集的细点状回声。输卵管则表现为迂曲的串珠样液性无回声区。若经血反流致盆腔积血，出现腹腔积液征象。

若双侧副中肾管（苗勒管）汇合后的尾端与泌尿生殖窦相接处未贯通，便导致阴道闭锁或狭窄。阴道闭锁多发生在下段，其上方为正常阴道。临床症状与处女膜闭锁相同。声像图表现为宫颈、宫腔甚至盆腔积血无回声区。阴道积血呈漏斗状，为张力低的无回声区。与处女膜闭锁时阴道积血形成的圆柱状无回声区不同。当苗勒管缺如时，常出现上 2/3 无阴道，同时伴随无子宫、无输卵管，而卵巢可以正常发育。声像图表现为未探及子宫及阴道回声。

355· 阴道斜隔的发生学及超声表现是什么？

在胚胎发育早期副中肾管两侧融合的过程中，仅尾端融合，而中隔未完全消失，形成斜隔。本病均伴有双宫颈，且大多数为双子宫或双角子宫。阴道斜隔是一片膜样组织，从两个宫颈之间斜行附于阴道壁一侧，将该侧宫颈部分或完全覆盖，形成斜隔上方的腔，使该侧宫颈位于斜隔上方，另一侧宫颈与阴道相通。斜隔可有孔，也可无孔，后者合并宫颈瘘。阴道斜隔常伴有泌尿系畸形，如斜隔侧肾缺如。

本病声像图表现为子宫和宫颈畸形（双子宫、双角子宫、双宫颈），因斜隔上方积血形成包绕宫颈的无回声区，斜隔侧肾缺如等。

356· 超声诊断早孕的主要依据是什么？

超声诊断早孕的主要依据是宫腔内显示胎囊。正常早孕胎囊为位于一侧内膜而非宫腔中线处的无回声小囊，因容积效应和胚胎体，囊内可能有回声。周围可见由绒毛膜和子宫蜕膜构成的特异性"双环"征。当胎囊逐渐长大，其内可见卵黄囊及胚胎，胎心搏动为胚胎回声。卵黄囊为无回声，位于胚胎旁胚外体腔内。彩超可以显示胎囊部位肌层内膜交界处血供丰富，呈低速低阻血流信号。确认胎囊主要依靠超声显示"双环"征、卵黄囊或胎心搏动。

357· 超声怎样识别早孕期胎儿结构并估测早孕胎龄？有何临床意义？

早孕期胎儿结构的扫查方法：经腹和经阴道超声都可以获得早孕胎儿的信息。通常阴道超声对子宫内部结构、孕囊、心管搏动及胚胎细微结构更易观察。腹部超声能够观察子宫与盆腔的毗邻关系以及腹腔内的结构，也可显示阴道超声检查范围之外的巨大包块回声。无论选择哪一种检查技术，都要横切和纵切显示并测量子宫、宫颈、卵巢、孕囊及卵黄囊的横径、上下径和前后径。胎芽的长径或胎儿的顶臀径随孕周的增加而增大。

妊娠囊和卵黄囊的测量方法：妊娠囊的测量应该是囊两侧内缘的距离，不包括回声环的厚度。孕囊和卵黄囊的直径应该取 3 次测量值的均值。实际上卵黄囊 1 次测值即可。当血清 HCG 超过 1000U 时应能观察到孕囊回声。

胎芽的测量应该是沿着能观察到心管搏动的胎芽最大长轴切面进行测量。对诊断来说胚芽的精确测量比孕囊更具意义。

孕 28 天时超声能观察到继发卵黄囊，通常阴道超声在孕 5 周时能观察到这一结构（此时孕囊内径约 5mm）。有报道孕 29 天就能观察到 2mm 的孕囊。孕囊回声至少达 2mm，回声高于子宫肌层。孕囊内径达到 10mm 时能够观察到"双环"征。正常妊娠中卵黄囊最迟应在孕 5.5 周看到。腹部超声孕 7 周时卵黄囊能显示，此时孕囊内径为 20mm。正常卵黄囊最大不超过 6mm。早孕期末卵黄囊不再被超声检出。异常妊娠中，在胚胎没有出现之前，卵黄囊容易与羊膜混淆。妊娠第 6 周孕囊在 5~12mm，胚盘达到 2mm。一旦异位妊娠被排除，此时并不急于确立妊娠囊已经种植并存活。孕 6.5 周能够 100% 观察到胚胎心管搏动。此时孕囊内径 18mm，胎芽长径为 5mm。在孕囊内径 25mm 时过期流产经腹超声可以确诊，在孕8 周时应能确认胎心搏动。过期流产也可以用经腹超声确定，当妊娠囊达到 25mm，或者在确定妊娠的第 8 周。

由于经阴道超声的分辨率较高，所以对可疑病例应采用阴道超声扫查。实时超声或图像回放可以用来证实胎心搏动的存在。然而在可能时，M 型超声测量更可取。因为在相同频率下它的超声剂量也是允许的。这两种方法与多普勒检查相比都是以低能量辐照胎儿。

在多胎妊娠中每一个羊膜囊中都应该有卵黄囊，如果看到两个卵黄囊就可以确定为双羊膜囊双胎。

估测早孕胎龄可以发现胚胎是否停止发育。当经腹超声扫查平均胎囊直径（MSD，即胎囊三个相互垂直径线的平均值）>25mm 而囊内无胚胎回声，或 MSD>20mm 而无卵黄囊，或头臀径（CRL）>5mm 而无胎心管搏动，即可诊断胚胎停止发育。其他声像图表现为胎囊形态不规则、位置下降等。

另一种异常是绒毛膜下出血，绒毛膜与子宫蜕膜之间出现无回声区，多位于绒毛膜周边。少量出血不影响胎儿发育，多自行吸收。出血较多者可能流产。

因此于孕 8~12 周之间进行第一次超声检查不仅可以准确估计胎龄，还可以发现异常早孕。

358 · 血清 HCG 异常升高时对卵巢有何影响？

葡萄胎妊娠、多胎妊娠、外源性 HCG 以及滋养细胞肿瘤等患者 HCG 异常升高能刺激卵泡膜细胞发生黄素化而形成囊肿，称为黄素化囊肿。常为双侧，大小不等，小到仅能光镜下可见，大到 20cm 以上。典型的黄素囊肿壁薄，大小不等，有出血、坏死、蒂扭转、破裂的危险，常在病因去除后 2~4 个月退化消失。

359 · 何谓黄体囊肿？声像图与黄素囊肿有何不同？

妊娠早期单纯囊肿通常为一个，于妊娠 6~7 周前产生雌激素和孕激素以维持继续妊娠。典型的黄体囊肿孕 14 周时退化。个别情况下，黄体囊肿可以持续存在直到分娩。声像图表现为壁厚的单发卵巢囊肿。囊肿壁上可见环形血流，呈高速低阻血流频谱。黄体囊肿在孕 7~8 周最大，偶尔可以增大到 6cm。少数黄体囊肿可以发生囊内出血、破裂、明显的腹膜内出血、蒂扭转。

黄素囊肿多为双侧，壁薄。囊肿内部可见纤细分隔。有出血者，内部出现细密点状回声。结合原发病因较容易与黄体囊肿鉴别。

360 · 产前超声检查的目的和要求是什么？

（1）产前超声检查的目的：监测胎儿生长发育情况：①发现胎儿附属物（羊水、胎盘、脐带）异常；②筛查遗传缺陷高危胎儿；③确定胎儿畸形。

（2）产前超声的检查目的要求

1）于早孕期 10~14 孕周进行第一次超声检查。要求测量顶臀长、颈后透明带厚度。主要目的为确定胎龄、筛查遗传缺陷高危胎儿等。

2）于中孕期 16~20 孕周进行第二次超声检查。要求系统观察胎儿颅脑、脊柱、肢体等各系统发育情况及羊水、胎儿附属物。主要目的是评估胎儿发育，发现致命性胎儿畸形。

3）于孕晚期每月超声检查一次，以评估胎儿体重、评价胎儿血供、发现胎儿生长受限（FGR），观察胎盘、羊水的动态变化等。

361 · 何谓遗传超声筛查？遗传筛查的目的是什么？

遗传超声筛查是探测胎儿结构异常（胎儿畸形）的一种超声定向筛查。虽然有些声像图表现不能确定畸形，但是能够预示胎儿染色体异常的高危征象。

胎儿的先天异常风险为 3%～4%。出生缺陷的病因学因素包括染色体病、单基因病、多因子病以及致畸作用、环境因素。大多数常染色体异常的出生婴儿为唐氏综合征（21-三体综合征）、18-三体综合征、13-三体综合征。随着孕妇年龄的增长，胎儿常染色体异常和性染色体异常（47，XXX；47，XXY；47，XYY）的机会就会增加。但染色体结构异常如易位（结构染色体畸形）、染色体缺失、特纳（Turner）综合征（45，XO）与孕妇年龄无关。

由于低龄产妇占产科的绝大多数，因此多数染色体异常的新生儿包括唐氏综合征发生在 <35 岁低龄产妇。超声检查发现异常与 18、13-三体综合征以及小部分的 21-三体综合征的发生有关联。因此，以识别胎儿异常标记为目的的胎儿超声筛查是合理的。

362 - 遗传超声筛查的最佳孕龄是多少？早、中期妊娠遗传超声筛查的不同之处是什么？

在 10～14 孕周和 16～20 孕周进行遗传超声筛查最佳。

早期妊娠遗传超声检查可以通过顶臀径以及观察颈项透明带的厚度估测妊娠龄。因为此时妊娠龄过小，胎儿整体结构不能被识别。在中期妊娠遗传超声筛查中，异常胎儿的某些超声标记同胎儿解剖一样可以被发现。

363 - 颈部透明带、颈部皮肤皱褶、颈部淋巴水囊肿的超声测量方法、标准和临床意义是什么？

（1）颈部透明带（nuchal translucency，NT）：是用来描述胎儿颈背透明区域的名词，指皮肤到颈后肌肉组织间的透明部分，其标准测量方法为：孕 10～14 周于胎儿正中矢状切面观察胎儿颈后部皮下条状低回声区，取样点分别放置于低回声带的两侧测量其厚度。为减小测量误差，首先应将胎儿图像放大至整个屏幕的 3/4 左右；其次注意区分胎儿颈部皮肤及羊膜回声，胎儿为仰卧位时两者常重合在一起，必要时需等待胎儿运动时两者分开后测量；测量点位置放置应使该厚度不包括其两侧的强回声带。

NT 的厚度随妊娠天数的增长而增长，当 NT 厚度大于 95% 可信区间时，则为增厚，采用不同的诊断标准时检出的敏感性和准确性不同，通常可采用的标准为 ≥2.5mm（10～11 周）或 ≥3.0mm（12～13 周）提示 NT 增厚。随着顶臀径增加胎儿颈部厚度也会增加，并且不同孕周都列有相应的中位数。目前采用第 95 百分位数作为界限，在不同孕周使用不同的截断值来判断更敏感且特异性更高。采用正确的方法进行 NT 的测量，80% 染色体异常胎儿的 NT 增厚，假阳性率为 5%。研究人员发现早期妊娠中应用双胎中每一个胎儿的 NT 厚度，能够计算每个胎儿的具体风险率。这种物理标记对鉴定高危胎儿具有特异性。单卵双胎中 NT 筛查能够预示双胎输血综合征（twin-twin transfusion syndrome，TTS）的发展。在孕 10～14 周胎儿 NT 增厚显示潜在血流动力学改变，与 TTS 相关。

（2）颈部皮肤皱褶（nuchal fold，NF）：是颈背部的软组织。NF 与 NT 不同，NF 是枕骨下方软组织（包括皮肤）的厚度。其标准测量方法为：孕 16～20 周于枕额切面（显示透明隔腔、大脑脚、小脑半球和小脑延髓池）进行 NF 的测量。测量点分别放置于枕部颅骨外缘及皮肤外缘，应尽量避免图像倾斜。如果测得厚度≥6mm，则为异常增厚。

（3）颈部淋巴水囊肿：超声表现为环绕胎儿颈部的无回声，多位于颈后部，内多见分隔。有淋巴水囊肿的胎儿中约有75%为非整倍体。其中60%为单X染色体（Turner综合征）。其他的染色体畸形包括21-三体、18-三体和三倍体。核型正常的胎儿可能患有Noonan综合征、多发性翼状胬肉综合征、Pena-Shokeir综合征、Roberts综合征。

当超声显示上述三种表现之一者，是染色体检查的指征。

364 NT增厚胎儿的预后如何？

早孕期对胎儿染色体异常的筛查具有潜在风险。被检出的孕妇必须引产或者选择终止妊娠。有文献报道继续妊娠的NT增厚和21-三体胎儿的发生。中孕早期有大量的病例解析NT，仅有少许病例发展为颈部皮肤水肿。因此，随着孕周增加NT的分析不能预示染色体异常。

365 哪些超声特征对于唐氏综合征的筛查更具有意义？早孕期唐氏综合征检出率能增加吗？

从1992年开始，Benacerraf等提出了一个监测唐氏综合征的超声评分系统。评分内容包括：NF≥6mm，主要结构缺陷，股骨短，肱骨短，肾盂扩张。NF增厚和主要结构缺陷分别为2分，短股骨、短肱骨和肾盂扩张分别为1分。评分≥2时可检出81%的唐氏综合征，假阳性率为4.4%。

如果将NF厚度、肾盂扩张、肱骨短三者联合考虑，假阳性率就会从13.4%减低到6.7%，而筛查的敏感度增加到87%。单纯的NF增厚对于唐氏综合征的筛查也很有意义。

早孕期孕妇血清的两个标志物能够有效地筛查唐氏综合征胎儿：①孕妇血清游离人绒毛膜促性腺激素（HCG）大概是正常的2倍；②妊娠相关血浆蛋白（PAPP）为正常的0.4倍。结合这两种标志物，早孕期唐氏综合征的检出率约为62%，假阳性率为5%。再结合孕妇年龄、早孕期NT测值，检出率达到87%，假阳性率约为5%。

366 是否所有的胎儿染色体畸形都有异常的声像图？

大多数三倍体、18-三体、13-三体的胎儿显示出主要结构畸形并且在超声检查中可以被发现。另外仅有25%~33%的唐氏综合征胎儿表现出主要结构畸形，其他的超声异常征象增加了唐氏综合征的检出率。主要的胎儿结构（如心、脑、颜面部、骨骼、生殖泌尿器官）畸形，胃肠缺陷，已经证实与染色体畸形有关。

367 中、晚期妊娠常用测量胎儿径线的标准方法和临床意义是什么？

（1）双顶径（BPD）：经过第三脑室和丘脑的横断面，颅骨回声环完整且两侧对称，测量点分别放置于近侧颅骨外缘（或内缘）及远侧颅骨内缘（或外缘）。BPD在14~20周估计胎龄便捷而准确，误差在1周以内。但晚孕时受胎头形状影响较大，准确性差。

（2）头围（HC）：经过前方的透明隔、第三脑室和丘脑、后方的幕间孔（比小脑半球位置高）的横断面，颅骨回声环完整且两侧对称，测量曲线放置于颅骨回声环的外缘，不包括皮下组织。HC 受胎头形状变化的影响小，在晚孕时，特别是羊水少、臀位、多胎的情况下，用于估计胎龄较适宜。

（3）腹围（AC）：经过胎儿胃和脐静脉水平横断面测量 AC。AC 反映肝脏发育情况，位于脐静脉入口横断面的稍上方，测量曲线放置于腹部皮肤外缘。用于晚孕时估算体重，AC 随孕周的增长、个体差异及测量误差逐渐增大，在各径线中误差最大，晚孕时用于估计胎龄误差可达 4 周之多。

（4）股骨长（FL）：股骨长轴切面，需同时显示两侧骨骺端软骨部分，并尽量使股骨长轴平行于体表，否则会因声速测量伪差使测值偏小，测量点分别放置于两端骨、软骨交界处。FL 晚孕时估计误差较其他径线小。

（5）其他可用于确定胎龄的超声径线：当胎儿出现畸形，上述常用径线的应用受限时，可应用以下径线估计胎龄。

1）小脑横径（transverse cerebellum diameter）：小脑两侧半球外缘之间的最大径线，在其他部位颅内病变如侧脑室积水使 BPD 及 HC 不能应用时，可测量小脑横径，由于个体差异小，能较准确估计胎龄。

2）足长（foot length）：足跟与趾尖的最大距离，当长骨病变时，可测量足长来估计胎龄或计算 FL 与足长的比例来确定长骨短缩的程度。

3）胸围（TC）：在胎儿四腔心切面，测量围绕胸骨的周长，尽量不包括皮下组织，主要用于评价胎肺发育情况、计算心胸比等。

由于上述径线有不同的最佳应用时间和估计误差，因此综合应用、随访观察并参考其他发育征象进行综合评估是很重要的。如股骨远端骨骺端出现强回声骨化中心时胎龄至少在 32 周以上，胫骨近端骨骺端出现强回声骨化中心时胎龄至少在 35 周以上，这些超声表现能够提高胎龄估计的准确性。

368 在中、晚期妊娠，胎儿颅脑超声检查常规显示的内容有哪些？这些结构呈什么表现？

正常中孕期和晚孕期显示的颅脑内容包括侧脑室、脉络丛、小脑、小脑延髓池、小脑蚓部、透明隔腔、第三脑室、丘脑及胼胝体。

（1）丘脑平面：显示丘脑。双顶径、头围、枕额径均可以在此平面测量。

（2）小脑平面：可以显示小脑的结构（包含蚓部和第四脑室）和小脑延髓池，小脑直径和颈部厚度（21 周以前）及小脑延髓池均可在该平面上测量。

（3）脑室平面：显示侧脑室和脉络丛。如果怀疑脑室扩大，可以在此平面上测量脑室宽度。

369 脑室扩张的标准是什么？

如果侧脑室内腔的横切面直径大于 10mm，就认为存在脑室扩张。另一个诊断脑室扩张的标准是：用两种方法观察悬挂的脉络丛（通常脉络丛中部边缘与侧脑室中壁紧相连），轻度脑室扩张首先表现在脉络丛与侧脑室间可见楔形无回声。当脑室扩张非常明显时，在扩张的侧脑室内可见漂浮的脉络丛，呈悬垂征。

370 · 在显示脊柱的三个切面中，哪一个切面在评价脊柱微小缺陷时最有价值？

矢状面、冠状面和横断面都可以对脊柱成像。但是在评价区段椎弓根细微缺陷时，横断面最敏感，它可以节段性评价椎弓根。而在矢状面和冠状面同一界面下可以显示大部分脊柱。

371 · 与脊柱裂相关的最常见颅脑超声异常有哪些？对脊柱裂筛查的敏感性如何？

颅脑超声出现柠檬征、香蕉征和脑室扩张与脊柱裂密切相关。99%以上的脊柱裂胎儿在超声检查中存在颅脑的异常表现。脊柱裂时颅内成像比脊柱异常成像更明显且更容易观察。

372 · 何谓柠檬征？

柠檬征是由于双侧额骨内陷，与额顶缝轻度成角形成的，轴位上颅骨呈柠檬形。大约1%的正常胎儿出现轻度柠檬征。但是在脊柱裂时不会出现小脑的假阳性表现。

373 · 何谓 Arnold-Chiari 畸形？声像图表现是什么？

Arnold-Chiari 畸形（Arnold-Chiari malformation）也称 Arnold-Chiari 综合征或基底压迹综合征。是由于后颅窝小脑受压迫，形成脑干枕骨大孔疝，使小脑延髓池消失。这种压迫使得小脑失去了正常的球形，声像图表现为香蕉形，谓之香蕉征。

374 · 胎儿心脏的基本检测包括哪些平面和结构？对诊断心脏异常有何价值？

胎儿心脏的基本检查包括四腔心平面，左心室流出道平面，右心室流出道平面。四腔心平面包括以下的结构：左右心房、心室，它们的对称性、腔室大小，三尖瓣和二尖瓣膜，卵圆孔、房间隔，室间隔，心肌厚度和心包容积。左右流出道起始段与两大血管的直径相当，它们的解剖关系是互相垂直的。

单纯四腔心切面可以检测出约60%的先天性心脏病，若与流出道平面结合，约可检测出80%的先天性心脏病。

375 · 胎儿心轴角度指什么？它的意义何在？

心轴角度是指中线左侧45°角，正常范围在30°~60°。心轴角度异常是提示先天性心脏病或胸腔占位的重要声像图征象。

376. 为什么要检查胎儿横膈？如何检查？膈疝的声像图表现是什么？

应当仔细检查胎儿横膈来发现膈疝。横膈检查可以通过直接或间接方法，主要以相邻器官尤其是胃的位置为参照。横膈在冠状面和矢状面均可显示。在横断面上，横膈与胎儿心脏相邻；在冠状面上，胃位于横膈之下。直接检查膈肌时，单侧膈肌为位于胸膜和腹部之间的低回声细线。

膈疝是由于膈膜发育不良，腹腔脏器进入一侧胸腔而形成。膈疝最常见的超声图像表现为胸腔内的占位性病变、心轴异常以及在胸部轴位平面显示胃泡与心脏相邻。巨大膈疝胸腔内可见肝脏回声。

377. 什么胎龄能够显示胃泡？

在孕 14 周时胃可被显示，如果未能显示，应当怀疑可能存在先天性异常。

378. 胎儿肠管强回声有何意义？

在中期妊娠，正常胎儿肠管（与肝脏回声相比）呈中等强回声，可能与使用高频探头有关。在同一断面，肠管的回声与骨骼回声相似。

胎儿肠管强回声约 85% 是正常的，约 15% 是异常的。与肠管强回声相关的胎儿异常包括非整倍体、囊性纤维化（包括细胞巨化病毒，疱疹病毒，细小病毒组），并发症诸如肠阻塞或穿孔、胎儿生长受限、胎儿死亡率增加。

379. 在进行胎儿生物物理描述时，应当观察哪些内容？

（1）张力：至少一个肢体一次主动伸展和弯曲，或一只手抓紧和松开。
（2）运动：至少胎儿躯干或肢体活动三次。
（3）足够的羊水：在两个垂直平面至少一个测值大于 2cm。
（4）胎儿呼吸：持续呼吸运动时间至少 30 秒。
每个参数是 2 分，在 BPP 评价时共 8 分。

380. 如何测量子宫颈长度和宫颈内口漏斗？哪些因素影响宫颈长度的测量？

宫颈长度和宫颈内口漏斗的测量方法如图 71。正常宫颈的平均长度是 3.5cm，宫颈长度≤2.5cm 则认为是异常缩短。漏斗长度小于宫颈长度的 1/4。

膀胱的局部扩张或充盈会使宫颈异常伸长。因此，超声评价宫颈长度时，应使膀胱排空或接近排空。子宫下段的收缩或子宫肌瘤会使宫颈内口显示不清，从而导致宫颈实际长度的高估。此外，经腹部超声测量宫颈长度的准确性较差，经阴道超声检查能更精确地测量宫颈长度。

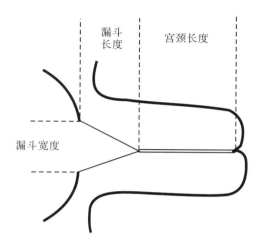

图71　宫颈长度和宫颈内口漏斗的测量方法

381. 区分胎盘和子宫回声最有效的显像途径是什么？

评价胎盘前置最有效的成像途径是经阴道超声。若没有阴道出血，胎盘下缘边界距宫颈内口的距离可以通过阴道超声检测。若存在阴道出血，则首先用腹部超声，因为阴道超声会影响胎盘子宫附着处，加重出血。如果宫颈口-胎盘的位置通过腹部超声不能清晰显示，在临床对出血做出评估、解剖学因素允许并征得患者同意后，可以经阴道超声进一步评估胎盘和宫颈内口的关系。

382. 胎盘植入的病因和声像图表现是什么？

剖宫产、多次人工流产、子宫内膜炎都可能引起胎盘植入。有剖宫产史的孕妇有25%存在植入性胎盘。植入性胎盘超声显示在胎盘内不规则无回声区。植入性胎盘通过子宫侵犯膀胱，使胎盘和子宫间的低回声带变薄。植入部可见丰富的血流信号。在子宫浆膜层可显示大的静脉池和异常动脉网。

383. 与异位妊娠相似的声像图有哪些？如何鉴别黄体囊肿和异位妊娠囊？

与异位妊娠相似的声像图表现有：黄体囊肿破裂、带蒂的子宫纤维瘤、自然流产的逆行血流、卵巢囊肿蒂扭转、外生性生长的黄体囊肿、阴道脓肿、输卵管囊肿或脓肿、盆腔脓肿、相邻的肠管。

鉴别黄体囊肿和异位妊娠囊的关键是黄体囊肿是源于卵巢，而异位妊娠囊是在卵巢外。

在区别它们时，彩色多普勒的评价作用不大，因为它们都具有外周环绕的低阻力高舒张期血流，看上去像回声环。诊断异位妊娠更重要的是指明附件肿块在宫外的位置。异位妊娠发生在卵巢的概率很小（仅占异位妊娠的 0.5%～1.0%）。

384. 什么是宫内宫外异位妊娠？

当宫内妊娠与宫外妊娠并存时，称为宫内宫外异位妊娠。发生率约为妊娠的 1/7000，可能与生育药品的广泛应用有关。体外授精时的发生率约为 1/100，特别是将桑葚胚植入子宫时，更易发生宫内宫外异位妊娠。

385. 甲氨蝶呤肌内注射保守治疗异位妊娠的适应证和禁忌证是什么？在甲氨蝶呤治疗异位妊娠后，超声如何评价疗效？

（1）适应证：①血压稳定者；②无腹腔出血者；③未经腹腔镜诊断的异位妊娠；④有生育要求的患者；⑤全身麻醉有显著危险者；⑥异位妊娠包块直径小于 3cm 者；⑦血清 HCG 水平稳定或上升峰值小于 15000U/ml 者；⑧可以随访的患者；⑨对甲氨蝶呤无禁忌者。

（2）禁忌证：①腹腔出血较多者；②血压不稳定或下降者；③哺乳期妇女；④酒精中毒者；⑤肝病患者；⑥免疫缺陷者；⑦已知对甲氨蝶呤过敏者；⑧活动性肺结核或消化性溃疡患者；⑨肾功能不全者。

在甲氨蝶呤治疗后的前 2 周内，异位妊娠囊的大小因为水肿和出血可以增长，不能推断为甲氨蝶呤治疗失败；而在甲氨蝶呤治疗 2 周后，异位妊娠囊才会缩小。所以在甲氨蝶呤治疗2 周后，超声随访才有价值。

参 考 文 献

［1］周永昌，郭万学. 超声医学. 第 5 版. 北京：科学技术文献出版社，2007.

［2］曹海根，王金锐. 实用腹部超声诊断学. 北京：人民卫生出版社，1994.

［3］Rumack CM，Wilson SR，Charboneau JW，et al. Diagnostic Ultrasound. 2nd ed. St. Louis：Mosby-Year-Book，1998.

［4］Goldberg BB. Textbook of Abdominal Ultrsound. Baltimore：Williams & Wilkius，1993.

［5］Goldberg BB，Merton DA，Deane CR. An Atlas of Ultrsound Color Flow Imaging. London：Martin Dunitz Ltd，1997.

［6］Sabbagha RE. Diagnostic Ultrasound Applied to Obstetrics and Gynecology. 3th ed. JB Lippincott Company，1994.

［7］曹泽毅. 中华妇产科学. 北京：人民卫生出版社，1999.

［8］Callen PW. Ultrasonograph in Obstetrics and Gynecology. 4 th ed. Philadelphia，WB Saunders，2000.

［9］李胜利. 胎儿畸形产前超声诊断学. 北京：人民军医出版社，2004.

［10］刘真真，戴晴. 超声造影在妇科疾病中的应用及进展. 中国医学影像技术，2005.

［11］王冬梅. 异位妊娠的超声诊断. 医学理论与实践，2008.

［12］周毓青. 超声在妇产科急诊中的应用. 诊断学理论与实践，2008.

十、外周血管疾病超声诊断

386. 外周血管彩色超声多普勒的应用范围及检查注意事项是什么？

（1）外周血管彩色超声多普勒的应用范围：周围血管彩色超声多普勒已广泛应用于检查颈部，上、下肢及腹部的动静脉，主要包括颈总、颈内、颈外动脉，椎动脉及颈部静脉；上肢腋、肱、桡和尺动静脉；腹主动脉，下腔静脉，髂总、髂内、髂外动静脉；下肢股、腘、胫前、胫后及足背动脉，股总、股浅、股深、腘静脉及小腿部深静脉。

应用彩色超声多普勒可以诊断的周围动脉和静脉疾病：①动脉阻塞性疾病：动脉硬化闭塞症、多发性大动脉炎、急性动脉栓塞、血栓闭塞性脉管炎；②动脉扩张性疾病：真、假动脉瘤，夹层动脉瘤等等；③动脉受压：胸廓出口综合征、腘动脉压迫综合征；④静脉疾病：深静脉血栓形成，血栓性静脉炎，深静脉瓣功能不全，深、浅静脉扩张及深静脉受压综合征等；⑤动、静脉联合性疾病：先天性动-静脉瘘、创伤性动-静脉瘘；⑥其他疾病：海绵状血管瘤、蔓状血管瘤、颈动脉体瘤。

（2）彩色超声多普勒检查的内容及注意事项：彩色超声多普勒检查周围血管时，一般采用5~10MHz的线阵探头，目前已有13或15MHz探头用于临床。探头频率越高，分辨率越高，但穿透力越差。所以要根据患者的具体情况选择探头。探头方向朝向心脏。动脉系统的检查，可以采用平卧位，静脉系统的检查，应采用使静脉能完全充盈的体位。检查肢体的动、静脉时，需进行健侧肢体的对比检查。在检查腹部动、静脉时，为了清晰地显示血管，应在空腹状态下进行。外周血管的彩色超声多普勒检查包括二维超声、彩色多普勒及脉冲多普勒的检查，并对周围血管疾病进行定性和定量诊断。

二维超声检查时，要显示所检血管的纵、横断面，清晰地显示管壁的结构、管腔的情况，观察动脉是否有管壁增厚、腔内血栓和斑块等造成的管腔狭窄的情况；检查深静脉时，注意深静脉有无血栓形成、深静脉瓣功能不全、静脉扩张和受压等疾病，同时探头应轻置于所检静脉的体表位置，避免静脉管壁受压，特别是当怀疑有血栓形成时，应避免压迫静脉及挤压静脉，防止血栓脱落。

彩色多普勒检查时，根据血流颜色、亮度来判断血流的方向、速度等血流动力学改变。彩色多普勒技术在诊断动脉和静脉血栓形成方面有重要的意义，特别对新鲜血栓的诊断是不可缺少的检查手段。当有血栓形成时，血栓处有彩色血流充盈缺损甚至无彩色血流显示。

脉冲多普勒检查时，除观察频谱形态、测定血流速度外，要注意以下几点：①取样容积应置于所检血管的中央，其宽度应占该血管直径的 1/3 左右；②调节多普勒声束，与所检血管内的血流方向平行，其间夹角<60°；③检查动脉时，需连续观察 5 个以上的心动周期；④检查静脉时，要进行 Valsalva 试验和屈趾试验，使静脉充盈，确定静脉回流情况；采用深静脉瓣功能试验，观察静脉的频谱形态，确定有无静脉反流等。

387 · 颈部动脉的解剖位置及彩色多普勒超声检查特点是什么？

（1）颈部动脉的解剖位置及特点：颈动脉包括颈总、颈内、颈外动脉及颈总动脉分叉处。左侧颈总动脉在左锁骨下动脉的右前方起始于主动脉弓，右颈总动脉起始于无名动脉。双侧颈总动脉的体表位置是从胸锁关节向耳后乳突之间的连线，在平甲状软骨上缘处分为颈内、颈外动脉。颈内动脉先走行于颈外动脉的外侧后转向内侧，沿咽后壁上行入颅。颈外动脉先位于颈内动脉的前内侧后走到颈内动脉的前外侧。

（2）颈部动脉的彩色多普勒超声检查特点：颈部血管检查时受检者取仰卧位，头略仰，以便充分地展示颈部。

1）二维超声检查：正常颈总、颈内、颈外动脉壁分为三层，随心动周期呈节律性搏动，从腔内向外依次为：内膜呈连续的、线状弱回声，中层为无回声的间质，外膜为强回声的纤维组织，管腔内为无回声区。

2）彩色多普勒检查（图72）：①颈总动脉内彩色血流充盈完全，朝向探头方向的血流为红色，颈总动脉分叉处血流可红蓝相间，收缩期其血流中央呈黄绿色、颜色明亮，舒张

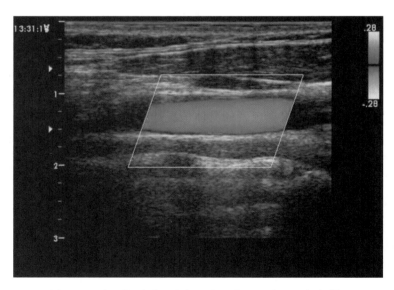

图 72　正常颈部动脉的彩色超声图像（田家玮教授提供）

期血流颜色与收缩期一致，但颜色较暗；②颈内、外动脉血流颜色以其与颈总动脉间的夹角而定，一般情况下，颈内动脉与颈总动脉间的夹角较小，血流颜色与颈总动脉的颜色相同，如颈外动脉与颈总动脉的夹角大、超过90°，颈外动脉血流颜色与颈总、颈内动脉相反，如夹角小，其颜色与颈总、颈内动脉相同；③颈总、颈内动脉在整个心动周期内均为正向的血流，而颈外动脉在舒张期可无血流，甚至有反向血流。

3）脉冲多普勒检查：①因为颈内动脉是向颅内提供血流，颅内动脉有丰富的动脉吻合支、动脉的截面积大，血流阻力（$R = 8\eta l/\pi r^2$）较小，因此，颈内动脉呈低阻力型频谱（图73-1）；②而颈外动脉远不如颈内动脉有效截面积大，血流阻力高，为高阻力型频谱（图73-2）；③颈总动脉的频谱具有颈内、外动脉的共同特点，但颈总动脉的70%左右的血液进入颈内动脉，所以以颈内动脉频谱的特点为主，表现为收缩期上升略快的、切迹明显的双峰的频移曲线，舒张期基线上有正向血流（图73-3）。

（3）低、高阻力型动脉频谱的特点

1）低阻力型频谱表现为缓慢上升的收缩期血流，双峰间切迹不明显，收缩期血流频谱下有一无血流信号的频窗，因舒张期血流阻力低，有较高的、持续的舒张期正向血流，频带宽。

2）高阻力型动脉频谱表现为收缩期产生一个快速上升的、呈高尖峰的血流信号，随之快速下降到基线，因舒张期阻力大，在基线上有低速的正向血流，甚至无血流信号显示。

（4）颈内和颈外动脉的区别及颈部动脉的直径和血流速度等参数的参考值

1）在进行颈部动脉的检查时，能正确地分辨颈内和颈外动脉是非常重要的。颈内、颈外动脉的区分主要根据其解剖位置、血管特点和脉冲多普勒的检查结果（表15）。

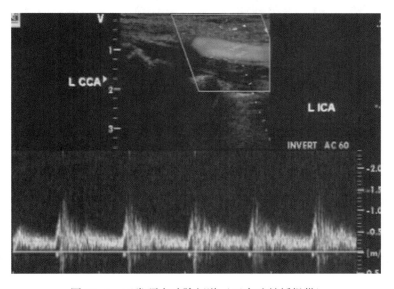

图73-1　正常颈内动脉频谱（田家玮教授提供）

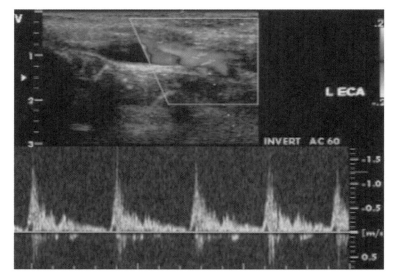

图 73-2　正常颈外动脉频谱（田家玮教授提供）

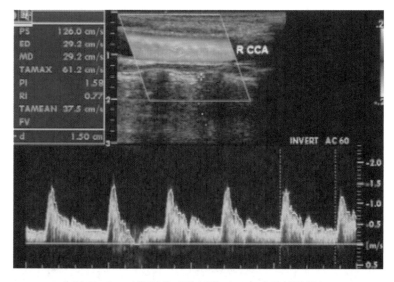

图 73-3　正常颈总动脉频谱（田家玮教授提供）

表 15　颈内、颈外动脉的区别

动脉名称	解剖特点	内径及分支	频谱形态	收缩期最大峰速
颈内动脉	先外后内	宽、无分支	低阻力型	略低
颈外动脉	先内后外	细、有分支	高阻力型	略高

2）正常情况下，无论血管的解剖位置和血流动力学指标都有个体差异，无绝对的指标，必须根据二维超声、彩色和脉冲多普勒结果、自身的对比及结合临床症状才能做出正确的诊断。下面的指标仅供参考（表16）。

表16 颈部动脉的直径和血流速度参数的参考值（X±S）

动脉名称	内径（mm）	收缩期最大峰速（cm/s）	舒张期最低流速（cm/s）
颈总动脉	6.5±0.78	85.4±19.7	26.1±7.2
颈内动脉	5.5±0.52	63.6±15.3	23.8±6.9
颈外动脉	4.6±0.49	70.3±18.1	15.0±5.3
椎动脉	3.7±0.45	52.1±14.0	19.2±4.8

388· 正常颅外椎动脉的解剖及彩色多普勒超声检查特点是什么？

椎动脉是锁骨下动脉的第一分支，于前斜角肌内侧上行至第6椎体横突孔进入椎管。检查时，应对椎动脉进行纵断面检查。

（1）二维超声显示：椎动脉从锁骨下动脉分出后，上行至第6颈椎处进入椎管，沿椎管长轴向上滑行，清晰地显示椎体及椎间隙，椎动脉走行在椎管里。因椎体呈强回声，而椎间盘为无或弱回声，便出现强弱交替的、有规律的椎体和椎间盘回声，在每个椎间隙处有椎动脉和椎静脉。正常椎动脉内膜光滑，壁回声正常，腔内无回声。

（2）彩色多普勒显示（图74）：由于椎管内的椎动脉被椎体的骨质挡住不能显示，而

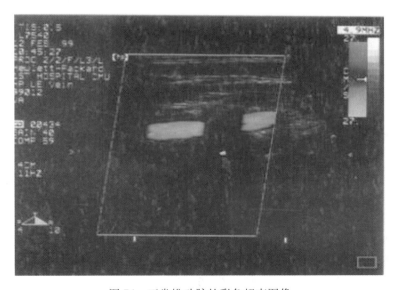

图74 正常椎动脉的彩色超声图像

椎间盘处的椎动脉可以清楚地显示，所以椎管内的椎动脉呈节段样显示。椎动脉内血流颜色与同侧颈总动脉的颜色相同，椎静脉血流颜色与椎动脉相反。

（3）脉冲多普勒频谱：椎动脉与颈内动脉相似，呈低阻力型动脉频谱，即收缩期为缓慢上升血流频谱，但双峰切迹不明显，该频谱下有一无血流信号的频窗，其后有较高的、持续的舒张期正向血流。

389 · 椎动脉颅内段的解剖位置、常见病变及超声表现有哪些?

椎动脉行程长且与其相连的动脉多向上经基底动脉和后交通动脉与前循环相连，向下与锁骨下动脉相连，通过椎基底动脉交汇处与另一侧椎动脉相连。根据椎动脉的行程可分为四段：近段、横突段、远段、颅内段。椎动脉颅内段是指椎动脉经枕骨大孔穿破硬脑膜进入颅内到联合成单一的基底动脉前的一段动脉血管，此段动脉分支较多且左右不对称。

椎动脉颅内段闭塞病变极为普遍，最常见的病理改变就是动脉粥样硬化，常伴有血栓形成或夹层，椎动脉颅内段内的闭塞性动脉粥样硬化性病变通常发生在动脉远端，并且可能蔓延至基底动脉近端。通常为双侧，且常伴有椎动脉颅外段近端及基底动脉闭塞性病变。椎动脉颅内段闭塞病变几乎没有特异性症状和体征，患有双侧严重颅内动脉闭塞病变的患者可能会有与后循环低灌注相关的头晕、视物模糊、共济失调等症状并反复发作。

超声表现：①椎动脉颅内段本身狭窄或闭塞病变部位呈狭窄血流或无血流；②一侧椎动脉、锁骨下动脉病变，对侧椎动脉颅内段血流速度代偿性增快、频谱正常；③一侧或两侧颈内动脉病变，两侧椎动脉颅内段血流速度代偿性增快、频谱正常；④一侧颈总动脉病变，同侧椎动脉颅内段血流速度代偿性增快、频谱正常；⑤一侧锁骨下动脉或头臂干病变，同侧椎动脉颅内段血流速度减慢，出现窃血频谱。

390 · 正常四肢和腹部血管的解剖及体表位置是什么?

（1）上肢血管：包括锁骨下动脉，腋、肱、桡、尺动脉和与其伴行的静脉。锁骨下动脉的体表位置是从胸锁关节至锁骨下缘中点划一弓形线，其向下延续至腋窝深部形成腋动脉。腋动脉行至大圆肌下缘移行为肱动脉，其沿肱二头肌内侧下行至肘窝，平桡骨颈高度分桡、尺动脉。桡动脉的体表位置是从肘窝中点外 1cm 处至桡骨茎突前方，尺动脉是从肘窝中点外 1cm 处至豌豆骨。锁骨下静脉、腋及肱静脉与同名动脉伴行，肱静脉可以有两条，与肱动脉伴行。

（2）下肢血管：包括股、腘、胫前、胫后、足背动脉和与其伴行的静脉。股动脉是髂外动脉的延续，以腹股沟韧带为界。股动脉走行在股三角内，进入收肌管，并由股前部转至股内侧走至腘窝移行为腘动脉。股动脉的体表位置是腹股沟韧带中点到收肌结节连线的上 2/3，在腹股沟韧带下 5cm 处股动脉分出股深动脉。腘动脉为股动脉的延续，经腘窝深部中线附近下降至腓骨小头处分为胫前、胫后动脉。胫前动脉的体表位置是自腓骨小头内侧、胫骨外侧髁表面的结节到两踝之间的中点的连线。胫后动脉走行在小腿后群深层肌肉间，向下行至内踝后缘与跟腱内缘之间。足背动脉为胫前动脉的延续，其体表位置在两踝中点与第 1、第 2 趾蹼的连线上。下肢深静脉与同名动脉伴行。

（3）腹部血管：包括腹主动脉及其大的分支、腹腔动脉、肠系膜上动脉、双肾动脉和下腔静脉及与同名动脉伴行的静脉。腹主动脉走行在脊柱左前方，向下延续在第 4、第 5 腰椎水平分为左、右髂总动脉。左、右髂总动脉至骶髂关节处分为髂内、外动脉。下腔静脉在脊柱的右前方与腹主动脉伴行，在平第 4、第 5 腰椎水平分为左、右髂总静脉，髂内、外静脉与同名动脉伴行。

腹主动脉在主动脉裂孔稍下方、约平第 12 胸椎高度分出第一大分支为腹腔动脉，它的主干粗短，并分成脾动脉和肝总动脉。腹主动脉在第 1 腰椎分出第二个分支即肠系膜上动脉，它起自腹主动脉的前壁、斜向右下行走至右髂窝。双肾动脉起始于肠系膜上动脉的稍下方，从腹主动脉的两侧发出、横行向外进入肾门。双肾静脉与肾动脉伴行。

391 · 正常四肢动脉的彩色多普勒超声检查特点是什么？

在进行四肢血管的彩色多普勒超声检查时，检查动脉系统，一般采用平卧位。

（1）二维超声：肢体的动脉表现为两侧肢体相应的动脉内径基本相同，并由近至远逐渐变细。动脉壁为三层结构，从内至外呈强、弱、强回声，内膜为光滑、连续的线状强回声，中间为弱回声，外膜为强回声。动脉壁随心动周期有规律地搏动，腔内呈无回声。

（2）彩色多普勒：动脉腔内彩色血流充盈完全，如果朝向探头的血流颜色为红色、背离探头的血流为蓝色，则动脉内血流颜色在一个心动周期中快速呈现为红-蓝-红或红-蓝的变化，血流中央颜色较周边明亮。

（3）脉冲多普勒：正常四肢动脉频谱为高阻力型，呈三相波群：第一相为收缩早期快速上升，然后迅速下降的正向血流频移；第二相为舒张早期低速的反向血流；第三相为舒张晚期低速的正向波群（图 75）。三相波的产生与心动周期及动脉本身的收缩有关，心脏收缩和舒张产生动脉频谱的第一、第二相波群，动脉壁的收缩产生第三相波群。在末梢动脉，其频谱可呈单相或缺乏第三相波群，因为末梢动脉远离心脏，血流对其的冲击力小，

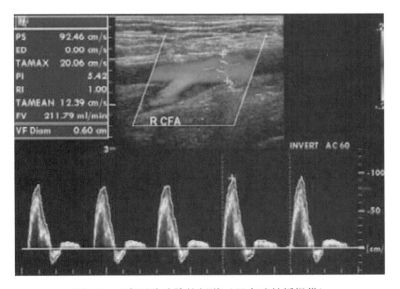

图 75　正常下肢动脉的频谱（田家玮教授提供）

末梢动脉扩张后的回缩力较小，以至于不能产生第三相波群。正常动脉频谱在第一波峰下存在频窗，即呈弓形的低灰阶区域，当血流速度为层流或速度较快时，频窗清楚；当血流为湍流或速度较低时，频窗充填。

392. 正常四肢深静脉的彩色多普勒超声检查特点及与动脉的区别是什么？

（1）正常四肢深静脉的彩色多普勒超声检查特点：检查静脉系统时，嘱受检者平静呼吸，放松受检肢体，取能完全充盈静脉的体位，如检查腘静脉时，多采用立位。

1）二维超声显示：①静脉壁较薄，无搏动性，内膜呈光滑、连续的线状弱回声，中层回声较薄，外膜为强回声，腔内无回声；②在受重力作用大的下肢深静脉内、浅静脉汇入深静脉处均有静脉瓣存在，以阻止静脉血的反流。静脉瓣多为双瓣型，呈瓣尖朝向心脏的半月形小袋；③静脉瓣开放时，两个瓣叶向两侧紧密地贴在静脉壁上；关闭时，两个瓣叶的游离缘相聚在静脉管腔的中线上，瓣尖朝向心脏的方向、瓣体呈袋状朝向远心端；④静脉瓣随呼吸而周期地开放和关闭，深呼气时，下肢静脉瓣开放；吸气时，下肢静脉瓣关闭。上肢静脉瓣的开关与下肢静脉瓣正相反。

2）彩色多普勒表现：正常深静脉腔内完全充盈血流，颜色与动脉血流相反，呈蓝色，且随呼吸周期而呈亮、暗交替变化，深呼气或 Valsalva 动作时，下肢深静脉回流加快，血流颜色变亮，因背离探头而呈蓝色，吸气时，静脉回流慢，颜色变暗甚至无血流信号显示。有时静脉瓣功能试验时，可见在较亮的蓝色血流后出现短暂的、颜色较暗的红色血流。

3）脉冲多普勒表现：随呼吸而呈周期性起伏的、低速、负相的静脉频谱（图76），频谱声音似吹风样，深呼气时，下肢静脉负向频谱峰速增高，而上肢静脉峰速降低；吸气时，下肢静脉负向频谱峰速变低，而上肢静脉增高。静脉瓣功能试验中，下肢腘、胫后等静脉

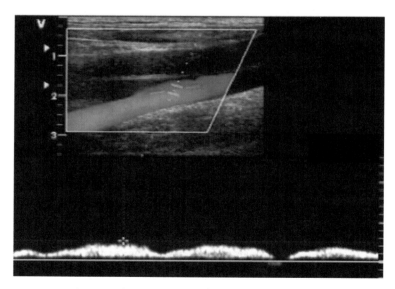

图 76　正常下肢深静脉的频谱（田家玮教授提供）

内有时可以测得在较高速的、负相的静脉频谱后，有一低速的正向的反流频谱，此正向血流信号峰速低、持续时间很短。

（2）彩色多普勒超声检查中周围动、静脉的区别见表17。

表17 周围动、静脉彩色多普勒超声检查上的区别

	动脉	静脉
内径	略细，受压时无明显变化	略宽，受压时明显变细
管壁	三层结构，有搏动	较动脉壁薄，无搏动
管腔	无瓣膜	有瓣膜
彩色血流	收缩期呈红色，明亮；舒张期蓝-红色，略暗	呈蓝色的，随呼吸周期而亮、暗交替
频谱特点	随心动周期节律出现的三相波群	随呼吸周期起伏的单相低速波群

393 • 动脉硬化性闭塞症的诊断标准是什么？

动脉硬化性闭塞症是临床最常见动脉慢性闭塞性疾病，好发于50岁以上的老年人，男性多于女性，常伴有高血压、高血脂或糖尿病。

（1）病理改变和临床表现

1）主要病理改变是动脉内膜不规则的粥样硬化斑块、钙化和动脉中层的变性，造成管腔变窄，当继发血栓形成，使管腔进一步狭窄以致完全闭塞。动脉狭窄达一定程度时，便出现一系列受累动脉供血区的组织缺血、缺氧的症状。

2）当病变发生在颈总和（或）颈内动脉时，表现为头晕、头痛等脑动脉供血不足的症状，如动脉狭窄严重或粥样斑块脱落，便引起脑血栓和脑栓塞。当肢体发生动脉硬化闭塞症时，表现为患肢发凉、发麻、疼痛、动脉搏动减弱或消失，病变严重时，发生组织缺血、坏死和溃疡。

（2）动脉硬化性闭塞症的彩色多普勒超声表现（图77）

1）二维超声显示：①动脉壁的正常三层结构消失，动脉内膜不光滑，管壁回声增强、凸凹不平、呈节段性增厚，管壁搏动减弱或消失；②管腔内可见形态、大小及回声各异的粥样斑块及强弱不等的继发性血栓的回声，使管腔变窄甚至完全闭塞。

2）彩色多普勒表现：动脉硬化闭塞症时，由于动脉狭窄的程度不同，彩色血流显示不同：①当病变较轻并局限时，仅有彩色血流边缘不整齐或小斑块造成的局限性彩色血流充盈缺损，而其远端动脉的血流无明显改变；②如果腔内局部狭窄明显，狭窄处彩色血流变细、变亮甚至呈五彩镶嵌样，而动脉狭窄远端的彩色血流变暗、充盈欠佳；③当病变严重、范围广，并伴有血栓形成或斑块脱落使动脉管腔完全阻塞时，彩色血流呈零星样甚至无彩色血流信号显示，其远端腔内可无彩色血流信号。但病史较长者，由于侧支循环的建立，其远端可以有彩色血流显示；④当侧支循环建立后，在阻塞的动脉周围可见有数支长短不等、走行不规则、内径较细的小动脉血流信号。

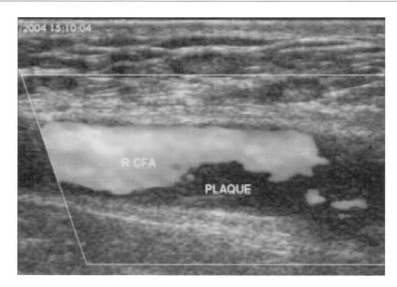

图 77　下肢动脉硬化闭塞症的彩色超声图像（田家玮教授提供）

3）脉冲多普勒表现：动脉硬化闭塞症时，病变程度不同、测定部位不同，动脉频谱的表现也不同：①病变轻或测定部位在动脉狭窄的近端时，频谱可以正常；②如果动脉狭窄范围大、程度重，便引起动脉频谱的改变，在动脉狭窄处取样，动脉频谱可表现为形态异常，呈单相、舒张期反向血流消失、频宽增加、频窗充填及收缩期峰速明显增快，在动脉狭窄的远端处取样，频谱呈单相、频宽增加、频窗充填、波峰圆钝，收缩期峰速明显减低（图 78）；③当动脉完全闭塞时，在管腔内测不到动脉血流频谱信号，但侧支循环建立后，可测到侧支循环的动脉频谱。

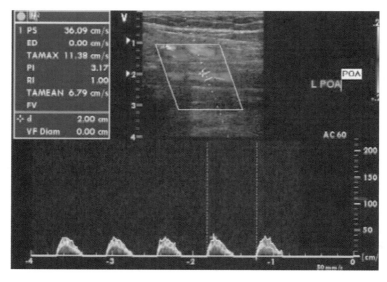

图 78　下肢动脉硬化闭塞症的频谱（田家玮教授提供）

394· 如何判定外周动脉狭窄的程度？

彩色多普勒超声不但可以提供动脉的管壁、管腔及血流动力学情况，还可以判断动脉狭窄的程度。一般采用以下两种方法：

（1）彩色二维超声：直接测量动脉的横断面积以判定狭窄的程度。用动脉横断面积减去该动脉管腔的实际剩余面积，即为动脉的狭窄面积，用（动脉的横断面积-实际面积）÷动脉的横断面积×100%来确定动脉狭窄的程度（图79）。

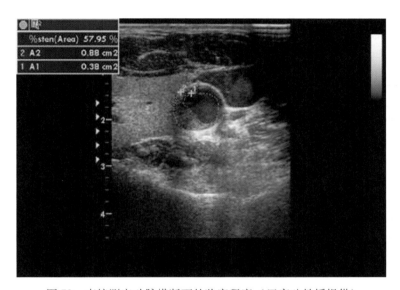

图79　直接测定动脉横断面的狭窄程度（田家玮教授提供）

（2）脉冲多普勒：测定动脉的血流动力学改变来间接估测动脉的阻塞面积。因为动脉的狭窄程度直接影响其血流速度的变化，所以通过测定血流速度，如收缩期最大峰速、舒张期最大反向速度及舒张末期最大速度等指标可以判断动脉的狭窄程度。

1）颈动脉狭窄程度的判定：通常情况下，我们可以非常容易和准确地获得颈总动脉横断面及纵切面的彩色二维超声图像，因此完全可以应用彩色二维超声直接测定出颈总动脉的横断面积和狭窄后的实际面积，通过（动脉的横断面积-实际面积）÷动脉的横断面积×100%测得颈总动脉的狭窄程度。颈总动脉狭窄面积超过20%可诊断颈动脉狭窄，而颈总动脉狭窄面积超过50%时，才出现缺血症状。

因为颈内动脉的位置较高，很难获得清晰的断面图像，所以在确定颈内动脉病变程度时，一般采用脉冲多普勒测颈内动脉的血流动力学改变间接判断颈动脉的狭窄面积。常用的指标包括：①测定颈内动脉收缩期最大血流速度；②舒张末期最大速度；③收缩期血流速度比率：颈内动脉狭窄处速度（VICA）与正常颈总动脉速度（VCCA）之比；④舒张末期血流速度比率：颈内动脉狭窄处舒张末期最大速度与正常颈总动脉舒张末期最大速度之比，判定指标见表 18。

表 18 脉冲多普勒判定颈内动脉狭窄的程度

直径减少 （%）	收缩期峰速 （cm/s）	舒张末期峰速 （cm/s）	收缩期 VICA/VCCA	舒张末期 VICA/VCCA
0	<110	<40	<1.8	<2.6
1~39	<110	<40	<1.8	<2.6
40~59	<130	<40	<1.8	<2.6
60~79	>130	>40	>1.8	>2.6
80~99	>250	>100	>3.7	>5.5
100	无	无	无	无

2）四肢动脉狭窄程度的判定：四肢动脉狭窄也可以通过应用彩色二维超声直接测定的方法测定动脉的狭窄面积和根据脉冲多普勒的血流动力学指标来间接判定动脉的狭窄程度。

应用彩色二维超声直接测定的方法：

（动脉的横断面积-实际面积）÷动脉的横断面积×100%

而应用脉冲多普勒来测定狭窄程度时，除通过频谱形态的改变来定性诊断外，还要根据以下两个指标做定量诊断：①收缩期峰速增加的百分比：狭窄处收缩期最大速度与近端正常动脉收缩期最大速度之差的百分比；②收缩期峰速比：动脉狭窄处收缩期最大速度与其近端正常收缩期最大速度之比来间接判断狭窄程度，判断标准见表 19。

表 19 周围动脉狭窄程度的判断标准

直径减少（%）	频谱形态	收缩期峰速增加的百分比	收缩期峰速比
0	正常的动态三相波群		
1~19	三相波，频谱略宽	<30%	<1.3
20~49	三相波，频带宽，频窗变小，反向血流减小	30%~100%	1.3~2.0
50~99	三相波，频带宽，频窗充填，反向血流消失	>100%	>2.0
100	无		

395 · 如何应用彩色多普勒超声诊断急性动脉栓塞？

（1）病理改变和临床表现

1）病理改变：表现为来自于心脏内的血栓、赘生物或动脉粥样硬化斑块脱落后阻塞远端的动脉，同时又使动脉内膜被破坏、继发血栓形成，再加上栓子的刺激使动脉壁持续收缩，造成动脉进一步的阻塞和狭窄。急性动脉栓塞多发生在动脉的分叉处，以下肢动脉多见。

2）临床表现：因肢体动脉阻塞、发病急骤、无侧支循环建立，肢体的缺血、坏死等症状严重，主要表现为五"P"症状：受累肢体疼痛（pain）、变白发凉（pallor）、感觉异常（paresthesia）、麻痹（paralysis）及脉搏减弱或消失（pulselessness），如栓塞持续时间较长超过6小时、并且阻塞程度严重时，病变肢体的远端变黑、溃疡和坏死。

（2）急性动脉栓塞的彩色超声多普勒诊断

1）二维超声显示：病变动脉的内径一般在正常范围，内膜欠光滑，如同时伴有动脉硬化时，可见动脉管壁回声增强或有形态、大小各异的粥样斑块。病变近端的动脉壁搏动增强、远端动脉壁搏动减弱。栓塞的动脉管腔内可见长条形或圆形的回声强弱不等的栓子充填，并且栓塞部位与正常动脉有一明显的界限。但当腔内栓子呈低回声或无回声时，单以二维超声不容易确定有无栓塞的存在，需借助彩色多普勒来诊断。

2）彩色多普勒的诊断（图80）：彩色血流的显示对诊断急性动脉栓塞的是非常重要的：①当动脉完全栓塞时，腔内无彩色血流显示；②典型的病例可在动脉正常与栓塞部位的交界处看到正常的彩色血流突然中断，并有彩色血流折返现象，即正常的红色动脉血流由于突然受阻而使血流向回折返，表现为正常的红色血流在栓塞部位出现短小的、瞬间的蓝色血流信号，以此可以确定栓塞的部位，此时，由于发病急剧、无侧支循环的建立，使其远端动脉腔内无彩色血流显示；③当动脉栓塞不完全时，病变处彩色血流不规则变细，在栓子栓塞处有彩色血流充盈缺损，病变远端彩色血流充盈欠佳、颜色暗；④如栓塞是由于动脉粥样硬化斑块脱落造成，可以看到动脉其他部位有彩色血流，边缘不整齐，在斑块、附壁血栓形成处有局限性彩色血流充盈缺损、血流变细及侧支循环建立等征象。

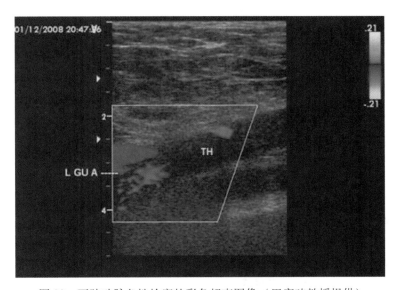

图80　下肢动脉急性栓塞的彩色超声图像（田家玮教授提供）

3）脉冲多普勒表现：当动脉被栓子完全阻塞时，栓塞部位及其远端动脉内测不到频谱，其近端一般无频谱异常，在正常与病变的交界处可有正常的动脉频谱突然测不到的现象；不完全阻塞时，在颜色较亮、变细的彩色血流处，可以测到频谱形态呈单相、频窗充填、速度较快的血流信号，但其远端动脉频谱呈阻塞性频谱，即单相、频窗充填、频宽增加、波峰圆钝的低速正向血流频谱。

396· 如何鉴别动脉硬化闭塞症与急性动脉栓塞？

在临床上，动脉硬化闭塞症与急性动脉栓塞均有受累肢体疼痛、苍白麻木，严重者动脉搏动消失，肢体远端发生溃疡、坏疽等缺血症状，在诊断时需进一步鉴别。

（1）从病史上，前者多为老年男性，常伴有高血压、高血脂及糖尿病，病程较长，发病缓慢，症状相对较轻。而急性动脉栓塞者多伴有心脏疾病如风心病、心房纤颤等，发病急骤、症状较重。

（2）病理改变上，动脉硬化闭塞症多发生在大、中动脉，为动脉内膜粥样硬化斑块、钙化和纤维化，并且有继发的血栓形成使动脉管腔阻塞。急性动脉栓塞是来自于心脏的栓子或赘生物，可以栓塞在所有的动脉、但多发生在动脉分叉处，可有继发血栓形成及动脉壁的收缩，加重动脉的阻塞和狭窄。

从彩色多普勒超声检查上进行鉴别见表 20。

表 20　动脉硬化闭塞症与急性动脉栓塞的区别

	动脉硬化闭塞症	急性动脉栓塞
管壁情况	回声强、内膜不光滑、凸凹不平、节段性增厚	回声正常，内膜不光滑、无管壁增厚
管腔情况	有形状、大小各异的斑块，附壁血栓	有界限清楚的栓子或血栓形成
彩色血流	变细、走行不规则	有彩色血流突然中断
侧支循环	常有侧支循环的建立	无侧支循环的建立

397· 多发性大动脉炎的临床分型是什么？

病理及临床分型：多发性大动脉炎的病因尚未确定，多认为属自身免疫性疾病，以年轻女性多发。大动脉炎以主动脉及其分支的慢性、多发的进行性炎症及增生为主要病理改变，表现为受累的动脉内膜呈弥漫性或局灶性增厚、坏死、钙化和纤维化，中层弹力纤维和平滑肌组织广泛或局限性的变性、坏死断裂，外膜常有较广泛的纤维性增厚和粘连，与中层的界限不清，上述改变使动脉壁变硬和僵直，部分受累的动脉因血流的长期的冲击，使管壁局限性向外扩张形成动脉瘤，或由于管壁破裂在动脉周围形成假性动脉瘤。在内膜及管壁受损的基础上再继发血栓形成造成管腔的阻塞，阻塞达一定程度时，临床上便出现一系列受累动脉供血区组织缺血的症状。

根据受累动脉的部位不同，临床上将多发性大动脉炎分为四种类型：①头臂型：病变累及主动脉弓及其大分支，如左颈总、锁骨下及无名动脉；②胸、腹主动脉型：病变在胸、腹主动脉及其主要分支；③肾动脉型：病变发生于腹主动脉的双肾动脉开口处，并常伴有腹主动脉的狭窄及下肢动脉缺血的症状；④混合型：多部位的动脉受累，即上述两种或两种以上类型同时存在。

398· 多发性大动脉炎的彩色多普勒超声表现是什么？

（1）二维超声显示：①病变动脉管壁回声不均，正常三层结构被破坏而消失，呈不规则、明显的增厚，管壁僵硬，搏动减弱或消失；②因病变动脉管壁的局限性或弥漫性增厚，使管腔呈粗细不均或比较均匀、边缘较光滑的向心性狭窄和阻塞，可有一段或多段的局限性严重狭窄区，腔内充填强弱不等的血栓回声；③部分病变的动脉可有梭形或囊状的扩张，形成真性动脉瘤或在病变动脉外侧形成无正常动脉壁的假性动脉瘤。

（2）彩色多普勒表现（图81）：①病变处彩色血流变细，走行紊乱、不规则，血流颜色呈五彩镶嵌样，其远端动脉内彩色血流较暗、充盈欠佳；②当病变严重、管腔完全阻塞时，腔内无彩色血流信号，其远端动脉内无血流显示，但当病程长、周围大量侧支循环建立，其远端动脉内可有彩色血流充盈，血流颜色较暗；③真性动脉瘤或假性动脉瘤形成，可以看到真性动脉瘤内血流紊乱、红蓝相间；典型的假性动脉瘤与动脉间有沟通，并可以看到细的、颜色明亮的彩色血流由动脉进入假性动脉瘤内，在瘤体内形成稀疏的、暗红色和蓝色相间的血流信号。

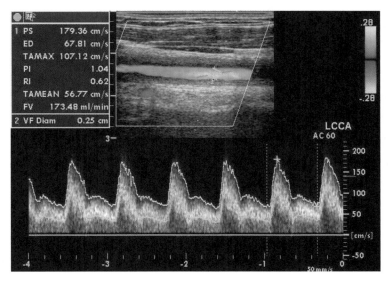

图81　颈总动脉多发性大动脉炎的血流频谱图像（田家玮教授提供）

（3）脉冲多普勒表现：在动脉狭窄处，其频谱为单相、频宽增加、频窗充填、收缩期峰速明显增高的湍流样改变，在病变远端表现为单相、频宽增加、频窗充填、波峰圆钝的低速正向的频谱。动脉完全闭塞时，测不到动脉频谱。

399 · 血栓闭塞性脉管炎的临床病理表现及分期是什么？

（1）血栓闭塞性脉管炎的临床病理表现：血栓闭塞性脉管炎又称 Buerger 病，该病是周围中、小动脉的节段性、非化脓性、炎症性的闭塞性疾病，好发于男性青壮年，且有长期大量吸烟及受潮湿、寒冷影响的病史。病变好发于肢端中、小动脉，主要侵犯下肢，并自远端末梢的小动脉开始，并常伴有游走性浅静脉炎。

病理改变为病变的中、小动脉管壁全层炎性细胞浸润及纤维细胞增生，使动脉管壁增厚，并且管腔内早期便有血栓形成，造成管腔狭窄甚至闭塞。病变处与正常部分有明确的分界。血管壁的交感神经可发生炎性、退行性和纤维化改变。

（2）临床分期：由于受累动脉管腔的狭窄、血管壁的交感神经病变、游走性浅静脉炎和继发感染，使临床症状复杂，主要表现为肢体缺血、坏死等症状，如间歇性跛行、静息痛、肢体的营养障碍及游走性血栓性浅静脉炎，根据临床症状不同可分为三期：

第一期：局限缺血期，为病变早期，阻塞程度较轻，表现为间歇性跛行，患肢变白变凉、麻木，动脉搏动减弱，可伴有反复发作的游走性血栓性浅静脉炎。

第二期：营养障碍期，病变动脉阻塞严重时，患肢出现典型的静息痛，动脉搏动消失，患肢出现组织营养障碍，皮肤干燥、趾甲增厚变形、小腿肌肉萎缩。

第三期：组织坏死期，动脉完全阻塞，上述症状明显加重，受累肢体远端出现严重的缺血症状，趾端发黑、溃疡和坏死。根据坏疽的范围分为三级：Ⅰ级，坏疽局限于趾部；Ⅱ级，坏疽延及跖趾或掌指关节及跖或掌部；Ⅲ级，坏疽延及足跟、踝关节或其上方。

400 · 血栓闭塞性脉管炎的彩色多普勒超声检查特点是什么？

（1）二维超声显示：血栓闭塞性脉管炎主要累及中、小动脉。病变动脉的内膜不光滑、管壁不均匀性增厚且呈节段性分布，在病变之间有正常的管壁，病变和正常部分界限较分明，动脉壁的搏动减弱或消失，由于管壁的增厚及管腔内血栓的形成使管腔变窄甚至完全闭塞，腔内可见不规则的、回声强弱不等的血栓充填。

（2）彩色多普勒显示：由于病变呈节段性，因此可见管腔正常部分与阻塞部分交界清楚，血流亮、暗变化明显。在病变处动脉腔内彩色血流变细、边缘不规整，血流颜色变暗，血流不连续甚至呈零星样显示。完全阻塞时无彩色血流显示。病程长者，可见侧支循环建立。

（3）脉冲多普勒显示：病变程度不同，频谱表现不同。①如病变为早期、仅是动脉内膜或管壁的轻度改变，频谱形态可以为正常的三相波群，或仅有收缩期峰速较正常肢体有所减低；②如病变的动脉腔内发生阻塞、彩色血流变细，动脉频谱形态异常，呈单相、频窗充填、频宽增加，收缩期峰速减低；③当动脉腔内完全阻塞时，便测不到血流频谱，但可以测到侧支循环的动脉频谱；④病变肢体的大动脉频谱形态及血流速度等指标无异常。

401· 血栓性脉管炎与动脉硬化闭塞症的主要区别是什么？

血栓性脉管炎与动脉硬化闭塞症的区别表现在病史、临床表现和彩色多普勒超声检查等方面，在诊断时要综合考虑（表21）。

表21　动脉硬化闭塞症与血栓性脉管炎的区别

	动脉硬化闭塞症	血栓性脉管炎
年龄、性别	50岁以上、男性多见	20~40岁，大部分为男性
吸烟史	有或无	明确的吸烟史
糖尿病、高血压、高血脂	有	无
上肢病变	很少有	10%~20%
血栓性浅静脉炎	无	10%~30%
病变部位	大、中动脉，极少的小动脉	中、小动脉
病变分布	局限的、散在的	广泛的、弥散的
内径、管壁	无变细，管壁不规则增厚	变细，管壁节段性、广泛性增厚
管腔内情况	腔内有血栓、斑块、钙化	腔内有血栓、无斑块
彩色血流显示情况	彩色血流充盈缺损、变细、走行不规则	彩色血流节段性变细、亮暗交替

402· 锁骨下动脉盗血综合征的临床表现及彩色多普勒超声特点是什么？

锁骨下动脉盗血综合征是指无名动脉或分出椎动脉前的锁骨下动脉发生狭窄或闭塞，造成锁骨下动脉内血流压力低于同侧椎动脉，同侧椎动脉的血流反向流入锁骨下动脉及其分支。引起锁骨下动脉盗血的常见病因是动脉粥样硬化、大动脉炎等。

临床表现为头晕、视物模糊、恶心呕吐、一过性昏厥等脑动脉供血不足的症状和病变侧锁骨下动脉缺血的症状，如上肢无力、脉搏减弱或消失，患侧肢体血压较正常侧明显减低。

彩色多普勒超声表现：

（1）二维超声：可以显示出无名动脉或锁骨下动脉发生阻塞性病变，可以为动脉粥样硬化改变，内膜不规则样增厚、管壁有硬化斑块等，如阻塞原因是大动脉炎，则表现为动脉近端内膜欠光滑、管壁明显增厚并呈均匀性、低回声等动脉炎的改变。如其他原因，应查到确切的病因。

（2）彩色多普勒：彩色多普勒在锁骨下动脉盗血综合征的诊断上有重要的作用。它可以直接显示椎动脉和锁骨下动脉的血流情况。

正常时，收缩和舒张期，椎动脉的血流颜色与同侧的颈总动脉是相同的、朝向头部。当锁骨下动脉严重阻塞时，在收缩期，颅内血流压力大、使椎动脉血液反流入同侧锁骨下动脉，此时，如果同侧的颈总动脉为红色，该椎动脉内的血流则为蓝色；在舒张期，颅内血流压力变低、使椎动脉内血流恢复正常，无椎动脉的反流，此时椎动脉内为红色血流。

病变的锁骨下动脉内血流因狭窄程度不同而表现不同：不完全阻塞时，腔内彩色血流变细，狭窄处血流呈五彩镶嵌、颜色变亮，狭窄远端血流颜色变暗、血流充盈欠佳；当锁骨下动脉完全阻塞时，腔内无血流显示。病变的锁骨下动脉远端的动脉内，由于椎动脉的反流，其彩色血流充盈尚好，但血流颜色较暗，呈单一的红色。

（3）脉冲多普勒：可以进一步确定椎动脉内血流方向及速度等动力学指标。频谱显示病变侧椎动脉收缩期为反向血流，舒张期恢复为正向血流频谱；锁骨下动脉的狭窄处血流频谱呈湍流样、收缩期峰速增高，完全阻塞时，测不到血流频谱；狭窄的远端和同侧上肢动脉频谱呈阻塞样改变，单相、频窗充填、波峰变钝、收缩期峰速明显减低。

403 · 如何诊断周围动脉瘤？

（1）病理改变和临床表现：动脉瘤是由于先天性或后天性的动脉壁病变，使动脉壁变薄，在动脉血流长期有力的冲击下，造成局部动脉管腔扩张，形成动脉瘤。动脉瘤可以发生于全身任何的动脉，最常见于四肢动脉，其次为腹主动脉和颈动脉。在病理上可分为真性动脉瘤、假性动脉瘤及夹层动脉瘤。

临床表现为局部的搏动性包块，可伴有持续性的疼痛。当瘤体增大到一定的程度时，可产生局部受压的症状，如压迫静脉便有静脉回流受阻的表现，如动脉瘤破裂，局部肿物迅速增大并伴有疼痛，动脉瘤内可有血栓形成，如血栓脱落，会引起急性动脉栓塞，造成阻塞动脉供应组织缺血坏死。

（2）彩色多普勒超声的表现

1）真性动脉瘤：多为动脉粥样硬化引起的内膜增厚和中层纤维化、萎缩所致的中层变薄，在动脉变薄处形成局限性扩张。因动脉瘤腔内血流缓慢，可有血栓形成。临床上多因触及搏动性包块或突发的、持续性疼痛而就诊。

二维超声显示：①动脉瘤多呈单发的、囊状或梭状的扩张，少数为多个瘤体连续发生在动脉的某一节段内或分散在动脉的不同部位独立存在；②瘤壁为完整的三层结构，搏动增强，瘤体内膜不光滑，瘤壁回声增强或不均，有时可见形状、大小各异的动脉粥样硬化的斑块；③瘤腔内表现不同：腔内无血栓形成时为无回声；有缓慢血流时瘤体内有流动的、细沙样的弱回声，瘤体内血栓形成后，可见呈强弱不等样回声的血栓。

彩色多普勒显示（图 82）：瘤体内彩色血流方向紊乱，常为旋转式流动，使血流颜色呈红蓝相间，当瘤体内有斑块或血栓形成时，可见彩色血流充盈缺损、局限彩色血流变细和走行不规则。

脉冲多普勒显示：瘤体内血流频谱形态异常、边缘不光滑，双相，频宽增加、波峰切迹不清，呈涡流样改变。

2）假性动脉瘤：常发生在肢体的动脉，多由外伤、特别是钝性损伤引起，少数为医源

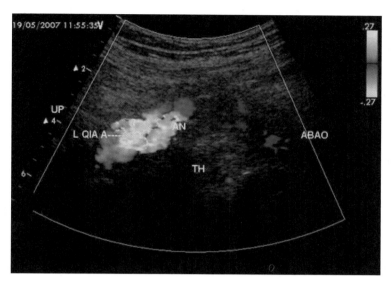

图 82　腹主动脉瘤的彩色超声图像（田家玮教授提供）

性动脉检查所致。由于动脉壁局限性破裂，动脉血流经破裂处进入动脉周围组织内，形成与病变动脉相通的血肿，并由周围组织纤维或动脉内膜构成血肿的包膜。

二维超声显示：在动脉附近有囊状的、具有搏动性的肿物，其边界尚清晰、但无明确的、由动脉三层结构构成的包膜。瘤腔内无回声，也可有移动的细沙样弱回声或血栓回声。典型病例可见瘤体与动脉间有沟通。

彩色多普勒显示：①瘤体内彩色血流充盈的情况与其动脉间通道的宽度有关，当通道较宽，进入瘤体内的血流量大，瘤体内彩色血流充盈良好、血流呈红蓝相间；如果通道较窄，瘤体内彩色血流充盈欠佳，特别是远离通道口的周边部位，彩色血流显示不良；②典型的病例在收缩期，动脉压力高，可见通道内五彩镶嵌的高速血流进入瘤体内，在舒张期，动脉压力低于瘤体内的压力，瘤体内的血流回入动脉；③瘤体内有附壁血栓形成时，可见彩色血流充盈缺损。

脉冲多普勒显示：瘤体内频谱呈涡流样改变、为双相，频谱边缘不规整、频宽增加，血流速度高低不等。收缩期，在动脉与假性动脉瘤的通道内可测到由动脉进入瘤体内的血流频谱，舒张期可测到由瘤体回入动脉内的血流频谱。

3）夹层动脉瘤：病变常发生于升主动脉、主动脉弓、胸主动脉及腹主动脉，少数可发生在颈动脉。患者常伴有动脉粥样硬化、高血压或 Marfan 综合征等，临床以病变处剧烈的、撕裂样疼痛为主要症状。病理改变的基础是动脉中层的退行性变和囊样变，动脉内膜撕裂后，在血流的冲击下，血液通过内膜进入管壁间，并在动脉的内膜与外层间走行，使动脉内膜与外层分离形成假腔，假腔与真腔动脉相通。在夹层动脉瘤内可有附壁血栓。

二维超声显示：病变处动脉内径增宽，可见撕裂的动脉内膜呈线状弱回声，撕裂的动脉内膜与动脉壁分离，形成内膜与动脉壁间的假腔。一般情况下，假腔内径较真腔大，经内膜破口处假腔与真腔相沟通，典型病例可见内膜破裂口。撕裂的动脉内膜断端摆动不定，收缩期摆向假腔方向。

彩色多普勒显示：①收缩期，真腔内的血流经内膜破裂口进入假腔；舒张期，血流由假腔流回真腔内；②假腔内的彩色血流颜色较暗、充盈欠佳，有附壁血栓形成时，可见彩色血流充盈缺损区；而真腔内动脉血流颜色较亮、充盈完全；③典型的病例可见内膜破裂口处有颜色较亮的血流。

脉冲多普勒显示：在真、假腔内可测得动脉频谱，真腔内频谱形态基本正常，但假腔内动脉血流方向紊乱、速度较慢、甚至不能测到。收缩期和舒张期内膜破裂口处的血流频谱方向相反。

404 · 如何诊断颈动脉体瘤？如何与其他颈部肿瘤鉴别？

（1）病理及临床表现：颈动脉体瘤是颈动脉窦内化学感受器肿瘤，临床比较少见，且无明确病因。病理改变为颈动脉分叉处肿物，生长缓慢、多为良性。由于瘤体的增大，使颈内、外动脉受压移位，其间夹角增大。颈动脉体瘤血运丰富，其滋养动脉通常来源于颈动脉，特别是颈外动脉。临床表现为颈部下颌角区无痛性包块，可单侧、也可双侧；瘤体较小时，无临床症状，随瘤体增大，便出现周围组织或颈内、颈外动脉受压的症状。

（2）颈动脉体瘤的彩色多普勒超声检查特点

1）二维超声显示：在颈动脉分叉处可见呈弱回声的实质性肿物，与颈内、外动脉紧密相接，部分病例可见肿瘤包绕颈部动脉，或者挤压颈内、颈外动脉，使其间夹角增大，分别绕行在瘤体的周围。

2）彩色多普勒表现：①瘤体内有大量的滋养动脉，其管壁结构不清、边缘不规则、粗细不等，血流颜色有红有蓝、一般颜色较暗，典型的病例可显示出颈外动脉发出的小分支进入瘤体内；②瘤体的周围可见颈内、外动脉的彩色血流绕行，其内的血流颜色与瘤体的大小及之间的夹角有关，瘤体小、其间夹角无明显增大时，颈内、外动脉的血流颜色可以相同；瘤体大、夹角变大，两者的血流颜色可能相反；③瘤体可包绕在颈内或颈外动脉的周围，可见血管受压的表现，如彩色血流走行不规则、变细、颜色变亮等。

3）脉冲多普勒显示：瘤体内的频谱形态可呈低阻力型或高阻力型，但血流速度较低。瘤体较小时，颈内、颈外动脉频谱改变一般不明显，但当瘤体较大或瘤体包绕动脉使动脉明显受压时，可引起频谱形态和速度的改变。

405 · 颈动脉体瘤与其他颈部包块的鉴别诊断是什么？

因颈动脉体瘤常以颈部包块为主要症状，且无特异的临床表现，需与颈动脉真性动脉瘤、颈部假性动脉瘤、颈内静脉扩张等颈部血管疾病和颈神经鞘瘤、颈部淋巴结增大等非血管性肿物相鉴别。

应用彩色多普勒超声可以确定肿瘤的位置、瘤内血流情况及与周围组织的关系，很容易区别颈动脉体瘤与非血管性肿瘤如颈神经鞘瘤、颈部淋巴结肿大等。

颈动脉体瘤是发生在颈内、颈外动脉之间的颈动脉窦内化学感受器的肿瘤。彩色多普勒超声检查时可见颈动脉体瘤呈弱回声的实质性肿物，与颈内、外动脉紧密相接，被挤压的颈内、外动脉走行异常，分别绕行在瘤体的周围或被包绕在瘤体内。瘤体内有大量的管壁结构不清、边缘不规则、粗细不等及方向不同的滋养动脉，一般颜色较暗，典型的病例可显示出颈外动脉发出的小分支进入瘤体内。

颈部真性动脉瘤是颈动脉壁本身病变变薄后，局部呈梭形或囊状扩张，常发生于颈动脉分叉处。真性动脉瘤的瘤壁薄、但为三层结构，具有明显的搏动性，瘤体内充满红蓝相间的彩色血流，血流方向紊乱，常为旋转式流动，当瘤体内有斑块或附壁血栓形成时，可见彩色血流充盈缺损、局限彩色血流变细和走行不规则。

颈部假性动脉瘤可发生在颈部的任何部位，当发生在颈动脉分叉处时需与颈动脉体瘤鉴别。颈部假性动脉瘤位于颈动脉的外周、与颈动脉紧密相接。瘤体一般为囊状、具有搏动性，其边界尚清晰、但无明确三层结构的动脉壁构成的包膜。瘤腔内无回声，也可有移动的细沙样弱回声或血栓回声，瘤体内彩色血流较暗、充盈欠佳。典型病例可见瘤体与动脉间有沟通，在收缩期时，可见五彩镶嵌的高速血流进入瘤体内，舒张期时，瘤体内的血流回入动脉。

颈内静脉与颈总动脉伴行，所以颈内静脉扩张也需与颈动脉体瘤鉴别，但应用彩色多普勒超声完全可以分辨出颈动脉体瘤与颈内静脉扩张。颈内静脉扩张是颈内静脉内径呈均匀性或局限性增宽，一般以近心端明显，且在增加胸腔内压如屏气、咳嗽时内径明显增宽，管壁较薄无搏动，腔内充满彩色血流，血流颜色与颈总动脉相反，且颜色较暗，测其为静脉型频谱。

非血管性肿物如颈神经鞘瘤、颈部淋巴结增大时，其瘤体为实质性、无彩色血流显示、且无搏动，应用彩色多普勒超声很容易与颈动脉体瘤相区别。

406 · 外周浅、深静脉的生理及解剖特点是什么？

静脉系统始于远端毛细血管，终于心房，在血液循环中起引导血液向心回流的作用，在向心汇集的过程中，不断接受属支，其管径渐粗。与同名动脉相比，静脉的内径略宽、管壁薄，缺少肌层，无明显的随心动周期的节律性搏动。静脉系统的另一个特点是腔内有静脉瓣，它们的作用是使静脉血由浅入深、由远到近，有效地防止静脉血液的反流，在静脉向心回流的过程中起重要的作用。

静脉分浅静脉和深静脉两个系统，浅静脉走行在皮下，数目较多，不与动脉伴行；深静脉走在固有筋膜的深面或体腔内，多与动脉伴行，收集范围与所伴行的动脉的供应区域一致。各部的浅静脉与深静脉之间存在丰富的交通支，使浅静脉血进入深静脉而回心。

（1）上肢浅静脉系统：主要是贵要静脉和头静脉。贵要静脉始于手背静脉网的尺侧，头静脉始于手背静脉网的桡侧，贵要静脉与头静脉上行至肘窝接受正中静脉后又分别沿肱二头肌内侧和外侧向上汇入深静脉系统的肱静脉，肱静脉可以为一条也可以为两条。肱静脉上行至腋窝为腋静脉，腋静脉在第一肋的外缘处延续为锁骨下静脉，在胸锁关节后方与颈内静脉汇成头臂静脉。

（2）下腔静脉系统：收集腹部和下肢的静脉血液，是左右髂总静脉在第4、第5腰椎处汇合而成。

从足到小腿的深静脉都与同名动脉伴行，可有两条静脉与同名动脉伴行。胫前、胫后静脉在腘肌下缘合成一条腘静脉，向上延续为股静脉，股静脉收集股深静脉后为股总静脉。

下肢浅静脉是从足背静脉弓沿足的两侧上行，外续小隐静脉、内续大隐静脉。小隐静脉从足的外侧缘经外踝后方至腘窝入腘静脉，大隐静脉从足的内侧缘起自足背静脉弓后，经内踝前沿小腿内侧上行，过膝关节内侧，沿股内侧上行至中部转至前面，在耻骨结节下外方3~4cm处入股总静脉。

股总静脉向上延续为髂外静脉，髂外静脉与髂内静脉在骶髂关节前方汇合成髂总静脉。

在下肢深、浅静脉之间，大隐和小隐静脉之间有许多交通静脉，使浅静脉的血液进入深静脉。在交通静脉内存在很多静脉瓣，瓣的开放方向是朝向深静脉或大隐静脉。

407 · 影响静脉向心回流的因素有哪些？

（1）重力对静脉回流的影响：血管内血液本身的重力作用于管壁，使管壁扩张，同时周围组织对管壁的压力使管壁塌陷，两者之差为跨壁压，一定的跨壁压是保持静脉充盈的必要条件。当人体直立时，身体的大部分静脉处于心脏水平以下，使下肢的静脉容量增大、血液对管壁的扩张力大于周围组织对管壁的压力，使静脉充盈，回流的速度减慢，而颈部的静脉塌陷，回流的速度相对增快；卧位时，重力对静脉回流的影响不大。因此为了使下肢静脉能充分扩张和充盈，检查时一般采用立位，而颈部和上肢静脉采用卧位。

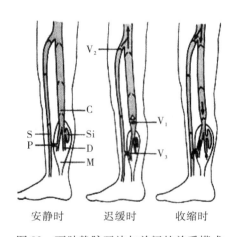

安静时　　迟缓时　　收缩时

图83　下肢静脉开放与关闭的关系模式

（2）肌肉收缩对静脉回流的影响：站立时下肢静脉回流减少，是指下肢骨骼肌完全放松的情况下，当肌肉收缩时情况便不同。肌肉收缩时，挤压肌肉内和肌肉间的静脉使向心回流加快；而肌肉舒张时，静脉回流减慢，使静脉充盈。但当肌肉收缩时，使静脉血液向心回流的同时也使静脉向远端反流，静脉瓣的存在解决了这个问题。当肌肉收缩时，其近端静脉瓣开放，其远端静脉瓣因受逆向力的作用而关闭，有效地阻止静脉的反流；肌肉舒张时，由于静脉血液本身重力的逆向作用使静脉瓣关闭。

（3）呼吸对静脉回流的影响：呼吸对静脉回流有很大的影响，当呼气时，胸腔内负压减小、胸内压增加，使上肢的静脉回流减慢，而腹内压减小使下肢的静脉回流加速；吸气时，胸内压减低，上肢静脉回流加速，而腹内压增加时下腔静脉受压，使下肢静脉回流减慢。

除上述影响因素外，还有很多因素影响静脉的回流，如心脏的收缩力、温度等。

408 · 怎样应用彩色多普勒超声检测深静脉瓣的功能？

（1）深静脉瓣的生理功能：在静脉系统内，存在数目不等、位置不固定的静脉瓣，以有效地阻止静脉反流。凡在重力影响较大、血液回流比较困难的部位如下肢的股、腘、胫前与胫后静脉内，及改变血流方向的部位如浅静脉汇入深静脉处、交通静脉内都有静脉瓣的存在。瓣膜顺血流开放，逆血流关闭，促进静脉血向心回流、阻止静脉血由深向浅反流。特别是小腿下 1/3 至内踝上方（足靴区）有固定的交通静脉 3~4 条，因其受血液的重力作用最大，并且处在小腿肌肉泵的远端，直接承受很大的逆向压力，所以该处交通静脉瓣最容易产生功能不全。

静脉瓣的开放和关闭受很多因素的影响，能影响静脉回流速度的因素均能影响静脉瓣的开关，如肌肉的收缩和舒张、呼吸等。根据上述理论，现有一些检查深静脉瓣功能的方法，并可应用彩色多普勒超声观察静脉瓣的开放和关闭情况、深静脉内有无反流来判断静脉瓣的功能。

（2）深静脉瓣功能的检查方法

1）深静脉瓣功能试验方法：该方法是根据肌肉收缩和松弛对静脉瓣和静脉血回流速度的影响而设计的检查方法。具体方法：挤压远端肢体即肌肉被动收缩时，其近端的静脉瓣因顺向力的作用开放，静脉血回流加速；当突然放松肢体即肌肉被动放松时，静脉瓣因受静脉血液的重力作用而关闭。检查时，要求在平静呼吸的情况下，首先使被检肢体完全放松，然后以一定的压力挤压所检肢体的远端，一般在小腿中、下部。施加的压力与体位有关，人体立位时小腿处静脉内压力约为 100mmHg、卧位时为 80mmHg，因此立位时施压为 100mmHg、卧位时为 80mmHg。快速达到所要求的压力后突然放松，此时观察静脉瓣的关闭情况和有无静脉反流的发生。此种方法因有标准的压力及条件，可以应用于对深静脉瓣流的定量诊断。

2）Valsalva 试验：此试验反映了呼吸对静脉瓣和静脉回流的影响。Valsalva 试验是深呼气后屏住气，使胸腔内压力增加、腹腔内压力减小，从而使下肢深静脉瓣开放、静脉回流增快，当突然吸气时，胸腔内压力减小、腹腔内压力增加，静脉瓣关闭，回流速度变慢。因此 Valsalva 试验后突然吸气时，可以观察下肢深静脉瓣的关闭情况及静脉内有无反流。因无法控制呼吸的幅度，所以此方法可以用于一般的深静脉瓣流的定性诊断。

（3）深静脉瓣功能检查的彩色超声多普勒检查的特点

1）二维超声检查：在进行深静脉瓣功能检查时，远端肢体施压或 Valsalva 试验时，正常下肢静脉瓣完全开放，瓣叶紧贴在静脉壁上，突然放松或吸气时，静脉瓣关闭、关闭线在管腔的中央。

2）彩色多普勒检查：静脉瓣功能正常，远端肢体施压或 Valsalva 试验时，瓣膜的远端静脉腔内彩色血流为蓝色，颜色明亮、其中央可呈黄绿色，当突然放松或吸气时，彩色血流颜色变暗或无血流信号，部分正常下肢远端深静脉如腘静脉内，可见少许红色血流、颜色较暗、持续时间短暂。

3）脉冲多普勒检查：当远端肢体施压或 Valsalva 试验时，在瓣膜的近端静脉腔内可测及快速的、回心的、负向血流信号，其边缘不规则、频窗充填，当突然放松肢体或吸气时，在瓣膜远端的静脉内测不到血流频谱，但部分正常人的腘静脉内可见低速的（<0.20m/s）、持续时间<0.7 秒的反流频谱。

409 · 如何诊断下肢深静脉瓣功能不全？

深静脉瓣功能不全分为原发性和继发性，原发性深静脉瓣功能不全是指深静脉瓣无明确原因而发生功能的异常，使其对抗近端血液重力的功能减低或消失，不能有效地关闭以阻止静脉瓣反流；继发性深静脉瓣功能不全多是由于下肢深静脉血栓形成后再通，静脉瓣被破坏而引起的静脉反流。

（1）原发性深静脉瓣功能不全的诊断

1）病理改变：由于血液的重力首先作用在股静脉的第一对静脉瓣即股浅静脉瓣，因此，在病变早期，仅股浅静脉瓣发生少许的静脉瓣反流，其远端的第二对静脉瓣不产生任何临床症状。当股浅静脉瓣病变严重累及远端的静脉瓣产生中等量的反流时，由于小腿的肌肉泵作用，仍能使静脉血液向心回流。当病变累及到腘静脉瓣水平时，一方面由于该处受血液重力的影响大、逆向压力高，另一方面小腿的静脉瓣被破坏后，肌肉收缩、静脉向心回流的同时也向远端反流，导致远端的深静脉瓣及交通静脉瓣损坏，产生静脉反流使下肢静脉淤血和高压。

因为大隐静脉瓣承受逆向压力的能力较低，在股浅静脉瓣受累时，大隐静脉瓣也失去了正常的功能，所以浅静脉曲张是深静脉瓣功能不全的主要症状之一。

2）临床表现：临床上根据症状的不同分为轻、中、重度。轻度：踝部肿胀，活动或平卧后可缓解，浅静脉曲张；中度：患肢小腿部肿胀，立位时患肢胀痛，足靴区有皮肤色素沉着和营养不良的表现；重度：患肢肿胀和疼痛更明显，浅静脉曲张严重，足靴区皮肤病变更加严重，伴有溃疡。

3）彩色多普勒超声的表现

二维超声：深静脉内径增宽，管壁回声正常，内膜光滑、连续，管壁可压瘪，腔内无回声，可见静脉窦扩张；病变的静脉瓣回声与管壁相同或略变强，瓣膜可增厚或变短、边缘不清，瓣膜单侧或双侧活动度减低，严重者可固定不动，开放时，瓣叶不能充分贴附在管壁上，关闭时，游离缘不能对合，伴有浅静脉扩张。

彩色多普勒：检查下肢深静脉时，一般采用立位，嘱患者放松受检肢体。①在深静脉腔内彩色血流完全充盈，管壁边缘规整，并随呼吸而亮暗交替，无血栓形成的征象；②当瓣膜病变严重时，在股、腘及小腿部的深静脉内可见在蓝色回心血流后出现红色的反向血流，颜色较亮、持续时间较长；③进行深静脉瓣功能检查时，可以看到当挤压小腿肌肉群或 Valsalva 试验时，其近端深静脉内彩色血流为明亮的蓝色，中央可呈黄绿色，当突然放松或吸气时，彩色血流颜色变暗或消失，出现一股红色反向血流；④静脉反流程度与瓣膜病变程度有关，如病变严重、反流量大、速度快，彩色血流完全充盈管腔，并且红色反流束面积较大，血流颜色明亮、持续时间长；如病变较轻，彩色血流充盈欠佳，呈局限性红色血流，其面积较小，颜色较暗；⑤在大隐静脉内也可以看到反向血流。

脉冲多普勒：如有深静脉瓣功能不全时，在向心回流的负向波群后立刻出现一正向的频谱。在进行深静脉瓣功能检查时，当一定的压力挤压小腿肌肉时，在瓣膜近端的静脉内可见快速向心回流的、负向血流频谱，突然放松时，在瓣膜的远端静脉内出现正向的反流频谱，在腘静脉内该正向波峰速较高（>0.20m/s）、持续时间较长（＞0.7 秒）；采用 Valsalva 试验后吸气，同样可以看到上述频谱表现。

（2）继发性深静脉瓣功能不全的诊断

1）病理改变和临床症状：继发性深静脉瓣功能不全有明确的血栓形成的病史，在深静脉血栓形成后再通时，静脉瓣被破坏，因此有深静脉血栓形成的征象，表现为静脉壁增厚，管腔内有局限的、残留的血栓存在，并有钙化。静脉瓣基本被破坏或仅遗留根部，完全失去正常的开放和关闭功能。

临床表现与血栓形成的部位有关，如血栓形成在小腿，小腿部的交通静脉早期便受破坏，发生交通支静脉瓣功能不全而主要表现为足靴区迅速、早期地发生皮肤色素沉着和溃疡等营养障碍的症状；当血栓发生在股总静脉以上时，以静脉回流受阻为主要症状，但病程长者静脉淤血、高压持续地作用于远端的静脉瓣，使其发生功能不全，从而引起小腿部的皮肤改变。

2）彩色多普勒超声表现

二维超声表现：下肢深静脉管壁不规则增厚、回声不均，腔内可见局限性的强弱不等的血栓样回声，静脉瓣消失或残留的根部回声增强。有浅静脉明显扩张，其腔内可有血栓回声。

彩色和脉冲多普勒表现：①下肢深静脉腔内彩色血流充盈欠佳，走行不规则，血流间断，可见深静脉及大隐静脉等浅静脉内存在反向血流；②静脉瓣功能检查时，由于血栓的存在，使静脉回流速度减慢，静脉反流速度也减慢、红色血流束的面积变小、持续时间缩短。当血栓被完全溶解、吸收，管腔内彩色血流充盈良好，仅有边缘的不规则，此时静脉瓣功能检查与原发性深静脉瓣功能不全的表现一致，有面积较大、速度较快、持续时间较长的反向血流，同时可以测到反流频谱。

410· 深静脉血栓形成的病理改变及彩色多普勒超声特点是什么？

（1）不同时期的病理改变：临床上根据深静脉血栓形成的不同病理改变分为深静脉血栓形成和血栓性静脉炎两个类型，这两个类型是深静脉血栓形成的病程中相继发生的病理变化。深静脉血栓形成是指血栓形成的初期，管径增宽，新鲜的、无钙化和纤维化的血栓与静脉管壁粘连不紧，很容易发生血栓脱落，引起肺栓塞。一般在血栓形成后数周，血栓开始溶解消散，管径恢复正常；数月后血栓机化形成细小的、不规则的通道，逐渐使静脉管腔再通，血栓发生纤维化、钙化，与管壁紧密相连，管壁不规则地增厚，管径粗细不等，腔内血栓呈局限性、形状不一，此时便进入了血栓性静脉炎的病理改变过程。在血栓溶解、消散、机化的同时，静脉瓣被破坏。

深静脉血栓形成是临床常见的静脉回流障碍性疾病。发病部位以下肢、盆腔的深静脉多见，左侧较右侧易患。发病者多为手术后长期卧床、妊娠及分娩后的患者及血液黏稠度高的老年人。上肢静脉较少见，一般常继发于近端静脉受压如腋部淋巴结增大等。

（2）彩色多普勒超声检查特点：不同时期的深静脉血栓有不同的彩色多普勒超声的表现。

1）急性期：此期是指血栓形成初期 1~2 周内，为新鲜的血栓，与静脉壁附着不紧，在检查过程中要避免挤压患肢，以防血栓脱落，可采取 Valsalva 或屈趾试验来观察静脉回流和充盈的情况。屈趾试验的原理是小腿肌肉群的适当收缩和舒张，使静脉回流加快和完全充盈。

二维超声显示：①病变的深静脉内径明显增宽，用探头压之不闭；②管壁回声不均、增厚、管壁界限模糊；③腔内充填呈弱回声的新鲜血栓，血栓可有不同的形状，呈团块、带状、梭形等，部分病例可见游离端漂浮在腔内。

彩色多普勒显示（图 84）：①静脉血栓完全阻塞腔时，看不到彩色血流信号或仅有零星样血流显示，Valsalva 或屈趾试验时，仍然无彩色血流显示或改善；②如血栓不完全阻塞管腔时，有彩色血流充盈缺损区（即血栓形成的部位）和彩色血流变细，并因血栓形状不规则、大小各异，使彩色血流走行不规则、变细，Valsalva 或屈趾试验时，彩色血流较原先有所增宽、变亮。

脉冲多普勒显示：血栓完全阻塞、无彩色血流显示时，测不到静脉频谱；不完全阻塞时，在彩色血流处可以测到静脉频谱，屈趾试验或 Valsalva 试验时，静脉回流速度略快。

2）亚急性期：血栓形成数周后，开始溶解、吸收、缩小，深静脉管径也随之回缩，腔内已有血流再通。

二维超声显示：原已扩张的静脉内径恢复正常，静脉壁界限变清，管壁增厚、回声略强，腔内血栓回声增强。

彩色和脉冲多普勒显示：在血栓完全阻塞的部位可见少许彩色血流再通，血流较细、边缘不规整，在血流再通的部位可测到静脉频谱，Valsalva 或屈趾试验时，彩色血流变亮、变粗，回流速度也变快，这种现象说明深静脉已经再通。

3）慢性血栓期：一般在血栓形成后数月至数年，血栓已机化、钙化和纤维化，并与静脉壁广泛粘连，紧密地附在管壁上，使管壁呈不规则的增厚、凸凹不平，管腔有不同程度的血流再通。在血栓机化的同时，静脉瓣也被破坏，失去正常阻止静脉反流的功能。

二维超声显示：①病变的深静脉内径完全恢复正常或略变细，管壁不规则的增厚、凸凹不平、回声增强且不均匀；②管腔内有局限的、残留的、形状不规则的、呈强回声的血栓；③深静脉瓣被破坏或仅残留有较强回声的根部，不能正常地、随呼吸有节律地开放和

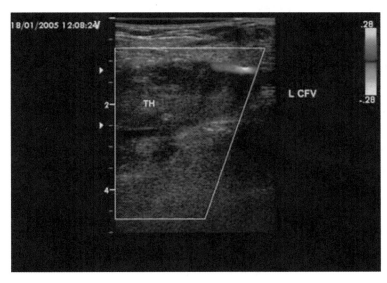

图84 下肢股静脉血栓形成的彩色超声图像（田家玮教授提供）

关闭。

彩色多普勒显示：①血栓溶解、钙化和机化后，管壁增厚，彩色血流呈弥漫样、较均匀地变细，边缘不规整，Valsalva 或屈趾试验时，彩色血流颜色变亮；②当有残留的、局限的血栓时，有彩色血流充盈缺损，彩色血流不均匀变细或有间断；③由于静脉瓣已被破坏，在进行深静脉瓣功能检查时可查到深静脉反流；④如血栓机化不完全，血栓长期阻塞静脉回流，可引起浅静脉的扩张，可见浅静脉内血流充盈。

脉冲多普勒显示：有彩色血流显示处便可以测到静脉频谱，Valsalva 或屈趾试验时静脉回流有所加快，回流速度增快，负向频谱峰值增高，同时可测及正向反流频谱。进行深静脉瓣功能检查时，测得正向反流峰速大于 0.20m/s，持续时间长于 0.7 秒。

411 · 深静脉血栓的临床分型及彩色多普勒超声检查特点是什么？

（1）临床分型和表现：根据血栓形成的部位不同，分为中央型、周围型和混合型。

1）中央型：血栓局限于髂总、髂外、髂内静脉和股总静脉，不累及下腔静脉和股总静脉的远端，并以左侧多发。临床表现为发病急骤，患肢肿胀严重，皮肤呈暗红色，血栓形成的部位疼痛明显。此型病变预后不良，管腔很少再通，肢体持续地肿胀。

2）周围型：血栓发生在腘静脉和小腿肌静脉丛内。临床症状不明显，只有小腿疼痛、轻度肿胀，该型血栓的再通率很高，可达95%，但小腿部的交通静脉瓣早期便受累，引起静脉瓣功能不全、静脉反流，使小腿部迅速、早期地发生营养性皮肤的改变。

3）混合型：是临床常见的类型。其发生可由周围型血栓向近端的深静脉扩展，即小腿部深静脉血栓向髂静脉蔓延；或由中央型的血栓向远端的深静脉逆行发展至小腿部。一般以前者多见，起病时，仅有小腿部的轻度肿胀、疼痛，而后突然发生整个肢体的明显肿胀及疼痛。此型的预后不良，髂静脉的长期阻塞和小腿部静脉瓣的破坏，使下肢处于严重的淤血状态，常伴有浅静脉的曲张。

（2）彩色多普勒超声表现

1）中央型：髂-股总静脉血栓形成。

二维超声：①髂总、髂外、髂内静脉和股总静脉内径明显增宽，管壁界限模糊，压之不闭，管腔内有强弱不等的血栓回声充填；②股总静脉远端的股、腘等深静脉内径正常，管壁回声正常，腔内无回声；③部分病例伴有大隐静脉血栓形成或曲张。

彩色多普勒：①当髂总、髂外、髂内静脉和股总静脉完全阻塞时，腔内无彩色血流显示或仅有零星血流，Valsalva 和屈趾试验，腔内仍无彩色血流显示；②血栓不完全阻塞时，可见彩色血流充盈缺损和血流变细；③病变的远端深静脉腔内，彩色血流仍是向心回流，为蓝色，但颜色变暗、充盈缓慢；④大隐静脉内的血流停止进入股总静脉或股总静脉的血流逆流入浅静脉，当大隐静脉血栓形成时，便无彩色血流显示。

脉冲多普勒：血栓完全阻塞时，测不到静脉频谱；不完全阻塞时，在有彩色血流处测到静脉频谱。在血栓形成的远端如股或腘静脉内，向心回流的负向频谱波峰较低，但屈趾试验时，回流速度可以略快，波峰较前有所增高。

2）周围型：腘静脉至小腿部的深静脉即胫后、胫前和腓静脉血栓形成。

二维超声：腘、胫后、胫前和腓静脉近端血栓形成时，可以看到病变的静脉内径增宽，管壁不规则增厚、压之不闭，腔内充填强弱不等的血栓回声；当血栓形成在小腿远端的深静脉内时，由于肌肉群的存在，使静脉的位置较深，超声显像质量欠佳，必须结合彩色血流的显示情况和与对侧肢体相应静脉进行对比观察的结果来诊断。

彩色多普勒：为了获得满意的彩色血流图像，在进行小腿部血栓形成的诊断时，要采用屈趾试验，如病程较长，可以应用挤压小腿远端试验，来确定管腔内有无血栓形成，一般不采用 Valsalva 试验，因为下肢深静脉的回流主要是依靠肌肉的收缩和舒张，特别是当腘静脉被阻塞后，呼吸对其远端静脉的影响是很小的。①当血栓形成完全阻塞静脉时，腔内彩色血流可完全消失或呈零星样显示；不完全阻塞时，出现腔内彩色血流变细、血栓造成的彩色血流充盈缺损等表现；②在无血栓形成的股静脉内，彩色血流充盈欠佳，颜色较暗甚至无彩色血流信号，但挤压管腔时，可以看到彩色血流的充盈，这是由于腘静脉和其远端血栓形成后，深静脉回流速度减慢造成的；③血栓再通后，由于腘、胫后等静脉瓣受损，可见腘、胫后静脉内有静脉反流发生。

脉冲多普勒：有彩色血流的地方，可以测到静脉频谱，屈趾试验或挤压远端肌肉时，负向频谱的波峰可有不同程度的增快；但在无血流显示的地方，血栓完全阻塞时则测不到静脉频谱。血栓再通后，可测及静脉反流频谱。

3）混合型：髂静脉和全下肢深静脉血栓形成。此型具有中央型和周围型血栓形成的共同特点。

412. 下肢深静脉血栓性静脉炎的彩色多普勒超声表现是什么？

深静脉血栓形成后，经数周（一般 6 周以后）血栓溶解消散、纤维化、机化和钙化，使残留的血栓完全与静脉壁紧贴，阻塞的深静脉血流再通，病理改变即为慢性血栓的改变。临床表现为：原明显肿胀的肢体已经减轻或消失，但由于静脉瓣被破坏，长时间站立后，仍有肢体的肿胀，抬高肢体或平卧休息后，肢体的肿胀可以缓解，此时便为血栓性静脉炎时期。此期持续时间很长，甚至终生不愈。

彩色多普勒超声表现：

（1）二维超声：病变的深静脉内径恢复正常或略变细，管壁不规则的增厚、凹凸不平、回声增强，管腔内有局限的、残留的、形状不规则的、呈强回声的血栓；可见残留的静脉瓣根部，部分病例有浅静脉曲张。

（2）彩色多普勒：①当血栓机化、管腔再通时，彩色血流呈弥漫地变细，边缘不规整；②当有残留的、局限的血栓时，有彩色血流充盈缺损，彩色血流不均匀变细或有间断，Valsalva 或屈趾试验时，彩色血流充盈有一定的改善，颜色变亮；③病程长者，可有侧支循环的建立；④由于静脉瓣已被破坏，在进行静脉瓣功能检查时，可看到朝向探头的红色反向血流，并且红色反流束面积较大，持续时间较长。

（3）脉冲多普勒：在有彩色血流显示处便可以测到静脉频谱，Valsalva 和屈趾试验时，静脉回流加快，回流速度增快，负向频谱峰值增高，同时可测及正向的反流频谱，腘静脉反流峰速>0.20m/s，持续时间>0.7秒。

413 深静脉回流受阻性疾病的主要表现是什么？

（1）先天性髂静脉受压综合征：先天性髂静脉受压是由于髂静脉受髂动脉所压产生患侧髂静脉和下肢深静脉回流受阻的一系列症状。

在第4、第5腰椎体处，由腹主动脉分出的右侧髂总动脉走行在左侧髂总静脉之上，两者紧密相接、交叉而过，使左侧髂总静脉受压，此外左髂内动脉可跨越在左髂总或髂外静脉上，同样右髂内、外动脉也可压在同侧的髂内、外静脉，但以左侧髂总静脉受压多见（图85）。这种生理解剖结构对髂部及下肢深静脉的回流不利，一旦髂动脉对髂静脉的压力超过生理范围或（和）存在其他因素如静脉瓣缺如、不能有效地承受逆向压力时，很快地发生下肢深静脉功能不全及静脉反流，从而引起下肢静脉淤血、高压等回流受阻的症状。

彩色多普勒超声显示：①受压的髂静脉局限性的变细，其远端可扩张，由于局部血流速度缓慢，部分病例可伴有血栓形成；②受压处彩色血流变亮甚至为五彩镶嵌样，局部被压、完全闭塞时，可见彩色血流在受压处中断，其远端静脉内血流颜色变暗；③进行静脉瓣功能检查时，可见反向血流，如有血栓形成，则无彩色血流显示；④在静脉受压处，可测得高速的静脉样频谱，完全闭塞时测不到静脉频谱。静脉受压的远端深静脉回流速度减慢，并可测得静脉反流频谱。

（2）下腔静脉综合征：下腔静脉综合征是发生在肾静脉水平以下的下腔静脉本身或其周围组织、器官的病变，使下腔静脉回流受阻，表现出双下肢静脉回流障碍的一系列症状，如双下肢肿胀，长时间站立、行走后加重，抬高肢体或平卧休息后缓解。由于腹部和下肢静脉的长期淤血、高压，使腹壁和下肢的浅静脉曲张，同时静脉瓣受累，产生小腿部营养性皮肤的改变。

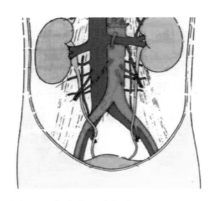

图 85　髂动脉和髂静脉的解剖模式图

彩色多普勒超声表现：可查到在肾静脉水平以下的下腔静脉本身的病变，如血栓形成或周围组织、邻近器官肿物的压迫。①由于下腔静脉回流受阻，使腹部的髂静脉和双下肢深静脉内径有不同程度的增宽，腔内彩色血流充盈欠佳、颜色变暗，如有血栓形成可见局限性彩色血流充盈缺损，血流不规则变细，严重者可完全阻塞；②在进行屈趾或挤压小腿肌肉试验时，由于下腔静脉受阻程度不同，使上述彩色血流充盈状态有不同程度的改善，下腔静脉阻塞时，Valsalva 试验反应不明显；③下腔静脉回流受阻是由于外界压迫所致时，下腔静脉内有彩色血流突然中断现象及周围组织肿物等病变的影像；④脉冲多普勒在下腔静脉阻塞的远端，测到很低速的负向静脉频谱甚至无血流信号。

（3）布-加（Budd-Chiari）综合征：布-加综合征是肝段下腔静脉梗阻。病因是肝静脉和下腔静脉本身病变如管壁病变、腔内血栓形成、静脉周围组织和器官肿物的压迫或先天性膜样阻塞，造成下腔静脉和肝静脉回流受阻而引起门静脉高压和（或）下腔静脉淤血、高压的症状。

根据下腔静脉和肝静脉病变程度和部位的不同以及有无侧支的形成，临床上的症状不同，可表现为：①下腔静脉回流障碍为主，即双下肢静脉淤血、肿胀及浅静脉曲张，但常伴有肝脾大、功能异常的表现；②以肝静脉回流受阻的症状为主，腹胀、腹腔积液，肝脾大，肝功轻度异常，由于门静脉高压可发生食管和胃底静脉曲张和破裂出血，而下肢深静脉回流受阻的症状很轻。

彩色多普勒超声的表现：①梗阻的肝段下腔静脉可表现为管壁增厚、管腔变窄，可有形状各异的薄膜状物阻塞管腔，其远端下腔静脉内径增宽，如腔内血栓形成便可见强弱不等的血栓回声；②肝静脉的表现可为单纯的管腔狭窄和（或）肝静脉汇入下腔静脉开口处狭窄、肝静脉呈不同程度的扩张、弯曲或变细；③当管腔完全阻塞时，无彩色血流显示，也测不到静脉频谱；不完全阻塞时，在病变处可见颜色鲜艳的、明亮的高速血流，并测及高速的静脉频谱；在下腔静脉阻塞处的远端，静脉回流速度变慢。

（4）胡桃夹现象（nut cracker phenomenon）：胡桃夹现象也称左肾静脉压迫综合征。病因有两种：第一种为由于左肾静脉汇入下腔静脉的过程中，走行在腹主动脉与肠系膜上动脉狭窄的间隙内，当卧位和立位时，肠系膜上动脉紧贴在左肾静脉上，使左肾静脉受压；第二种是左肾静脉走行在腹主动脉的后面，直接受压于腹主动脉。两种特殊的解剖位置使左肾静脉受压，肾静脉高压、淤血，引起血尿等临床表现。但以前种受压形式多见（图86）。

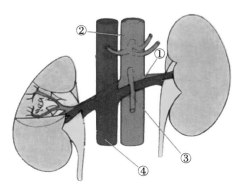

图 86　左肾静脉与腹主动脉、肠系膜上动脉的关系模式图
注：①左肾静脉；②腹主动脉；③肠系膜上动脉；④下腔静脉

　　彩色多普勒超声表现：应进行左肾静脉横断和纵断面的检查，以第一种形式为例：①在左肾静脉横断面上可见纵断面的肠系膜上动脉与腹主动脉的夹角明显变小，左肾静脉受压变形；②在左肾静脉纵断面上表现为横断面的腹主和肠系膜上动脉之间的左肾静脉受压而变窄；③在左肾静脉受压处，彩色血流明显变细、变亮，测到高速的静脉频谱；④收缩期时，肠系膜上动脉和腹主动脉动脉完全充盈，对左肾静脉的压迫加重，使静脉内径变细、彩色血流更细、更亮；舒张期时，肠系膜上动脉和腹主动脉回缩，缓解了对左肾静脉的压迫，使静脉略宽，彩色血流可变粗，测到相应的、与心动周期一致的、似有搏动的静脉频谱；⑤受压的左肾静脉远端，内径变宽，彩色血流变暗。

414· 小腿腓肠肌间静脉丛血栓形成的原因及超声表现有哪些？

　　（1）形成原因：小腿腓肠肌间静脉丛血栓形成是因为血栓局限于屈肌静脉窦内。通常小腿肌肉静脉窦的血液向心回流，主要依靠小腿肌肉的"泵"的作用，在小腿肌肉活动明显减少时，血液流速变慢，肌肉静脉窦血液淤滞，易成血栓。另外，小腿直接钝性外伤也是造成血栓的常见原因之一。因为小腿肌肉静脉丛血栓形成不影响小腿血液回流，所以临床表现较隐匿，往往被忽视。临床表现主要为小腿后肌群有饱胀感，柔韧感，小腿肌群中可有深压痛，踝关节肿胀，Homan 征（直腿伸踝试验）阳性。随着病情进展可累及小腿主干静脉。

　　（2）超声表现：小腿腓肠肌间静脉丛血栓超声检查纵切为长管状或树枝状，横切为圆形或类圆形的低回声，与周围肌肉有整齐而清晰的分界，后方回声增强不明显，两端与静脉延续，甚至可见与胫后静脉或腓静脉血栓相连，多合并下肢深静脉主干的血栓。探头局部加压不能压瘪，挤压远端肢体也未探及血流信号。

415 · 如何对动-静脉瘘进行诊断？

动-静脉瘘分先天性和创伤性，前者是由于先天血管发育异常引起的肢体动脉和静脉之间有异常相通，而后者大多是由于刺伤、钝挫裂伤及刀伤等创伤或医源性的原因，使动脉与静脉直接沟通，造成与先天性动-静脉瘘同样的症状。

（1）病理改变和临床表现

1）病理改变：①先天性动-静脉瘘又称 Parkes-Weber 综合征，是先天血管发育异常所引起的，通常为多发性，多发生在四肢，动脉和静脉以不同的方式异常相通，动脉可以与周围的深静脉相通、也可与浅静脉相通，它们之间可以借一条或多条交通支相沟通；②创伤性动-静脉瘘也多发生在四肢，一般为单个瘘口，可分直接瘘和间接瘘：直接瘘是外伤使动脉与其邻近的静脉同时破裂，由于动脉和静脉之间的压力差大，动脉和静脉紧密吸在一起便形成直接相通；而间接瘘是动、静脉的创口不能直接对合，在两者之间形成血肿后再机化而形成连接动、静脉的通道。

动、静脉异常相通后，高压的动脉血流经瘘道进入与其沟通的静脉内，使静脉压力明显增高，静脉回流受阻而产生患肢的静脉淤血；同时由于周围血管阻力的减低，使动脉压力降低，动脉供血减少而出现组织缺血的表现。

2）临床表现：先天性和创伤性动-静脉瘘均表现为患肢肿胀、浅静脉曲张和扩张，病程长者，可有小腿的营养性改变，皮肤温度升高、变红、多汗，在瘘口处可听到或触及到连续的血管杂音和震颤，而远端的动脉搏动减弱。由于血流动力学的改变，心脏可发生相应的变化，如心率增快、脉压增大及心力衰竭的表现。但创伤性动-静脉瘘是有明确的外伤史，而先天性动-静脉瘘自幼便有患肢的肿胀，并逐渐加重。

（2）彩色多普勒超声

1）二维超声显示：瘘道近端的静脉内径增宽、并且具有动脉样、随心动周期有节律地搏动，而瘘道远端的动脉内径略变细，当瘘口较大时可以显示，否则应用二维超声是很难确定瘘口的存在和大小的，必须结合彩色多普勒，通过彩色血流来显示瘘口处的情况。

2）彩色多普勒显示：典型的病例可见颜色呈五彩镶嵌的彩色血流由动脉经瘘口射入与其异常相通的静脉内，通过彩色血流的显示可以测定瘘口的大小，在瘘口处的静脉血流紊乱、颜色较亮、红蓝相间，并有与动脉一致的血流搏动。

3）脉冲多普勒显示：①在瘘口处可测到高速的紊乱的血流频谱；②在瘘口附近的静脉内可测及不规则的、有动脉样节律搏动的血流频谱，远离瘘口处的静脉内可能测不到其近端典型的动-静脉瘘血流频谱；③在瘘口近端的动脉内测到收缩期高速的、单相的、呈低阻力的动脉频谱，其远端动脉血流速度减低。

416 · 颈静脉扩张症及其超声表现是什么？

颈静脉扩张包括颈内、颈外、颈前及面静脉内径增宽，管腔呈囊状、梭形或弥漫性扩张。病理表现为静脉壁变薄、平滑肌减少或断裂。颈静脉扩张症常发生在颈内静脉，可单侧也可双侧。

（1）临床表现：主要是颈部包块，包块质地柔软、外形为梭形、椭圆形或不规则形状，包块无搏动性、无震颤及血管杂音。当增加胸内压如咳嗽、屏气或低头时，包块明显变大，而平卧或压迫时，包块可以变小甚至消失。部分患者有颈部胀满感、颈部酸痛及吞咽不适的感觉。

（2）彩色超声多普勒表现

1）二维超声：①典型的病例，在平静状态下，颈静脉病变处的内径明显增宽，可呈局限性的囊状或梭形扩张、也可以发生均匀一致地增宽，内膜光滑，管壁回声正常、连续、清楚，增加胸内压如屏气时，已扩张的静脉内径有不同幅度的增加；②不典型的病例，在平静状态时，颈静脉无明显增宽，只有在增加胸内压如屏气时，颈静脉出现不同程度的扩张，吸气时，扩张处可恢复正常。

2）彩色多普勒：扩张的颈静脉腔内彩色血流充盈良好，腔内无彩色血流缺损，边缘光滑、清晰，血流颜色较暗，由于管腔增宽，腔内的血流可呈旋流，因此血流可表现为红蓝相间。

3）脉冲多普勒：在静脉扩张处可测到负向的、低速的静脉频谱，可呈双峰形或不规则样。

417 · 四肢血管瘤的临床表现和彩色多普勒超声特点是什么？

血管瘤是血管内皮细胞和周围组织的发育异常造成的一种良性肿瘤，有先天性和后天性。可以发生在周身各个部位，但最常见于四肢。临床常见的类型为海绵状血管瘤和蔓状血管瘤。

（1）海绵状血管瘤：是由于血管组织向周围延伸、扩张，并形成海绵状腔隙，其主要由小静脉和脂肪组织构成。多数生长在皮下组织内，也可发生在肌肉内。皮下的海绵状血管瘤表现为皮肤正常，可有毛细血管扩张、呈青紫色，瘤的局部略有隆起、边界模糊不清，可有轻度压痛。发生在肌肉内的海绵状血管瘤常使肌肉肥大、局部下垂，久站后肢体有肿胀感。

彩色多普勒超声表现：①在病变的部位可见大小不等、形态各异的、分格状的低回声或无回声区，其边界不清，无包膜；②在瘤体内无回声区中有不规则的彩色血流充盈，彩色血流为红蓝相间的小片状，颜色较暗，如血流速度很低，则无彩色血流显示，但当探头挤压瘤体后放松时，可见瘤体内有彩色血流显示；③当瘤体被挤压时，瘤体可变小，并且可见背离探头的蓝色血流，表示血流流出瘤体；而压力解除时，瘤体恢复原来的大小，其内的血流为红色，表示血液流入瘤体内，应用探头挤压和放松瘤体的方法，可以帮助确定海绵状血管瘤的存在；④应用脉冲多普勒可以测到不规则的、似有搏动性的、连续性频谱。

（2）蔓状血管瘤：蔓状血管瘤是由于血管丛明显扩张、迂曲而形成局部曲张的血管肿块，此血管肿块由局限性迂曲的静脉团或血管群构成，瘤体内有动-静脉瘘存在。此病变除可发生在皮下、肌肉组织外，还常侵入骨组织，病变范围广泛。临床表现为患处不规则的、呈紫蓝色的囊状肿物，其表面常有蜿蜒的血管，并且有明显的压缩性和膨胀性，即瘤体受压后明显缩小，放松后恢复原样。部分病例可触及震颤、闻及血管杂音。由于瘤体内血管的搏动挤压皮下神经，产生明显的疼痛。病变发生在下肢时，由于营养障碍，使皮肤变薄、色素沉着、甚至破溃坏疽。

彩色多普勒超声表现：①瘤体是由不规则的、呈蜂窝样的低回声或无回声区构成，无明确的边界；②瘤体内有丰富的红蓝相间的彩色血流充盈，颜色明亮、呈五彩镶嵌样，并且无需加压，瘤体内的彩色血流即显示地非常清楚，此点可以与海绵状血管瘤相区别；③应用脉冲多普勒可以测及瘤体内为动脉频谱，形态呈低阻力型，速度较快、可有正负双向。

418 · 外周血管超声造影有什么优势？

目前，超声造影在血管方面主要应用于颅内动脉、四肢动静脉、肾动脉、肝动脉、肠系膜上动脉等血管疾病的诊断。由于位置表浅，通常 CDFI 都能较好地显示管腔的彩色血流信号。但在某些特殊的情况下如肥胖或者肠气干扰及各种病变所致的肢体肿胀等，使血管位置较深在或者由于声衰减而使血管内多普勒信号减弱，CDFI 显示困难。而此时选择超声造影能提高血流检出的敏感性，其所提供的血流信息能增加确诊的信心。

参 考 文 献

[1] Josephine M, Forbes HD. AGE promotes the atherosclerosis of T2DM. Diabetes, 2004, 539:813-1823.

[2] Goncalves I, Lindholm MW, Pedro LM, et al. Elastin and calcium rather than collagen or lipid content are associated with echogenicity of human carotid plaques. Stroke, 2004, 35:2795-2800.

[3] Gronholdt ML, Nordestgaard BG, Schroeder TV, et al. Ultrasonic echolucent carotid plaques predict future strokes. Circulation, 2001, 104:68-73.

[4] Mathiesen EB, Bonaa KH, Joakimsen O, et al. Echolucent plaques are associated with high risk of ischemic cerebrovascular events in carotid stenosis: The Tromso Study. Circulation, 2001, 103:2171-2175.

[5] Barth JD. An update on carotid ultrasound measurement of intima-media thickness. Am J Cardiol, 2002, 89 (suppl1):32-39.

[6] 贾树蓉, 李锐, 贾树雅, 等. 彩色多普勒超声检查对大血管病变的诊断价值. 中华糖尿病杂志, 2004, 12:94-96.

[7] Mstsumoto K, Sera Y, Nakamra H, et al. Correlation between common carotid arterial wall thickness and ischemic stroke in patients with type 2 diabetes mellitus. Metabolism, 2002, 51:244-247.

十一、介入超声的诊断与治疗

419 · 何谓介入性超声？

介入性超声（intervention ultrasound）这一称谓是 1983 年在哥本哈根召开的世界介入性超声学术会议上正式统一并确定的。它是利用超声导向技术将所需器械导入人体，获取细胞学、组织学、细菌学、生化和生理学等资料，并与超声影像和其他临床资料相结合，对疾病做出诊断或施行治疗的新学科。介入性超声是现代超声医学的一个必不可少的重要组成部分，与介入放射学和介入核医学一起组成完善的介入放射学学科，被誉为"第三大诊疗体系"。

420 · 介入性超声包括哪些内容？

根据介入性超声的概念，凡是需要借助超声导向或监视将诊断或治疗器械导入人体的操作都应列入介入性超声内容。依其介入的目的，其内容包括诊断性和治疗性两大类。依其介入操作的方法，包括：

（1）获取人体内的组织和体液：①超声导向穿刺细胞或组织学检查；②超声导向体液或异常积液抽吸和引流。

（2）导入药物进行诊断和治疗。

（3）手术中超声：①病灶的精细定位；②手术方法的选择；③介入性诊断和治疗；④手术结束前对手术效果的即时评价。

（4）腔内超声：①经食管超声；②经阴道超声；③经直肠超声；④膀胱或输尿管内超声；⑤腹腔超声；⑥血管内超声；⑦胆道内超声。

（5）内镜超声检查：把内镜和超声探头结合为一体，同时对腔内表层及深层病变进行诊断或治疗。

近年，各种介入性方法互相渗透和互补，使介入性超声的内容迅速扩大，技术更加精细和完善。

421 · 介入性超声的常用械具有哪些？

（1）超声诊断仪。

（2）导向装置：专用导向装置大致可分为两类。

1）穿刺探头：穿刺探头通常指超声诊断仪制造厂为介入性穿刺提供的专用探头。

2）穿刺附加器：穿刺附加器是与普通探头组合配置的导向器具，但基本构成相似，即由固定部件、导向部件和不同规格的针槽三部分构成。

（3）针具与导管

1）针具：是指穿刺针及其附件，国际通用的穿刺针的外径以 Gauge（G）表示，G 的数码越大，外径越小，而数码越小，外径越大，其后标明长度，如 20G17mm 表示外径 0.9mm 长 17mm。根据穿刺针外径大小的不同，常又将穿刺针分为粗针（外径>1mm）和细针（外径≤1mm）两大类。依照临床用途不同，可大致分为如下几类：

普通穿刺针：PTC 针，22-18G 之间，这种针使用最普遍，可做多种用途。

套管针：由导管和穿刺针两部分组成，主要用于腔隙，包括用于含液性病灶的抽吸、引流和灌注，导管针还可用于经皮血管穿刺造影。

组织活检针：临床应用最广泛的仍是组织切割针（Tru-cut 活检针），这种活检针所得到标本具有组织不受挤压、保存良好、损伤轻微的特点。

自动活检装置（ABD）：是介入性超声重要进展之一，使用 ABD 的优点不仅能避免靶目标退让，而且由于进针速度快，显著增大了切割力，标本质量高，成功率大，并发症减少。

2）导管：导管的管径一般用 French（F）表示，1F=0.333mm。导管的种类繁多，有许多用于诊断和治疗的专用导管，如囊扩张导管（Grintzig 球囊导管），其主腔直通导管尖、副腔与导管前壁的可膨大性膜囊相通，根据不同用途制成不同长度和不同外径的强劲度圆柱形或球形，当副管内注入空气或液体时，膜囊肿大，前者主要用于扩张狭窄管腔，后者主要用于固定引流管。

Ring 胆系引流系统：该系统由长 20cm 的 20G Ching 针、40cm 长的 5F 聚乙烯导管针、导丝和猪尾形引流管组成。Ching 针用于经皮穿刺胆道造影，5F 导管针用于直接穿刺胆管。

Cook-Cope 胆系引流系统：包括下列部件：①穿刺针：Ⅱ1G；②导丝两根；③扩张器长 20cm。

Ring-Mclean sump 或引流系统：该系用于脓肿引流，长 30cm，有 12F、16F 和 24F 三种外径。

Kerlan-Ring sump 引流系统：用于积液或脓腔引流。长 30cm、16F 外径，为单腔多侧孔 Cook-Cope 肾造瘘管，二组件与 Cook-Cope 胆系引流系统相似。

猪尾形肾造瘘导管系统：包括穿刺针（18G）、导丝（直径 0.97mm，长 80cm）、扩张器、猪尾形引流管和固定盘。

3）引导钢丝：称导丝，它是引导导管达到目标的重要器械。导丝的外径常以英寸（inch）表示，1in=25.4mm。

422 · 介入性超声械具的消毒方法有哪些？

（1）高温灭菌：适用于纯金属器械。

（2）消毒液浸泡：常用的消毒液有乙醇、新洁尔灭、洗必泰、2%戊二醇溶液等，浸泡消毒法主要适用于部分橡胶和塑料导管，部分厂家允许使用指定消毒液浸泡的密封探头。某些穿刺针的塑料针座、导管尾端的粘连材料长时间浸泡后易变质，导致脱落。

（3）气体熏蒸：常用甲醛、环氧乙烷或原子氧气体，其应用范围与浸泡法相似。方法：在中间置有隔板的密闭消毒箱或玻璃干燥器底部放置能够产生上述气体物质，然后把欲消毒的器械放置在隔板上，密封消毒器。熏蒸时间以使用气体和器械类型不同而定，如单纯用甲醛蒸气一般需 24 小时，若使用甲醛与高锰酸钾混合产生的原子氧、乙酸和甲醛混合气体熏蒸探头，只需 45~60 分钟，到时间即应取出器械，用灭菌生理盐水、纱布擦净器械。对探头的插电极部位，消毒前必须用塑料袋包裹。

（4）包裹隔离：主要用于配用穿刺附加器的普通探头，利用消毒好的塑料薄膜或外科手套、避孕套等包裹探头，探头的探查面与包裹物之间应涂以耦合剂，附加器应另行消毒。

423 · 超声导向穿刺点与穿刺路径的选择方法和原则是什么？

（1）进针点选择必须要经过对解剖和重要结构的详细观察（特别是大血管、肠管、肋骨等），用手指按压体表估计进针路径可帮助侧方进针。

（2）在能够避开血管、肠管等重要脏器的前提下，尽量缩短穿刺距离。这样，一方面能够提高准确性；另一方面减少组织损伤，减少并发症。

（3）尽量减少贯穿非穿刺器官，有助于减少穿刺并发症，对腹膜后病变活检尽量避开胰腺，以免引起急性胰腺炎，对于肿瘤活检或巧克力囊肿抽吸尽量减少贯穿非穿刺脏器，可以减少恶性细胞的种植转移和巧克力囊肿的种植。

进针前应测量并记住病灶深度，同时在穿刺针上做标记，进针位置确定后，通常把探头置于标定的位置，最后做一次进针路径的观察，以确定无意外变化。

424 · 影响介入超声导向准确性的因素有哪些？

（1）导向器或引导针配置不当。

（2）呼吸造成的移动：随呼吸腹部脏器有不同程度的移动，一般禁止患者做深呼吸，在准备进针时要求患者平稳呼吸，然后嘱患者屏住气不动，并迅速进针。

（3）组织的阻力过大或不均衡：细长针有弹性、十分安全是其优点，然而遇到阻力大的组织细长针可能产生弯曲变形而偏离方向，因此，先用粗的引导针穿刺皮肤和腹壁再将细活检针通过引导针进针，则能保证细针的穿刺方向。

（4）声束宽度（部分容积效应）：荧光屏声像图所显示的组织图像，实际是厚度与声束宽度相等的一厚层组织回声的重叠图像，这就可能造成声束内某一深度的针尖与邻近组织在声像图上重叠，显示为针尖在组织内的假象。这在穿刺卵泡、脐带、血管、胆管等小目标时，常引起超声导向的错觉。避免的方法是对穿刺小目标要反复侧动探头，凭侧动的幅度判断声束与病灶的关系。

（5）穿刺针潜行：当进针路径遇到较硬组织时，一方面针体可因为避让偏离穿刺引导线；另一方面由于针尖斜面受到的阻力产生使针尖向侧方偏移的推力，致使进针方向偏移，进针速度越快，这种推力越大。穿刺针细软、穿刺距离较大也是导致潜行的主要原因。当穿刺针发生潜行后，离开声束平面，声像图不可能监视到针尖回声，这样穿刺针不仅不能达到靶目标，还可能损伤其他脏器，导致并发症。

425 · 介入性超声的禁忌证和并发症有哪些？

（1）禁忌证

1）穿刺针径路存在重要器官和血管等，若损伤后可能会引起严重并发症的病例。

2）有出血倾向和全身情况较差不能承受穿刺手术者。

3）年幼和年迈、不能主动配合穿刺手术者。

（2）并发症

1）出血：出血是介入性穿刺最多发生的并发症，其发生率与所涉及的脏器、病灶性质、使用针具的类型和外径、操作人员的熟练程度等有关。

2）发热：发热可以是感染性因素引起的，也可以是非感染性因素造成，后者抗生素无效。

3）感染：引起术后感染的主要原因是介入性器械细菌污染。严格灭菌操作、术中采取措施避免感染源扩散是预防感染的最有效途径。

4）副损伤：进行介入性超声操作过程中，由于穿刺路径经过肠道、膀胱、血管等组织，如发生穿刺针潜行，偏离预选穿刺路径，可能造成副损伤。轻者可能不引起症状，重者引起肠道穿孔，腹腔内大量出血、血肿、血尿等。为避免副损伤，要在选择介入性路径时确实避开重要脏器，特别是使用监视盲区比较大的导向装置时，要反复扫查，保证盲区内无重要脏器。

5）血栓形成：血栓形成的原因是损伤血管，对血管穿刺和插管的操作时间过长，插管使用的导管口径过大、过硬和表面粗糙。

6）流产：对孕妇进行宫腔外或妊娠宫腔内介入性操作都可能引起流产，介入操作中尽量减轻损伤，避免出血和感染是降低流产发生率的重要措施。

7）针道种植转移：针道恶性细胞种植转移的发生率极低，据统计在 0.003% ~ 0.009% 之间，一般认为针道种植转移的发生率主要与肿瘤细胞的类型、多次重复穿刺、穿刺针口径过大有关。

426 · 超声导向穿刺细胞学检查和组织学活检的方法和临床价值如何？

（1）超声导向穿刺细胞学检查：超声导向穿刺细胞学检查已成为鉴别肿瘤良恶性或鉴别体内积液性质十分有效的方法，由于有超声导向，并且使用细针，近乎无创，所以准确又安全，已被广泛应用。

1）操作方法：一般取仰卧位或根据穿刺部位取侧卧位或俯卧位，在穿刺之前均应仔细地选择穿刺点和针道。选好针道后，常规消毒皮肤，铺无菌孔巾，用带有无菌隔离套的导向探头再次确定穿刺点和针道，然后进行局麻，待麻醉满意后，即应进行穿刺。若使用穿刺针较粗，用粗针或手术刀尖预先刺破穿刺点皮肤，以减少进针阻力。若使用细针可以不预先刺破皮肤，在超声导向下直接刺靶目标。由于细针较软、进入阻力较大的皮肤容易偏离穿刺针道，为了保证细针穿刺方向准确，应选择内径与所用细针相当的粗针作为引导针，先用引导针穿刺皮肤并进入针道起始段，然后再通过引导针腔刺入细针，穿刺过程中，应始终清楚显示靶目标。进针时，嘱患者屏住气，然后在实时二维图像引导下迅速进针，针尖达到目标后，拔出针芯，接针筒，在保持负压状态下，小幅度提插 3~4 次，使针尖在病灶内吸取更多的细胞，解除负压后拔针，迅速将抽吸物推置于载玻片上，用 95% 乙醇固定，供染色镜检。为了减少假阴性，应在病灶的不同部位穿刺取样 3~4 次，对液性吸取物根据需要送实验室，进行化学、细菌学或细胞学检查。

2）临床价值：超声导向针吸细胞学检查对于恶性肿瘤确诊已被公认，其敏感性达90%，特异性接近 100%，一般无假阳性，因而对良恶性肿瘤鉴别诊断，是一种简便、安全有效的方法。对阴性结果，难以判定（难以提示明确的组织病理诊断）。

（2）超声引导组织学活检

1）操作方法：常规了解病变位置，确定穿刺部位，对纤维成分较多的组织活检宜选择较粗的内槽切割针。引导和进针方法同细胞学检查。

嘱患者屏住气不动，迅速将切割针进入脏器，在肿块的边缘停针，提拉针栓后迅速将切割针推入肿块 2~3cm，然后旋转离断组织芯，最后退针，退针后退出组织芯，使组织在滤纸片上呈直线状，避免弯曲破裂。把标本连同滤纸置于甲醛溶液中固定，送病理检查。

自动活检枪更为方便快捷，但是使用活检枪时一定要对射程内的组织有充分了解，特别是使用较粗的切割针，对表浅组织（如甲状腺、乳腺）、大血管及其附近的病变、肾脏病变等进行活检时，若穿通血管、肺组织，或遇到髂骨都可能产生不该出现的并发症。

2）临床价值：①对恶性肿瘤诊断的敏感性、特异性、准确性和预期值同细胞学相似；②能够对 80% 以上的良性病例提供确切的组织病理学类型；③能对摄取组织进行电镜、组织化学、免疫学和遗传学等方面的特殊检查，为临床提供全面而详实可靠的诊断信息，对选择治疗方案具有重要价值。

有些病例穿刺组织活检诊断效果优于细胞学检查，但有些则不如，所以不能完全取代细胞学检查，两者互补才能进一步提高诊断水平。

427· 超声引导下肝穿刺的术前准备、适应证、禁忌证有哪些？

（1）术前准备：消毒穿刺针及穿刺套架、探头用乳胶套及耦合剂。患者术前禁食 8~12小时，查血小板计数、出凝血时间，必要时查凝血酶原时间、肝肾功能，掌握患者的超声、CT 及其他检查结果，维生素 K 术前连续肌内注射 3 日，如患者烦躁不安酌情给予镇静剂，患者如有胀气，可给予驱气药物，必要时灌肠清除肠内粪便和积气。

（2）适应证：急性及亚急性肝炎、肝硬化、慢性肝炎肝穿活检确定诊断，了解病变的进展及观察疗效；脂肪肝的诊断及治疗观察；肝占位病变需确诊者；肝恶性肿瘤需取得细胞或病理学证据以行手术切除、化疗或放疗者；转移性肝癌原发灶不明需确诊者；肝囊肿、肝脓肿的诊断治疗；阻塞性黄疸的病因诊断及判定梗阻部位；门脉性肝硬化行门脉穿刺测压观察治疗；肝癌结节局部注药或凝固、硬化治疗等。

（3）禁忌证：①出凝血时间异常，有明显出血倾向者；②大量腹腔积液，尤其是肝前腹腔积液；③对药物、酒精过敏者；④患者呼吸急促、精神紧张不合作者；⑤肝内胆管明显扩张忌做肝细胞或组织学活检；⑥穿刺针不宜到达病变区或可能损伤邻近脏器等；⑦肝棘球蚴病和较大的血管瘤不宜穿刺。

428 · 超声引导下肝脏病变穿刺活检有几种？各有何特点？

超声引导下肝脏病变穿刺活检包括针吸细胞学活检和组织学活检。由于先进的超声引导技术的问世使超声导向直观监视下的经皮肝穿刺活检技术迅速发展起来并在临床广泛应用，经临床实践证实这是获得病理诊断的有效、安全、可靠的方法。

（1）超声引导下经皮肝穿组织学活检：细针穿刺应在超声引导下，引导针刺于腹膜前停针，嘱患者屏气不动，迅速把活检细针经引导针刺入肝脏，以超声图像监视进针防止其弯曲。粗针活检穿刺需在局麻后的皮肤穿刺点上，做一个 2mm 长小切口，将穿刺针插入切口内，当患者短暂屏气时，超声引导穿刺进针至肝内病灶。细针活检的取材组织标本较小，有时难以满足诊断需要，但并发症少。粗针活检发生出血等并发症高于细针活检。穿刺针拔出体外后用消毒纱布压迫穿刺点，腹带加压固定，卧床休息 6 小时，观察血压、脉搏及腹部情况。

（2）超声引导下经皮肝穿针吸细胞学活检：穿刺点应选在距肝脏的最短途径上，使穿刺针先经过一小段正常组织，经肋间进针应避开肺、胸腔及胆囊，肋缘下进针应避开胆囊、胃肠，肝内进针应避开管状结构（胆管、门脉、肝静脉等）。自穿刺针进肝表面即嘱患者屏气，快速进针，超声监视针尖在肝内位置，达目标即拔出针芯，接 20ml 干燥注射器负压吸引，此时应注意使针原位上下小幅度移动数次，针吸时间不必过长，否则吸入血液影响诊断。肝癌如有中心坏死液化应避免在中心吸取，以免影响涂片检查效果。

429 · 超声引导下肝癌的介入治疗方法有哪些？

超声引导下肝癌的介入治疗包括经皮肝穿癌瘤局部注药治疗、无水酒精硬化治疗、微波凝固治疗及 X 线透视下经皮经肝门脉穿刺、注药、栓塞治疗。

（1）超声引导下经皮肝穿肝内癌瘤局部注药化疗：对于不能手术的肝癌，在全身化疗、放疗或局部无水酒精硬化治疗、微波凝固治疗的同时，可在超声引导下肝穿进行癌瘤局部注射药物化疗。穿刺方法、术前准备及适应证同常规肝穿，穿刺深度以针尖达癌瘤中心为宜，注射药物同全身应用化疗药，如氟尿嘧啶每次 500mg，或丝裂霉素每次 6~10mg，每周 1 次，连续 4 次为一个疗程。

（2）超声引导下经皮肝穿注射无水酒精硬化治疗：术前了解患者全身状况、肝肾功能情况、出凝血时间，及肝内癌瘤的位置、大小、形态、数目，确定适应证。消毒全部器械，应用95%以上的医用酒精采用过滤消毒备用。选用18~20G穿刺针，常规消毒铺巾后，选择最佳穿刺点局麻，超声引导下（探头套无菌胶套后戴无菌引导套架），使穿刺针进入肿瘤中心，采用单点、多点或多面、多向注射无水酒精，注意根据患者感觉延迟注射或由深到浅退行注射。直径小于3cm的小肝癌酒精注射量为10ml左右，直径大于3cm者注射量为30ml左右，可根据病情具体掌握，注射量以尽量使肿块内酒精弥散的强回声广泛分布，占据整个肿块为宜。注射时间为每周1次，4次为一个疗程。

（3）超声引导下经皮肝穿导入微波凝固治疗：适应证及术前准备同上述方法。应用进口或国产微波仪，微波频率2450MHz，最大输出功率100W，根据癌瘤大小、患者感觉及全身情况选择45~60W，发射微波时间选择60~200秒，常规消毒、局麻铺巾后，超声引导下以14G导针穿刺到肿块内预定位置，抽出针芯将微波导线沿导针送入肿块内，然后发射预定微波，采用多点穿刺多点发射技术，力求微波凝固区覆盖至整个肿块。微波凝固治疗1~2次/7~10天，以后定期多普勒超声复查肿块形态变化，或肝穿活检术前术后对比瘤细胞凝固坏死情况。

（4）X线透视下经皮经肝门静脉穿刺注药：患者术前查出凝血时间，当日禁食，肌注维生素K 30mg/d，连续3天。全身情况差有出血倾向，严重肝硬化、萎缩，大量腹腔积液及门脉有瘤栓形成或门脉结构不清者不宜进行此操作，造影术前应做碘过敏试验。患者仰卧，X线透视下以超声引导选择门脉左支矢状部（囊部）为穿刺点，常规消毒、局麻后将穿刺点皮肤做5mm小切口，以19G、20cm导管针穿刺进入预定门脉左支内，经超声监视针尖回声确定针尖达门脉内后抽出针芯，血液流出示穿刺成功，再插入导丝，X线透视确定其位置，拔出穿刺针留置导丝，并沿导丝插入扩张管，透视下送入药用导管，随后注射丝裂霉素20~40g或氟尿嘧啶500~1000mg。同时也可做门脉栓塞或造影检查。操作完毕后将导管退到肝实质，以导丝将明胶海绵5条左右（1×20mm）推入导管中，边拔管边充填，再加压15分钟，术后平卧12小时，腹带压迫止血24小时，以防出血。

430 · 肝脓肿的介入治疗方法和临床价值如何？

超声引导肝脓肿穿刺治疗前常规行超声检查，确定脓腔大小、位置、脓肿液化程度是否适合穿刺治疗。如脓腔直径大于5cm，内部液化良好，脓肿位置适合穿刺治疗，查血常规、出凝血时间、肝功能无显著异常则在全身抗菌治疗的同时加用止血药物（肌注维生素K、静点止血合剂），进行肝脓肿穿刺治疗。患者仰卧或侧卧位，患部垫起抬高，局部消毒铺巾，探头套上无菌乳胶套，安装无菌引导套架，涂消毒耦合剂，显示待穿脓肿图像，测量皮肤至脓肿表面及中心距离，确定穿刺点、进针方向及深度，于最佳穿刺点处局麻，然后固定探头显示穿刺引导线，以18G肝穿针经穿刺套架针孔刺入皮肤至肝表面，超声图像可显示引导线上的针尖强回声，监视进针，嘱患者屏气，迅速使针进入脓腔内，拔出针芯，脓液流出或抽出。穿刺抽脓，可确定肝脓肿性质（阿米巴性或细菌性），应尽量将脓液抽尽，向脓腔内注入生理盐水或抗菌药物（甲硝唑或抗生素等）反复冲洗抽净，再注入抗菌药物保留，达治疗目的。如做穿刺活检，应使穿刺针抵达脓腔壁抽吸，取材送检，寻找致病菌或阿米巴原虫。如脓液黏稠，宜用粗针，急性者脓液稀薄用较细穿刺针。在穿刺抽脓疗效不显著时，可进行穿刺造影，以了解是否有多发瘘道，还可观察治疗过程中脓腔大小变化，造影剂选用碘油，抽脓后注入，剂量为 10～20ml，然后摄 X 线片。多发或小脓肿不宜造影。

431 · 肝囊肿硬化治疗的适应证和方法有哪些？

超声显像对肝脏囊性病变有很高的检出率，应用超声引导穿刺技术可以准确穿刺囊肿，明确其性质，对单纯性囊肿可注入乙醇硬化治疗，达治愈目的。对多囊肝可抽液减压，疗效肯定，颇受临床重视。

（1）适应证：有症状的肝囊肿，直径大于 5cm 为宜；肝囊肿合并感染、出血；不适合手术的肝囊肿。多囊肝疗效次于单纯肝囊肿，不能治愈但可以缓解因囊肿压迫周围脏器所致的腹痛、腹胀等症状。

（2）方法：应用实时超声仪及专用穿刺探头或普通探头配以引导器（穿刺套架）。选用 18～20G 穿刺针，大囊肿用 18G 穿刺针。除常规皮肤消毒及局麻外应准备 95% 以上的无水乙醇作硬化剂，患者取仰卧位或左侧卧位，先用普通探头探测囊肿大小、位置，确定穿刺方向、深度，以囊肿距皮肤最近，又避开邻近脏器及血管、胆管为宜。选择最佳穿刺点后于体表做标记，再常规消毒铺巾，探头套消毒乳胶套，配以穿刺套架，再次确定穿刺点及进针途径，测量皮肤至囊肿中心距离（穿刺深度）并以此在穿刺针上做停针标志。局麻穿刺点放置探头，涂消毒耦合剂，当囊肿显示清晰后固定探头，超声引导下使穿刺针沿确定途径，经引导器进入皮肤、肝脏和囊肿内，实时超声监视针尖位置，当针尖进入囊肿中心可拔出针芯，充分抽尽囊液，声像图显示囊腔内液性暗区基本消失，若囊肿巨大可用导管针经皮插管置管引流，计量抽出的全部囊液，并做囊液实验室检查。确认穿刺针仍在囊内后以无水乙醇反复冲洗抽净再缓慢注入所抽出囊液量的 1/5～1/4 量无水乙醇，保留 7～10 分钟后抽出，留置少量保留。如合并感染应向腔内注入抗生素，厌氧菌感染应同时注入甲硝唑。术毕退针、局部加压包扎，卧床 4 小时，观察血压、脉搏及腹部情况，穿刺后 3～7 天复查超声，观察囊肿大小及回声变化。以后分别在三个月、半年、一年、两年复查，如未治愈可再行穿刺治疗。

（3）并发症：上腹痛，可轻微或剧烈；术后微热，面部发红、出汗、心悸等醉酒表现；术后有荨麻疹、丙氨酸转氨酶（ALT）升高、嗜睡少见，多可自行恢复正常。河北医科大学第四医院 1996 年 1 月至 1998 年 12 月超声引导穿刺注入乙醇硬化治疗 59 例肝囊肿，其中 47 例（79.66%）术后除右上腹不适、轻微疼痛外无明显反应；醉酒样表现 5 例（8.47%）；荨麻疹 2 例（3.39%）；嗜睡 1 例（1.69%）；丙氨酸转氨酶（ALT）升高 2 例（3.39%）；穿刺部位剧痛 2 例（3.39%）考虑与乙醇渗漏穿刺针道有关，术后即肌注哌替啶，次日症状消失。

432 · 深部脓肿的超声导向介入治疗的方法和注意事项有哪些？

（1）操作方法

1）抽吸法：先用普通探头检查脓肿位置、大小、数目，选择适宜穿刺部位和途径，常规消毒局麻穿刺部位。换用消毒穿刺探头，将穿刺针插入探头的穿刺道内，在超声监视下按预定的穿刺路径将穿刺针准确刺入脓腔内，此时荧光屏显示针尖强回声，拔出针芯，接上注射器抽吸，将最先抽出的脓液做化验检查，然后，再注入生理盐水或甲硝唑溶液反复冲洗，最后注入抗生素保留，当脓肿较大或抽吸法未能治愈者，可做超声引导穿刺置管引流术。

2）套管法：消毒皮肤，用穿刺探头确定穿刺点，局麻后用刀尖在皮肤上切一小口，然后在超声引导下将套管针刺入脓腔内，荧光屏上显示针已进入脓腔内，拔出针芯，脓液流出后继续推进导管，同时缓缓退出穿刺针，导管前端则自行弯曲于脓腔内，然后将导管固定于皮肤，导管末端连接引流瓶，此方法简便有效，已成为常规引流方法。

3）导丝法：用穿刺针沿探头引导方向刺入脓腔，退出针芯，抽出脓液证实穿刺针已在脓腔内，即引入导丝，退出穿刺针，沿导丝插入扩张管，扩张通道后置入引流管，再退出导丝，脓液经导管流出，置管成功。

（2）注意事项

1）穿刺路径的选择是减少并发症的重要步骤，理想的穿刺路径是选择最短路径避开重要脏器，禁止贯穿非感染性实质性或空腔脏器。

2）对于膈下脓肿穿刺要注意不要损伤横膈和肺，以防引起脓胸或气胸，对腹膜后脓肿，不应从前腹壁插管，只能从侧腰部或背侧进针，以免引起腹腔脓肿。

3）对某些脓肿，经过抽脓、注入抗生素治疗后仍不能治愈者，再次在超声引导下穿刺，抽尽脓液，生理盐水或甲硝唑反复冲洗，最后注入无水乙醇，用量为原容量的1/3，保留5分钟后抽尽，可达到治愈效果。

4）及时充分引流。一旦形成脓肿，应及早引流，抽吸脓液后应反复冲洗脓腔，留置期间每天用生理盐水或甲硝唑冲洗，一般2~4小时一次，直至流出液清净。保持引流管通畅，以便脓液、坏死组织碎屑等顺利流出，引流不畅时，应及时在超声引导下，调整引流管的位置和方向，若为多发性脓肿或多部位脓肿可插入多根导管。

5）拔管时间掌握准确，过早拔管会使脓肿复发。具体拔管时间可根据以下情况而定：①临床症状、体征消失，血细胞计数正常；②引流通畅时无引流液流出；③超声检查脓肿明显缩小或消失。

433· 如何进行经皮肝穿刺胆管减压、造影术？

术前常规进行超声检查，确定胆道扩张的程度，选择扩张明显、靠近腹壁的左外下支胆管，其位置高，造影剂易充盈整个胆道系统。患者取仰卧位，如需从右肋间穿刺肝胆管右支则取左侧卧位，腰背部垫起，使穿刺部位抬高。超声检测下测量皮肤至穿刺胆管距离，以确定进针深度，选择最佳穿刺点。皮肤常规消毒铺巾，探头套消毒乳胶套，安装已消毒好的引导器于探头上，皮肤涂消毒耦合剂后，再次测量，确定穿刺点、进针途径，于最佳穿刺点局麻，再以穿刺探头于局麻穿刺点处确认穿刺胆管，用18G引导针自引导器刺入腹壁至肝表面，拔出针芯，将22G穿刺针放入引导针内，也可不用引导针直接用22G穿刺针穿刺。嘱患者屏气，固定探头位置，迅速进针，荧光屏显示针尖强回声，沿引导线推进，触及扩张胆管壁时，稍用力即有落空感，证明针尖已进入胆管内，拔出针芯后胆汁流出，接 20ml 注射器抽吸减压，抽出胆汁送细菌培养和细胞学检查，更换针管缓缓注入 60% 泛影葡胺造影剂，送回针芯拔针，局部加压腹带包扎，X 线透视下观察，显影满意后拍片。

注意： 术前查出凝血时间、血小板计数及凝血酶原时间，肌注维生素 K 3 天，以 1% 泛影葡胺 1ml 静脉注射，做碘过敏试验。术前禁食 8~12 小时，阿托品 0.5mg 肌注，体弱者静脉推注 50% 葡萄糖 60ml。术后加压包扎 8~12 小时，当天卧床休息，观察血压、脉搏及腹部情况，使用止血药，必要时加用抗生素。推注 60% 泛影葡胺 12~20ml，抽吸胆汁数量由诊断、治疗、操作情况决定。

434. 如何行经皮肝穿刺门脉造影及测压？

经皮肝穿刺门脉造影、测压可协助肝病诊断，鉴别肝内外胆管阻塞，用于肝硬化、门脉高压治疗前后门脉压力测定，也用于了解门脉血流动力学、诊断门脉血管疾病，确定肝癌患者门脉及其分支有无癌栓，采用肝静脉和门静脉双重注药化疗栓塞，提高治疗肿瘤的疗效。

应用 19G、20cm 长经皮肝穿门脉造影针，带有针芯。或用长 15cm 国产特制针，带针芯，同时备 0.06cm、80cm 丁型导丝和 0.09cm、120cm 丁型导丝，另外用扩张导管和造影导管。常规消毒局麻后，将穿刺点处皮肤做 5mm 长小切口，超声引导下将穿刺针刺入门脉内，目标选择同经皮肝穿胆管造影术（左支门脉矢状部多用），拔出针芯时有血液流出证明成功，插入细导丝，拔出穿刺针，留置导丝，沿其插入扩张管以扩张穿刺径路，更换造影导管并将其推进，确定其于门脉内后拔出导丝，再插入粗导丝，在超声引导和 X 线透视下推进导管，经门脉入脾静脉达脾门后拔出导丝，行门脉测压和造影，酌情行门脉栓塞。术后处理和注意事项同经皮肝穿胆管造影术。

435. 如何进行肝脏声学造影？其临床价值如何？

（1）肝脏声学造影方法

1）肝动脉途径超声造影：①选择性肝动脉插管超声造影法：X 线透视下选择性肝动脉插管经导管注射 CO_2 微泡 4~7ml，超声观察肝实质及肿瘤回声变化（造影效果）。超声造影剂 CO_2 微泡制作方法为：用二个分别盛 CO_2 气体和溶液的注射器通过三路开关导通，然后在二个注射器间来回快速推注数次。CO_2 微泡直径（32±14）μm。也可用 H_2O_2 造影剂，浓度 0.5% 或 1.5%，剂量 0.5ml；②术中肝动脉 CO_2 超声造影；③胃十二指肠动脉留置导管超声造影：肝癌术中留置的胃十二指肠动脉导管注射 CO_2 造影剂，该导管既可用于灌注化疗药物，又可用于注射造影剂。

2）双氧水直肠灌注门静脉途径肝超声造影：以 2% 双氧水 5~10ml 直肠内灌注，超声观察肝实质及肿瘤回声增强变化。

3）外周静脉途径超声造影：要求造影剂能通过肺毛细血管床，在血循环中相对稳定，并能经肝动脉进入肝实质和肿瘤血管，或能被肝组织、肿瘤组织吸收达一定浓度而对机体无毒性。此类新型造影剂有声振白蛋白充气微泡（将声振仪置于白蛋白液面下一定深度，振荡 20～30 秒或溶液呈乳白色为止）、新型半乳糖微粒混悬剂（SHU-508）、过氟化物（PFOB 和 Fluosol-DA）。

（2）临床价值

1）提高肝脏占位性病变的检出率：造影剂具有强反射性，肝实质和肿瘤血管、组织结构不同，注射造影剂后可使病灶显像清晰，容易检出被忽略的病灶。

2）鉴别良恶性肿瘤：由于肿瘤血管和正常血管分布、数量、走行差异，造成造影剂在肿瘤内的回声特征、通过和消失时间的特异性，从而区分其性质。

3）增强超声多普勒信号：造影剂微粒散射程度大于红细胞，可增强小血管的多普勒信号。

4）观察门脉血流动力学变化：双氧水直肠灌注可测定门静脉循环时间和流速，观察侧支循环，估测门脉高压程度。

5）鉴别扩张的管道结构：造影后无造影剂回声的暗区为扩张的胆管。

6）诊断肝内门静脉分流、动-静脉瘘。

436· 介入性超声在胰腺占位病变中的应用如何？

介入性超声在胰腺占位病变中的应用主要有两方面：

（1）超声引导经皮胰腺穿刺：它包括针吸细胞学、组织学活检、穿刺治疗等。为胰腺病变的诊断和治疗开辟了一条简便、安全、有效的新途径。早期采用可及时获得病理诊断。对早期胰腺癌可及时确诊；对胰腺癌可切除患者有利于手术方案的制定；对胰腺癌晚期患者可避免不必要的开腹探查；对胰腺囊肿可吸取囊液，供常规生化、细菌学及细胞病理学检查，并可穿刺引流或置管引流、注药治疗。目前已开展的工作有：①胰腺各种囊、实性肿块的针吸细胞学及组织学活检；②胰腺囊肿、假性囊肿、脓肿的穿刺引流或置管引流；③胰管穿刺造影；④胰腺癌局部注射化疗药和无水酒精。

（2）内镜超声检查胰腺：优点为克服了胃肠道气体干扰，分辨力、清晰度明显提高。应用指征为：①CT、经腹超声不能确定胰腺病变者；②术前对微小胰腺癌进行评估；③小胰岛细胞瘤的探测；④胰源性腹痛需找原因者；⑤早期胰腺炎，声像图提供胰实质及胰管损害的情况。

437· 胰腺的介入超声临床应用有哪些？

（1）细针穿刺活检术：胰腺为腹膜后脏器，前方有胃及十二指肠，后方为脾动脉、腹腔大血管，因此，在行超声引导胰腺穿刺时，应该特别小心，尽可能避免胃肠道及后方大血管。

（2）假性囊肿穿刺外引流术：主要应用于重症胰腺炎伴胰腺周围巨大假性囊肿形成时，可通过置留管外引流，减轻炎症病变，避免胰腺及坏死物在腹腔内蔓延，引起腹腔炎等并发症。胰尾穿刺时应该注意避开脾、左肾及结肠。

（3）囊肿穿刺抽液检查：用于胰腺囊肿占位时囊液定性检查，并减轻胰腺囊肿压迫症状。

438 · 目前腔内超声有何重要进展?

(1) 经直肠超声前列腺检查:经直肠前列腺超声扫查现已成为超声评价前列腺疾病的标准方法,即讨论前列腺疾病的超声诊断应以经直肠扫查为标准,并且被列为前列腺疾病影像学检查的首选方法。

(2) 经尿道腔内超声:多与膀胱镜检查联合应用,弥补膀胱镜检查只能观察病灶表面的不足,对显示膀胱肿瘤的浸润深度并进行临床分期具有明显优势。

(3) 经阴道超声检查:近年来,包括彩色多普勒血流显像在内的各种阴道探头被广泛应用于临床,由于使用频率高 (5~10MHz),图像清晰,不受患者肥胖及膀胱充盈不良的限制等许多优点,所以不仅显著提高输卵管、卵巢、子宫内膜等盆腔病变的检出率,而且对早孕、异位妊娠等的诊断更为精确。经阴道超声导向下穿刺为卵泡取卵、绒毛活检等精细的介入性操作提供了新途径。晚近,Goldberg、Jb Iin 等利用微型体腔内导管探头进行宫腔内超声检查,取得满意效果,这一技术对难以明确原因的阴道出血有独到的诊断价值。由于使用了比一般探头更高的频率,所以它能显示小至 0.5cm 的子宫肌瘤、内膜息肉。对鉴别子宫黏膜下小肌瘤、息肉、增生和内膜癌有重要价值。此外,体腔内超声还可以用于输卵管病变的检查和部分良性输卵管狭窄的扩张治疗。

(4) 经食管超声:由于经食管扫查避开了肺、肋骨和胸壁,使探头更贴近心脏,所以能获得比经胸壁扫查清晰得多的心脏断面图像。能显示心内的细小病变,甚至检出冠状动脉近端狭窄。不仅弥补了经胸扫查的诸多缺陷,将心脏超声诊断提高到一个新水平,特别是在心脏手术术中监测方面发挥着重要作用。

(5) 血管内超声 (IVUS):血管内超声是无创性超声技术与有创性心导管技术结合诊断心血管疾病的新方法。功能包括血管内超声显像 (IVOI) 和血管内多普勒血流速度描记 (IVDF)。前者用于显示血管内膜下各层的细微解剖结构,识别血管内粥样斑块的组织特性、大小、偏心程度;后者是将导管插入至血管病变的近端、病变段及其远端,分别记录多普勒频谱,计算最大血流速度、血流加速度、舒张期血流速度、平均血流速度、速度时间积分、阻力指数、充盈分数及远、近端血流速度比值等多项血流动力学指标。IVUS 能够同时从组织形态学和血流动力学两方面准确地评价血管病变的性质、程度及对血流动力学的影响。对冠状动脉疾病的诊断尤为重要,此外,IVUS 对冠状动脉介入性手术(如球囊扩张、斑块旋切、激光治疗、支架植入等)的术中监测和术后评价都是其他影像学方法所不及的。

(6) 内镜超声:内镜超声是结合内镜直视和超声检查于一体的新兴技术。对消化系统癌的早期诊断,迄今只有内镜超声检查才能做到。由于内镜超声可对胃肠道肿瘤做出精细的 TNM 分期诊断,从而对中晚期癌的正确处理包括手术、放疗及/或化疗乃至多种方式的联合治疗,提供有力的决定性临床依据。因此,内镜超声的临床应用已经使消化系统癌症患者的预后大为改观。内镜超声对胰腺癌、慢性胰腺炎诊断准确率为 94%,高于 US、ERCP 和 CT。

(7) 胆管内超声 (IDUS):IDUS 对胆管癌分期及早期诊断具有很高的特异性(可达 100%) 和准确性(90%以上)。对胆道狭窄、胆囊疾病的诊断具有重要价值。

439 介入超声在肌肉系统的应用有哪些？

介入超声是肌肉-骨骼系统疾病进一步定性诊断和参与治疗的简便有效的引导方法。

（1）超声引导肿瘤的穿刺活检，对肿瘤的定性特别是良、恶性的鉴别，治疗方案的选择，必不可少。

（2）关节内超声介入，引导关节抽液取材化验，注药治疗，止痛和透明质酸治疗，可用于化脓性和非化脓性关节炎的诊断和治疗，有时向关节内注射无菌生理盐水帮助诊断关节炎游离体。

（3）超声引导骨旁及软组织囊肿、脓肿、血肿穿刺抽液诊断和治疗，方法简便、准确。

（4）超声引导关节穿刺，肩关节取坐位，体弱或过于紧张者可侧卧，手放在对侧肩上，最好从后径路进针，探头置于肩后，在显示肱骨头大部、后关节盂唇和关节囊处进针，肘关节取坐位或卧位，屈肘前臂放在对侧胸部，从后方显现肱三头肌腱，后脂肪垫及肱骨滑车出进针，膝关节取仰卧位，轻度屈膝，有积液时，纵向探测显现股四头肌腱后，探头轻度向内或外移动，直到股四头肌腱回声消失，从该肌腱的一侧进针。

440 超声介入在妇科疾病中的应用有哪些？

（1）卵巢囊肿超声介入治疗

适应证：单纯性囊肿、巧克力囊肿、手术后复发的囊肿。禁忌证：排除卵巢癌、畸胎瘤、卵巢黏液性囊腺瘤等。

方法：治疗用硬化剂为无水酒精，注入无水酒精量为抽出囊液量的 1/3~1/2，有酒精过敏者慎用。

（2）盆腔包裹性积液、输卵管积液介入治疗：手术后或盆腔炎症形成的局限性液性无回声区，包括盆腔腹膜囊肿，可在超声引导下穿刺抽液并局部用药物治疗（庆大霉素 16 万~32 万、氢化可的松 50mg、糜蛋白酶 5mg 三药混合及甲硝唑）。

（3）输卵管异位妊娠介入治疗

适应证：未破裂或流产型输卵管妊娠。异位妊娠包块直径为 3~5cm，无明显内出血，无明显腹痛，血 HCG<5000U/L。

方法：未破裂型输卵管妊娠早期在超声引导下穿入孕囊，抽出羊水，注入甲氨蝶呤 40~60mg，以达到杀灭胚胎和滋养细胞治疗目的。

441 术中超声的应用范围有哪些？

手术中超声与超声影像技术几乎同步发展。随着超声诊断仪器的改进和术中探头的出现，这一技术已被广泛应用于颅脑、肝胆、心脏、肾脏、妇产科等手术中，成为介入性超声的重要组成部分。

（1）术中超声在颅脑、脊髓中的应用：术中切除颅骨或椎板后，为超声检查提供了极好的声窗，从而能获得高质量的脑实质、脊髓、脑室及蛛网膜下腔图像，对其内的病变进行精确定位。

虽然 CT 和 MRI 术前对脑部或脊髓小病变诊断和定位已达到很高水平，但 CT、MRI 几乎无法用于术中进一步了解组织解剖结构及其周围组织的关系，从而指导手术进路，确定手术范围，尽可能完全清除病灶而又最大限度地减少损伤。超声不仅可以解决这些方面的问题，需要时还可以在超声引导下准确对病灶进行细胞学或组织学活检。在手术结束之前再次扫查，可以了解病灶是否清除彻底，遗留病变的大小、位置。术中超声的这些作用，不仅对现场决定手术方案有重要意义，而且能为术后治疗提供可靠依据。

（2）术中超声在腹部中的应用：术中超声可以发现术前影像学检查遗漏的微小病灶，如术中超声可以检测到肝内 0.5cm 肿物，但目前的影像学方法都很容易遗漏。必要时在术中超声引导下，可以方便地对直径 0.5cm 左右的肿物进行穿刺活检和局部治疗。肝内恶性肿瘤常存在小转移灶或沿门静脉分支内有小瘤栓。这些微小病灶往往在术中超声时才能发现，对于这些小病灶，手术切除时仅凭触诊很难定位。而术中超声很容易对病灶定位。肝癌有容易侵犯门静脉的特点，如果切除范围过于局限又常造成癌组织残留，引起术后肿瘤复发。术中超声用彩色多普勒血流显像，能明确与肿瘤血管有关的肝段，在超声引导下向肿瘤所在肝段的门静脉内注入染料，根据染料分布彻底切除肿瘤，减轻损伤，对难以切除的肿瘤可在术中对其供血血管进行有效栓塞，并且可以当即进行其他有效的治疗（如注入乙醇、化疗药物等）。胰腺术中超声最初用于胰腺疾病内小肿瘤的寻找和定位，如胰岛细胞瘤、胃泌素瘤等，这些小而软的功能性肿瘤，依靠触诊很难精确定位，而术中超声扫查可以清楚显示其确切位置和边界，超声引导下术者能完整剔除这些小病灶，减少胰腺损伤。对胰腺假性囊肿术中超声有助于明确病灶与胰管、胆管及周围血管之间的关系。还可以帮助选择最后的引流位置。术中超声可有效提高对胆道结石的检出能力，此外，术中超声还能高质量地显示胆道良、恶性肿瘤，对恶性肿瘤的术中检查可提供临床判断肿瘤浸润、转移程度的有用信息，帮助术者选择准确的治疗方案。

（3）术中超声在妇产科应用：妇科术中超声（包括超声监视下输卵管通液和声学造影、经宫腔子宫肌瘤电切术、取环、刮宫等）；产科术中超声（包括胎儿脐带穿刺取血、胎体活检、胎儿心脏穿刺、胎儿输血、胎儿药物治疗、胎儿穿刺抽吸或引流术、减胎术等）。

参 考 文 献

[1] 曹海根. 超声导向穿刺诊断与治疗. 北京：人民卫生出版社，1999.

[2] 董宝玮. 临床介入性超声学. 北京：中国科学技术出版社，1990.

[3] Eric E，Sauerbrei，et al. A pratical guide to ultrasound in obstetrics and gynecology. New York：Lippincott-Raven 1998：487-502.

[4] Liu JB，Goldberg BB. Endoluminal ultrasound vascular and nonvascular applications. London：Martin Dunitz Ltd，1998.

[5] 段传谊，张娟丽，黄勇. 超声引导下经皮肝穿刺注射无水乙醇（PEI）治疗原发性肝癌. 临床和实验医学杂志，2008，（1）.

[6] 李佩希，冉海涛，张群霞，等. 经皮穿刺注射无水乙醇治疗高强度聚焦超声治疗后残留肝癌的疗效

观察. 临床超声医学杂志, 2007, (5).

[7] 郭争捷, 李群, 王卫民, 等. 超声引导下微波治疗术后复发肝癌. 中国介入影像与治疗学, 2007, (1).

[8] Ramesh J, Varadarajulu S. Interventional endoscopic ultrasound. Dig Dis, 2008, 26 (4):347-355.

[9] 高军喜, 姚兰辉. 术前经腹超声与术中超声诊断肝脏肿瘤的对比研究. 临床超声医学杂志, 2008, (2).

[10] Livingston EH, Miller JA, Coan B, et al. Indications for selective traoperative cholangiography. J Gastrointest Surg, 2005, 9 (9):1371-1377.

十二、胃肠疾病超声诊断

442· 胃在解剖上的分区及胃壁的组成结构如何？

胃是消化管中最膨大的部分，上接食管，下连十二指肠。其长轴自左上后方向右下前方呈斜位。通常可将胃区分成二壁、二弯、二口、二切迹四部分。

胃以大小弯为界，靠腹侧胃壁是前壁，靠背侧的胃壁是后壁。胃小弯位于胃的右上缘，呈弧状凹形。胃大弯位于胃的左下缘，呈弧状突形。贲门口是食管入胃的开口，幽门口是胃与十二指肠的接口。食管左缘与胃大弯起始部所构成的锐角是贲门切迹。胃小弯的最低点多有明显的转角处，是胃角切迹。胃通常分贲门、胃底、胃体、胃窦四个部分，食管移行入胃的喇叭口状轮廓线交点为贲门点，以贲门点为中心 2cm 以内的范围均属贲门部。贲门水平面以上，向左上后方膨出的胃腔是胃底部，又称胃穹隆部。胃体部是胃角切迹向左下方至大弯的连线与胃底之间的部分，约占胃的 2/3。胃窦部是胃角切迹右侧至幽门的部分，又称幽门部。它还可以分为幽门窦和幽门管，两者间以一条中间沟为界。中间沟是胃窦部大弯侧一条不明显的浅沟，此沟左侧部分称为幽门窦，其至幽门之间的部分称幽门管。

胃壁的组成结构分为四层，自内向外由黏膜层、黏膜下层、肌层、浆膜层组成。胃壁结构中最厚的是黏膜层，其次是黏膜下层。

443· 胃超声检查有哪些注意事项？

（1）空腹检查胃应列为常规，目的在于：①了解胃部空腹时的声像图情况，以便与胃腔充盈扩张后的声像图作比较；②观察空腹时胃内有无潴留液，并估计量的多少，此对评价幽门功能很有价值；③观察腹、盆腔其他脏器有无转移病灶，以及是否有腹腔积液和腹膜种植结节等。

（2）使用胃充盈剂时，一般饮用 500~600ml 即可，最多不超过 1000ml。以免过度充盈，影响对胃壁厚度和层次的观察。

（3）若以观察胃壁结构为目的，饮用充盈剂后应静卧 3~5 分钟，使充盈剂的气泡消除。为了减慢胃排空速度，检查前半小时可注射阿托品 0.5mg 或山莨菪碱（654-2）10mg，若需要观察胃蠕动功能，则忌用影响胃收缩功能的药物。

（4）对可疑有胃穿孔的患者忌用胃充盈法。

（5）无回声和有回声类充盈剂各有特点：无回声类充盈剂（如胃快速显影剂等）可使表现为中等或较强的回声的黏膜层显像清晰，该优点主要表现在对胃后壁的观察。但是，因高声阻差界面的混响干扰常使胃前壁各层组织为一条模糊的强回声带。此外，此类造影剂需要和一般饮用水配合使用，显影效果受饮用水影响。有回声类充盈剂（如胃窗85等）可与胃壁组织构成良好的声阻差匹配，消除了混响干扰的影响，有利于胃毗邻器官和病灶的显示。

（6）由于X线与内镜检查时容易漏检胃体小弯及胃底的病变。因此，超声检查时，应特别注意胃底贲门部及高位胃体扫查，以避免漏诊。

444· 胃充盈检查法主要应用于哪几个方面？

（1）胃壁厚度的测量和胃壁层次结构的辨认：在充盈条件下的胃壁厚度测量才是正确的测量。在胃充盈条件下，胃壁的层次结构才能显示得比较清晰。

（2）对胃壁增厚和粗大黏膜皱襞作鉴别诊断：粗大黏膜皱襞在空虚状态下也多显示为管壁增厚样改变，只有将胃腔良好充盈才能显示出粗大黏膜皱襞。

（3）胃溃疡的发现：空腹时很难检出胃溃疡面，胃腔充盈良好时，能了解胃溃疡的形态以及结构变化，发现肿瘤的溃疡凹陷。

（4）胃肿瘤的诊断和鉴别诊断：在充盈下能显示肿瘤的具体形态，对常见肿瘤进行鉴别诊断；对肿瘤的分型、生长方式、浸润深度做出判断；区分胃黏膜病变和胃黏膜下病变，诊断胃壁和胃外肿瘤。

（5）提高胰腺和胃后方结构的显示能力。

（6）胃排空功能试验，胃壁蠕动的观察。

（7）诊断胃结石和胃内异物。

（8）在胃充盈条件下完成胃三维超声成像。

445· 胃正常声像图表现如何？

胃检查首先进行空腹检查，然后嘱患者一次饮入胃充盈造影剂400~600ml，没有条件的可采用饮水充盈。采用右前斜位、仰卧位、坐位（或站立位）、右侧卧位，对贲门、胃底、胃体窦、幽门和十二指肠作系统观察。

（1）空腹时正常胃声像图：空腹胃的声像图随其潴留液多少、收缩状态及断面部位的不同而各异，可表现为"月牙"形、"马鞍"形及椭圆形，其中心部强回声为腔内气体、黏液及内容物的混合回声，若胃内有大量气体时后方常伴有声影。中心强回声与周围强回声间的低回声带是正常胃壁回声。

（2）饮水后正常胃声像图：饮水后胃腔充盈呈无回声区，内有散在微小气泡及黏液形成的强回声点，易浮动。胃腔周围可显示正常胃壁结构。正常胃壁结构的显示受探头声束与胃壁的垂直程度、胃腔充盈程度及局部声束聚焦程度影响。比较之下胃窦部胃体后壁易于显示,而胃底部及胃体前壁层次显示困难。

(3)服用回声充盈剂后的正常声像图:饮用胃充盈剂时,超声图像清楚地显示食管下段及贲门部的充盈剂的通过及潴留情况。胃底、胃体、胃窦部显示清楚,并可清晰地显示胃壁,在高分辨率探头下显示为三强两弱的五层结构回声,从内膜开始,第一条强回声和第二条弱回声线表示自黏膜表面界面至黏膜肌层和黏膜下界面的回声范围,第三条强回声线表示黏膜下至浅肌层范围,第四条弱回声线代表大部分胃固有肌层,第五条强回声线则表示浆膜下、浆膜层与其周围界面回声(图 87)。

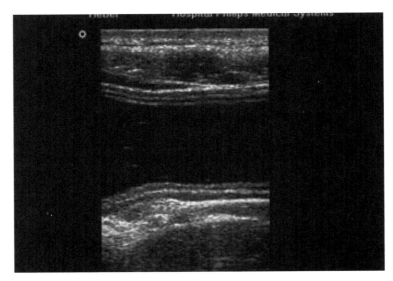

图 87　正常胃壁五层结构(哈尔滨医大肿瘤医院程文主任惠赠)

胃壁内外两条强回声线间距离代表胃壁厚度,正常人胃壁厚度范围为 2.0~5.0mm(平均值大多在 4.0~5.0mm 之间),胃幽门肌处壁厚不超过 6.0mm。

(4)胃壁蠕动波:正常人的声像图上可见 1~3 个蠕动波,其波形有节律性、对称性,无突然中断现象。

446 · 消化性溃疡的基本病理及声像图改变有哪些?

消化性溃疡有胃溃疡、十二指肠溃疡和胃十二指肠溃疡。发病部位以胃小弯近幽门侧及十二指肠球部最多见。溃疡病的基本病理是黏膜层出现局限性凹陷,凹陷深度超过黏膜肌层;溃疡周围的黏膜经常伴有水肿、充血或增生等炎症变化。

声像图表现:

(1)空腹超声检查可以发现溃疡部位有局限性轻度管壁增厚,呈低回声状。急性较大溃疡则出现局限性胃壁黏膜层缺损。

(2)胃充盈状态下,典型的胃溃疡周围出现黏膜层及黏膜下层的局限性增厚,中间有较平滑的溃疡凹陷，呈小"火山口"样征象。

（3）小而较浅的溃疡仅以局限性增厚为唯一表现。

（4）幽门管溃疡以水肿充血的局限性增厚为主要特点，经常伴有胃排空延迟；急性期时，常出现幽门痉挛和胃潴留，幽门管腔狭窄，液体难以通过。

（5）十二指肠球部溃疡的超声表现：局限性管壁增厚，球部变形，液体通过球部迅速（激惹现象），大多数十二指肠的溃疡面比较小，超声不太容易发现。

（6）三维超声对溃疡面的显示近似于胃内镜图像。

447・胃间质肿瘤的声像图表现如何？

胃间质肿瘤是源发于胃肌层的间叶组织肿瘤，分为良性间质瘤和恶性间质瘤。

（1）胃间质瘤的声像图表现

1）声像图特征：①胃壁内局限性肿物，多呈圆球状，也可呈哑铃状或不规则状；②肿物多发生于胃上部，以单发者多见，大小通常在5.0cm以内，但也有达9.0cm；③肿物呈低回声，境界清晰，内部回声均匀或较均匀；④部分病变肿物的黏膜面伴有溃疡凹陷。

2）声像图分型：①腔内型：肿物位于黏膜下，向腔内生长，黏膜层被抬起，断面上局部胃腔变窄；②壁间型：肌层有肿物同时向腔内外生长，使腔内黏膜层隆起，腔外浆膜层外突；③腔外型：肿物主要向腔外生长，浆膜面膨出明显，黏膜面无明显膨出。

（2）胃恶性间质瘤的声像图表现

1）肿瘤起自胃壁肌层，形态不规则，周缘回声略毛糙。内部回声不均质。

2）肿物增大，可见液化区形成，部分伴有少量不规则增强回声。黏膜面常有较深的大溃疡，其溃疡凹陷的形态不规则，并可与液化区贯通，使肿物内部形成假腔。

3）肝脏或周围淋巴结可出现转移病灶。

448・胃癌的基本病理分型及声像图特点？

胃癌是常见的恶性肿瘤，好发于胃窦部，特别是胃小弯靠近幽门侧。病理类型以腺癌较多见。胃癌分期有早期胃癌和中晚期胃癌。早期胃癌指病变仅侵及黏膜与黏膜下层，超声经腹检查显示困难，超声内镜对其诊断有较大价值。中晚期胃癌（进展期胃癌，指癌变侵犯深度已超越黏膜下层，达到固有肌层或更深）通常分三型：肿块型、溃疡型和弥漫型。基本声像图改变为胃壁异常增厚、隆起，通常呈不均质低回声，形态不规则，胃壁结构破坏。

（1）肿块型：胃壁局限性隆起凸向胃腔、表面不光整者可形成类似菜花状低回声或杂乱回声肿块，周围胃壁也有程度不等的增厚（图88）。有时可见癌肿破坏浆膜向胃外生长，形成外生性肿块，并且有与周围脏器粘连转移蔓延的征象。

（2）溃疡型：隆起胃壁表面形成不规则凹陷，凹底部不光滑，可见小结节状回声，凹陷周缘隆起不规则、厚度不均匀，凹陷口僵直。周围胃壁也可呈不规则增厚、隆起。

（3）弥漫型：胃壁大部或全部呈弥漫性增厚、隆起，其厚度大于15mm，黏膜面不规则破溃或糜烂时局部呈强回声，重者胃长轴断面呈"线状"胃腔，空腹短轴断面呈"假肾

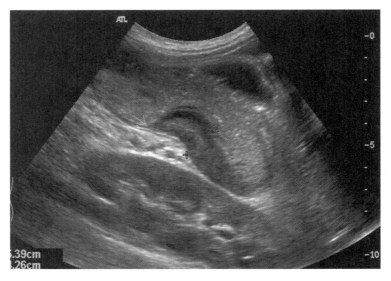

图 88　胃癌声像图（哈尔滨医大肿瘤医院程文主任惠赠）

征"，饮水后增厚的胃壁更清楚。

残胃癌的超声检查：胃癌术后的超声检查重点是靶器官（包括肝脏、腹膜后、盆腔）的转移病灶的发现。残胃因位置深在，受干扰因素较多，超声检查不可轻易否定临床残胃癌的诊断，应结合其他检查。

449· 胃息肉的病理及声像图表现有哪些?应如何进行鉴别诊断?

胃息肉分假性和真性两种。假性息肉系黏膜炎性增生形成；真性息肉又称息肉样腺瘤，较常见，是由增生的黏膜腺上皮构成，多为单个。表面呈结节状，多数有蒂，大小一般不超过 2cm。息肉样腺瘤属于癌前期病变。

声像图表现为胃黏膜向胃腔内突出，呈低回声或中等回声团块，1~2cm 大小，基底狭窄，呈蒂状，多为单发。改变体位不能与胃壁分离。胃壁各层结构连续正常。

胃息肉的诊断应注意与息肉型胃癌及胃巨皱襞（回声粗大，呈"琴键状"）鉴别。

450· 胃超声检查的临床价值如何？

胃超声检查的最大优势是声束能穿透胃壁，从而可以显示胃壁层次结构。它作为一种非创伤性诊断方法，可以给临床提供胃壁癌肿的部位、大小和形态，有时能估计病变侵犯胃壁的程度。也可发现早期胃癌，特别是能了解胃周器官的转移情况，弥补胃镜和 X 线检查的不足，为临床选择治疗方案提供依据，这是超声对胃癌检查的独到之处。

目前，经腹超声检查对胃癌的检出率较低，对早期胃癌的敏感性仅为 15%，故不作为胃癌的筛选手段。随着超声内镜的临床应用，胃超声的临床价值将进一步提高。

451 · 胃肠穿孔的声像图表现及超声检查的临床价值如何？

声像图表现在以下几方面：

（1）腹膜腔内气体回声：患者仰卧位时，可在肝脏前缘与腹壁间的肝前间隙显示气体强回声，其后常见有多重反射。坐位检查，通过肝脏可以在膈肌顶部与肝脏之间显示气体回声。

（2）腹膜腔积液：穿孔后的胃酸与胆汁往往先积于右肝下间隙，随着渗出量增加，渗出液可流向肝肾间隙，并经右结肠外侧沟下行至盲肠周围和盆腔。在这些部位可显示异常的液体回声。由于液体内混有胃内容物或形成脓肿，有时不能显示典型的无回声区。

（3）常有肠蠕动减弱或消失、肠腔积气等改变。

（4）穿孔局限者，可形成脓肿或边缘模糊、回声不均的杂乱回声包块。

B超在胃肠穿孔诊断方面有其独特的优点，超声检查对腹膜腔游离气体的诊断可达到X线透视的效果。有时能够显示X线检查不能发现的局限于肝上前间隙的气体。而对检出腹腔内积液则比X线检查准确得多。特别是在与其他急腹症如胆道、胰腺、实质脏器破裂等方面的鉴别，超声可作为首选。

452 · 先天性肥厚性幽门狭窄的超声表现是什么？

先天性肥厚性幽门狭窄属于先天性新生儿疾病，幽门环肌肥厚导致幽门管下狭窄，胃内容物潴留。临床症状主要表现为患儿出生二三周逐渐加剧的呕吐，甚至是喷射样呕吐。查体可在右上腹扪及肿块。

超声表现：

（1）在空腹检查时胃幽门区可见"假肾"样包块，并且伴有少量的胃潴留。

（2）胃充盈后，可见幽门管的第四层低回声区（胃壁固有肌层）局限性、均匀性增厚，厚度为0.5~0.8cm，长度在2.0~2.5cm之间。

（3）幽门管腔明显狭窄，呈狭长的高回声带，开放受限；胃内容物通过困难，胃腔扩张，潴留物多；近幽门部蠕动消失，或出现逆蠕动。

453 · 贲门失弛缓的超声表现有哪些？

贲门失弛缓是食管神经肌肉功能障碍所致的一种疾病。由于食管下段的括约肌在吞咽时不能松弛，所以食物不能顺利通过贲门入胃，致使食物和液体蓄积造成食管扩张。主要症状是吞咽困难，间歇性或持续性发作伴剑突下或胸骨后疼痛及食物反流。

超声表现：空腹显示食管前庭部明显扩张，口服液体时显示贲门通过不畅，滞留于食管下段，贲门管壁均匀性增厚，厚度小于1.0cm，实时超声显示食管下段充盈达一定程度时内容物可暂时通过贲门入胃，继而又阻塞。

迄今为止，主要依靠临床表现与X线征象诊断该病，但是当与贲门癌难以鉴别时，可辅以超声帮助诊断。

454 · 结肠癌的声像图特点是什么?

超声对进展期结肠癌有较高显示率,其声像图特征为:

(1) 肠壁增厚:呈现"假肾征"或"靶环征",厚度在 1.0cm 以上。

(2) 肠腔狭窄:由于癌肿在肠壁呈环形浸润生长,肠腔狭窄变形,呈"线条状"改变。

(3) 肿瘤回声:肿瘤区可见较低或强弱不均的实质性回声。

(4) 梗阻征象:可以出现肠梗阻表现,近端肠管扩张。

(5) 肿瘤部肠管僵硬、肠蠕动消失。

(6) 肿瘤转移征象:可见肿瘤淋巴回流区域淋巴结肿大或(和)肝脏等器官内转移灶。

455 · 肠梗阻的分类及声像图的改变有哪些?

肠管出现较恒定的充盈、内容物向下运行发生障碍称为肠梗阻。按梗阻的性质分为机械性肠梗阻和麻痹性肠梗阻。

肠梗阻的声像图表现为:

(1) 肠管扩张,机械性肠梗阻的管腔内可以观察到流动活跃的气体和液体,其流动方向呈双向性。

(2) 管壁蠕动增强,也可以出现逆蠕动。麻痹性肠梗阻的肠管蠕动明显减弱或消失。

(3) 肠管管壁因水肿出现轻度增厚。

(4) 扩张肠管终结处为梗阻部位,超声不易辨认,但可据解剖位置来确定梗阻部位。

456 · 肠系膜上动脉栓塞的超声诊断特点是什么?

临床过程中早期诊断急性肠系膜上动脉栓塞比较困难,术前确诊很难,如果出现血性便、腹膜炎等典型肠坏死为时已晚,所以如何提高术前诊断率十分重要。

当伴有二尖瓣疾病、心房纤颤的老年患者,突发上腹部剧痛,无特异性腹部症状时应着重怀疑肠系膜上动脉(SMA)栓塞。

超声表现显示肠系膜上动脉内被低、弱回声充填,CDFI 及频谱多普勒显示均无明显血流信号。另外,小肠扩张腹腔液体及小肠壁增厚无蠕动,虽无特异性,可提示有急性肠系膜缺血的可能。

457 · 何谓克罗恩病? 主要病理及声像图特征有哪些?

克罗恩(Crohn)病为一种原因不明,好发于青中年的慢性炎症性肠道疾病。可以发生于胃肠任何部位,但以回肠末端和结肠最多见。主要病理改变为病变的肠管管壁增厚,管腔狭窄;近端肠管扩张,严重时出现梗阻;黏膜有多发溃疡;局部肠系膜淋巴结增大。

声像图特征为病变肠管为均匀低回声,管壁厚度在 1.5cm 以下。由于内膜面溃疡,局部管腔呈现不规则状狭窄。周围可见较小淋巴结增大，近端肠管常伴有扩张。

458· 急性阑尾炎的声像图表现有哪些？

近年来，随着高频探头的广泛应用，对阑尾炎的诊断起了重要作用。可以发现肿大的阑尾，同时局部探头加压有明显的压痛。

（1）未穿孔的阑尾炎的声像图表现：急性阑尾炎的声像图表现主要与阑尾炎的严重程度有关。阑尾炎引起管壁增厚和腔内积脓，超声扫查可见阑尾呈肿胀的管状结构。化脓性阑尾炎内可见大量积脓，呈现低或无回声区，也可出现强回声，为气体或固体物质，如粪石或结石，可伴有声影（图89）。

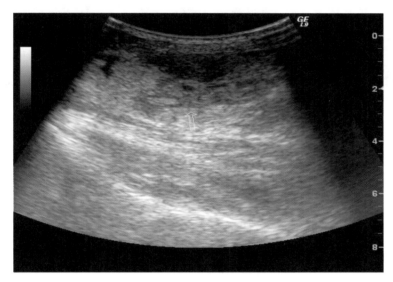

图89 急性阑尾炎（哈尔滨医大二院提供）

（2）阑尾炎穿孔的声像图表现：穿孔后的阑尾如能被显示，多呈不对称性阑尾管壁增厚。病程较长时，右下腹显示似炎性包块或阑尾周围脓肿。若发生穿孔时，腹腔内显示右下腹较大范围的游离无回声区，流入盆腔可形成脓肿。

459· 什么是肠套叠？主要声像图改变有哪些？

一段肠管套入相连接的另一段肠管内称为肠套叠。本病是常见的小儿外科急诊。主要声像图改变为肠套叠部位显示边界清楚的包块。其横断面呈大环套小环特征，即"同心圆"征或"靶环"征。外圆呈均匀的低回声环带，系鞘部肠壁回声，低回声带系水肿增厚的反折壁及与其鞘部之间的少量肠内液体形成。在大的外圆内，又有一个小低回声环带，形成内圆。内、外圆面为高回声环，中心部为高回声团。套叠部的纵断面呈"套筒"征（图

90），多伴有肠梗阻表现。

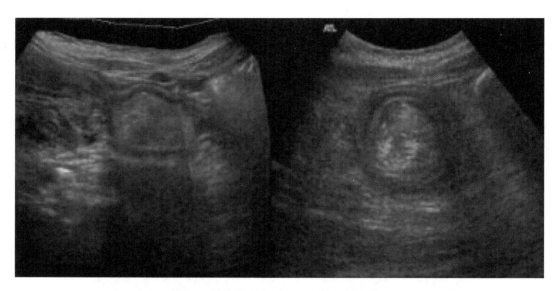

图 90   肠套叠声像图（王金锐教授提供）

460 · 坐骨直肠窝脓肿、肛瘘的超声表现有哪些？

由于直肠、肛管黏膜易破裂，会阴部皮肤汗腺毛囊容易感染，当肛门小窝及淋巴组织感染时，蔓延深入肛门附近的组织，内、外括约肌之间的解剖组织而形成坐骨直肠窝脓肿，而脓肿蔓延至提肛肌以下的肛管，则形成肛瘘。

超声表现：①直肠、肛管旁脓肿表现为肛门口低回声团块或结节，边界不清晰，脓腔形成时出现液性无回声，形态不整，周边坏死组织，仍为强回声，血管增粗，血流丰富；②肛瘘表现：肛门旁可见外口，内口显现不清晰，在齿状线附近，瘘管管腔呈低回声与脓腔相通。

461 · 何谓超声内镜？其适应证有哪些？

超声内镜（endoscopic ultrasonography，EUS）是将微型高频探头安置在内镜顶端，当内镜插入体腔后，通过内镜直接观察腔内形态，同时又可进行实时超声扫查，以获得管道组织及周围邻近脏器的超声图像。

超声内镜的适应证主要有：

（1）判断消化系统肿瘤的侵犯深度及外科手术切除的可能性。

（2）判断是否有淋巴结转移。

（3）确定消化道黏膜下肿瘤的起源与性质。

（4）判断食管静脉曲张程度与栓塞治疗效果。

（5）显示纵隔病变。

（6）判断消化溃疡的愈合与复发。

（7）诊断十二指肠壶腹肿瘤。

（8）胆囊及胆总管良、恶性病变的诊断。

（9）胰腺良、恶性病变的诊断。

（10）大肠和直肠良、恶性病变的诊断。

参 考 文 献

［1］周永昌，郭万学. 超声医学. 第 3 版. 北京：科学技术文献出版社，1998.

［2］Rumack CM，Wilson SR，Charboneau JW，et al. Diagnostic Ultrasound：2nd ed. Mosby-Year book，1998.

［3］荣独山. X 线诊断. 第 2 册. 上海：上海科学技术出版社，1978.

［4］中国医科大学. 人体解剖学. 北京：人民卫生出版社，1978.

［5］武忠弼. 中华外科病理学. 北京：人民卫生出版社，2002.

［6］李初俊，崔毅，等. 内镜超声检查在上消化道隆起性病灶诊断中的应用——附 322 例诊断分析. 中国内镜杂志，2003，9（3）:21.

［7］Caletti G，Fusaroli P. Endoscopic ultrasonography. Endoscopy，2001，33（2）:158.

［8］Harewood GC，Wiersema MJ. Endosonography-guided fine needle aspiration biopsy in the evaluation of pancreatic masses. Am J Gastroenterol，2002，97:1386–1391.

［9］Yadav D，Hertan H，Pitchumoni CS. A giant Brunner's gland adenoma presenting as gastrointestinal hemorrhage. J Clin Gastroenterol，2001，32（5）:448.

十三、骨骼疾病超声诊断

462 · 骨髓炎的声像图表现如何？

骨髓炎多数为金黄色葡萄球菌引起的骨髓化脓性炎症。以血源性感染多见，邻近软组织感染蔓延者少见。根据病程可分为急性和慢性两种。好发部位为长骨干骺端，其他骨质相对少见。血源性骨髓炎的急性期，在干骺端出现骨质破坏，骨髓腔内形成脓肿，脓液经骨单位和穿通管流向骨膜下，形成骨膜下脓肿，再穿破骨膜进入软组织，形成软组织脓肿，最后穿破皮肤流出体外，形成窦道。急性期过后，转入慢性阶段，慢性骨髓炎的主要病理改变为骨质增生、脓腔、窦道和死骨形成。急性化脓性骨髓炎的临床特点为寒战、高热、骨痛、局部皮温高和白细胞计数升高。

骨髓炎的声像图表现有：

（1）急性骨髓炎：骨膜下和骨周围脓肿为最早的超声征象，表现为骨干周围带状或梭形无回声区，骨膜被掀起，并增厚，此种改变比 X 线出现骨质破坏早 7~10 天，使超声成为早期诊断骨髓炎的最有效手段。当出现骨质破坏后，声像图表现为骨皮质中断，骨正常结构破坏，骨质中出现不规则低回声区，并夹杂较强的回声结构。骨膜增生呈平行带状高回声或类似"葱皮"状。病变周围软组织增厚，层次模糊，有时可见脓肿无回声区，CDFI 见软组织内血流十分丰富。

（2）慢性骨髓炎：声像图表现为骨干增粗，边缘呈波浪状，骨膜与骨质融合。骨瘘孔处骨皮质局限性回声中断或缺损，瘘孔与皮肤窦道相连通。死骨一般不易显示，为大片状或条状强回声，伴声影，周围为低回声区包绕。急性骨髓炎的临床症状和 X 线征象有时与尤文瘤十分相似，发现脓肿和死骨为二者的重要鉴别点。超声能较早地发现脓肿，不仅有利于骨髓炎的早期诊断，而且也弥补了 X 线在鉴别诊断方面的不足。

463 · 腰椎结核的声像图表现如何？

腰椎结核在脊柱结核中最为多见。绝大多数为椎体结核，附件结核多继发于椎体结核。椎体结构可分为中心型和边缘型。中心型结核以 10 岁以下儿童多见，病灶一般在椎体中央近前方开始。以骨质破坏为主的病灶发展迅速，可使椎体广泛破坏和塌陷，可穿破上下椎间盘而侵及邻近椎体，从而可累及相邻的多个椎体。边缘型结核病变先破坏椎体的边缘和椎间盘，使椎体呈楔形，椎间隙变窄，形成冷脓肿。脓肿沿前纵韧带或骨膜下蔓延，形成椎旁脓肿，并沿筋膜间隙流注，形成腰大肌、腹股沟等处脓肿。

腰椎结核的声像图表现有：

（1）骨质破坏：椎体前缘高度变小，正常弧度消失。椎体表面不光滑，呈虫蚀状破坏缺损（图91）。早期椎间隙变窄，后期相邻椎体破坏加重，椎体之间充满干酪样坏死物质及碎小死骨使椎间隙加宽，内部可见碎屑状强回声斑。前纵韧带向前凸出，其后为带状低回声区。

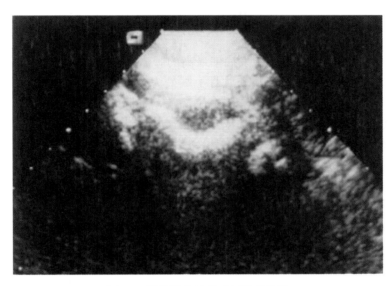

图91　腰椎结核骨质破坏椎旁脓肿

（2）冷脓肿：早期脓肿局限在前纵韧带或骨膜下，表现为带状低回声或无回声，此时骨质破坏轻微，X线平片常不易显示。病变进一步发展，在一侧或两侧椎旁见大小不等、均匀或不均匀低回声区，在脓腔内或脓肿壁上可见斑片状强回声，为死骨碎片或脓肿钙化所致。流注脓肿以腰大肌最为多见，一侧或两侧，早期常不易显示脓腔，表现为双侧腰大肌不对称或一侧增粗。当脓肿液化后，在一侧或两侧腰大肌内可见梭形无回声区，内部可见均匀细点状回声和斑片状强回声。脓肿位于髂窝、腹股沟、股三角等处时，常需向上追踪脓肿的起源，一般均能够找到与病变椎体相连的窦道。

（3）脊髓受压：当结核性脓肿、死骨、干酪样物质及坏死椎间盘组织向后突入椎管时，声像图表现为相应节段椎管内可见团块状凸入的高回声或强回声团，椎管局限性内径变窄。

464·肋软骨骨折的声像图表现？

肋软骨由透明软骨组成，上 7 对肋骨与胸骨相连，第 8～10 对肋软骨形成肋弓，第

11~12 肋软骨末端游离。因肋软骨具有一定的弹性，胸部外伤时很少引起骨折。以往对肋软骨骨折的诊断依赖 X 线检查。因肋软骨在 X 线下不显影，往往使肋软骨骨折不能得到及时诊断，随着超声检查的介入，极大地弥补了 X 线在肋软骨骨折诊断方面的不足。

声像图表现：正常肋软骨在纵切时显示为一平面光滑、边缘回声稍强的条带状回声，其后方略有声衰减。横切面呈椭圆形低回声结构。当肋软骨发生钙化后，可在肋软骨内显示斑片状强回声。肋软骨发生骨折时，可见肋软骨表面不光滑，皮质不连续，并可显示断裂处的无回声带，常可在骨折处显示骨膜下血肿。时间较久的肋软骨骨折处显示桥形骨痂形成，为连续断裂两端的带状高回声，超声不仅对肋软骨骨折能够早期诊断，而且能连续观察其愈合过程，是肋软骨骨折的首选检查方法。

465 · 成骨肉瘤的声像图表现如何？

成骨肉瘤是原发性恶性骨肿瘤中发病率最高的肿瘤。好发于 10~25 岁的青少年。最常发生于长骨，以股骨下端、胫骨上端和肱骨上端最为多见。发生在长骨的骨肉瘤多起病于干骺端，在骨骺线未闭合前，肿瘤常局限在干骺端，骨骺线闭合后，肿瘤即可蔓延至关节软骨下。肿瘤的主要组成成分为肿瘤性成骨细胞、肿瘤性骨样组织和肿瘤骨。根据肿瘤在骨骼中引起的改变，可分为成骨型、溶骨型及混合型。

成骨肉瘤的声像图表现有：

（1）骨质破坏：干骺端骨皮质破坏中断，正常骨组织回声消失，肿瘤区内部回声极不均匀，其中可见肿瘤骨形成的斑片状强回声及由肿瘤性成骨细胞和骨样组织形成的低回声区。强回声斑与低回声区两者的比例取决于肿瘤的类型，即以成骨型为主者，声像图上以强回声为主；以溶骨型为主者，则以低回声为主。

（2）骨膜反应：骨膜为紧贴骨干的线状或平行层状强回声。当肿瘤突破骨膜向软组织内生长时，在突破口附近的骨膜反应性增生特别迅速，越靠近肿瘤处，骨膜增生越厚，形成三角形，即 Codman 三角，破口处与两侧 Codman 三角共同组成"袖口征"，为骨肉瘤最具特征性表现。

（3）软组织肿块：肿瘤穿出骨及骨膜，在软组织内形成肿块，外侧边缘不规则，内侧与骨相连。肿块内部回声不均匀，可见肿瘤骨形成的块状强回声或垂直于骨干的线状强回声，如日光放射状。

（4）CDFI：骨内及软组织内均可见丰富的血流，且互相连通。

466 · 骨巨细胞瘤的超声表现有哪些？

骨巨细胞瘤为一局部侵袭性肿瘤，居原发性骨肿瘤的第 6 位，约占良性骨肿瘤的 18.5%。目前认为，骨巨细胞瘤局部多少有侵袭性，具有潜在的恶性倾向，属于交界性肿瘤范畴。

超声表现：①骨端局限性骨皮质膨胀、菲薄，多呈偏心性，肿瘤内部显示实性不均质低回声，内部及边缘可显示少许血流信号；②骨皮质可见破坏、变薄或连续性中断，当发生病理骨折或部分皮质破坏明显时，内部结构可显示得更加清楚；③偏恶性骨巨细胞瘤边界不清，可侵犯周围软组织，形成软组织包块，形态不规则，呈分叶状，瘤体内可显示丰富的血流信号。

467 · 骶尾部脊索瘤的声像图表现如何？

脊索瘤是一种罕见的骨肿瘤，起源于残留或异位的脊索组织，生长慢，为低度恶性肿瘤。可发生于任何年龄，发生部位以脊椎的骶尾部和鞍背最多。肿瘤呈不规则结节状，质地较软，边界清楚，有不完整包膜，切面呈分叶状，部分组织呈半透明胶冻状，常有灶性出血、坏死及囊性变。肿瘤破坏骶尾骨，穿出骨外向骨盆腔内生长，在骶前形成巨大肿块，产生压迫症状。也可向背侧生长形成隆起型肿块。

骶尾部脊索瘤的声像图表现：早期骶尾骨呈局限性破坏缺损，肿瘤区呈不均匀实质性低回声，边缘清楚光滑，肿瘤内常见不规则无回声区，有时可见伴有声影的点片状强回声。当肿瘤穿破骨质时，可在骶前直肠后或背侧皮下探到肿瘤，较大的肿瘤可越过中线向对侧生长，虽然肿瘤体积很大，但声衰减小，肿瘤底部回声多不减弱。

468 · 骨囊肿的声像图表现及鉴别诊断如何？

骨囊肿多发生于 20 岁以下青少年，以 10 ~ 15 岁最为多见。好发于长骨干骺端髓腔内，可随着骨的增长逐渐移行至骨干，以肱骨多见，其次为股骨、胫骨及桡骨。囊肿多呈椭圆形，囊腔内壁覆以薄层纤维组织，内含黄色或无色稀薄液体。临床上一般无任何症状，个别可有轻微疼痛和压痛。大多数病例因轻微外伤发生病理骨折后发现。

（1）声像图表现：多数囊肿为单房性，呈椭圆形无回声，周围骨壁膨胀变薄，呈完整的壳状高回声带，内壁光滑。少数呈多房状，内有高回声间隔。囊肿长径大于横径，一般无骨膜增生。发生病理骨折后，囊壁变得不连续，常可见一侧囊壁向内塌陷。合并出血时，囊肿内可见分层现象。

（2）鉴别诊断

1）动脉瘤样骨囊肿：常为多房状无回声区，内部呈网格状，囊肿易向骨干一侧膨出，使病变骨皮质变得菲薄，即所谓的"骨气鼓"，穿刺为新鲜血液。

2）巨细胞瘤：发病年龄偏大，肿瘤区基本为低回声区，含有散在点状强回声，肿瘤边缘常不光滑。肿瘤呈偏心性、膨胀性生长，横径大于长径。

3）单发性内生软骨瘤：多发于手、足等短管状骨，为椭圆形低回声区，易发生骨化和钙化。

4）骨棘球蚴囊肿：较少见，患者常有流行病史，或肝、肺等其他脏器同时有棘球蚴囊肿，病骨多表现为无数大小相近的无回声囊，卡松尼实验阳性。

469 · 色素沉着绒毛结节性滑膜炎的声像图表现如何？

色素沉着绒毛结节性滑膜炎为一种原因未明的滑膜特发性瘤样增生性病变，以滑膜高度增生伴棕黄色含铁血黄素沉着为特点，可发生于关节及关节周围，也可见于滑膜及腱鞘，发生于腱鞘者呈腱鞘巨细胞瘤。本病以青壮年多见，绝大多数累及单关节，80%发生于膝关节。滑膜病变分局限型和弥漫型。前者绒毛增生呈单个或多个息肉样与滑膜相连。后者绒毛增生涉及整个滑膜囊，滑膜增厚，可达1cm。

声像图表现：关节及关节周围软组织肿胀，滑膜增厚，髌上囊扩大，内部可见液性无回声区，并有单个或数个高回声结节突入关节腔。较大的绒毛结节可充满关节囊腔，并向关节囊外膨出，在股骨下端、胫骨上端及腘窝处软组织内形成分叶状高回声团。当结节较大，侵犯的范围较广时，声像图与滑膜肉瘤十分相似，扩大的髌上囊则容易误诊为肿瘤坏死腔。绒毛结节侵犯骨质时，声像图表现为邻近骨表面缺损或囊性破坏。CDFI示绒毛结节内血流极其丰富，并见粗大的血管。

470· 神经性关节病的声像图表现如何？

神经性关节病又称夏-柯（Charcot）关节，继发于引起关节深感觉的疾病。多见于脊髓结核、脊髓空洞症、麻风、糖尿病、周围神经损伤或炎症等疾病。据文献报道，长期大量使用镇痛药物也可引起本病。其主要病理改变为关节骨端磨损、关节脱位、关节腔积液和关节腔内碎屑状游离体。

声像图表现：早期关节骨质无改变，关节内可见少量积液。后期关节骨端磨损变平，关节正常关系紊乱、脱位，关节囊增大，关节囊积液的无回声区内出现大量絮状等回声漂浮，并见大小不等的强回声（图92）。关节囊增厚，关节周围软组织层次不清。

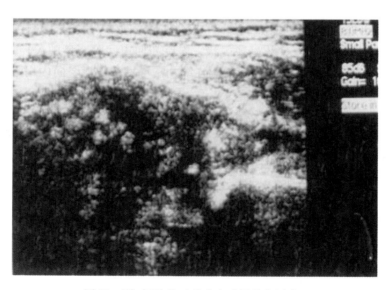

图92　夏-柯关节（关节内碎屑状高回声）

本病需与关节炎症类疾病进行鉴别，前者骨质破坏较重，无疼痛感觉；而后者关节破坏较轻，侵及骨骼时有疼痛表现。

471· 膝关节半月板撕裂的常见类型和声像图表现如何?

膝关节半月板为"C"字形,位于膝关节间隙内,由于损伤时受力机制不同,形成的撕裂类型也不尽相同,常见的有以下几种类型:①纵裂:与膝关节半月板长轴平行,最易被超声检出。若裂线未超出半月板边缘,且半月板向周围移位,中心缺损,则呈"桶柄"状撕裂;②横裂:裂缝与半月板长轴垂直;③斜裂:裂缝与半月板长轴呈锐角;④边缘附着处撕裂:半月板与关节囊及副韧带附着处发生游离;⑤层裂:为水平方向的层状裂伤,不常见,多继发于半月板退行性变。

声像图表现:半月板撕裂时,由于撕裂类型及分离程度不同,可产生不同的反射回声。当完全撕裂,间隙较宽时,可见两个较强回声界面,其间有一低回声带。小的及不完全分离的裂伤,多显示为线状高回声。边缘附着处撕裂,显示为半月板与关节囊附着处分离,其间为无回声带相隔。陈旧性损伤则出现不规则片状或团块状强回声。合并积液时,关节间隙及髌上囊内可见无回声区,有时关节面软骨剥脱形成关节游离体,在关节腔内出现团块状强回声。盘状半月板为半月板先天异常,多为外侧半月板,声像图不显示楔形,而出现相对较厚的带状结构。半月板囊肿可能与外伤后退行性变有关,囊肿较小多在关节内,体积较大或边缘部囊肿可突出到关节外,声像图表现为圆形或椭圆形低回声或无回声结构(图93)。

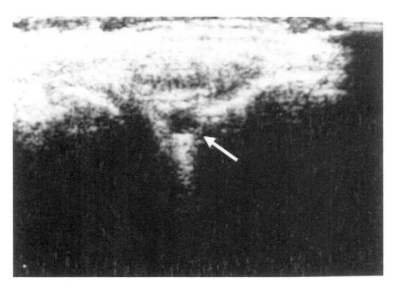

图93　半月板囊肿

472· 关节滑膜骨软骨瘤病的声像图表现如何?

关节滑膜骨软骨瘤病是一种少见的关节疾病,其原因不明,以形成关节内多发游离体为特征。最初在关节滑膜上形成软骨小体,软骨小体逐渐增大,向关节腔突出,脱落后形成关节游离,游离体的中心可发生钙化或骨化,受关节滑液的滋养可逐渐长大。游离体的大小、数量、形态差异很大,可小如针尖,可大至数厘米,少则单个,多则数百个,甚至有上千个的报告。本病好发于四肢大关节,尤以膝、髋、肘关节多见。

声像图表现:受累关节滑膜增厚,凹凸不平,回声增强。关节囊增大,其内出现液性无回声区。在关节内无回声区的衬托下,可见由关节滑膜向腔内隆起的高回声或强回声结节,关节腔内可见游离体,可随关节的活动而改变位置。游离体呈圆形、椭圆形或桑葚状。游离体数目较少时与单纯关节游离体很难鉴别。由于关节游离体的压迫、刺激,关节面常不光滑,关节软骨回声增强或断裂缺损。发生于膝关节者,常同时发生髌上囊炎和腘窝囊肿。

473 · 焦磷酸钙沉积病超声表现是什么?

焦磷酸钙沉积病是由二水焦磷酸钙(CPPD)晶体在关节软骨、滑膜及肌腱、韧带等组织沉积所引发的一种疾病,好发于老年人,为仅次于痛风的常见晶体性关节炎,可分为原发性和继发性(如继发于类风湿关节炎、脊柱关节病及其他关节炎)。原发性 CPPD 沉积病可累及所有关节,但以膝、肩和掌指关节较为多见,常见钙盐沉积部位为膝关节半月板、腕关节软骨板、髋关节盂唇、耻骨联合和椎间盘等。

超声表现:CPPD 沉积在关节软骨,表现为关节软骨内出现与软骨下骨平行的,但又与后者并不相连的粗线状强回声;沉积在纤维软骨,表现为多个点状强回声聚集成团;沉积在关节囊内或滑囊内时,表现为结节状强回声。CPPD 在跟腱内的沉积表现为肌腱内部的一条或多条纤细线状的强回声钙化,少数为较粗的条状钙化,后方无明显声影,钙化灶常平行于跟腱内部的纤维走行,与跟腱附着处的跟骨并不相连。

474 · 骨筋膜间室综合征的超声诊断是什么?

骨筋膜间室综合征是肢体骨筋膜间室内因组织压力增高,使血液循环和功能遭到损害而产生的一系列综合征。筋膜间室由骨、骨间膜及深筋膜所构成,间室壁坚韧,当间室内压力急剧增高时,阻断肌肉神经内血液循环,使肌肉发生缺血水肿,直至肌肉坏死。骨筋膜间室综合征可分为运动型、外伤型和血管型。

(1)运动型:见于竞走、马拉松、足球运动员及舞蹈演员,因肌肉体积膨大,而使间室内压力增高。

(2)外伤型:最为常见,如骨折、严重软组织挤压伤,由于筋膜间室内出血及组织水肿,造成间室内压力增高。

(3)血管型:发生于血管外伤、栓塞等。

本综合征以下肢最为常见。急性病例应及时确诊,紧急手术切开深筋膜,以免引起肌肉坏死。确诊需依靠组织压力测定。

声像图表现:超声对骨筋膜间室综合征的诊断常有困难,测定筋膜间室的宽度已用于小腿筋膜间室综合征的诊断。具体方法是:患者取仰卧位,膝关节伸直,在垂直踇趾的平面,探头倾斜 35°,进行纵向扫查,测量胫前固定部位的深筋膜与胫骨之间的宽度,两侧对比。正常小腿下 1/3 的间室宽度为（29±0.6）mm，当发生筋膜间室综合征时，其宽度明显增加。外伤性急性筋膜间室综合征时，间室内的肌肉回声不均匀，正常肌肉纹理消失。有血肿时可见无回声区。CDFI 示血流减少、RI 增大或血流消失。

475 · 腱鞘炎的超声表现是什么？

对于有腱鞘的肌腱，炎症可继发于反复性微小创伤、劳损、骨性结构对肌腱的摩擦、异物、感染、关节炎等。分为急性腱鞘炎、亚急性和慢性腱鞘炎。

急性腱鞘炎：腱鞘内积液增加，横切面超声显示肌腱周围有环状的积液，积液的宽度有时可超过所包绕肌腱的直径，积液内可见到一些碎屑回声，探头加压时可见积液内碎屑移动的征象，而腱鞘滑膜水肿或慢性炎症时则无此征象。

亚急性和慢性腱鞘炎：腱鞘内积液明显减少，常可见腱鞘增厚，桡骨茎突狭窄性腱鞘炎是腕部常见的亚急性腱鞘炎。

476 · 腘窝囊肿的声像图表现是什么？

腘窝囊肿亦称 Baker 囊肿，是临床最常见的滑液囊肿。位于膝关节后方，其内充满滑液。由膝关节滑膜袋状疝出，或腓肠肌半膜肌滑液囊异常扩大所形成。成人多继发于其他关节疾病，小儿则多为原发性。囊肿壁完整，内衬有滑膜，腔内含有滑液。

声像图表现：在腘窝处可见圆形或长椭圆形囊性无回声，无搏动，部分病例有分隔回声。囊肿较大时，可延伸到腓肠肌下方（图94）。近半数病例囊肿与膝关节相通，表现为囊壁向关节内延伸的平行带状低回声。囊肿合并出血或感染时，可见均匀细点状回声分布或产生囊液分层现象。单纯性腘窝囊肿关节内无异常改变，继发性囊肿时，膝关节内可见

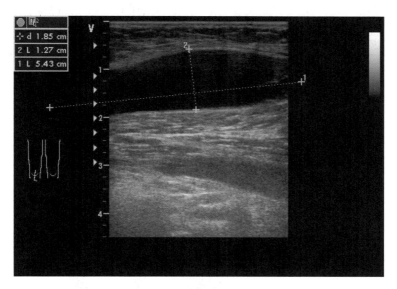

图 94　腘窝囊肿（田家玮教授提供）

其他相应声像图改变。

　　腘窝囊肿常需与下肢静脉曲张、血肿、动脉瘤、动-静脉瘘和假性动脉瘤鉴别，彩色多普勒或细针抽吸有助于鉴别。

477 · 肩袖的组成与肩袖断裂的声像图表现是什么？

　　肩袖为覆盖于肩关节前、上、后方的肩胛下肌、冈上肌、冈下肌及小圆肌等短肌腱的总称。它们起于肩胛骨，其中肩胛下肌止于肱骨小结节，其他诸肌止于肱骨大结节，表面覆盖三角肌。肩袖可因超常范围运动、牵拉、撞击、扭伤而引起断裂。慢性劳损、缺血、反复机械性损伤等，可致肌腱发炎、退行性变、硬化及钙化，更容易引起破裂。肩袖断裂多发生在冈上肌止点 2cm 以内。

　　肩袖断裂的声像图表现：全层撕裂时，肌腱回声中断，肌腱断端向中心端回缩，三角肌或三角肌下滑囊与肱骨头间距变小，肱骨头与肩峰距离缩小，肩袖外缘凹陷。部分性撕裂伤，肌腱回声不均匀，局限性回声不连续或变薄。当肌腱断端有增厚的滑膜或肉芽组织充填时，则呈低回声或高回声。陈旧性肩袖断裂，肌腱内瘢痕充填，回声增强，边界不清。发生钙化时则出现斑片状强回声，伴有声影。急性撕裂，断端常形成血肿，局部呈低回声（图 95）。肩袖断裂有时合并肩关节积液。肩峰下滑囊积液是肩袖撕裂的重要间接征象。

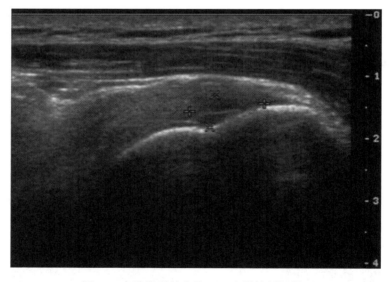

图 95　肩袖撕裂并水肿（王金锐教授提供）

478 · 骨化性肌炎的声像图表现是什么？

　　骨化性肌炎分单纯性骨化性肌炎和进行性骨化性肌炎，前者多由外伤和炎症引起，为一良性过程；后者可能与某些先天或遗传因素有关，病变多从颈部开始，可遍及全身而至严重后果。

声像图表现：单纯性骨化性肌炎以外伤多见。好发于肘、肩、股、臀部和小腿的肌肉，常发生在肌肉与骨的连接处，也可在筋膜、肌腱和骨膜上发生。外伤后 3~4 周，在病变处形成软组织肿块；6~8 周后肿块周围有骨小梁形成，逐渐形成骨样组织和钙化。声像图表现为高回声软组织团块中出现斑点状强回声。病变进一步发展，钙化和骨化更加显著，可表现为大片状不规则强回声团伴声影。本病需与局限性钙质沉着症、骨旁型骨肉瘤和骨外成骨肉瘤鉴别。

479 · 肌疝的超声表现是什么？

肌疝是指部分肌肉自筋膜薄弱或断裂处向外突出，于皮下出现软组织肿块，多具有可复性。肌疝可由筋膜间隔综合征、创伤、外科手术或先天因素引起。慢性筋膜间隔综合征被认为是最常见的原因之一。

超声表现：①轻者肌肉筋膜尚连续，仅局部变薄、轻度抬高，局部肌肉轻微隆起；②较重者可见呈高回声的肌肉筋膜连续性中断，出现低回声空隙，一般边界清晰，肌肉收缩时筋膜裂隙显示得更清晰，因肌肉组织由此向外突出。疝出的肌肉组织回声一般低于周围正常肌肉组织，可能与肌肉的异性伪像或肌肉反复的微小损伤有关；③CDFI：于少数患者肌肉疝出处可见动脉血流信号，提示肌疝发生于筋膜的薄弱处，即血管或神经从筋膜穿出处。改变体位或局部加压后大多数包块可复位。

480 · 先天性肌性斜颈的超声表现有哪些？

先天性肌性斜颈是婴幼儿较常见的畸形，多见于左侧，婴幼儿发病率为 0.3%~1.9%，是先天性斜颈的一种。多数学者认为是由于胎儿在子宫内位置不正常，造成供应胸锁乳突肌的静脉闭塞，导致肌纤维水肿、变性及急性炎症，反应性肉芽组织增生，日后逐渐纤维化而被纤维组织所代替，胸锁乳突肌挛缩而致肌性斜颈。

超声表现：①患侧胸锁乳突肌可呈弥漫性梭形增粗或局限性增粗，内部呈均质低回声或不均质低回声团块，与周围组织分界清晰；②病变纤维化严重时，其回声可明显增高。

应与骨性斜颈、婴儿良性阵发性斜颈、眼性斜颈、继发性或急性斜颈、痉挛性斜颈、精神性斜颈及脑性斜颈等鉴别。超声检查可显示肌性斜颈的特征性表现，从而有助于判断有无肌性斜颈。

481 · 网球肘的超声表现有哪些？

网球肘即肱骨外上髁炎，为肘部最常见的软组织病变。严格意义上讲，肱骨外上髁炎这个名词并不准确，因为在病理上，病变的肌腱内可见黏液变性，而缺乏急性或慢性炎细胞浸润，因此更为恰当的名称应为"肘外侧伸肌总腱肌腱病"，一般认为是由于肱骨外上髁伸肌总腱的慢性劳损导致肌腱微小撕裂所致。

超声表现：①肘外侧伸肌总腱增厚、回声减低，病变可为局限性或弥漫性，部分病变内可见丰富血流信号；②肌腱内部可见低回声或无回声的裂隙，为肌腱撕裂表现。伸肌总腱深层肌腱纤维的损伤较浅层多见；③部分肌腱内可见钙化灶；④肱骨外上髁可见骨皮质不规则改变或骨赘形成。

482 · 大转子疼痛综合征超声表现有哪些？

大转子疼痛综合征为大转子周围肌腱、滑囊病变所致的临床综合征。病变常累及臀中肌肌腱的前部和后部、臀小肌肌腱，肌腱可单独受累，也可同时受累，其中以臀中肌肌腱的前部最易受累。

超声表现：臀中肌肌腱病显示为肌腱回声减低，内部纤维结构显示不清；肌腱可增厚，有时肌腱内可见钙化灶、骨赘或撕裂。钙化显示为肌腱内强回声灶，后方可伴声影或无明显声影，骨赘显示为从大转子表面突入肌腱内的强回声突起，撕裂显示为肌腱内边界清晰的无回声裂隙。大转子滑囊炎时，滑囊内可见积液。

483 · Baker 囊肿超声表现有哪些？

来源于腓肠肌内侧头-半膜肌腱滑囊的囊肿称为 Baker 囊肿。该滑囊是由浅侧的半膜肌腱滑囊与深侧的腓肠肌内侧头滑囊融合而成。少数情况下，两个滑囊可互不相通。儿童期，腓肠肌内侧头-半膜肌腱滑囊与膝关节腔并不相通，但在 35%~55% 的成年人，两者可相通。这可能与该处的关节囊组织退变、变薄，继而穿孔及关节腔内压力增高有关。Baker 囊肿可为原发病变，也可继发于关节内病变。前者几乎仅见于儿童患者，而成年人则多为继发病变。

超声表现：①膝内侧横切面检查，可见囊肿颈部位于腓肠肌内侧头与半膜肌腱之间，底部为关节囊与腓肠肌内侧头肌腱之间的部分，浅部为腓肠肌肌腱浅侧的部位；②纵切面显示囊肿下缘一般呈光滑的外凸形态，如呈尖状或形态不规则，则应检查囊肿远端的小腿，以除外囊肿破裂；③囊肿破裂后，囊内积液可向下流入小腿皮下或肌间。Baker 囊肿内多为无回声，囊壁较薄，有时可见游离体；④类风湿所致的 Baker 囊肿其囊壁可见不规则增厚，囊内透声差。

484 · 软组织血管瘤的声像图表现是什么？

血管瘤是血管发育异常形成的肿块，大多发生于软组织内，如皮肤、皮下组织、肌间等处，骨、肝及内脏血管瘤也并不少见。肿瘤可由原有血管扩张、新生血管形成或血管组织成分的增生而致。血管瘤通常分为鲜红斑痣、单纯血管瘤、海绵状血管瘤和混合型血管瘤。前两者可自行消退，海绵状血管瘤有持续性存在和不断增大的倾向，且可影响和压迫周围血管。临床对皮肤血管瘤的诊断并不困难，但对深部组织的血管瘤则需借助影像手段加以诊断。CDFI 和 CDE 对本病的诊断具有一定价值。

声像图表现：肿瘤呈圆形、椭圆形、不规则形或长扁条状。位于皮肤者多边界清楚，而位于深部软组织的肿瘤与正常组织间无明显分界。肿瘤内部呈高、低不均匀回声。较大的肿瘤内部可见迂曲扩张互相交通的管状结构，其间夹杂中等回声的脂肪组织。有时呈强回声斑点伴有声影，为静脉结石。部分病例仔细观察还可见管状结构内有缓慢流动的血流。CDFI 在静止状态下不易显示缓慢流动的血流信号，只有挤压周围软组织时才能显示血流信号充填于迂曲扩张的管状结构内，并可测到低频的静脉血流频谱。部分血管瘤内有异常增生的血管，与动脉之间有吻合支，此时在血管瘤内可见动脉血流，并可测到动脉血流频谱。小血管瘤内为过度增生的毛细血管，管径小，血液流速极低，一般不易测到血流信号，CDE 有助于显示低速血流。

485 · 软组织脂肪瘤的声像图特点是什么？

脂肪瘤是最常见的软组织良性肿瘤，可发生于任何有脂肪存在的部位。一半以上发生在四肢，主要在皮下，也可见于腹肌之间。发病年龄较大，儿童较少见。约 5% 为多发性。皮下脂肪瘤临床均可扪及无痛性肿块，质地柔软，表面光滑，活动度好。

声像图表现：肿瘤位于皮下或肌间，切面呈扁圆形，长轴与皮肤平行，长径多大于厚径，绝大多数边缘回声清楚，有完整的包膜回声。肿瘤内部多为与皮下组织相近的高回声，且均匀，也可表现为强回声、低回声或混合性回声，肌肉脂肪瘤可有与肌纤维纹理相近的条形结构（图 96）。90% 以上后部回声不减弱，有时可见增强或声影。深部脂肪瘤多沿肌肉间生长，靠近骨骼者引起骨质压迫性缺损。由于脂肪瘤质地柔软，探头加压时肿瘤易变形是脂肪瘤具有的特征性表现。

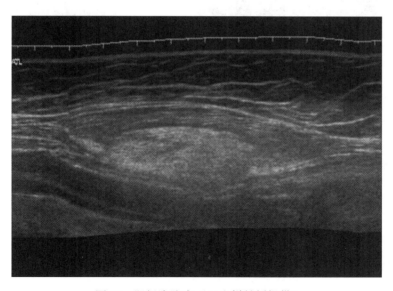

图 96　肌间脂肪瘤（王金锐教授提供）

486 · 神经鞘瘤的声像图表现是什么？

神经鞘瘤又称施万（Schwann）细胞瘤，是以神经轴膜上的施万细胞为主体的良性肿瘤。多见于头颈部及纵隔，发生于四肢者，以上肢多见。发生在浅部的神经鞘瘤常可扪及硬性肿块，触压该肿块时可出现肢体麻木感，并可出现神经分布区的肌萎缩。

声像图表现：肿瘤呈圆形或梭形，边界清楚锐利，多数为内部均质的低回声团块，常可显示完整的包膜，发生坏死、出血时，可见小的无回声区。肿瘤发生部位与神经干走行相关，沿神经干生长，利用 10MHz 以上的高频探头，多能够显示浅部较粗大的神经干，正常神经干为一束状结构，横断面呈同心圆状，二维超声与血管相似，但 CDFI 无血流显示。发生于神经干的神经鞘瘤常呈梭形，两端与水肿增粗的神经干相连，或向神经干一侧突出。CDFI 瘤体内可显示丰富的血流信号（图 97）。

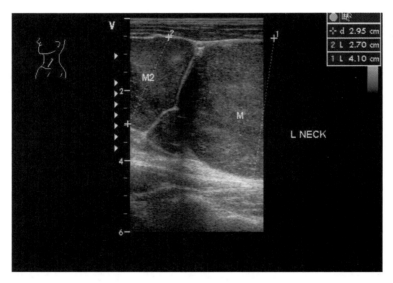

图 97　颈部神经鞘瘤（田家玮教授提供）

参　考　文　献

［1］盛晓阳，薛敏波，沈理笑，等. 上海儿童与白人儿童骨骼超声测量结果的比较. 中国儿童保健杂志，2003，11（4）：247-250.

［2］廖祥澎，张伟利，何稼敏. 定量超声技术对早期婴儿骨状况的评估作用. 中国临床康复，2004，8（36）：8302-8304.

［3］Steelman J，Zeitler P. Osteoporosis in Pediatrics. Pediatr Rev，2001，22：56-65.

［4］Falk B，Sadres E，Constantini N，et al. Quantitative ultrasound（QUS）of the tibia：a sensitive tool for the detection of bone changes in growing boys. J Pediatr Endocrinol Metab, 2000, 13:1129-1135.

[5] Zamora SA, Belli DC, Rizzoli R, et al. Lower femoral neck bone mineral density in prepubertal former preterm girls. Bone, 2001, 29:424-427.

[6] Falcini F, Bindi G, Ermini M, et al. Comparison of quantitative calcaneal ultrasound and dual energy X-ray absorptiometry in the evaluation of osteoporotic risk in children with chronic rheumatic diseases. Calcif Tissue Int, 2000, 67:19-23.

十四、超声造影

487 · 什么是超声造影？其应用范围有哪些？

利用与人体具有不同声学特性的物质即超声造影剂改变扫查对象界面回声的声阻抗差，实现血流和组织回声增强，用常规或造影剂特异成像技术达到增强解剖显像甚至功能显像水平，提高超声诊断和鉴别诊断能力的技术称为超声造影（contrast-enhanced ultrasonography，CEUS）。广义的超声造影包括经腔道造影（如胃肠、子宫、输卵管造影）和经血管造影。早期的经血管造影剂微泡直径较大，无法通过肺循环，临床应用受到限制。目前的超声造影剂直径与红细胞相似，多经外周静脉注射超声造影剂，通过肺循环进入左心系统，最后到达全身各脏器。超声造影应用范围有：

（1）心血管系统：进行心腔超声造影、心肌声学造影及外周血管超声造影，用以诊断先天性心脏病、冠心病及评估心功能，提高外周血管显示率，有效诊断血管狭窄、闭塞等病变。

（2）腹部脏器：如肝脏、胆囊、胰腺、脾脏、肾脏、膀胱、前列腺，使常规超声不能显示的组织、器官和病灶血流信号得以显示，了解其血流灌注状况，从而帮助鉴别病灶良恶性，对外伤病变能更清晰显示脏器损伤的部位、范围及程度。

（3）胃肠道疾病：对于评价肿瘤浸润深度及范围有一定价值。

（4）妇产科疾病：用于判断子宫、附件病变的性质、来源，评价流产后宫内组织物残留、产后有无胎盘残留及异位妊娠等。

（5）浅表组织器官：如乳腺、甲状腺、淋巴结等，但其应用价值仍有待进一步探讨。

（6）超声造影剂可作为示踪剂，在介入性方法治疗肿瘤后鉴别正常组织和肿瘤组织及其坏死情况。

（7）有些药物可与造影剂中的微气泡有机结合，使造影剂成为药物在体内的载体，造影剂注入血液后给予靶器官持续的超声照射，使其破坏后于局部释放出特异性治疗药物。

488 · 什么是超声造影剂？其分类有哪些？

超声造影剂（ultrasound contrast agent，UCA）是一类能够显著增强超声检测信号的诊断用药，在人体微循环、组织灌注检验与成像方面，具有其他检查方法如 CT、MRI 等无法比拟的优点。理想的超声造影剂能作为一种血细胞示踪剂随血流分布到全身，反映器官的血流灌注情况，而又不干扰血流动力学。

目前常用的超声造影剂一般为有外壳包裹的微气泡，外壳多包以白蛋白、多糖、脂类或聚合物等，根据微泡气体构成和外壳成分的不同分为：

第一代超声造影剂：多以空气或氧气为微泡内含物。主要代表为 Albrnex、Levovist。特点是分子量小，受动脉压力影响容易破裂，微泡持续时间短，适合高机械指数爆破成像。

第二代超声造影剂：微泡内多为惰性气体，如氟化气体。主要代表为声诺维（SonoVue）和 Optision。特点是分子量比空气大得多，且为惰性气体，在微球中不易穿过球壁而扩散，能耐受 250mmHg 以上的动脉压力，稳定性高，在血循环内持续时间长，适合于低机械指数的实时造影成像。

第三代超声造影剂：为多聚体包裹空气或氟碳类气体的造影剂。主要代表为 Sonavist。其持续时间更长。

489 · 超声造影剂的主要特性有哪些？其在人体内的药代动力学如何？

超声造影剂微泡具有散射特性和非线性特性。根据微泡对超声波的反应依赖于声压可分为三种类型：①当入射声压<100kPa时，微泡对称性地压缩与膨胀，呈现线性背向散射；②当入射声压在 100kPa～1MPa 时，微泡非对称性地压缩与膨胀，呈现非线性背向散射，产生谐波；③当入射声压>1MPa 时，微泡破裂释放为自由气体而产生瞬间强烈的散射，使接收到的散射信号大幅度增加，此时散射信号为高度的非线性，称为受激声发射。

超声造影剂经静脉注入体内，经过肺毛细血管网进入体循环，再经过靶器官的毛细血管，多次循环后，微泡经肺呼出体外，而壳膜成分则通过肝肾代谢清除。目前常用超声造影剂微泡始终在血液循环中流动，能够自由通过毛细血管网，但不能通过毛细血管壁弥散到细胞外间隙，是真正的血池造影剂，其血流动力学效应与红细胞相似，可随血流在全身组织血管中流动。因此，组织中微气泡进入的速度和数量也反映其血供状况，血流速度越高，组织血供越丰富，进入的微气泡也就越快越多。

490 · 常用超声造影显像技术有哪些？

（1）二维灰阶超声显像：为超声造影最基本的显像方式，造影剂注入体内增强后散射信号，使二维显像清晰度提高，但同时显示造影剂和背景组织的回声信号，信噪比较低。

（2）多普勒血流显像：造影剂微泡声学散射值比红细胞大 1000 倍，经静脉注入血液循环后，有效增加了血液中有形成分的声学散射性能和多普勒信号强度，使原来不显示的血流显示出来，原来的片段血流显示出完整的走行，从而更清晰地了解生理、病理血流循环状态，利用血流动力学信息诊断与鉴别疾病。但组织运动也会产生多普勒信号，甚至强于造影剂，会同血流信号混淆，这就导致闪烁（flash）伪像。

（3）瞬间反应成像：又称间歇成像。利用高机械指数(MI>1.0)下微泡破裂产生强烈的散射特性，大大增强了微泡的显示，微泡破裂后，需要一定的时间重新充填扫描平面才能再次显像。应用瞬间反应成像可以显示扫描平面内流动很慢甚至不动的微泡，其不足之处在于不能连续实时显示血流灌注情况，需多次或较大量使用造影剂，导致图像回声不均匀（特别在近场）和声影伪像。

（4）二次谐波显像：造影剂微泡在声场中有强烈的非线性运动，可产生较强的谐波信号，其峰值频率为基波的二倍。通过宽频带超声探头接收发射频率的二倍频率实现由二次谐波组成的影像，组织解剖结构的基波信号基本不被接收，从而凸显来自于微泡造影剂的信号，获得鲜明的造影效果。

（5）反向脉冲谐波成像：基本原理是发射两束形状相同、方向相反的脉冲进入媒质，取代常规 B 型或常规谐波成像法仅发射一束脉冲的方法，在合成返回信号时，来自组织细胞等返回的线性信号振幅相等而方向相反，叠加后为零，来自微泡返回的非线性谐频信号，波形位相相同而使振幅增大，从而达到理想检测造影剂微泡产生的非线性信号的目的。

（6）对比脉冲序列成像：利用造影剂微泡产生的非线性基频信号，同时接受与超声波相遇后微泡产生的基频和谐频成分，最大限度地显示造影剂微泡产生的回波成分。

（7）相干对比造影成像技术：利用单波删除技术来消除基波。利用回波信号中具有的相位成分，将两个相邻的相位反转，无需发射两个脉冲波就可以删除基波成分。优点在于不减少成像帧频率并提高分辨率。

491 · 超声造影的操作方法如何？

常规二维超声观察病灶位置、大小、数目及回声特征，再用彩色多普勒及能量多普勒超声显示其血流分布情况，根据不同情况调整患者体位、探头位置、增益、PRF、壁滤波，选择病灶最佳切面，保持探头位置、体位等不变，将超声仪切换至造影显像方式，调整好造影所需参数。准备好造影剂，同时建立静脉通道，经外周静脉（通常选择肘正中静脉）采用团注法或连续法注入准备好的造影剂，同时启动超声仪内置计时器，实时不间断地观察病灶动态灌注过程及回声强度变化。造影过程中固定好探头并嘱患者控制呼吸深度。得到满意的造影结果后可转而观察其他区域。若一次造影结果不满意，可在安全剂量内再次注射。动态造影数据采集保存于机器硬盘或用磁光盘等记录，以备回放分析。

造影剂注入方法根据推注速度一般分为两类：①团注法：即 3~5 秒内将造影剂全部推入；②慢注法：即 30 秒匀速推注造影剂。

492 · 超声造影在肝脏疾病诊断中有哪些应用？其与增强 CT 相比有何优势？

（1）超声造影能够显示肝脏局灶性病变内部及周边血流灌注、分布情况，鉴别病灶良恶性，并进一步清晰显示病灶数目、部位、大小、形态、浸润范围，提高诊断敏感性和特异性。

（2）在肝癌局部消融治疗中，超声造影能够帮助在治疗前确定适应证，在治疗中帮助引导穿刺，在治疗后进行疗效评价。

（3）在肝损伤病例中，超声造影能够帮助判断损伤范围、程度，有无损伤病灶，鉴别不典型损伤病灶与肝内局灶性病变相。

（4）超声造影可用于肝移植治疗前后肝内血管血流状况的评价。

（5）可进一步明确布-加综合征病变类型和血流动力学变化，有利于引导操作，并评价经颈静脉门腔分流术后的效果。

超声造影优势：超声造影在肿瘤数目诊断方面优于增强 CT，尤其是检测 1cm 以下的亚厘米病灶方面，超声造影具有更高的敏感性。同时，超声造影还具有无放射性、无毒副作用、实时性和检查费用低等优越性。

493 · 肝癌超声造影表现如何？

肝细胞性肝癌（hepatocellular carcinoma，HCC）是最常见的肝脏原发性恶性肿瘤，典型 HCC 由肝动脉供血为主，超声造影特征性增强方式为动脉早期迅速强化，回声强度明显高于周围肝组织，实质期肿瘤内造影剂迅速廓清，呈特征性"快进快出"方式；但部分小 HCC 可出现"快进慢出"现象，或表现为动脉期不强化，这些病例其分化程度一般较好，推测其病理基础可能是早期 HCC 的血液供应与典型 HCC 不同，高分化型 HCC 可由门静脉供血，因此可以根据 HCC 的不同强化方式估计 HCC 的分化程度。

肝内胆管癌可分为肿块形成型、管周浸润型和管内生长型。含肿瘤组织多的病灶血供比较丰富，广泛纤维化时血供相对稀少，超声造影增强水平与此有关。肝内胆管癌动脉期多等于或稍晚于肝实质增强，呈周边不规则的环带状高增强，内部以低增强为主。门脉期多呈持续低增强，延迟期增强有所消退，病灶边界更加清晰。

肝转移癌的超声造影表现根据其原发灶血运情况分为多血管型与少血管型，前者造影后表现与原发性肝癌相近，鉴别要点主要根据肝脏背景情况，如不存在肝硬化，则多为肝转移。少血管型肝转移癌多表现为动脉期至门脉期肿瘤呈厚环状增强，即"面圈"征，实质期明显廓清。根据肝转移癌的超声造影特征进行分析，动脉期增强模式可分为 4 种，即环状增强、团状增强、延迟增强及无增强。

494 · 肝脏良性局灶性病变的超声造影表现如何？

（1）肝血管瘤：肝血管瘤是最常见的肝脏良性肿瘤，由扩张的肝血窦构成，其内血流缓慢，超声造影表现为动脉期病灶周围环形增强，继而向内部呈结节状填充，病灶增强时间显著延长。一些较小的血管瘤可表现为动脉早期明显均匀增强，但这一增强可长时间存在，可与小肝癌进行鉴别。

（2）局灶性结节增生（focal nodular hyperplasia，FNH）：FNH 为多血供病灶，有粗大的动脉血流流向病灶中心。超声造影动脉相内部迅速呈轮辐状增强，造影剂填充方式为中央扩散型，中央瘢痕常无强化，门静脉期至实质期仍持续增强，与肝实质分界不清。

（3）肝腺瘤：肝腺瘤是一种少见的肝脏良性肿瘤，多发生于女性。造影后典型表现为肝动脉相早期呈镶嵌样增强，门脉相强烈、均匀增强后逐渐减低，实质相呈模糊缺损。

（4）肝脓肿：超声造影三期的增强呈"蜂窝"状。表现为边缘密集持久的分隔增强，液化坏死部分无造影剂填充，脓肿周围一过性动脉高血供而门脉相呈低血供。

（5）肝硬化再生结节和不均匀脂肪肝：肝硬化再生结节多数仍以门静脉供血为主，内部无明显异常血管，超声造影后无异常强化及消退。不均匀脂肪肝由于并未改变肝内血管的解剖结构，造影剂微泡充盈过程与周围肝组织一致。

495 · 超声造影在肝癌介入治疗中的应用如何？

肝癌的非手术治疗方法包括经皮肝动脉栓塞术、微波治疗、射频消融治疗、高能聚焦超声治疗等。治疗前采用超声造影进行定性诊断，以确定适应证，并能显示常规超声不能明确的肿瘤，如伴明显肝硬化背景或部分肝动脉栓塞治疗后的肿瘤，以及微小肝癌等；可以进一步对肿瘤的大小、实际范围进行识别，观察肿瘤血管；治疗中引导准确进针，针对性加强肿瘤血管区域的治疗，提高肿瘤灭活率。在治疗期间及治疗后超声造影可评价是否存在残存病灶。肝脏恶性肿瘤病灶行射频或微波消融治疗后一个月进行超声造影检查，肿瘤残留表现为动脉相病灶内仍有高增强或等增强的部位，门脉期、延迟期该区域增强廓清呈低回声。如介入治疗完全，则超声造影全程表现为原病灶无增强。因此超声造影可准确判断肿瘤治疗后的灭活程度及疗效，可用于长期随访以评价治疗疗效及有无复发。

496 · 超声造影在肝脏损伤中的应用如何？

超声造影可显著增强实质性脏器损伤部位与相邻正常组织间的对比，发现常规超声不能发现的实质脏器损伤变化，确定损伤的实际病变范围，显示脏器活动性出血。肝损伤在各种腹部损伤中占 5%～20%，右肝损伤较左肝为多。肝损伤按病理类型分三类：①真性破裂：肝包膜和实质裂伤；②包膜下破裂：实质裂伤但包膜完整；③中央型破裂。超声造影显示肝损伤声像图特点为三期均为明显的低至无增强区，同时正常肝组织回声增强，可清晰显示损伤的边界，测量的损伤范围大于常规超声测量结果。在诊断钝性肝损伤中，超声造影比常规超声能更准确评估损伤的数量、范围，对损伤进行准确分级，体现了同 CT 一样的诊断预测价值，且无辐射，可重复，无需患者严格配合，更适用于外伤严重患者及随访检查。

不同类型肝损伤超声造影表现：①真性破裂：肝包膜连续性中断，伴有向肝实质内延伸的不规则裂隙状、斑片状低至无增强区。部分有活动性出血者可见造影剂外溢；②包膜下破裂：肝包膜连续完整，肝包膜与肝边缘间见新月形无增强区，实质内可见不规则低至无增强区；③中央型破裂：肝实质内可见不规则低至无增强区。

497 · 利用时间-强度曲线进行超声造影定量分析的原理是什么？

新一代超声造影剂是真正的血池造影剂，其血流动力学效应与红细胞相似，可随血流在全身组织血管中流动。因此，组织中微气泡进入的速度和数量也反映其血供状况，血流速度越高，组织血供越丰富，进入的微气泡也就越快越多，产生的二次谐波信号也就越强，反之亦然。超声造影图像的灰阶变化采用目测法评估易受主观因素及视觉分辨力的影响，有一定的局限性。以超声造影剂形成的灰阶信号强度变化作为指示剂，以描绘时间-强度曲线（time-intensity curve，TIC）为基础的声学定量技术，结合造影的动态过程和病灶部位声学强度随时间变化的过程，建立造影剂时间-强度曲线，含有丰富的定量信息，得出的相关参数如峰值强度、降支减半时间等与血流的变化有良好的相关性。超声造影的时间-强度曲线形态与病灶血管的数量、结构和分布等病理基础有关。曲线上升支与下降支反映病灶血管床在超声造影时微气泡流速和流量随时间的变化，尖端峰值强度则反映了进入病灶血管床的微泡数总量，与组织血流灌注量良好相关。超声造影定量评价组织血流灌注是基于血流中造影剂微泡浓度与图像信号呈线性关系的原理，定量参数的变化机制和时间-强度曲线形态变化一样，是病灶血管床超声造影的量化指标，也是时间-强度曲线形态特征的量化表达。

498. 超声造影定量分析参数主要有哪些？肝脏局灶性病变的定量分析结果如何？

超声造影定量分析参数主要有：始增时间，达峰时间，增强时间（增强时间=达峰时间-始增时间），始消时间，降支减半时间（从推药到峰值强度下降至50%的时间），上升支斜率（曲线上病灶灌注起始端到峰值两点间时间的流量变速），50%清除斜率（wash-out 50% slope）=（峰值强度-50%峰值强度）／峰值至50%峰值时间，峰值强度，平均强度，曲线下面积等。

良恶性肝脏局灶性病变超声造影的时间-强度曲线形态特征：恶性病灶时间-强度曲线典型表现为灌注起始端成角清楚，上升陡直，迅速达到峰值强度，下降支单向斜行向下，波峰尖锐，呈快上快下型。良性病灶时间-强度曲线典型表现为上升较慢，曲线起始端较圆滑，达到峰值强度后可维持较长时间的峰值平台期，下降支平缓，可有轻微波动，曲线波峰圆钝，呈慢上慢下型。

良恶性肝脏局灶性病变超声造影的时间-强度曲线部分定量参数比较：恶性病灶始增时间早于良性病灶，恶性病灶达峰时间、增强时间、始消时间、降支减半时间快于良性病灶，恶性病灶上升支斜率及50%清除斜率大于良性病灶。

499. 超声造影的局限性有哪些？

超声造影有一定的局限性，如一次只能观察一个病灶或能在同一切面显示的几个病灶，对不同切面显示的多发病灶不能在同一次造影中全程观察，只能利用延迟相观察。病灶位置较深时，或病灶受肺气及肠气干扰时，造影效果会大受影响。扫查组织本身的声学特性（如发生脂肪变、纤维化、钙化等）、造影剂微泡浓度过大会造成超声造影的衰减，使图像质量下降。因此造影过程中应尽量排除不利因素，取得最佳效果。

500·肝脏超声造影的时相如何划分？

最初依据单排螺旋 CT 时相，欧洲医学和生物超声协会联盟（EFSUMB）2004 年提出造影增强时相时间见表 22。

表 22　造影增强时相时间（EFSUMB）

时相	开始时间（s）	结束时间（s）
动脉相	10~20	25~35
门脉相	30~45	120
延迟相	120	240~360

此三时相常存在重叠交叉，不能截然区分。由于国内患者肝脏以肝硬化背景为多见，国外患者以酒精肝背景为多见，肝脏背景不同造成血流动力学不同，国内学者提出更适合国内患者的造影时相划分，见表 23。

表 23　造影增强时相时间（国内）

时相	开始时间（s）	结束时间（s）
动脉相	6~18	9~25
门脉相	9~25	20~40
实质期	20~40	180
延迟相	180	240~360

参 考 文 献

［1］段红艳，罗葆明，张彤，等. 实时超声造影成像技术在转移性肝癌诊断中的应用. 中国超声医学杂志，2008，（1）.

［2］李猛，于晓玲，梁萍，等. 超声造影对肝脏转移癌的诊断应用价值. 医学影像学杂志，2008，18（2）：179-182.

［3］严昆，陈敏华，杨薇，等. 超声造影评价肝恶性肿瘤射频治疗疗效-与常规超声及增强 CT 比较. 中华超声影像学杂志，2005，14：655-658.

［4］刘绍玲，李吉昌，牛司华，等. 灰阶超声造影在肝脏局灶性病变诊断中的应用. 医学影像学杂志，2007，17（2）：171-174.

［5］王志刚. 超声微泡造影剂在疾病治疗中的研究进展（述评）. 中国医学影像技术，2005.

［6］Miller L, Banson FL, Bazir K, et al. Risk of esophageal variceal bleeding based on endoscopic ultrasound evaluation of the sum of esophageal variceal cross-sectional surface area. Am J Gastrenterol. 2003, 98（2）：454-459.